JOAQUÍN M. FUSTER

前頭前皮質

前頭葉の
解剖学，生理学，神経心理学
第3版

監訳　福居顯二

株式会社 新興医学出版社

The Prefrontal Cortex
Anatomy, Physiology, and Neuropsychology of the Frontal Lobe

THIRD EDITION

Joaquín M. Fuster, M.D., Ph.D.

The Prefrontal Cortex   Anatomy, Physiology, and Neuropsychology of the Frontal Lobe
Third Edition by Joaquín M. Fuster
Copyright © 1997 by Lippincott-Raven Publishers
Japanese translation rights arranged with Joaquín M. Fuster througt UNI Agency, Inc., Tokyo

監訳

福居　顯二　京都府立医科大学大学院医学研究科精神機能病態学　教授

訳者一覧

石黒　　淳　バイオメンタルクリニック
上田　英樹　上田神経科クリニック
柏　由紀子　京都第二赤十字病院心療内科
北　　仁志　醍醐病院
北林百合之介　京都府立医科大学大学院医学研究科精神機能病態学
佐藤　能史　医療法人三幸会　桃山クリニック
菅沼　拓哉　醍醐病院
鷲見　長久　立命館大学保健センター
成本　　迅　京都府立医科大学大学院医学研究科精神機能病態学
中村　佳永子　京都府精神保健福祉総合センター
福島　さくら　京都府立医科大学大学院医学研究科精神機能病態学
村田　伸文　松下記念病院　精神神経科
守谷　　明　モリタニクリニック
安田　　究　大阪府済生会吹田病院　精神神経科
吉川　好美　大阪府済生会吹田病院　精神神経科

（五十音順）

目　次

監訳者序文
序
第1版への序
第2版への序

第1章　序論 ……………………………………………………………… 1

第2章　前頭前皮質の解剖学 …………………………………………… 8
　系統発生学と比較解剖学 ……………………………………………… 8
　細胞構築 ………………………………………………………………… 13
　線維結合 ………………………………………………………………… 22
　求心性線維 ……………………………………………………………… 23
　遠心性線維 ……………………………………………………………… 34
　形態学的発達と退縮 …………………………………………………… 42
　まとめ …………………………………………………………………… 50

第3章　化学的神経伝達 ………………………………………………… 53
　前頭前皮質における伝達物質 ………………………………………… 56
　　ノルエピネフリン …………………………………………………… 56
　　ドーパミン …………………………………………………………… 59
　　　統合失調症 ………………………………………………………… 67
　　セロトニン …………………………………………………………… 69
　　アセチルコリン ……………………………………………………… 70
　　　アルツハイマー病とパーキンソン病 …………………………… 71
　　アミノ酸 ……………………………………………………………… 73
　　ニューロペプチド …………………………………………………… 75
　化学的発達と退縮 ……………………………………………………… 76

まとめ ……………………………………………………………………80

第4章　動物神経心理学 …………………………………………82
　破壊術 …………………………………………………………………83
　　感覚弁別に対する影響 ……………………………………………84
　　注意と運動性に対する影響 ………………………………………87
　　記憶と時間構成への影響 …………………………………………92
　　　遅延課題 …………………………………………………………92
　　　運動記憶 …………………………………………………………96
　　　解剖学的要因 ……………………………………………………97
　　　時間的要因 ………………………………………………………101
　　　空間的要因 ………………………………………………………103
　　　感覚的要因 ………………………………………………………104
　　　短期活動記憶（Short-term Active Memory） ………………105
　　　抑制性制御 ………………………………………………………107
　　本能的および情動的行動への影響 ………………………………108
　可逆的損傷 ……………………………………………………………114
　発達と退縮 ……………………………………………………………122
　まとめ …………………………………………………………………126

第5章　神経生理学 …………………………………………………129
　感覚機能 ………………………………………………………………130
　運動機能 ………………………………………………………………135
　統合的感覚―運動機能 ………………………………………………141
　　電場電位（Field Potentials） ……………………………………142
　　単一神経細胞活動（Single-Unit Activity） ……………………148
　　　手がかりに関連した活動 ………………………………………149
　　　反応に関連した活動 ……………………………………………153
　　　遅延関連活動 ……………………………………………………157
　　　　(a) 短期（作働）記憶細胞 …………………………………162

　　　　（b）運動セット細胞（Motor-Set Cells） ……………………………………165
　　　　報酬関連活動（Reward-Related Activity） …………………………………170
　　　　細胞の種類別の空間的な分布（Topographic Distribution of Cell types）……170
　　　　機能的メカニズム（Functional Mechanisms） ………………………………172
　時間的統合の根拠の概要 ……………………………………………………………181
　内臓および情動的機能 ………………………………………………………………182
　まとめ …………………………………………………………………………………184

第6章　ヒトの神経心理学 ……………………………………………………………188
　前頭前野障害 …………………………………………………………………………191
　　注意と知覚 …………………………………………………………………………191
　　運動性（Motility） …………………………………………………………………195
　　記憶 …………………………………………………………………………………196
　　プランニング ………………………………………………………………………202
　　知能 …………………………………………………………………………………205
　　時間的統合 …………………………………………………………………………206
　　言語 …………………………………………………………………………………210
　　感情と情動 …………………………………………………………………………213
　　　アパシー（Apathy） ……………………………………………………………214
　　　うつ ………………………………………………………………………………215
　　　多幸（Euphoria） ………………………………………………………………216
　　　社会的および情動的行動 ………………………………………………………216
　前頭前野症候群 ………………………………………………………………………217
　　背外側部 ……………………………………………………………………………218
　　眼窩部 ………………………………………………………………………………220
　　内側部／帯状回 ……………………………………………………………………221
　発達と退縮 ……………………………………………………………………………222
　まとめ …………………………………………………………………………………230

第7章 ニューロイメージング ... 234
認知における前頭前野賦活 ... 238
- 注意と知覚 ... 240
- 作働記憶 ... 242
- 運動セット (motor set) とコントロール ... 247
- 言語 ... 252

精神疾患における前頭前野の賦活 ... 256
- 統合失調症 ... 256
- 強迫性障害 ... 259
- うつ病 ... 260
- 認知症 ... 262

まとめ ... 263

第8章 前頭前皮質機能の総括：行動の時間的統合 ... 266
前頭葉の神経生物学 ... 268
- 知覚と動作のための皮質階層 ... 268
- 前頭動作ドメインと運動記憶 ... 271

動作の開始と実行における前頭皮質 ... 276
- 注意と意図 ... 276
- 意思決定 (decision making) ... 278
- 前頭皮質における階層的処理 (hierarchical processing) ... 279
- 情動行動 ... 281

知覚動作サイクル (perception-action cycle) ... 283
- 知覚動作サイクルの皮質解剖 ... 284
- 知覚動作サイクルの皮質生理 ... 287
- 時間を超えた随伴性 (Cross-Temporal Contingency) ... 289
- 遅延課題：ゲシュタルトと時間を超えた随伴性 ... 292

時間的統合における前頭前皮質 ... 293
- 活動的短期記憶 (作働記憶) ... 293
- セット ... 297

抑制性制御 …………………………………………………………………300
　前頭前野機能のその他のモデル …………………………………………304
　　認知モデル …………………………………………………………………306
　　ネットワークモデル ………………………………………………………310
　まとめ …………………………………………………………………………318

訳者あとがき …………………………………………………………323
文献 ……………………………………………………………………327
索引 ……………………………………………………………………391

監訳者序文

 本書は，Joaquín M. Fuster が著した The Prefrontal Cortex: Anatomy, Physiology, and Neuropsychology of the Frontal Lobe の第3版を翻訳したものである。1980年に第1版が出版されて以来数多くの論文に引用され，前頭葉研究に携わる者にとってはバイブルともいえる主要なテキストの一つである。
 著者も第3版への序で述べているとおり，近年の画像技術の進歩により，前頭葉，とりわけ前頭前皮質に関する知見は膨大なものとなり，その全体像をつかむことが困難となっている。それゆえ，分担執筆の書はあっても，一人の著者がすべての内容にわたって執筆しているものは数少ない。本書では，副題のとおり解剖学から神経心理学に至る前頭前皮質に関する知見がFuster教授の独自の視点から系統的かつ包括的に記載され，細分化された知識を俯瞰することができる内容になっている。初学者のみならず既に多くの経験を積まれている方が読まれても有用であると思う。さらに，本書は基礎医学研究から臨床研究にまたがる知見を網羅しており，今回の訳書出版がそれぞれの研究者の情報共有につながり，本邦における前頭前皮質研究のさらなる発展に寄与することを願っている。
 翻訳には，京都府立医科大学精神医学教室において認知症などの器質性精神障害の臨床を専門とする老年期グループによる高次脳機能勉強会に参加した15名が携わった。また，教室内外に勤務する精神科医が水曜日ごとに集まり熱心に議論を重ね翻訳に当たった。途中から翻訳書を出版しようという機運が高まり，スタートから数えると出版まで実に8年の歳月を要したことになるが，その分，邦訳の難解な箇所については推敲を重ねた。そして，訳語と文章の調整を監修者がおこなった。本書が読み易ければ訳者の努力によるところが大であり，もし不適切な訳があるとしたら，ひとえに監修によるもので読者からのご批判を請うものである。
 最後に翻訳についての事務的な手続きをお願いし，また翻訳作業を辛抱強く待っていてくださった新興医学出版社の服部治夫氏に御礼申し上げる。

2006年11月

福居顯二

序

　前頭葉に関する研究は，この本の前回の版が刊行されてから，多くの進展が見られた。そのうちいくらかは，この本が貢献していると考えたい。論文に多く引用されたことからも，前頭前皮質の新しい研究を創造するという，この本の主な目的が達成されたことがわかる。前頭前皮質の研究が爆発的に増加したことは，この本の第1版で700件だった引用文献が，第2版で1,200件，今回の版で1,700件と増えていることから示される通りである。

　過去8年間に，神経解剖学者たちは新しい手法や，従来の手法の改善により，前頭皮質と他の皮質領域や辺縁系の構造物とのこれまで知られていなかった結合を同定した。これらの知見と，他のものから，海馬が知覚的記憶だけでなく運動にも関与することが示されている。扁桃体と眼窩前頭前皮質は感情表現と社会的行動に関与するシステムを構成していることが，再発見されつつある。

　ドーパミン受容体は，前頭葉と統合失調症の病態生理において，確固たる地位を占めている。一方，コリン作動性機構は，記憶機能と記憶機能障害において果たす役割について理解が進んでいる。電気生理学により，前頭前野神経細胞の近い過去と近い未来に関連した働きが明らかになった。前頭葉の記憶とプランニングへの関与は共に，以前神経心理学によって示唆された機能であるが，現在は機能的知見からより強く支持されている。

　機能的知見は，過去12年間のニューロイメージングの革命的な進歩により得られた。この新しい手法は，この分野に旋風を巻き起こした。最初は陽電子放出断層撮像法（PET）で始まり，現在はfunctional MRIへと移行している。しかしながら，今のところこれらから得られた知見は期待ほどではなく，技術的側面に関する難問が未解決のままである。しかしながら，これまでのところ推測にしか過ぎなかったいくつかの仮説が，前頭前皮質が実際に働いているときの画像から重要な支持を得ている。

　前回の版から，前頭葉に関する成書が5冊刊行された。これらはアムステルダム（Uylings et al., 1990），テキサスのGalveston（Levin et al., 1991），フランスのChâteau d'Esclimont（Chauvel et al., 1992），イタリアのAosta（Jasper et al., 1995），そしてニューヨーク（Grafman et al., 1995）で開かれた国際会議のプロシーディングから構成されている。

　そう遠くない以前に，この新しい版を私が準備していると知って，友人が前回の版がまだ有用性を保っていると教えてくれた。この本は，それにより扱われ，また形作られてきた科学の分野のみにおいて有用である。この本が与えた影響に関する私の見方は希望的観測に過ぎないかもしれないが，それゆえいっそう，今回の版を過去の版に比べてより最新のものとするよう努めた。これが成功しているかどうかは読者が判断してくれるだろう。私はすべての章を改訂し，イメージングに関する章を新しく付け加えた。最後の理論に関する章は，基本的な概念を除いて，ほとんど書き直した。

　ここであらためて，旧版で手伝って下さった皆様に感謝したい。今回，David Lewis が化学的神経伝達の章を，Don Stuss がヒトの神経心理学の章を，そして Susan Bookheimer がニューロイメージングの章を手伝ってくれた。心から感謝する。最後に，この本で扱った領域は広範囲にわたっており，UCLAの生物医学図書館のすばらしい蔵書と施設なしには，この仕事そのものが不可能であっただろう。図書館の利用を手伝ってくれた Mary Mettler と，原稿と参考文献一覧を準備してくれた Lynda Newton に感謝している。

Joaquín M. Fuster
ロサンゼルス，カリフォルニア
1996年11月

REFERENCES

Chauvel, P., Delgado-Escueta, A.V., Halgren, E., and Bancaud, J., editors (1992): *Frontal Lobe Seizures and Epilepsies*. Raven Press, New York.

Grafman, J., Holyoak, K.J., and Boller, F., editors (1995): *Structure and Functions of the Human Prefrontal Cortex*. New York Academy of Sciences, New York.

Jasper, H.H., Riggio, S., and Goldman-Rakic, P.S., editors (1995): *Epilepsy and the Functional Anatomy of the Frontal Lobe*. Raven Press, New York.

Levin, H.S., Eisenberg, H.M., and Benton, A.L., editors (1991): *Frontal Lobe Function and Dysfunction*. Oxford University Press, New York.

Uylings, H.B.M., Van Eden, C.G., De Bruin, J.P.C., Corner, M.A., and Feenstra, M.G.P., editors (1990): *The Prefrontal Cortex: Its Structure, Function and Pathology*. Elsevier, Amsterdam.

第 1 版への序

　この本は，もともと私が Handbook of Physiology に書いた章を基にしている。その章のテーマは，運動制御における前頭前皮質の役割であった。そのために，膨大な文献にあたる必要があった。あいまいなテーマに関して総説を書く場合に共通することだが，実際に必要があったこと以外にも多くのことを学んだ。さらにその過程で，運動の実行に関して前頭前皮質が果たす役割は，この皮質の認知に関連した領域の機能にほとんどが関連していることが私にとって明らかになった。

　このテーマに関して興味があったことと，かなりやっかいな調査作業をして得られた知見を分かち合いたいという願いから，なんとかこのやや冗長な原稿を完成させることができた。少なくとも長さに関しては，私の良き理解者で忍耐強い編集者である Vernon B. Brooks 博士ですら許容できる範囲を超えていた。何人かの査読者に相談した上で，適切な判断だと思うが，彼はより焦点をしぼるよう言ってきた。あまり気は進まなかったが，私は前頭前皮質の運動に関する側面に絞って，短く書き直した。同時に，必要な修正を加えたうえで，元の原稿を前頭前皮質に関するモノグラフとして出版することを決心した。その結果が今読者の手元にあるこの本である。このようにして，Brooks 博士は本から章を手にし，私は章から本を手にした。間違いなく，私にとっては幸福な結果であった。その章には，科学論文の世界で名声のある著名な人々が参加しており，この本は知識が豊富で徹底的な査読者から建設的な批判を得ている。

　この本の実現を助けてくれた多くの人々に感謝する。とりわけ，この仕事は National Institute of Mental Health の科学研究奨学金を得た期間に行ったことを記したい。引用しているサルの前頭前皮質に関する私の研究は，National Science Foundation の研究費を得て行われた。当然のことながら，私を導き，励ましてくれた Brooks 博士にも感謝の意を表したい。彼の助けなしではこの本は実現しなかっただろう。適切なコメントをくれた私の同僚の Norman Geschwind, Donald B. Lindsley, James T. Marsh, Mortimer Mishkin, Walle

J. H. Nauta, Carlos P. Otero, Karl H. Pribram, そして John M. Warren に対しても感謝したい。私の学生と共同研究者たち，特に Carl E. Rosenkilde には，重要な修正をしてもらった。Brain Information Service のスタッフたち，特に Pat L. Walter と，文献検索を手伝ってもらった Mary Mettler, そしてもちろん，有益な批判をいただいた多くの査読者たちにも感謝の意を表する。この本の不備や不正確な点はすべて私に責任がある。最後に，この仕事を困難で際限ないものだと理解してくれ，ユーモアと思いやりを持って私を支えてくれた妻の Elisabeth に感謝したい。

Joaquín M. Fuster
ロサンゼルス，カリフォルニア
1980 年 5 月

第 2 版への序

　この本の第1版が出版されてから，哺乳類，なかでも霊長類（特にヒト）の前頭前皮質へ注目が再び集まるようになった。これは，基礎的神経科学における前頭葉の機能に関する最近の進歩によるところが大きい。さらに，統合失調症や認知症を含むある種の精神疾患が，まだまだ解明が不十分とはいえ，前頭葉の障害により生じるのではないかと考えられるようになったことも関係している。

　第1版で扱った分野すべてにおいて，重要な進歩が見られている。最も目覚しいのは前頭前皮質の電気生理学と，脳画像の手法を用いた，健常および病的状態の代謝活動に関する研究における進歩である。さらに，神経化学と大脳皮質の結合性に関する理解が進んだことも重要である。過去数年の皮質解剖と生理学における急速な進歩は，皮質機能の新たに発見された原則が現代の情報理論の基本的な原則とよく一致することもあって，タイミングが良く歓迎されている。前頭前皮質を含む広大な領域であるいわゆる「連合皮質」において表象され，処理される情報は，その性質からまさに連合的であるというこれまで不明確だった概念を，こういった複数の方法論を統合する事ではっきりと証明して受け入れることができるようになるのではないだろうか。これは，特定の感覚的特徴や身体的動きにより定義されるのではなく，そういった情報の関係によって定義されている情報である。このように，連合皮質の生理学は，事物や動きのかたまり，ゲシュタルト，そして構造の生理学である。言い換えると，知覚や記憶，そして有機体の動作の基本的構成物の生理学である。ここでは，関係性が本質であり，古典的ゲシュタルト心理学や，現代のコネクショニズム，そしてシステム理論でもそうであるが，これらはすべて皮質機能を理解するのに今や役立っている。われわれが知る限り，関係性は連合皮質におけるすべての表象の中身であり，それは時間的に隔たった感覚性や運動性の要素間の関係性である場合もある。そして，この機能こそが前頭前皮質が役割を果たす場である。

　すべての動物種において，前頭前皮質は行動の時間的組織化，すなわち時間

を超えた随伴性の媒介として特徴付けることができる機能を果たしているという概念が，新しい知見からも支持されている。理論的提案は第1版でおおよそ述べておいた。今回は，新しい知見に基づきさらに仕上げたつもりだ。前回の版から今回までの間に，この提案はいくつかの刊行物の中で，私自身や他の人々によって議論されてきている。例えば，Human Neurobiology（July and Octorber, 1985）の二つの号は「行動の時間的組織化」をテーマとしている（J. M. Fuster編）。また，これに直接関連した二つの本がある。D. T. StussとD. F. BensonによるThe Frontal Lobes（Raven Press, New York, 1986）は，主に臨床的な問題を扱っている。E. Perecmanの編集によるThe Frontal Lobe Revisited（IRBN Press, New York, 1987）は，神経科学者のシンポジウムをまとめたものである。私の前頭前皮質に関する最近の研究は，National Science FoundationとNational Institute of Mental Health，そしてMurdock Foundation for Advanced Brain Studiesからの研究費により行われている。

今回の版では，第1版に比べて最近の知見を盛り込むと共に幅広いテーマを扱うことでより最新の情報に基づいたものとなるよう試みた。そのうちの一つは，化学的神経伝達物質に関するテーマで，一つの章をあてた。さらに，主には解剖学的，電気生理学的，そして代謝的な最新の知見に照らして，また，第1版への批判に答えて，前頭前野機能に関する私の理論的な見方についてより正確に定式化するよう試みた。

第1版なしには，この第2版も生まれなかっただろう。ここで再び，第1版の出版に尽力してくれた人々に感謝の意を表したい。また，この新しい版の出版を手伝って下さった皆様にも感謝している。最初の原稿に目を通して有益な批判をしてくれた査読者のおかげでもある。新しい原稿の様々な部分についてより良いものとなるよう助言してくれた共同研究者たちにも感謝したい。特に，私の良い友人でもあるPat Goldman-Rakicは，誰よりも前頭前皮質の解剖学と発達に精通している。Lewis BaxterとJohn Mazziottaからは，ヒトの研究に関して有益なコメントをいただいた。ここに感謝の意を表したい。Mary Mettlerには適切な文献を集めるのを手伝ってもらい感謝している。前頭前皮質に関する共同研究者のJavier Quintanaは，コンピューターを使って1,221件の参考文献をまとめるのを手伝ってもらった。あらためて感謝したい。原稿の準備と校

正をお願いしたアシスタントの Mary Millsap には,大変お世話になった。彼女の専門的かつ献身的な助けがなければ,この本は私が望んだような有用で情報に富んだものにはならなかっただろう。

Joaquín M. Fuster
ロサンゼルス,カリフォルニア
1988年1月

第1章
序　論

　哺乳類の脳の前極にある皮質は，一般的に前頭前皮質と呼ばれている。その境界は方法と定義の基準により，さまざまな方法で引かれてきた。にもかかわらず，境界がどのようなものであれ，皮質のこの部分に関して単一の機能を持つ構造的統一体とするような根拠はない。形態学的背景だけからでも，前頭前皮質は解剖学的に複雑であることから，特に高等動物では，機能的に均質であるとはいえない。実際，この皮質を選択的に損傷させた動物の行動実験から，このような均質性は否定されている。さらに，前頭前皮質が単一の役割を果たすということは，脳のこの部分に対する損傷を受けた患者の臨床的所見とも一致しない。

　見かけ上多数の機能を持つ前頭前皮質の正確な性質はいまだ明らかでない。そして，この問題を概説するには，多くの広範で互いに関係の無いように見える事実を関係付け，まとめることを余儀なくされる。しかしながら，さらに細かく分析すると，これらの事実は目的に適った配列におさまる。実験的知見の集積により，いまや前頭前皮質の基本的な機能は本質的に限られており，そして，皮質表面にある決まった配列のパターンで表象されていることが示されている。もっとも重要なのは，それらの機能が有機体の目的志向的行動において，互いに支えあい，補い合って，相互に関連しているらしいことだ。これからそれらを少し特定していきたい。

　前頭前皮質という用語は，言葉としても簡単に批判されうる。前頭葉の前の部分を特徴付けるために前頭前という形容詞を用いることで，われわれは，不適切ではないにしろ，かなりあいまいに pre という接頭辞を使っている。にも

かかわらず，この名称は広く使われているために，今や意味的な理由からこれを変えることは妥当ではないようだ。ともかく，この新皮質の同じ部分を指すのによく使われる他の二つの用語（前頭顆粒皮質と前頭連合皮質）より受け入れやすい。前者は霊長類のみに明らかな細胞構築上の特徴に基づいている。後者は，連合という言葉のあいまいさに弱点があるが，ある意味では，これから見ていくように，前頭前皮質を連合の皮質と考えることは妥当である。最後に，もう二つのあいまいさを含んだ用語についてふれる必要がある。霊長類では，前頭前皮質は一般的に単に前頭皮質を指し，暗黙の内に前頭葉の運動皮質と運動前皮質を除外している。齧歯類と食肉目では，前頭前皮質は眼窩前頭皮質とも呼ばれている。これは，霊長類では前頭葉の腹側にある，前頭前皮質の一部を指す言葉として使われている眼窩前頭皮質と混乱しやすい。

　前頭前皮質は，ここでは，視床の背内側核からの投射を受けている大脳皮質部位と定義されている。この解剖学的定義は，すべての哺乳類の脳にあてはめることができる。それは，よく定義された視床核との関係が特定可能な機能や機能群を反映している可能性を考慮に入れている。もちろん，このような理由付けは，特定の視床核とその皮質投射領域という，完全に適切とはいえないかもしれない類推に基づいている。さらに，背内側核の機能はあまり知られておらず，そして，前頭前皮質は他の多くの大脳構造とも連結している。一方，関係に基づく定義は，合理的な原則を導き出すという利点がある。すなわち，皮質領域の生理学は，その他の領域との解剖学的な連結という文脈の元にのみ意味のある研究ができ，理解することができるという原則である（Creutzfeldt, 1977）。にもかかわらず，霊長類の研究では，細胞構築による基準を用いる方が，連結による基準を用いるよりも実際的である。この二つは，前頭顆粒皮質が背内側核からの入力を受ける新皮質領域である限りにおいては，等しく妥当である。

　われわれは，この本の主題をいくつかの異なる方法論により得られたデータを組織的に概括することにより検証していく。このトピックスについては多くの残された疑問があるので，概括にあたって概念的予断からまぬがれ得ないかもしれない。読者の皆さんは，以下の点に注意していただきたい。解剖に関する基本的知見から動物の行動観察やヒトの精神現象へと進めていく中で，著者

の概念的な視点が，次第に明らかになっていくだろう．もっとも，それがいきすぎなければよいのだが．

ともかく，この本の第1版が出版された17年前にくらべて，その視点を明らかにすることについてより多くの理由を今や見出している．もちろん，実験的知見と合わなくなるにつれて，私のアイデアの一部はその時から変化している．しかし，主要なものは変わらず，今日，1980年よりむしろより妥当になっているようだ．理論的モデルは，それが正しいか間違っているかを証明する手段と同じくらい重要で，この15年に私のモデルを証明する手段は絶えずより入手しやすくなってきた．結果として，そのモデルの本質的な部分は強化され，受け入れやすくなっている．他の部分は，いまだ不明確であり疑問が残る．

さて，前頭前皮質の機能に関して私のアイデアのアウトラインを短く述べる前に，独創性を放棄する必要がまた出てくる．もちろん，それらはいろいろなかたちで過去に表現されたアイデアであるが，それはおそらく前頭前皮質の一部やいろいろな動物の特定の認知機能か行動形態だけに触れている．私の主要な試みは，これら膨大な量の先行する実験的知見から実験的に検証可能な要素や推論を持つ一般的な構成概念を作ることである．ここで見てきたように，私の前頭前皮質機能に関する構成概念は，帰納的，演繹的理由付けにより形づくられたものであるが，いまでも生きており，変化を受けている．私は，それがまだ前頭前皮質のいかなる理論の究極の本質，すなわち前頭前皮質機能の神経機構を明らかにすることに興味を持つ人にとって有用であると信じている．

前頭皮質全体が，前頭前領域を含めて，広い意味で「運動」皮質である．それは有機体のなんらかの動作に関与する皮質である．その動作は，骨格運動，眼球運動，感情表出，発話，あるいは内臓運動であっても，またそれが，われわれが論理的推論と呼ぶような内的，心的動作であっても同じである．前頭皮質は「行為者」の皮質であり，それは後部皮質が「感覚」の皮質であることと同様である．もちろん，前頭皮質そのものは何もしないし，すべては他の皮質や皮質下構造，感覚と運動装置，そして自律神経システムの特定の部分，との協働により行われる．そして，前頭皮質内では，ある部分はこれ，他の部分はまた別のといった，相応の動作の局在化がなされている．こうして，眼球運動のための領域，さまざまな身体部位の骨格運動のための領域，発話の領域，感

情表出の領域やその他の領域がある。それらの間にはそれにふさわしい機能的協働も存在する。われわれにとってここでより重要なのは，前頭前皮質の特殊化された領域は，どの動作ドメインであれ，新皮質のこの部分を特徴付ける共通の認知機能を分け持っているという事である。前頭前皮質が機能的に「均質」であると考えられるのは，この認知機能の共通性においてのみである。

　有機体が進化するにつれ，動作はより複雑で特異的になり，そのゴールは空間的，時間的に離れ，それを達成するための理由付けや動機はよりわかりにくく，見えづらく，本能的欲求よりも過去の経験により基づくようになる。さらに，動作一般が，より計画的で自発的となる。有機体の動作のこの進化により，われわれが前頭前皮質と定義する前頭皮質の最も前の区域が成長し（相対的なサイズが），その機能的役割も成長する。そのどちらの面の成長もヒトで最大に達する。

　あらかじめ練習済みの自動的で決まった手順を外れるような目的志向的動作のシリーズはどんなものでも，前頭前皮質の機能的統合を必要とする。そのシリーズが長ければ長いほど，前頭前皮質，特に霊長類では背外側前頭前皮質，の必要性が大きくなる。時間は，しかしながら，その必要性を決定する一つの要素に過ぎない。他に，動作の複雑性や新奇性，そしてそれらに伴う情報や，さらにその情報の不確かさやあいまいさなどがある。各要素間には考慮すべきトレードオフがある。例えば，前頭前皮質のないサルは，手がかりと反応の間の時間的間隔だけでなく，試行ごとに互いにランダムに呈示される二つの選択肢の手がかりの間の競合的干渉により，これは不明確さやあいまいさのもとになるのだが，単純で十分にリハーサルしたはずの遅延反応などの課題遂行に失敗するかもしれない。

　時間が，しかしながら，唯一もっとも重要な属性であり，それにより複雑で新奇な行動のシークエンスが前頭前皮質の生理学的限界のもとにおかれる。大脳皮質のこの領域だけが，「時間的ゲシュタルト」に有機体がゴールに到達するのに不可欠な首尾一貫性（coherence）と協調性（coordination）を共に提供することができる。首尾一貫性と協調性は共に，前頭前皮質の時間的ドメインの中で動作を組織化する能力から得られる。そしてそれが，すべての前頭前皮質機能の中でもっとも基本的で不可欠のものだと私は見ている。この時間的に

組織化する機能の，哺乳類の行動における重要性は，いくら強調してもしすぎることはない。それなしでは，新しい，獲得された精緻な行動は実行しようがないし，発話の流暢性や高度な論理性，そして最低限の時間的次元をこえる創造的な活動も得られず，時間的に固着した，今ここでの本能的シークエンスか自動的なルーチンしか残らない。

　すくなくとも，三つの認知機能が前頭前皮質には表象されており，行動の時間的組織化（temporal organization of behavior）に役割を果たす。すなわち，(1) 短期の作働記憶，(2) 準備セット，(3) 抑制性制御である。この三つはいくらか異なる前頭葉内での局在を持ち，あるいは，前頭前皮質がそれら機能を果たすために協働する神経構造も異なる一群となる。厳密に言うと，どれも前頭前皮質に局在化させることはできない。しかし，三つどれもが前頭前皮質を基地として必要としている。前頭前皮質は時間的組織化における「実行的」役割を，それら三つの機能をより直接的に遂行している他の神経構造の活動を指揮することで果たしている。この三つの機能とその神経基盤について簡潔に定義しよう。

　作働記憶（以前の版では「暫定記憶」（provisional memory）あるいは「短期記憶」と呼んでいた）は活動的記憶の一種，すなわち，有機体が短期間の動作遂行に必要とし，用いる活動状態にある記憶である（Fuster, 1995）。このことが，「短期記憶」ともよく呼ばれる理由であるが，この呼び方は記憶のこの状態を長期記憶への入り口という意味の短期記憶という，もう一つのよく知られた概念と混乱させるようだ。作働あるいは活動的短期記憶の内容は，感覚，運動，あるいはその混合である。すなわち，それは再賦活された知覚記憶，感覚刺激，あるいは遂行される動作の運動記憶からなる。霊長類では，そしてその内容に依存して，作働記憶には背外側前頭前皮質の一部と関連する後部（すなわち，後中心，後ローランド）皮質が関与する。この版では，私は作働記憶と短期記憶という用語を区別せずに用いる。しばしば，私は読者に記憶の貯蔵ではなく，状態のことをいっていることがわかるよう，後者に活動的という修飾語をつけて用いる。

　セットとは前の事象に随伴して動作を遂行するための感覚と特に運動に関わる構造物の準備やプライミングであり，このため作働記憶の内容に含まれてい

る。セットは，運動注意として見ることもできるかもしれない。霊長類では，セットにもまた背外側前頭前皮質の一部が関与し，動作によっては，運動構造の階層で前頭前皮質の下位にある構造物（例えば運動前皮質と基底核）も関与する。

　機能的な点で，作働記憶と準備セットは反対で対称的な時間的配置をとる。前者が近い過去に向かっているのに対して，後者は近い未来に向かっている。二つとも，それぞれの神経基盤を通じて交互に作動し，前頭前皮質の制御下で，時間を超えた随伴性を媒介する。このことは，それら二つの機能が一緒になって過去と未来を調和させていることを意味する。すなわち，それらは感覚手がかり，あるいは再賦活化された記憶と引き続く動作を調和させており，それらは動作をゴールに調和させており，前提を結論に，主語を述語に調和させている。こうして，前頭前皮質は，その二つの時間的統合機能によって，有機体が行動シークエンスや論説，あるいは発話の構成の中で互いに随伴している要素を，いかに時間的に離れていても，なんとか結びつけることができる。

　抑制性制御は定義するのが難しい機能である。内的あるいは外的な影響で現在行われているシークエンスを妨害するものなら何でも抑制するという不可欠の目的を持っている。霊長類では，この機能は主に内側眼窩前頭前皮質に表象されているようであり，線条体，視床，そして他の皮質下構造物と同様に他の皮質も関与するようだ。こうして，記憶，感覚，あるいは，運動，そして外界からの現在進行中の行動の妨げとなる撹乱刺激は抑制され，現在の動作の「時間的ゲシュタルト」に入力を許されず，おそらくは脱線する。

　前頭前皮質の三つの認知機能はそれぞれ，ひとつあるいはそれ以上の手法から得られた異なるデータ群により支持されている。たとえば，記憶機能に関しては，単一電極研究による神経生理学的データにより強く支持されている。また，それにより以前には動物実験による神経生理学者達により推測されていたことが，確認されている。こうして，1971年にはじめて前頭前皮質の「記憶細胞」（memory cell）の存在が発表されて以来，作働記憶を（どんな名前であれ）前頭前皮質の中心的機能，あるいは少なくともその一部として，同定する傾向がある。このことは，この機能が，時間的組織化における配置を超えた機能のもとで他の二つの機能と共に果たす，副次的な役割を無視している。作働

記憶は，時間的順序の代わりとなるものではなく，その不可欠な使用人である。運動セットや抑制性制御もそうである。

　前頭前皮質機能を分解することは，前頭前領域が時間的組織化の異なる下位機能に特殊化していることだけでなく，動作の異なる形に特殊化していることによっても可能である。このことは，しばしば前頭前皮質の弁証法的「バルカン半島化」（balkanization）という結果になる。こうして，例えば，眼球運動を8野に，発話をブローカ野にだけ帰するために，これら二つの機能が他の神経構造にも依存していることを無視する。また，両方の領域が，眼球運動と話し言葉を越えた，より一般的な時間的組織化（すなわち，系統的配列（syntax））の前頭前皮質機能に関与していることを無視している。しかしながら，前頭前皮質の特殊化（例えば，眼球運動，あるいは発話）の項目を用いてこれら一般的機能をテストし，それらを支持する基本メカニズムを研究することは，有用な実験手法になる。これが，私の研究の中で試みてきたことである。

　要約すると，この本では前頭前皮質の行動の時間的組織化において複数の認知機能（そして神経構造）を協調させる役割，すなわち，ゴールに到達するために一貫性のある行動シークエンスを形成する役割について強調している。そのことについての私の論理は，演繹的でもあり帰納的でもあり，そしてそれは，一般から特殊へ，そしてその逆に進行する。私はできるだけ関連する文献にあたった。私の願いは，この仕事が新しい研究を生み出し続けることであり，それにより次々と私がここで述べることについて実証されるのみならず，今ある前頭前皮質の協調機能の基盤となる神経機構に関する知識に比べ，より確固たる実験に基づいた知識が提供されるだろう。

第2章
前頭前皮質の解剖学

系統発生学と比較解剖学

　前頭前皮質の大きさは系統発生学的進化が進むにつれて増大する。このことは古生物学的神経学的知見から，また現存する動物の脳の研究からも結論づけることができる（Papez, 1929; Grünthal, 1948; Ariëns Kappers et al., 1960; Poliakov 1966b; Radinsky, 1969）。前頭前皮質は霊長類においてもっとも顕著な発達を遂げている。すなわち，ブロードマンの細胞構築学に基づく計算によれば，彼が前頭部（regio frontalis）と名づけた（1909, 1912）われわれが現在前頭前皮質と呼んでいる部位にほぼ一致する皮質部はヒトの全皮質の29％を占めている。同様のことがチンパンジーでは17％，テナガザルとサルでは11.5％，キツネザルでは8.5％であると計算された（Brodmann, 1912）。イヌとネコについてはこの数字はそれぞれ7％，3.5％である。

　このような数値をもって結論を出すことには落とし穴と限界のあることに注意すべきである（Bonin, 1948; Passingham, 1973）。例えば，前頭前皮質の大きさを脳の全重量と対比させてグラフを作ると（ラット，マーモセット，アカゲザル，オランウータンとヒト）直線的関係が得られるであろう（Uylings and Van Eden, 1990）。ヒトの前頭前皮質の大きさが他の皮質部と比較して大きな比率を占めることは，前頭前皮質が系統発生学的進化の結果としてもっとも高度な神経活動を営む部位であると長年考えられてきたこともあって，我々種族の進化的優位性を示す有力な根拠となってきた。この考えはなかなか魅力的な考えであっておそらく基本的には正しいのであろうが，まだ実証されたわけではない。

共通の祖先が見つからないままで，現在同時に生存する種の間で神経解剖学的比較を行って系統発生学的結論を引き出すことはいつでも困難を伴うものである (Hodos, 1970; Campbell, 1975)。このような比較の仕方で脳の構造についての相同性について結論を導こうとしてもうまく進まないことがしばしばあり (Campbell and Hodos, 1970)，特にやっかいな皮質野の問題については簡単ではない。通常，信頼に足る系統発生学的指針がないため，神経解剖学者は皮質の相同性を決定するのに構造学的基準を使用する。前頭前皮質を同定し，種をこえた相同性を確立する基本的基準としては発生学的解剖学 (topology)，局所解剖学 (topography)，細胞構築そして線維連絡 (hodology) がある。同じ基準が前頭前皮質の進化的発展の解明を試みる際にも使われてきた。

　哺乳類の新皮質は哺乳類以外の脊椎動物で外套 (pallium) の大部分を構成している二つの古い構造物—海馬と梨状野もしくは梨状葉—の間に発生し発達している。この過程は脳の発達過程における「新皮質化 (neocorticalization)」として一般に特徴づけられるものの一部である (Jerison, 1994)。爬虫類の脳においてはそれら二つの構造物の橋渡しをしている背側の単純な皮質の膜であるものが，哺乳類の脳の多層性の新皮質によって置き換えられ，発達するのである (Crosby, 1917; Elliott Smith, 1919; Kuhlenbeck, 1927, 1929; Ariens Kappers et al., 1960; Nauta and Karten, 1970)。しかしながら，厳密に言えば爬虫類の一般的な皮質を哺乳類の新皮質の前駆体と見なすことは正確ではない (Kruger and Berkowitz, 1960)。むしろ，哺乳類の新皮質は系統発生学的に見て爬虫類や鳥類の脳における特定の相同する皮質下神経核が先行し，そこから発生するものである。

　無胎盤哺乳類における形態学的な研究は新皮質の発達を追うのに役立っている (Abbie, 1940, 1942)。その研究により新皮質は二つの分離した構成要素，もしくは部分—一つは海馬の隣接部位もう一つは梨状野の隣接部位—によって成り立っていることが明らかになっている。そしてそれらは大脳半球に沿って反対方向に発達しその背外側面で接合する。そして分化も同時に進行する。その分化とは皮質の肥厚，層状構造の明確化，そして最後には顆粒化 (granularization) もしくは顆粒細胞の発生である。より高等な哺乳類においては二つの原始的な構造—海馬と梨状葉—は広大に発達した皮質により側面を押され，お

互いに押しつけられそして腹内側面に埋まっている (Sanides, 1964, 1970)。大脳半球の吻側端の周囲には二つの系統発生学的に分化した部分が前頭前野新外套 (neopallium) を形成する。

　前頭部の外面的な形態は種によって非常に変化に富んでおりその境界の相同性を確定することは困難である。哺乳類の系統学的発達の順序に従って特定の脳溝が相同であると同定され，皮質発達の理解のための指標として使われている。発達の順序を無視して全てを同等に対比することは危険である。にもかかわらず，いくつかの一般的な原則が確認されている。新外套の残りの部分と同様に，哺乳類の進化に伴い，前頭皮質は大きくなるだけでなく，より多くの脳裂を形成し，からみあい，より複雑になる。霊長類ではヒトの脳においてその過程は頂点に達する。

　しかし，系統発生上の脳回の形成や，脳裂の形成の増加は単純に機能的な分化のみに起因するのではなく部分的には機械的因子にもよっているかもしれないことを覚えておく必要がある。皮質は皮質下の容積の三次元的な拡張に伴って折れ曲がり表面積を拡大する (Bok, 1959)。このように，発達に伴って形成される全ての脳回や脳溝の数は Baillarger-Dareste の法則によって示されるように概ね脳のサイズと相関する (Ariens Kappers et al., 1960)。しかしながら脳回や脳溝が形成される場所は少なくとも部分的には機能的分化によって決定される。脳回は機能の進化に伴いキノコ状を呈する (Welker and Seidenstein, 1959)，そして Clark (1945) が最初に仮定したとおり，脳回は速い領域の成長によって規定されるストレスの方向に対して垂直に発達する。驚くことではないが，最も高度に分化した神経機能の一部は脳溝の皮質に見出される（たとえば，主溝，中心溝，頭頂間溝，月状溝，上側頭溝）。同時に，これら発達の結論として，一般的に，脳溝と脳裂は異なった機能的意味を持つ領域を分けている。電気生理学的研究はいくつかの例外はあるもののこの事実を確証している (Welker and Seidenstein, 1959; Woolsey, 1959; Welker and Campos, 1963)。サルの個体発生においては機能分化の出現するかなり前，妊娠中期の少し後に脳溝が発達することも同様に覚えておかなければならない (Goldman and Galkin, 1978)。

　前頭前皮質に関しては，脳溝や脳裂により背側の境界を大体定めることがで

き，その相同性が確立されている。ネコとイヌでは，前シルビウス裂で境界を定める事ができる。前シルビウス裂は，有袋類でも既に現れており，肉食動物ではもっとも一定して見られる脳溝の一つである。(Ariëns Kappers et al., 1960) これは，サルの弓状溝（arcuate sulcus）の垂直枝に相当し，より大きな類人猿やヒトでは下中心前溝（inferior precentral fissure）に相当する。前シルビウス（前弓状溝）領域の爆発的な発達は，哺乳類の進化においてもっとも顕著なものの一つである。

肉食動物の一部では，脳の前極で前シルビウス裂と正中線（midline）の間に proreal あるいは intraproreal fissure と呼ばれる短い裂溝がある。Ariëns Kappers ら（1960）によると，これは，キツネザルの直溝（sulcus rectus）に相当し，より一般的には，サルの主溝（sulcus principalis）に相当する。ヒト及び類人猿では，主溝（sulcus principalis）は，より吻側に，frontomarginalis of Wernicke として存在する。主溝の後方の枝が，中，下前頭溝に相当するのかどうかは定かではない（Connolly, 1950; Ariëns Kappers et al., 1960）。細胞構築からは，下前頭溝に相当することが示唆されている（Sanides, 1970）。

前頭前皮質の構造から系統発生の歴史を読み取ることについては，Sanides が多大な努力を払っている（1964, 1970）。彼の研究により，それまでより下等な哺乳類で確立されていた（Abbie, 1940, 1942），新皮質の二元性（海馬と梨状葉それぞれの隣接領域）の原則が，霊長類でも確立された。前頭葉の構造を解析することで，上でふれた皮質分化の二つの原始的な流れを脳の背側に向かって追うことができる。第三のより新しい流れは霊長類で起こっているようであり，より後になって分化した運動皮質から前方に向かって進んでいる。この流れは，4野から6野へ，6野から9野へなだらかに続いていると，Vogt 夫妻は記している（Vogt and Vogt, 1919）。

さらに，Sanides（1970）が指摘するように，霊長類の前頭前皮質は，三つの異なる領域が前極を囲むように収斂し発達した結果として存在する。そのうち二つの原始的な領域は，帯状回（海馬傍回）と島（傍梨状葉）であり，第三は，より新しい，運動皮質から始まる領域である。三つの領域において，発達の最前線の領域が最も高い分化度を示している。これらの領域では，ヒト及び類人猿の前頭前皮質の特徴である顆粒の豊富な第IV層が見られる。これら発達

の結果として，成熟した霊長類の顆粒前頭前皮質は，少なくとも内側面と腹側面においては移行的な傍辺縁皮質に縁取りされていることはふれておく価値があるだろう（Reep, 1984）。Pandyaらは，Sanidesの細胞構築から見た発達の流れという概念を採用し，更に，その根底にある皮質間連絡の知見をもってその概念を補足した（Barbas and Pandya, 1989; Pandya and Yeterian, 1990a）。

　前頭前皮質と視床背内側核との解剖学的関係は19世紀末から認められていた（Monakow, 1895）。これら二つの構造物間の線維連絡は，明らかな発生学的解剖学的な順序にしたがって組織されていることがいくつかの研究で示されている（Walker, 1940b; Rose and Woolsey, 1948; Pribram et al., 1953; Akert, 1964; Narkiewicz and Brutkowski, 1967; Tanaka, 1976, 1977; Kievit and Kuypers, 1977）。この結果に照らすと，これら二つの構造物はいくつかの点において系統発生学的に平行して発達していることが予測される。前頭前皮質と同様に，系統発生に伴ってその投射核は大きくなっていくという証拠が見つかっている。しかしながら，繰り返して言うが，相同性の問題が解決されていないことと発達を再構成するには研究されている生物種が少なすぎることから，この証拠は明白と言うにはほど遠い（Clark, 1930, 1932; Ariëns Kappers et al., 1960）。さらに背内側核と前頭前皮質の発達を比較すると明らかな非同期性があることから，これら二つの構造物が厳密に足並みを揃えて発達するとは結論しがたい。より大きな類人猿やヒトへの変遷においてこのような非同期性が観察されうる。そこでは前頭前皮質の莫大な発達が，あきらかに視床の投射核の発達に優っている。発達におけるこのようなずれは，より高等な種において皮質間連絡が比較的大きな機能上の重要性を得たことに帰することができるであろうか？

　系統発達において特徴的な部位間の関連は機能的な重要性をもっているかもしれない。前頭前皮質の各領域の発達は不揃いであり，それらと連絡する背内側核の各部分の発達も，それに対応するように不揃いである。このように背内側核の小細胞部とそこから投射する前頭前皮質の外側面の皮質は，大細胞部とそれに対応する（眼窩への）投射領域に比べて，系統発生学的に霊長類へとすすむとともに大きくなる（Pines, 1927; Clark, 1930; Khokhryakova, 1979）。背内側核の小細胞部と前頭前皮質外側面の発達がまさっているのは，それらが担っている認知機能の重要性が高等な種では増大するからだろうと推測したくな

る。しかしながらこの推測の土台となる，行動や前頭前野機能の比較について わかっていることはあまりにも少ない（Warren, 1972）。それでもなお，前頭 前皮質が必須のある種の行動課題遂行—遅延反応課題と変換課題—における熟 達の程度と系統学的発達の間には相関が示されている（Harlow et al., 1932; Maslow and Harlow, 1932; Tinklepaugh, 1932; Rumbaugh, 1968; Masterton and Skeen, 1972）。

背内側核と前頭前皮質の発達の相関がどんなに不正確であろうとも，また， それらの解剖学的関係に対する生理学的役割がどんなに不明瞭であろうと，こ れらの関係は前頭前皮質の領域を一体のものとして他の領域と区別する基準と なっている（Rose and Woolsey, 1948; Akert, 1964; Uylings and Van Eden, 1990）。 この基準を使って，有袋類の様な比較的未分化の脳でさえも前頭前皮質が同定 されうる（Bodian, 1942）。これは全般に，細胞構築や発生学的解剖学あるいは 局所解剖学によるよりもより広い種に適用できる基準である。この基準に価値 があることの一番の確証は，このように定められた構造的な均質性（homologies）が機能的な一体性（homologies）の土台となっていることであろう。

図2.1は神経生理学的及び神経心理学的研究に汎用されるいくつかの脳にお ける前頭前皮質を示している。この図は系統発生学的な段階を厳密に表現しよ うとしているのではない。前頭前野領域を描写するために，著者はまず視床皮 質投射，特にWalker（1938, 1939, 1940b），RoseとWoolsey（1948），Pribramら （1953），Hassler（1959），Akert（1964）そしてNarkiewiczとBrutkowski（1967） による描写を拠り所としてきた。一方これらの文献においても視床の投射に関 していまだはっきりとはわかっておらず，皮質構築についての記述も援用した。 これは少なくとも霊長類の脳においては可能であり適切でもある。なぜなら霊 長類の脳においては細胞構築学的定義による前頭顆粒皮質が，少なくとも大ま かには背内側投射により規定された前頭顆粒皮質に一致するからである。

細胞構築

前頭前皮質における細胞と線維の配列は，基本的には新皮質領域に共通の設 計図に準拠しており，霊長類のいわゆる等皮質の顕微鏡的形態がその最も典型

14 第 2 章 前頭前皮質の解剖学

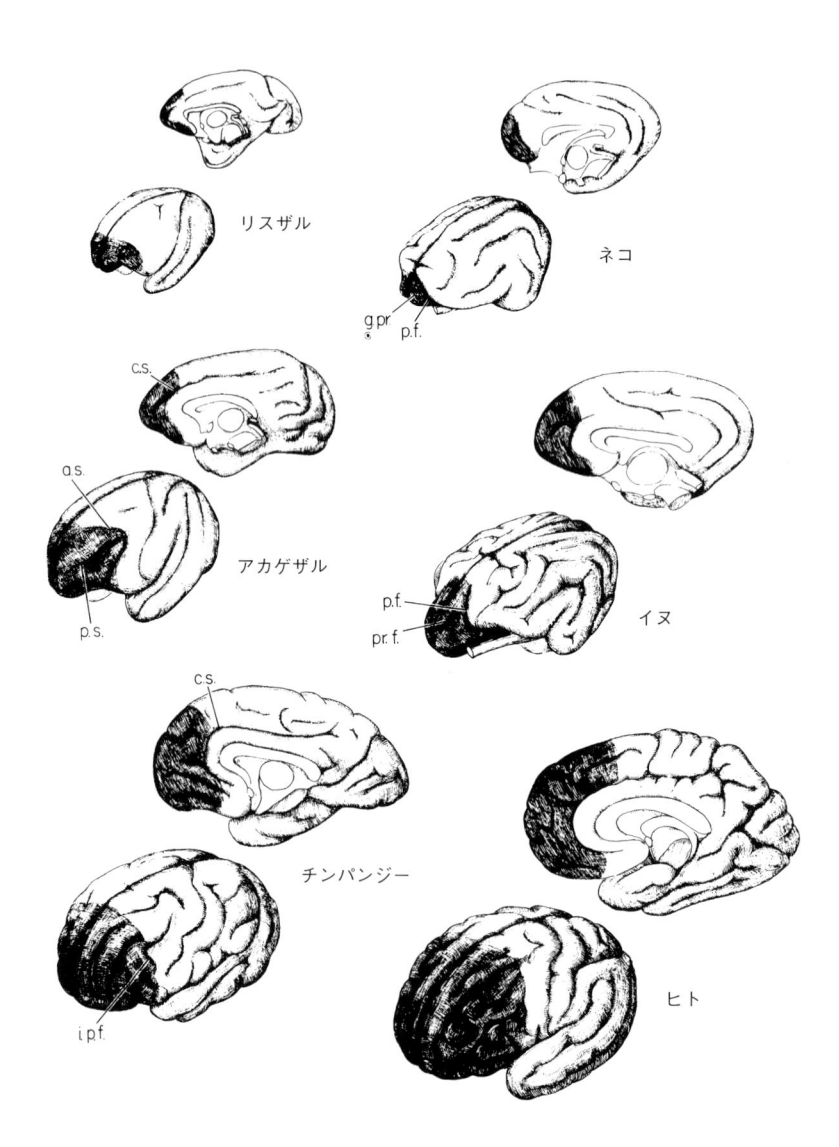

図 2.1. 前頭前皮質（影で示されている）の六つの異なる領域
略語： a.s., 弓状溝; c.s., 帯状溝; g.pr., gyrus proreus; i.p.f., 下前中心裂; p.f., 前シルヴィウス裂; p.s., 主溝; pr.f., proreal fissure。

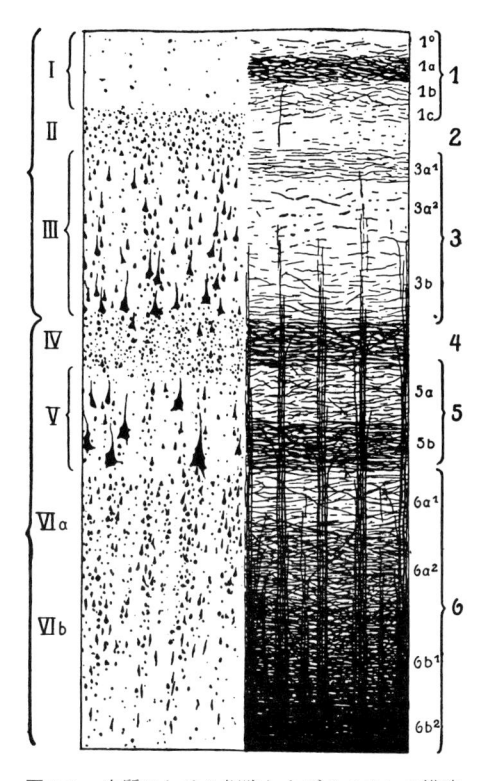

図2.2. 皮質における細胞およびミエリンの構造
Brodmann と Vogt による。

的な例である (Vogt and Vogt, 1919; Bailey and Bonin, 1951; Crosby et al., 1962)。伝統的な組織学的手法により明らかとなったその設計図を原著から引用する (図2.2)。皮質領域間の構造的差異によりそれらの基本的共通点が曖昧になってはならない。例えば細胞と線維叢の階層的順序と結合様式における規則性といったすべての皮質領域について共通である構築の一般的特徴は，おそらく機能的関連性による差異を打ち消してしまうだろう。さらに現代の研究は機能的見地から，皮質領域間の細胞構築学的差異が求心性線維の分布，皮質内結合，そして遠心性線維の投射先の様式ほどには重要でないかもしれないということを以前にも増して強調している。

ウィーンの精神科医であったMeynert（1868）によって始められた皮質構築の研究は，20世紀初頭，夥しい大脳皮質の脳地図の出版によりその全盛をむかえた。当時から存在する最も有名な脳地図は，Campbell（1905），Vogt（1906），Elliott Smith（1907），そしてBrodmann（1909）らによるものである。人間の大脳皮質の地図をつくることに主要な努力が注がれたが，様々な生物種において皮質領域を対応させる試みもまたなされた（Brodmann, 1909）。前頭前野領域の境界はよく知られた脳地図によってもかなりの違いがあり，その理由として構築学的定義の違いに拠るところがかなり大きい。

「前頭前野」という呼称の由来は明らかでない。それはまた重要な問題ではなく，なぜならその用語が文献において最初に用いられた時以来，著者によって異なる内容を意味していたように見えるからである。脳地図を作る研究者がその用語を用いる以前，この用語は正確さを欠くまま神経病理学者及び実験主義者により用いられていたが，これら初期の著者らも一致した定義を持つことはできなかった。不明瞭な細胞構築学的境界づけによってではあるがCampbell（1905）は「前頭前野」を顆粒皮質の大部分を含み前頭葉自体とは区別された，前頭葉先端部を覆う皮質の頂上部と定義した。Brodmann（1909）にとって，"area praefrontalis"とは彼のいう8, 9, 10, 11, 12, 13, 44, 45, 46そして47野から構成される広範な"regio frontalis"の中でも，より小さく腹内側に位置する領域，すなわち11野を指すに過ぎなかった（図2.3）。これらの領域（regio frontalis）は，概して今で言う前頭顆粒皮質あるいは前頭前皮質とほぼその解剖学的広がりを同じくする。

前頭前皮質を定義したり，説明するための基準として細胞構築のみを用いることは不可能である。その主な障害の一つは異なる種族間においても，また同種の個体間においても明らかな変異が存在することであり（例：ヒトRajkowska and Goldman-Rakic, 1995），それは前頭葉の脳地図を特に混沌とさせる要因となっている。前頭前皮質のより合目的な定義の基準は視床からの神経線維の分布による。この線維結合による定義は序論で述べられた理由でここで用いられているが，将来的にはさらに進んだ研究がより優れた定義を生むかもしれない。それもまた結合による定義であろうが。前頭前皮質，すなわち背内側核の投射部位を形態学的に簡潔に記述する。

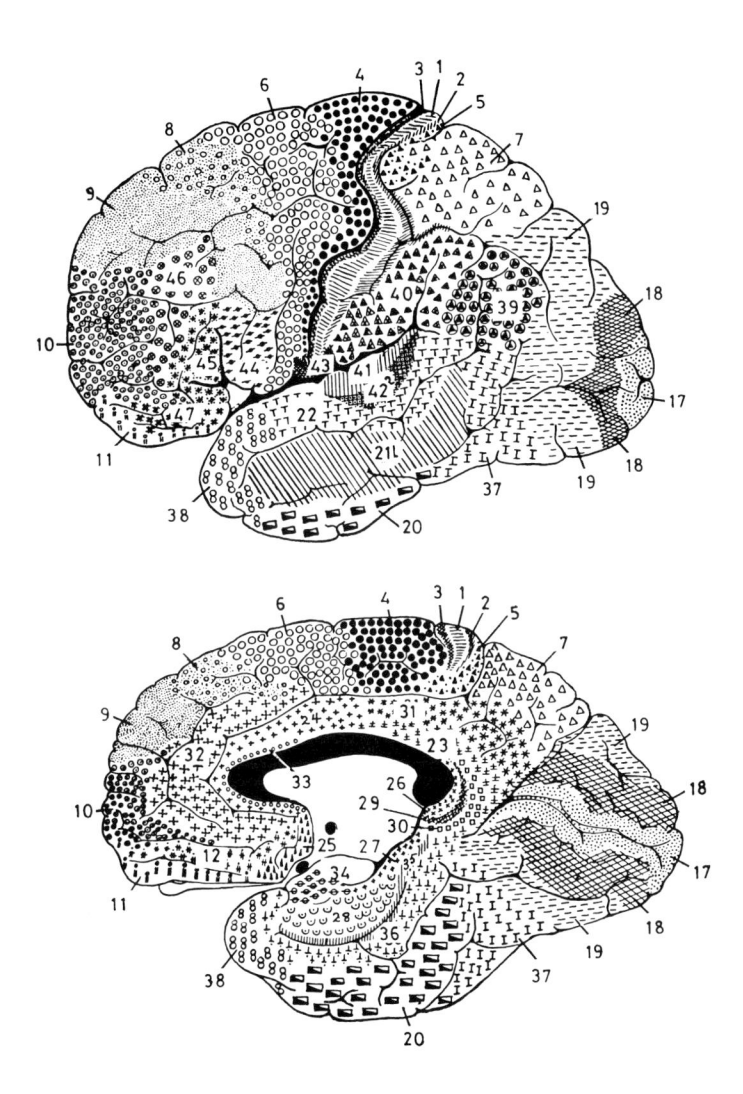

図 2.3. ブロードマンによるヒトの皮質の細胞構築学的地図
(Pandya and Yeterian, 1990b より許可を得て転載)

ラットにおいては前頭前皮質は背内側核の投射を受ける二つの主要な前頭葉の部位から構成される。(1) 上縁の内側と半球の内側表面 (2) 半球の下外側部,嗅脳溝の上部。両野は下内側で接している（図2.4)。この本では齧歯類の前頭前皮質の二つの部位はそれぞれ (1) を内側もしくは背側, (2) を溝側と呼ぶ事にする。前者は背内側核の外側部からの投射を受け,後者は内側部からの投射を受ける。両者とも明確な内顆粒層を含まない。とりわけこの事実がラットの内側（もしくは背側）前頭前皮質とサルの背外側前頭前皮質間のしばしば誤った相同性を論じるのに用いられてきた (Preuss, 1995)。ラットと霊長類の前頭前皮質の優れた比較解剖研究として, Uylings と Van Eden (1990) のものがあるので参照されたい。

　食肉動物の前頭前皮質は gyrus proreus の皮質に相当する。それは船の舳先（ラテン語では prora）のような形をしており, 終脳の吻側端を形成している。ネコにおいては前頭前皮質はほとんど gyrus proreus に一致するが, より大きな脳を持つイヌにおいては腹側には gyrus subproreus の方に広がり, 外側には眼窩回に, 内側には膝前回 (Kreiner の命名による, 1961) に広がっている。これら三つの脳回はネコでは未発達である。いわゆるネコの眼窩回はイヌのそれとは相同ではない。ネコにおいてはそれは前シルビウス裂の背後にあり, 厳密にいえば線維連絡的基準によるとそれは前頭前皮質には属さない。ネコ, イヌともに前頭前皮質は6層構造をなしているが, 層構造は概してはっきりしない。どの部位においてもはっきりしていることは第IV層（内顆粒層）は細胞密度が低い薄い層として現れ, 実質上顆粒細胞を欠いているということである (Rose and Woolsey, 1948; Adrianov and Mering, 1959; Kreiner, 1961, 1971; Warren et al., 1962; Akert, 1964)。前シルビウス裂の前頭前皮質と運動野の移行部位は第IV層がわずかで第III層及び第V層に大錐体細胞が見られることで識別される。この領域は前頭眼野 (8野, Akert, 1964; Scollo-Lavizzari, 1964) を構成しており, その生理学的特徴をあらわしている。

　サルにおいては前頭前皮質は背外側面では弓状溝で, 内側面では前部帯状回で区切られる。弓状溝も帯状溝もともにリスザルのような比較的脳回の発達が遅れている脳（滑沢脳）では小さく変異が多いが, アカゲザルではよく発達している。リスザルでは常に認められるとは限らず同定しにくいのだが, 主溝

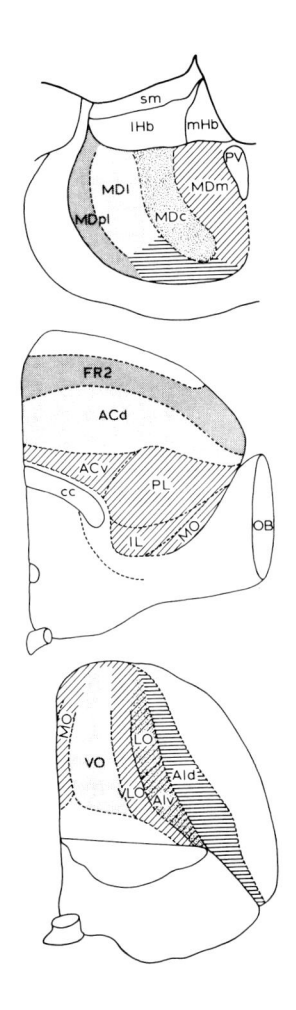

図 2.4. 上：ラットの背内側核の横断面。中：背内側核からの投射の領域を示す前頭皮質の内側面。下：前頭皮質の下面（側頭葉の先端は除かれている）。背内側の投射を示す。核の異なる部分は異なる陰影で示されており，同様の陰影の皮質領域へと投射している。
略語： ACd, 背側前帯状回皮質; ACv, 腹側前帯状回皮質; Ald, 背側無顆粒島皮質; Alv, 腹側無顆粒島皮質; cc, 脳梁; FR2, 前頭 2 野; IL, 下辺縁系皮質; IHb, 外側手綱部; LO, 外側眼窩皮質; MDc, 背内側核, 中心部; MDl, 背内側核, 外側部; MDm, 背内側核, 内側部; MDpl, 背内側核, 傍髄板部; mHb, 内側手綱部; MO, 内眼窩皮質; OB, 嗅球; PL, 前辺縁系皮質; PV, 傍脳室核; sm, 髄条, VLO, 腹外側眼窩皮質; VO, 腹側眼窩皮質。(Uylings and Van Eden, 1990 より許可を得て転載)

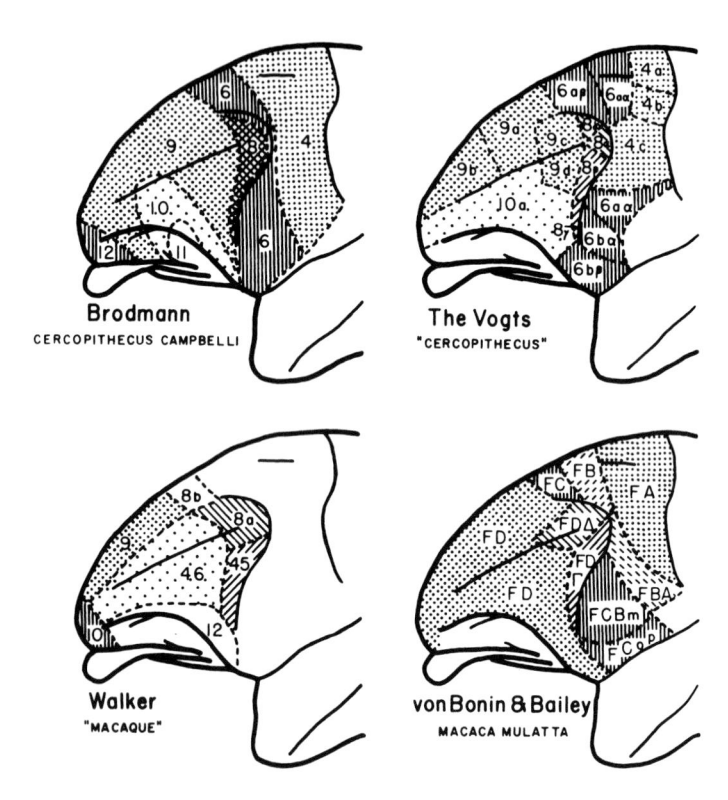

図 2.5. サルの前頭皮質の細胞構築学的地図
Brodmann, Vogt夫妻, Walker, Bonin と Bailey による。

(sulcus principalis) は背外側面において最も重要な形態学的特徴である。腹側面では前頭前皮質には変異が多い眼窩溝, またはアカゲザルのように矢状方向に二つ走り結合してHまたはYの字を形成する眼窩溝群が認められる。ヒトまたは類人猿では脳溝は複雑で変異が多いため, 脳半球の背外側面や腹側面で前頭前皮質の後方の境界を決定するのに用いるには形態学的な指標は信頼性に欠ける。

霊長類の前頭前皮質—Bailey と Bonin の細胞構築地図上の FD 野（Bonin and Bailey, 1947; Bailey et al., 1950; Bailey and Bonin, 1951)（図2.5）—は同型

の等皮質 (homotypical isocortex) であり明瞭に層構造をなしていて，よく発達した内顆粒層（Ⅳ層）により他の前頭皮質と区別される (Economo, 1929; Walker, 1940a; Bonin and Bailey, 1947; Bailey et al., 1950; Bailey and Bonin, 1951; Akert, 1964; Rosabal, 1967)。前頭極に近づくにしたがって，皮質全体としては薄くなるにもかかわらず，この層は厚くはっきりしてくる。Ⅳ層は小錐体細胞を含むが主な構成物は顆粒細胞，すなわち小さいゴルジⅡ型の相当の多形性を持つ細胞である (Cajal, 1904, 1955)。最も多くみられるのは短い樹状突起が細胞体の近隣に枝を張り，すべての方向に広がり，球形の樹状突起野を形成する星状細胞である。その軸索はやはり短く，皮質内にとどまり周囲の錐体細胞とネットワークを形成する。Ⅳ層の軸索叢はほとんどが求心性の線維の終末からなりBaillargerの外側帯を形成する。Ⅲ層とⅤ層の錐体細胞はⅣ層に近いほど大きい。他にも錐体細胞の大きさの勾配は前後軸でも見られ，後部の前頭前皮質の境界領域に近づくにしたがって次第に大きくなる。そこでは，大きな錐体細胞とよく発達したⅣ層を持つ移行部位であるブロードマンの8野が同定される。食肉目ではこの移行部位が前頭眼野に相当する (Akert, 1964)。この部位はアカゲザルでは弓状溝で特徴づけられる陥凹部に存在する。前頭前皮質の内側面および眼窩部の皮質は多くの，細胞構築上区別されるブロードマンが同定したよりも小さい領域と，その小領域の分画で構成される (Carmichael and Price, 1994)。

　ヒトの前頭前皮質は第3（下）前頭回まで広がっている。この脳回の最も後ろの部分は，左（優位）半球では，ブロードマンの44，45野，つまりブローカ言語野に相当する。構造的には，この領域も移行的な性格を持っており，より前部の領域のような顆粒細胞優位なパターンは示さない (Riegele, 1931; Bailey and Bonin, 1951)。また，この領域の神経細胞は右（劣位）半球の同じ部位の神経細胞に比して樹状突起の分枝が著しいことが報告されてきた (Scheibel et al., 1985)。PetridesとPandya（1994）はヒトとサルの前頭前皮質の細胞構築の詳細な比較をしている。

　皮質機能に関する最近の研究は新皮質で観察される神経単位が垂直に配列されていることに注意を向けてきた。機能的に定義された皮質のコラム構造は (Mountcastle, 1957; Hubel and Wiesel, 1968; Asanuma, 1975)，その解剖学的な基盤は未だ明らかではないが，これらの存在が明らかになったことにより皮質

構造内の全ての垂直配列に対する形態学者達の興味を再びかきたてることになった。それらの配列のいくつかは以前から知られているし，NisslとWeigertの標本でも容易に観察できる（図2.2）。他の部位ほど目立たないにしろ，それらは前頭前皮質にも存在する（Bonin and Bailey, 1947; Bonin and Mehler, 1971）。また，他の垂直構造としては，視床の求心線維の終末叢（Lorente de Nó, 1949; Scheibel and Scheibel, 1970），局所のシャンデリア型神経細胞の軸索（Lewis and Lund, 1990），そして皮質の上層部を横切る尖端樹状突起の束（Fleischauer, 1978）である。前頭前皮質ではこのような樹状突起の束は，皮質第Ⅵ層に細胞体を持つ錐体細胞の一部であることが示されてきた（Sakai, 1985）。

軸索ラベリング法により前頭前皮質に起始する皮質間の連合線維もまた，前頭前皮質全ての層を貫いている，垂直に規則正しく配列された（軸索）叢として終っていることが示されてきた（Goldman and Nauta, 1977b; Goldman-Rakic and Schwartz, 1982; Schwartz and Goldman-Rakic, 1984）。しかし，いくつかの前頭前皮質の錐体細胞の軸索末端や側副路が，先ほどの垂直構造の境界を越えて数mmの範囲で水平に広がっていることは特筆に値する（Levitt et al., 1993）。これらの線維は，前頭前皮質内の連絡に適するような水平方向への結合性の固有のシステムを形成しているようである。このような垂直的な神経終末叢の構成は次の節でより詳しく検討される。

線維結合

前頭葉の線維結合についての研究の歴史は，神経心理学の研究の歴史とほぼ同じだけ長く，また神経心理学と大いに関係を持った歴史でもあった。20世紀早々にMonakow（1904）は，前頭葉に障害を与えた後に逆行性変性が視床に見られることを証拠として，Flechsig（1901, 1920）が主張した連合学説に反論した。前頭前皮質が視床核からこれほど大量の求心性線維を受けているとすれば，前頭前皮質の役割は他の皮質でおきている連合野としての神経事象と何ら変わりがないということを主張することはほとんどできなくなるからである。この当時はとにかく前頭前皮質の皮質間結合については全容解明には程遠い時代であった。後の章で見ていくように，前頭前皮質の皮質間結合について

われわれが現在得ている証拠はFlechsigを十分に擁護したり，あるいは彼の報いられることのほとんどなかった主張を立証するにはなお十分とは言えないまでも，前頭前皮質が連合機能を有していることを立証しようという方向に向かっている。最新の研究により，特に霊長類では前頭前野と他の皮質野との間に感覚処理過程に関連して，豊富な線維連絡があることが立証されてきた。このような結合が霊長類の脳で特によく発達していることは系統発生によるものであると思われている（Adrianov, 1978）。

　1960年代のはじめまでに，新たな銀染色法が開発されたことにより，この線維結合の特にアカゲザルにおける研究は大いに推進された。この研究が現れたのと全く同一時期ではないにしろ，ほぼ時を同じくして，Norman Geschwind（1965）は臨床的データと実験的なデータとを見事に統合し，言語機能を含む高次統合機能に関する神経学的症候群の基礎に様々な皮質間結合の離断があると主張したのである。それ以後，オートラジオグラフィー，軸索輸送法，蛍光染色や免疫組織化学が神経結合の追跡研究に応用され，われわれはなお未完成とはいえ，前頭葉の線維結合像について，特にヒト以外の霊長類についての詳細な知識を獲得してきた。

求心性線維

　皮質下から前頭前皮質への入力でもっとも顕著なのは，視床背内側核からの求心性線維である。このような入力に関しては，ラット（Leonard, 1969; Jones and Leavitt, 1974; Krettek and Price, 1977; Divac et al., 1978a,b, 1993; Condé et al., 1990; Uylings and Van Eden, 1990），マウス（Guldin et al., 1981），ウサギ（Rose and Woolsey, 1948），ネコ（Rose and Woolsey, 1948; Warren et al., 1962; Akert, 1964; Leonard, 1972; Markowitsch et al., 1978; Martinez-Moreno et al., 1987; González and Avendaño, 1989; Musil and Olson, 1991; Tanibuchi, 1992），イヌ（Akert, 1964; Narkiewicz and Brutkowski, 1967; Sychowa et al., 1968; Kosmal, 1981），ヒト以外の霊長類（Walker, 1936,1938; Mettler, 1947a; Chow and Hutt, 1953; Pribram et al., 1953; Akert, 1964; Tanaka, 1976; Kievit and Kuypers, 1977; Goldman-Rakic and Porrino, 1985; Barbas et al., 1991; Ray and

Price, 1993），そして，ヒト（Meyer et al., 1947; Freeman and Watts, 1948; McLardy, 1950; Hassler, 1959; Van Buren and Borke, 1972）でよく同定されている。背内側核の投射線維は，前頭前皮質に，前部視床放射（anterior thalamic radiations）と下視床脚（inferior thalamic peduncle）の一部として到達する（Crosby et al., 1962）。これらの投射は，いくつかの細かい点で不明確ではあるものの，すべての種でその局在が同定されている。

　霊長類では，背内側核は，細胞構築学的に異なる二つの主な構成要素に分けることができる。内側の構成要素は，大きなサイズの細胞が存在することから，大細胞部と呼ばれ，外側の構成要素はほとんどが小細胞であり，小細胞部と呼ばれる（Clark, 1930; Walker, 1938; Olszewski, 1952）。霊長類を除いた，他の哺乳類ではこの二分類は難しく，議論のあるところである。系統発生学的に古い霊長類の種では，大細胞部が，小細胞部よりもはっきりしており，新しいものでは，その逆になっている。大細胞部は，主に眼窩前頭前皮質と内側前頭前皮質に投射しており，小細胞部は，背外側前頭前皮質に投射している（Walker, 1938, 1940b; Pribram et al., 1953; Akert, 1964; Tanaka, 1976; Goldman-Rakic and Porrino, 1985）（図2.6）。核の外側に三日月状に存在する傍髄板部は，小細胞部と髄板内核の間に位置し，前頭眼野（ブロードマンの8野）に投射する（Pribram et al., 1953; Scollo-Lavizzari and Akert, 1963; Akert, 1964; Barbas and Mesulam, 1981）。背内側核からの投射に加え，8野は視床枕からの投射も受ける（Trojanowski and Jacobson, 1974, 1976; Bos and Benevento, 1975）。

　以前の仮定と反対で，霊長類の前頭前皮質全体（細胞構築学的，局所解剖学的に定義された）に，背内側核からの投射があることが現在明らかになっている。サルでは，前頭前皮質の内側部は視床からの線維を受けないと仮定されていたが，背内側核の尾側，背側領域からいくらか投射を受けることがわかってきた（Tobias, 1975; Tanaka, 1976; Barbas et al., 1991）。一般に，ヒトの前頭前皮質における背内側核からの線維分布は，他の霊長類における分布と一致しているようである（Meyer et al., 1947; Freeman and Watts, 1948; McLardy, 1950; Hassler, 1959; Van Buren and Borke, 1972）。上でふれたサルにおける知見からは，ヒトにおけるその分布は，前部帯状溝および前部帯状回を含むと仮定されている（24，32野）。神経心理学的見地を忘れずにいることが重要である。前

|⋅⋅⋅| 8野
|╱╱| 9野
|▦▦| 眼窩野

|⋅⋅⋅| 傍髄板部
|╱╱| 小細胞部
|▦▦| 大細胞部

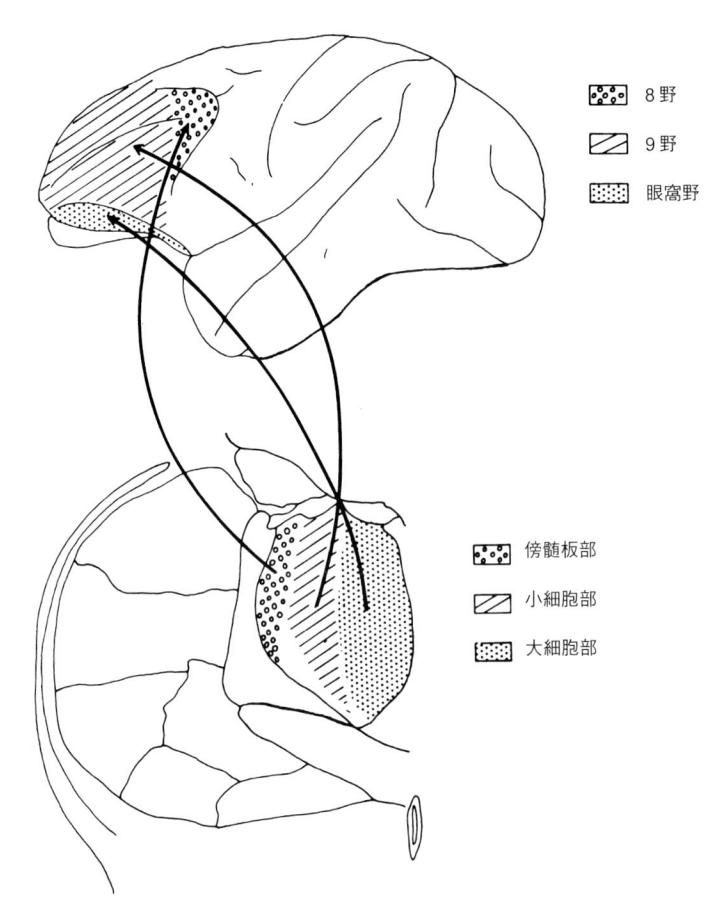

図2.6. サルの背内側核の異なる部位からの前頭前皮質への投射

頭前皮質は，この見地から注目されており，それについては第6，7章で検討する。

初期の研究者にも知られていたように（Nauta, 1964, 1971, 1972; Leonard, 1972），背内側核は，間違いなく他の構造物からの影響を前頭前皮質に伝えている。解剖学的研究によると，背内側核の内側領域，すなわち霊長類における大細胞部には，中脳網様体（Guillery, 1959），側頭葉のいくつかの構造物，す

なわち扁桃体（Nauta, 1972; Krettek and Price, 1974, 1977; Porrino et al., 1981; Ray and Price, 1993），前梨状皮質（Powell et al., 1965; Ray and Price, 1993），そして下側頭皮質（Whitlock and Nauta, 1956; Ray and Price, 1993）からの求心性線維が集まっている．対照的に，外側部（小細胞部）には，前頭前皮質自身からの入力以外の入力は比較的少ない（Nauta, 1972）．しかしながら，背内側核の二つの領域は共に黒質（Ilinsky et al., 1985）からの投射を受けていることが示され，このことから，運動に関連する前頭前皮質への入力につながっていると仮定されている．小脳，および，淡蒼球からの入力も運動に関連しており，サルでは，背内側核と腹外側核を経由して背外側前頭前皮質へとつながっている（Middleton and Strick, 1994）．

　他の視床核も前頭前皮質に投射している．前腹側核，吻側髄板内核（Nauta and Whitlock, 1954; Scheibel and Scheibel, 1967; Carmel, 1970; Martinez-Moreno, 1972; Jones and Leavitt, 1974; Kievit and Kuypers, 1975b,1977; Krettek and Price, 1977; Goldman-Rakic and Porrino, 1985; Morecraft et al.,1992），視床枕（Goldman-Rakic and Porrino, 1985; Barbas et al., 1991）も明らかに投射している．これらが解剖学的に証明される前に，広範な視床投射系の核からの求心性線維は電気生理学の知見からその存在を推測されていた．電気生理学の知見は求心性線維の前頭投射領域への，広範で発生学的解剖学に従わない，配列を示唆していた（Starzl and Whitlock, 1952）．しかしながら，KievitとKuypers（1977）そしてGoldman-RakicとPorrino（1985）がサルにおいて行った研究では，背内側核から前頭前野への投射の記述された発生学的解剖学的配列が証明されただけでなく，他の視床核からの投射もその配列に含まれることが示された．初期の二つの研究によると，前頭前皮質に投射している視床の細胞はおよそ垂直方向と，水平方向の板の連続物を形成しその板は内板や，核の境界を横断する．それらは後方では視床枕の内側から延び，背内側核を通過し，前方では前腹側核と髄板内核へ向かう．正中面に隣接するもっとも内側の板は前頭眼窩皮質へ投射する．その他のものは，前頭極と弓状溝の間に位置する前頭前野凸面の，個々の横方向の扇型もしくは細長い部分へと投射する．このように皮質のより尾側の部分はより外側の視床の神経細胞より求心性の線維を受けることになる．

この結合の配列は背内側核からの投射だけでなく，これらその他の視床核からの投射も含めて，前頭前皮質の線維連絡的な定義を修正する必要があるかもしれないことを示唆している。しかし，そのような条件が既に決定されている皮質領域を変えることはほとんど，いや全くないであろう。いずれにせよ，前頭前皮質に投射している視床神経細胞のほとんど（80％以上）が背内側核に位置している（Barbas et al., 1991）。

　皮質下や辺縁系からの前頭前皮質への入力のすべてが視床神経細胞によって中継されるわけではない。軸索輸送の研究によって脳幹被蓋（Llamas et al., 1975; Reinoso-Suárez and Llamas, 1975; Divac et al., 1978a,b; Porrino and Goldman-Rakic, 1982），橋（Arnsten and Goldman-Rakic, 1984），視床下部（Kievit and Kuypers, 1975a,b; Jacobson et al., 1978），そして扁桃体（Krettek and Price, 1974; Jacobson and Trojanowski, 1975; Llamas et al., 1977; Divac et al., 1978b; Porrino et al., 1981; Llamas et al., 1989; Barbas and De Olmos, 1990; Granato et al., 1991; McDonald, 1991; Morecraft et al., 1992）から直接の求心線維の存在が示されている。扁桃体からの投射は他の多くの辺縁系からの入力と同様に前頭前皮質の主に内側，眼窩領域に終わっている（Porrino et al., 1981; Amaral and Price, 1984; Llamas et al., 1989; Barbas and De Olmos, 1990; McDonald, 1991; Morecraft et al., 1992）。ラットや，ネコ，サルにおいても前頭前皮質は海馬や帯状回皮質そして辺縁系皮質の他の領域から求心性の線維を受けていることが報告されている（Pandya and Kuypers,1969; Jones and Powell, 1970; Beritoff, 1971; Pandya et al., 1971; Jacobson and Trojanowski, 1977a; Rosene and Van Hoesen, 1977; Goldman-Rakic, et al., 1984; Ferino et al., 1987; Jay and Witter, 1991; Morecraft et al., 1992）。一般的にいって，辺縁系領域からの求心性線維は以下で議論する新皮質領域からの求心性線維に比べて局所性が少なく，広い分布を持っているように思われる。

　要約すると，前頭前皮質は，直接もしくは視床を介して，視床下部，視床腹側部，中脳，辺縁系からの入力を受けている。この入力の正確な性質は知られていないが，起始部の機能についての知見から推測されている。特に海馬からの影響は運動の学習や記憶に重要である。一方，黒質や脳の下部の他の構造物からの入力は恐らく運動の巧緻性に関係している。中脳，視床下部，扁桃体か

らの入力は有機体の内的状態や動機づけに関係している。これらの構造物の内いくつかは感覚領域からの入力を受けるので，外的刺激の動機的意義に関する情報を前頭前皮質へ中継しているのかもしれない。次に，前頭前皮質が新皮質の経路を介して直接感覚情報を受けていることを見てみよう。この感覚情報は環境についての感情や動機づけに関しては，認知，すなわち知覚や記憶に関する情報ほどには含まれていないかもしれない。

前頭前野領域は他の新皮質領域と広範囲にわたって相互に連絡している。何十年間にもわたって，線維の変性や神経描画法（neuronography），誘発電位法の研究が皮質間の線維連絡の証拠を提供してきた。しかしながら，新しい組織学的手法のおかげで，この連絡の豊富さや詳細について明らかにすることができるようになったのはほんのここ数年のことである。

前頭前皮質への皮質感覚線維の多くは，生理学的に一次感覚野もしくは一次運動野として特徴づけられていない領域から起こる。これらの入力が存在するという証拠は食肉目よりも霊長類の方が明らかで印象的である。おそらく，系統発生学的に皮質間連絡と前頭前皮質双方の発達の程度が違うからであろう。

アカゲザルの脳では，前頭前皮質に投射する非一次領域は，皮質の感覚処理装置をなす相互連絡領域の大きなシステムの構成要素である。JonesとPowell（1970）は彼ら自身の発見と他の研究者の発見（Kuypers et al., 1965; Jones, 1969; Jones and Powell, 1969）をまとめて，このシステムは体性感覚，視覚，聴覚の三つの主な感覚様式に関係していると概説した（図2.7）。おのおのの様式の一次感覚領域はまず頭頂葉，後頭葉，側頭葉の近接した領域に投射する。ここから，一連の皮質領域からなる感覚様式の経路が始まる。一連の領域は，それぞれ次の領域へと順番通りに投射するだけではなく，長い連合線維によって前頭皮質の離れた領域へと投射する。投射先も投射元に線維を送って，互いにやり取りをする。三つの各経路の3番目の領域，すなわち，頭頂葉の7野（体性感覚），側頭葉の22野（聴覚），下側頭葉の21野（視覚），は上側頭溝の深部まで，さらには前頭前皮質まで投射する。

他の霊長類の研究結果（Myers, 1967; Pandya and Kuypers, 1969; Pandya et al., 1969; Benevento and Fallon, 1975; Chavis and Pandya, 1976; Jacobson and Trojanowski, 1977a,b; Andersen et al., 1985; Barbas and Mesulam, 1985;

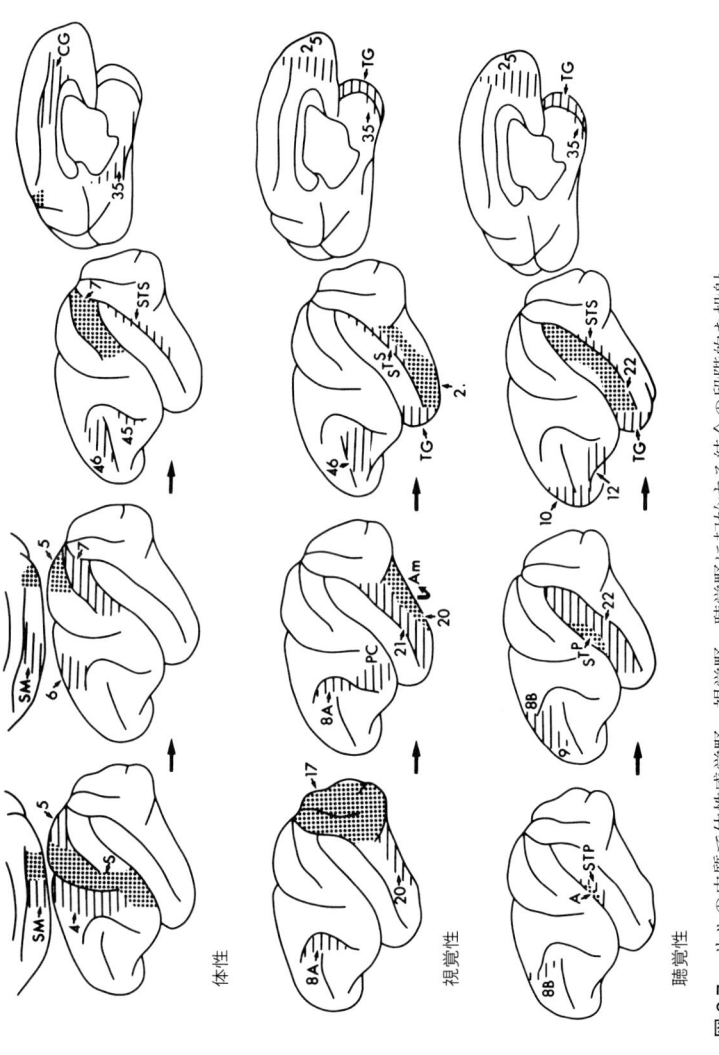

図2.7. サルの皮質で体性感覚野，視覚野，聴覚野に起始する結合の段階的な投射. 各段階は点描によって示されている. 続く終末の領域は横線によって示されている. ほとんどの領域は近接する他の領域や前頭前皮質に投射していることがわかる. 略語：A, 聴覚皮質; CG, 帯状回; S, 体性感覚皮質; SM, 補足運動皮質; STS, 上側頭溝; TG, 側頭極皮質. (Amaral, 1987により翻案. Jones and Powell, 1970より許可転載)

Ungerleider et al., 1989) は，細部において違いがあるとはいえ，Jones と Powell によって提唱された基本的概要を支持してきた。いくつかの研究では更なる特性，例えば上側頭溝深部の皮質から主溝領域の皮質への投射（Jacobson and Trojanowski, 1977a; Cavada and Goldman-Rakic, 1989b; Seltzer and Pandya, 1989; De Lima et al., 1990）や交連線維性の前頭前野結合（Pandya et al., 1971; Goldman and Nauta, 1977b; Jacobson and Trojanowski, 1977b）が強調されてきた。求心性線維の前頭前野領域における分布もまたより明らかとなってきた（Chavis and Pandya, 1976; Jacobson and Trojanowski, 1977a; Barbas and Mesulam, 1981, 1985; Goldman-Rakic and Schwartz, 1982; Petrides and Pandya, 1984）（図2.8）。

　後部頭頂領域として区分された領域（7野として区分される領域）とそれらが投射する前頭前皮質として区分された領域との間には明確な発生解剖学的関連があることが観察されてきた（Cavada and Goldman-Rakic, 1989a,b）。対応する皮質領域が分けられていることは下側頭葉と前頭前皮質間において同様に観察されてきた（Pandya and Yeterian, 1985; Webster et al., 1994）。頭頂葉そして側頭葉領域の内部，および両者間の結合もまたより明らかとなってきた。結合様式に基づくと，上側頭溝は後部脳における多様態の感覚が集中している領域のようであり（Mesulam, 1981; Pandya and Seltzer, 1982; Seltzer and Pandya, 1984; Pandya and Yeterian, 1985），一方前頭前皮質は前部脳における同様の領域である。

　嗅覚と味覚の入力もまた前頭前皮質に達する。嗅覚の入力は，傍辺縁領域の梨状葉の一次嗅覚皮質からの線維を通じて尾側の眼窩皮質（13野）に達し（Barbas, 1993; Carmichael et al., 1994），味覚はこれもまた傍辺縁領域にある前頭葉弁蓋部と島の一次味覚皮質からの線維を通じて同部位に達する（Rolls, 1989）。

　要約すると，サルにおいて前頭前皮質は一次体性感覚，聴覚，視覚，嗅覚，味覚領域に起始する五つの皮質間線維経路が集中する領域であるという一致した見解が支持され，ゆるぎないものとして確立された。各々の経路において経由するシナプスの数はまだ明らかでないかもしれない。見解が一致せず，憶測にとどまるもう一つの要因として，それぞれ経由する皮質の機能がある。それ

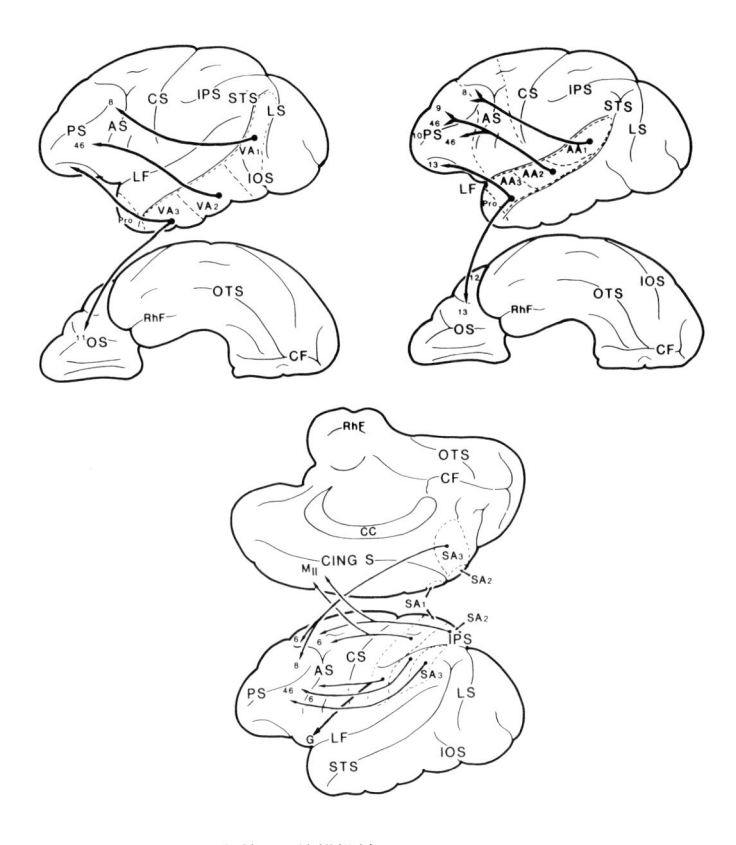

図 2.8. 感覚連合野から前頭皮質への線維投射
略語：AA1, 聴覚連合 1 野; AA2, 聴覚連合 2 野; AA3, 聴覚連合 3 野; AS, 弓状溝; CC, 脳梁; CF, 鳥距溝; CING S, 帯状回; CS, 中心溝; G, 味覚野; IOS, 下後頭溝; IPS 内頭頂溝; LF, 外側裂; LS, 月状溝; M Ⅱ, 二次運動野; OS, 眼窩溝; OTS, 後頭側頭溝; Pro, 前梨状野; PS, 主溝; RhF, 嗅裂; SA1, 体性感覚連合 1 野; SA2, 体性感覚連合 2 野; SA3, 体性感覚連合 3 野; VA1, 視覚連合 1 野; VA2, 視覚連合 2 野; VA3, 視覚連合 3 野。(Pandya and Yeterian, 1985 より許可を得て転載)

は単に中継地点にとどまらないことは疑いなく，感覚情報の一つあるいはそれ以上の側面に対応する処理段階における一段階を担っている可能性が高い。にもかかわらず，五つの経路が前頭前皮質に達するまでは互いに比較的独立して

いるという知見は，多様態連合野としての前頭前皮質の重要性を支持しうるかも知れない。

前頭前皮質の連合野としての役割に関する解剖学上の論争はやりすぎるべきではないが，前頭前皮質への入力は一部に収束するのではなく，上で述べた研究のいくつかに強調されているように，いくらかの異なる分布を示している。前頭前皮質への入力においては，各々の経路はいくらかの個体差を有しているようである。いずれにせよ個々の感覚由来の五つの皮質の線維経路は同一ではないが連続した前頭前皮質の区画に終わるのは事実である。その上いくつかの二重や，三重もの投射の重なりがあることが前頭前皮質の腹側や内側と同様，主溝の範囲でも組織学上の事実から推測されている（Jones and Powell, 1970; Chavis and Pandya, 1976; Jacobson and Trojanowski, 1977a）。加えて遠位部への投射を明らかにしたものと同じ方法による，隣接した神経回路の解析によって，投射の入力部位を超えて収束するという証拠が示された。なぜなら異なる終末部位が前頭前皮質自身の共通の部位に順に投射するのが見られるからである（Jones and Powell, 1970; Pandya et al., 1971; Jacobson and Trojanowski, 1977a）。

8野（前頭眼野）は感覚皮質路と連絡している前頭前皮質の一部を構成している。すなわちそれは後頭葉，頭頂葉，側頭葉皮質という遠位部から求心性線維を受けている（Pandya and Kuypers, 1969; Jones and Powell, 1970; Benevento and Fallon, 1975; Jacobson and Trojanowski, 1977a; Barbas and Mesulam, 1981; Petrides and Pandya, 1984; Webster et al., 1994）。その上，それは前頭前皮質の隣接部位や反対側の前頭前皮質からも入力を受けている（Pandya and Kuypers, 1969; Jacobson and Trojanowski, 1977a,b; Watanabe-Sawaguchi et al., 1991）。この結合が根拠の一部となり，8野は視覚注意に関する皮質の重要な部位であると考えられている（Mesulam, 1981）。

ネコの gyrus proreus は S 状回や眼窩回という近接の皮質からと同様（Kawamura and Otani, 1970; Beritoff, 1971）に反対側の同皮質からの入力を受けていることが明らかにされている（Ebner and Myers, 1965; Voneida and Trevarthen, 1969; Luttenberg, 1974a）。サルと同様にネコの前頭前皮質もまた辺縁系の皮質からの入力を受けている（Cavada et al., 1983）。

JonesとPowell（1970）によるサルにおける組織化された皮質感覚路の発見はネコの全般的な皮質結合の探求を促進させた。HeathとJones（1971）はサルでの発見と同様，多くの方法によりこの動物で経路の配列を発見した。上シルビウス皮質の異なる領野が体性感覚，視覚および聴覚起源の三つの連鎖を構成する要素として同定された。ここで再び三つの連鎖はそれぞれの段階で前頭野に投射し，前頭皮質と結合する。しかしながらこれらの前頭への投射は前頭前皮質そのものには届かず（Markowitsch et al., 1980も参照），6野すなわち前S状回のprecruciate皮質に届くに過ぎず，ここではいくらかの重なりが見られる。こうして，この研究からネコでは皮質間の感覚投射はサルよりもより早い段階で収束することが明らかになってきた。さらに，前頭皮質から前の段階の皮質への双方向性投射は少ないようであった。しかしながら，後の研究では他の前頭葉領域だけでなく頭頂葉，側頭葉，辺縁系からも前頭前皮質への直接求心性線維が存在することが示された（Cavada and Reinoso-Suárez, 1981a,b）。電気生理学的研究（Criado et al., 1992）により頭頂葉からの入力結合が証明された。こうして，これらより新しい研究から判断するとネコにおける皮質間結合の一般的特徴はサルと大きくは違わないようである。いずれにしても，ネコの前頭前皮質にサルにおけると同様にそれぞれの感覚路が侵入するか否かにかかわらず，経路が収束するprecruciate野は直前にある前頭前野—proreal—領域に投射するという証拠がある（Kawamura and Otani, 1970; Beritoff, 1971; Heath and Jones, 1971; Luttenberg, 1980）。

　最近になって，蛍光染色を用いた組織化学ラベリング法により前頭前皮質に至る，または発する皮質間投射線維の起始と終末のパターンがよりよく理解されるようになった。一般的にはこれらの皮質連合結合は，非常によく研究されている感覚皮質（Jones et al., 1979; Jones, 1981; Van Essen and Maunsell, 1983）などでの皮質間結合に似ており，主として皮質の上顆粒層，特に第Ⅲ層に起始または終末する（Jacobson and Trojanowski, 1977a; Luttenberg, 1974b; Kosmal et al., 1983; Schwartz and Goldman-Rakic, 1984; Andersen et al., 1985）。例えば後部頭頂葉皮質（7野）にあり前頭前皮質の背外側部に投射する細胞は他の層よりも第Ⅲ層にあることが一般的である（Andersen et al., 1985）。一方，前頭前皮質（主溝領域）では後部頭頂細胞からの線維終末は皮質の全層を貫く柱状

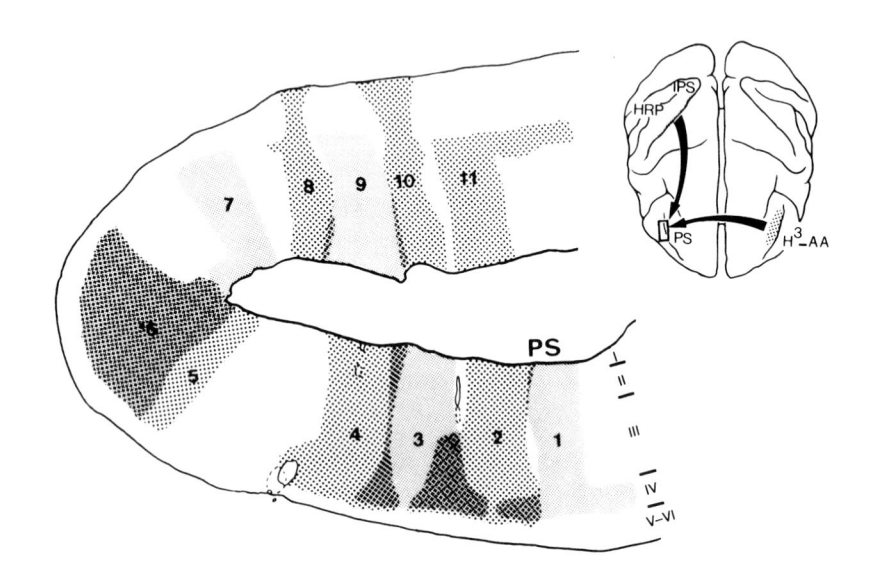

図 2.9. 頭頂葉または対側前頭前皮質から主溝皮質（PS）への投射を二重標識（HRP and H^3-AA）軸索輸送法により追跡した。IPS, 頭頂間溝。頭頂終末帯（1, 3, 6, 7, 9）は細かい陰がついており，（対側の）脳梁終末帯（2, 4, 5, 8, 10, 11）は荒い陰がついている。(Goldman-Rakic and Schwartz, 1982 より許可を得て転載)

構造をなし，同様に反対側前頭前野細胞からの終末も柱状をなしそれぞれは互いに入り混じっている（Goldman-Rakic and Schwartz, 1982）（図 2.9）。遠く離れた皮質領域からの終末が互いに入り混じって分布するというパターンは形態学的なレベルでは基本的に前頭前皮質が連合的な性質をもつことのひとつの指標である。

遠心性線維

　前頭前皮質は，これは大脳皮質線維連絡のほとんどすべてに当てはまる法則であるが，実際のところ，神経線維投射を受けているすべての組織へ自らも神経線維を送り返している。さらにまた，一般的に遠心性線維の分布は入力の解

剖学的順序にしたがっており，少なくとも霊長類では，いくつかの異なった前頭前皮質領域とそれが連絡を持つ構造との間に明らかな双方向性の連絡が認められる。しかし，この双方向性の原則には例外も存在する。というのも，前頭前皮質は，直接線維連絡を受けているとは思われない皮質下の重要な構造群—すなわち基底核群—にも出力を持っている。こういった前頭前皮質から一方向性の投射を受けている構造の内いくつかのものが運動の制御に関係しているというのは興味深い。

前頭前皮質領域から皮質下領域への出力系線維については，これまで複数の異なった皮質下領域について調べられている。視床背内側核は重要な出力先であるし（Clark, 1932; Mettler, 1947b; Meyer, 1949; Krieg, 1954; Auer, 1956; Nauta, 1964; Tanaka, 1977; Goldman, 1979; Schwartz et al., 1991; Siwek and Pandya, 1991; Buchanan et al, 1994），腹側核及び髄板内核への投射もまた報告されている（Auer, 1956; DeVito and Smith, 1964; Nauta, 1964; Johnson et al., 1968; Rinvik, 1968; Buchanan et al., 1994）。前頭前皮質から視床への遠心性の分布は，概ね，反対方向の—つまり求心性—線維の分布と対応するようである。

前頭前皮質からの他の皮質下構造への出力は，すべてではないが，ほとんどが腹側（眼窩面）皮質に起こっており，そのターゲットは視床下部，視床下核，中隔，中脳，橋に同定されている（Levin, 1936; Bonin and Green, 1949; Clark and Meyer, 1950; Kanki and Ban, 1952; Auer, 1956; DeVito and Smith, 1964; Nauta, 1964; Johnson et al., 1968; Brodal, 1971; Leichnetz and Astruc, 1976; Tanaka and Goldman, 1976; Leichnetz et al., 1981; Van der Kooy et al., 1982; Terreberry and Neafsey, 1983; Buchanan et al., 1994）。これらの皮質下構造の中には他の皮質領域からの入力を受けるものもあるが，視床下部，中隔，視索前域への直接の投射を持っている皮質領域は前頭前皮質だけのようである。Nauta（1964）は，前頭前皮質出力を受けている脳幹構造物のいくつかは，その解剖学的位置や他との連合から考えて，「辺縁系」の一部とみなせるのではないかと述べている。このことは，それ自身もまた前頭前皮質出力の直接のターゲットである（Leichnetz and Astruc, 1976, 1977）扁桃体と連絡を持つ中脳や間脳の構造物にも当てはまる。加えて重要なことは，前頭前皮質から辺縁系皮質への投射に付随して，その投射路が帯状回の白質内を通り脳梁にそって走る

途中でその直上の皮質—帯状回前部から海馬にかけて—に終末線維を分配していることである (Nauta, 1964, 1971, 1972)。サルにおいては，この経路をたどっているように見える前頭前皮質線維が，帯状回，脳梁膨大後部，嗅内野および海馬の皮質に終わっていることが示されてきた (Adey and Meyer, 1952; Johnson et al., 1968; Van Hoesen et al., 1972; Leichnetz and Astruc, 1975a,b, 1976; Goldman and Nauta, 1977b; Goldman-Rakic et al., 1984; Pandya and Yeterian, 1985; Bates and Goldman-Rakic, 1993) (図2.10)。

さらに前頭前皮質から鉤状束を通って海馬や嗅内野へと直接到達する経路もまた，サルで同定されている (Leichnetz and Astruc, 1975a,b, 1976; Van Hoesen et al., 1975; Goldman-Rakic et al., 1984)。いずれにせよ，皮質から海馬への入力の全てではないにしろほとんどは，嗅内野皮質を中継するようである (Van Hoesen, 1982; Amaral, 1987)。前頭前皮質からの入力も例外ではない (Goldman-Rakic et al., 1984)。しかしながら，ネコでは，帯状回経路をたどる

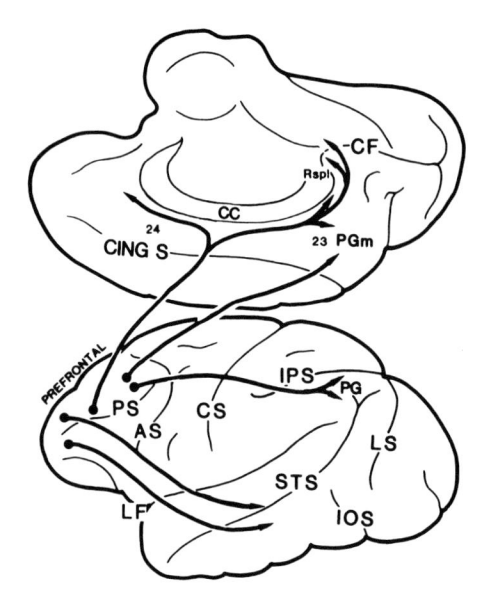

図2.10. 前頭前皮質から他の皮質領域への線維投射
略語は図2.8.に同じ。(Pandya and Yeterian, 1985より許可を得て転載)

線維は，脳弓に合流して尾側帯状回および中隔核に終わるものの，海馬や嗅内野皮質には到達しないことが報告されている（Voneida and Royce, 1974）。

Nauta（1964）は，霊長類でのデータに基づいて，眼窩前頭皮質は主として扁桃体と連絡しており，皮質下構造とつながりを持つと指摘した。一方，背側前頭前凸面は，海馬皮質や傍海馬皮質と連絡している。辺縁系との連絡のこうした二元性は，以前検討した前頭前皮質の系統発生学的二元性を反映しているようである。背外側前頭前皮質と海馬との嗅内野皮質を介した双方向性の結合は，おそらく認知機能に関係し，特に記憶に関係しているようである（Amaral, 1987）。それらの結合は，運動記憶の形成と検索において欠くことのできない役割を担っているのかもしれない（Fuster, 1995）。終脳の内側および基底部の辺縁系皮質に分布する前頭前野の出力線維に対応するものとして，前頭前皮質から脳半球の背側面および外側面の新皮質領域への遠心性線維が存在する。そうした線維の一部は，反対側の半球へとわたり，前頭前領域の同じまたは異なる部位に終わる（Ebner and Myers, 1965; Voneida and Trevarthen, 1969; Pandya et al., 1971; Luttenberg, 1974a; Goldman and Nauta, 1977b; Jacobson and Trojanowski, 1977b; Isseroff et al., 1984; McGuire et al., 1991a）。他の線維は同側の皮質に終わる。ネコやイヌでは，proreal fibersは，眼窩，S状，前シルビウス，外シルビウス，上シルビウス，そして外側回の皮質へと向かう（Mikeladze and Kiknadze, 1966; Kiknadze, 1968; Beritoff, 1971; Heath and Jones, 1971; Luttenberg, 1980）。

サルでは，前頭前皮質の皮質間での遠心性線維は，イヌやネコよりも明確である。解剖学的研究により，辺縁系皮質に遠心性線維を送るのに加えて，主溝内やその周辺の皮質は，連合感覚経路の構成要素として同定されている側頭領域および頭頂領域へと投射していることが示された（図2.10参照）。こうして，腹外側から主溝にかけての皮質は，新皮質の視覚経路の終末となり，前述の連絡—すなわち下側頭皮質21野および上側頭溝の下堤を通って投射を返す（Pandya and Kuypers, 1969; Jones and Powell, 1970; Pandya et al., 1971; Künzle, 1978; Pandya and Yeterian, 1985）。逆に，主溝上部の皮質は，聴覚22野や上側頭溝の上堤へと投射する（Pandya and Kuypers, 1969; Pandya et al., 1971; Pandya and Yeterian, 1985）。主溝から上側頭溝への投射—前側頭葉の線維結合

の大半と同様に，鈎状束の一部を形成する—もまた二つの溝に沿って整然と配列されていることがわかっている（Pandya et al., 1971; Ban et al., 1991）。体性感覚頭頂5野および7野への投射は，主溝の双方の堤および弓状溝の前堤に起始する（Pandya et al., 1971; Mesulam et al., 1977）。前頭前皮質から対側（脳梁を通して）もしくは同側の他の皮質領域への投射の一部の終末分布は，円柱状のパターンを形成していることが知られている（Bugbee and Goldman-Rakic, 1983; Isseroff et al., 1984）。

　前頭前皮質から前頭葉の他の部位や基底核に対して投射する遠心性線維以上に，前頭前皮質の運動機能と密接な関係を持つ遠心性線維はおそらくないであろう。前頭葉内の皮質間結合の分析から，前頭前皮質は連鎖のカスケードの源であることが明らかになっている。前頭前皮質は運動前野と補足運動野（6野）に出力し，そこから一次運動野（4野）へと出力される。この相互的で，ある程度まで解剖学的に対応部位の確立された，運動連絡のカスケードは霊長類の脳で最もよく実証されている（Watanabe-Sawaguchi et al., 1991; Bates and Goldman-Rakic, 1993; Luppino et al., 1993; Morecraft and Van Hoesen, 1993; Lu et al., 1994）。基本的に前頭葉の結合と区域の構成は，全体として，前頭前皮質を頂点とし，その下に運動前皮質（帯状回および補足運動野を含む）を置き，運動皮質を底辺とする皮質運動系の階層を形成している。前頭葉の運動系の階層は，後方の中心溝より後ろの皮質にある知覚系の階層と対称的である。後者は一次感覚皮質から始まり連合皮質へと連絡する，これに対し前頭葉の運動系の階層は連合皮質（前頭前皮質）から始まり一次運動皮質へと連絡する。

　他の皮質領域と同様に前頭前皮質は基底核へたくさんの出力線維を送っている。そのような前頭前皮質から尾状核と被殻への出力線維はラット（Leonard, 1969; Kitai et al., 1976），ネコ（Webster, 1965; Beritoff, 1971），イヌ（Beritoff, 1971），サル（Wall et al., 1951; De Vito and Smith, 1964; Nauta, 1964; Johnson et al., 1968; Kemp and Powell, 1970, 1971; Leichnetz and Astruc, 1975a, 1976），そしてヒト（Kanki and Ban, 1952）において見られる。前頭前野−尾状核結合は主に，完全にではないにしろ，解剖学的対応にある程度基づいて，尾状核頭部に終わる（Webster, 1965; Johnson et al., 1968; Kemp and Powell, 1970; McGuire et al., 1991b; Yeterian and Pandya, 1991）。先の報告とは対照的に，尾部も含め

た尾状核全体が前頭前野からの投射を受けている（Goldman and Nauta, 1977a; Jacobson et al., 1978; Selemon and Goldmam-Rakic, 1985）。ある研究（Selemon and Goldman-Rakic, 1985）によると，背外側前頭前皮質からの投射は尾状核の頭部から尾部まで中央部に帯状に分布しており，また，それよりも内側部に存在する他の縦に伸びる帯状の部分は前頭眼窩皮質，前部帯状回，そして上側頭皮質からの投射を受けているという。この研究は核の一つの部分には，異なった領域からの投射がある程度入り混じって分布していることを示している。他の研究（Arikuni and Kubota, 1986）は，前頭前野-尾状核結合は主に皮質第Ⅲ層から第Ⅴa層に存在する比較的大きな錐体細胞や円形細胞の軸索によって形成されていることを示している。前頭前皮質からの遠心性線維は淡蒼球（Kanki and Ban, 1952; De Vito and Smith, 1964; Johnson et al., 1968; Beritoff, 1971; Leichnetz and Astruc, 1977; Haber et al., 1995），前障（De Vito and Smith, 1964; Narkiewicz, 1972; Leichnetz and Astruc, 1975a），黒質（De Vito and Smith, 1964; Beritoff, 1971; Leichnetz and Astruc, 1976,1977; Haber et al., 1995），側坐核（Haber et al., 1995; Taber and Fibiger, 1995; Yang et al., 1996; Finch, in press）にも投射することが知られている。前頭前皮質は，基底核，視床を通って小脳とも結合している（Asanuma et al., 1983）。この結合のほとんどは，前頭前皮質が明らかに運動機能に関与していることを示している（図2.11）。

近年，前頭葉の主要な区域（前頭前野，運動前野，運動野）に対する皮質下からの入力が明らかになるにつれ，前頭前皮質と基底核の運動機能への関与が明らかになりつつある。これら三つの区域への皮質下からの投射経路はそれぞれ分かれている。一般に，それぞれの経路は運動コントロールに関して，皮質へのそれぞれ異なるフィードバックに関与しているようだ。そのようなフィードバックを含んだ回路の一つが，前頭前皮質から尾状核と被殻前部へ，そして，そこから黒質へ（Parent et al., 1984），さらにそこから直接（Porrino and Goldman-Rakic, 1982）あるいは視床の前腹側核と背内側核を介して（Ilinsky et al., 1985）前頭前皮質へ戻るという経路で形成されている。二つ目のループへは，運動前野を含む（Künzle, 1978）いくつかの皮質領域からの影響が集結し，処理加工されながら被殻後部，淡蒼球（Parent et al., 1984），そして視床腹外側核（VL）を通り前頭領域の弓状束内側部にある運動前野へ（Schell and

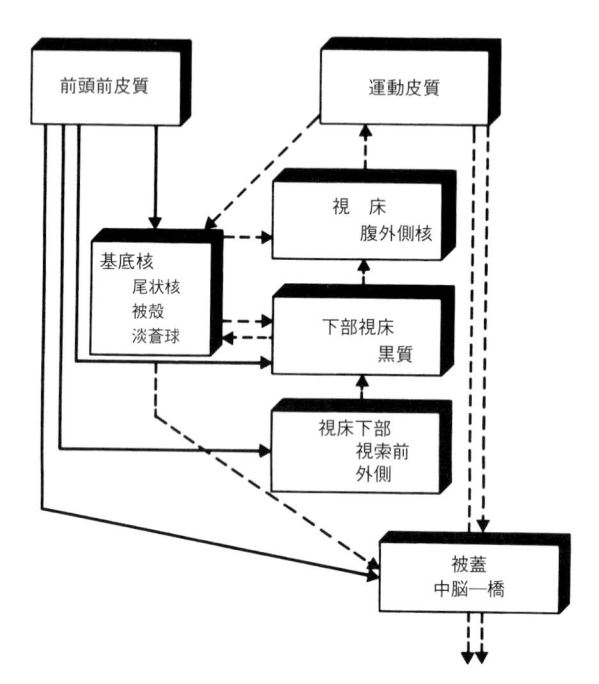

図 2.11. 前頭前皮質から運動機能に関係する構造への投射を大まかに示した図式

Strick, 1984) 導かれる。

内側運動前皮質はWoolseyら (1952) のいう, いわゆる補足運動野 (SMA) にあたる。双方の運動前領域である弓状束 (arcuate) と補足運動野には共にある程度身体に対応した配列が存在し, それがすなわち身体図式である (Woolsey et al., 1952; Muakkassa and Strick, 1979)。身体図式がよりはっきりとしている一次運動野では, 運動前野からの身体図式に対応した入力を受け取る (Muakkassa and Strick, 1979) だけでなく, 視床腹外側核を介して小脳からの入力も受ける (Asanuma et al., 1983)。皮質皮質下結合についてより明らかになったことで, DeLongと彼の共同研究者たちは (DeLong and Georgopoulos, 1981; Alexander and Crutcher, 1990c) 基底核と視床外側を通る一連の皮質皮質下回路からなる, 運動コントロールに関わる神経機構について広範な説を展開した。彼らの説は, 前頭前皮質を頂点とする運動に関する階層構造について,

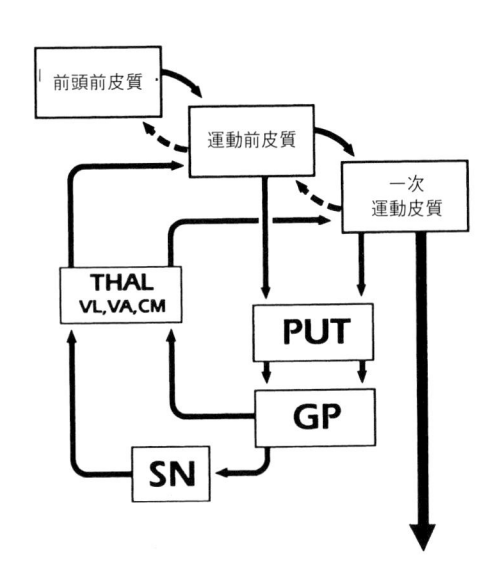

図 2.12. 運動制御に関する構造をつなぐ線維回路
略語：CM, 正中心核; GP, 淡蒼球; PUT, 被殻; THAL, 視床; VA, 前腹側核; VL, 腹外側核。

図 2.11 の互いに結合した機構をさらに補足するものである（図 2.12）。

このように，これら三つの前頭領域はそれぞれに皮質下との結合をもち，動作を組織するために三つの階層化された処理を行っているようだ。最高レベルにおいては，前頭前皮質が行動のより全般的で，抽象的かつ計画的な面に関与するのだろう。より低いレベルでは，運動皮質がより速く，そして精緻な面，すなわち「動作の微小生成（microgenesis of action）」（Brown, 1977）に関わるのだろう。

上記のような背側前頭皮質を介する回路に加えて，今までのところあまり明らかにされていない眼窩及び内側前頭皮質を含む底部の回路についてもここで考慮せねばならない。確かに，すでに引用した文献のなかには，内側及び眼窩部前頭前野と腹側線状体を含む再帰性回路を示しているものもある。この回路が，これらの領域が果たしている抑制性の運動制御の役割に必須であることは疑いない（第 5 章）。

8野は，前頭前皮質の他の領域と同様に，間脳，中脳，辺縁系，新皮質，線状体へと投射している (Hirazawa and Kato, 1935; Crosby et al., 1962; Brucher, 1964; Kuypers and Lawrence, 1967; Pandya and Kuypers, 1969; Pandya and Vignolo, 1971; Künzle et al., 1976; Künzle and Akert, 1977)。これも，運動の皮質皮質下回路の一部である。この領域から皮質下への投射の一部は眼球運動に対して特に機能上の重要性を有する。すなわち視床枕，視蓋前域，上丘への投射である (Kuypers and Lawrence, 1967; Künzle et al., 1976; Künzle and Akert, 1977; Leichnetz et al., 1981; Komatsu and Suzuki, 1985)。少なくとも二つの研究は，脳幹の動眼神経核への直接の投射はないことを示している (Astruc, 1971; Künzle and Akert, 1977)。しかしながら，以後の研究ではそのような投射が存在する証拠が示されている (Leichnetz, 1980)。

　上記の8野からの遠心性投射のいくつかは，この領域の視覚的注意と視覚に依存した行動における役割を明らかに示唆している。しかしながら，注意すべきなのは前頭前皮質のこの部分だけが，これらの機能と結び付いているわけではないかもしれないことである。8野と相互に線維連絡を有する外側及び内側の前頭前皮質の他の領域も (Pandya and Kuypers, 1969; Goldman and Nauta, 1977b; Künzle and Akert, 1977)，視床枕や上丘に投射していることが報告されており (Kuypers and Lawrence, 1967; Goldman and Nauta, 1976; Künzle et al., 1976; Leichnetz and Astruc, 1976; Leichnetz et al.,1981)，したがってこれらの機能に関与しているかもしれない。

形態学的発達と退縮

　すべての哺乳類において，前頭前皮質の組織発生と成熟は，他の新皮質同様，展開や細胞遊走，層構造化の特徴的な流れにしたがっている (図2.13)。これらの流れについては多くの研究がなされ総説の対象となっている (Poliakov, 1966a; Angevine, 1970; Sidman and Rakic, 1973; Rakic, 1974; Sidman, 1974; Rakic, 1978; Wolff, 1978; Mrzljak et al., 1988; Uylings et al., 1990)。皮質の細胞遊走と領域の分化が視床皮質線維の到達と同時に起こることは明らかであるが (Marín-Padilla, 1970; Sidman and Rakic, 1973)，視床皮質線維の到達の結果として起こ

図 2.13. ヒト前頭前皮質における神経細胞の出生前の発達

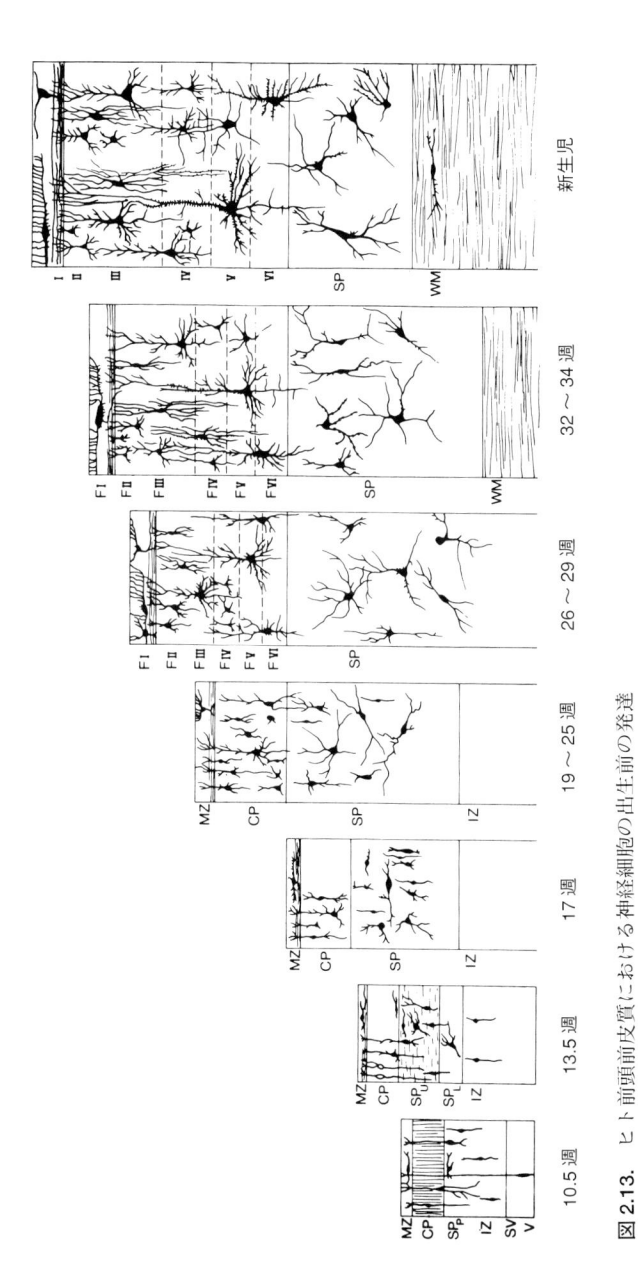

略語：MZ, 分子層; CP, 皮質板; IZ, 中間層; SP, 下板層; SP$_L$, 下板下部; SP$_P$, 下板原基; SP$_U$, 下板上部; SV, 下脳室層; V, 脳室層; WM, 胎生白質; F I -- VI, 胎生皮質層 I -- VI。(Mrzljak et al., 1988 より許可を得て転載)

るわけではない (Seil et al., 1974; Rakic, 1976)。グリア線維は遊走中の細胞を脳室に近接する胚芽層から脳室やそれぞれの到達点である細胞層へ誘導しているように見える (Rakic, 1978)。齧歯類では，前頭前皮質の層構築は出生後まで完全とはならない (Van Eden, 1985)。しながらヒトでは，胎生7ヵ月までには成人の形状の前頭前皮質がほぼ存在し，出生時にはほぼ完成する (Conel, 1939-1963; Larroche, 1966; Mrzljak et al., 1990)。

しかるべき層に到達後，皮質の神経細胞はその樹状突起を発達させる (Juraska and Fifkova, 1979; Mrzljak et al., 1990)。一般的に尖端樹状突起は基底部の樹状突起よりも先に出現し，分枝を出す。ヒトの前頭前皮質においては，出生時の樹状突起の分枝は相対的に未完成であり，細胞の容積も成人のそれと比較した場合相対的に小さい (Schadé and Van Groenigen, 1961)。樹状突起の密度と分枝は24ヵ月まで比較的急速に増加し続け，それを過ぎるとその速度は遅くなる（図2.14）。6ヵ月で樹状突起の長さは出生時の5～10倍となる。

ヒトの前頭前皮質の基本的な細胞構築が出生時にはほぼ出来上がっているのに対し，その細部に至る発達には多年を要する。この皮質領域では，第Ⅲ層の錐体細胞のより微細な形成と分化が思春期まで続く (Mrzljak et al., 1990)。このことは認知機能の発達にとって重大な含みを持つかもしれない。なぜなら，前述のように第Ⅲ層は，連合による記憶形成に決定的に重要である豊富な皮質間結合の起始部であり，到達点でもあるからである (Fuster, 1995)。第Ⅲ層のニューロンの後期の成熟が同層のコリン作動性の神経支配の発達と緊密な関連があることを考え合わせると，この考えはより理にかなったもののように思われる (Johnston et al., 1985)。

にもかかわらず，前述の考え方とは反対に，霊長類においてはシナプス形成は前頭前皮質を含むすべての新皮質で同時に起こっているように見える。シナプス形成は皮質を通してほぼ同じ割合で進展する (Rakic et al., 1986, 1994; Bourgeois et al., 1994) 他の部位同様前頭前皮質において，シナプスの密度は出生前は急速に増大し，周産期にいくらか過剰に作られた後は徐々に成人のレベルへと低下する。しかしながら，ヒトにおけるいくつかの研究では (Huttenlocher, 1979; Huttenlocher and de Courten, 1987)，前頭前野のシナプス形成は他の領域（例えば有線皮質）に比べ遅れているようだと報告され，一方，

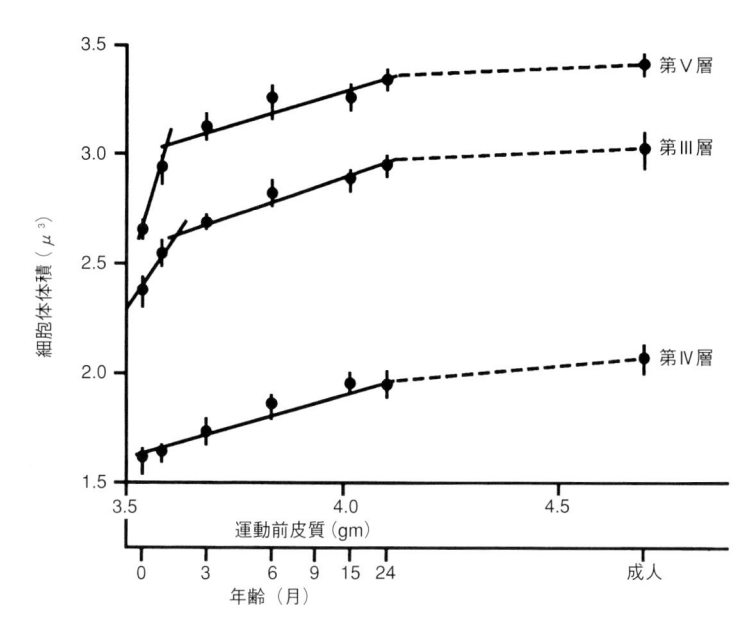

図 2.14. ヒト前頭前皮質における細胞体容量の発達を示したグラフ
(Schadé and Van Groenigen, 1961 より許可を得て転載)

またシナプスの密度は最高に達した後,徐々に減少の経過をたどることが指摘されている。最初は過剰に産生された神経構成要素とシナプスを成人レベルに達するまで安定化させる長い過程は,前述の研究によれば16歳に至るまで完成しないのだが,細胞死により調節されているようである。

前頭前野におけるシナプス形成の遅れ(synaptogenic lag)に関してまさに言及しているこの二組の研究結果間に相違があることは,おそらく方法論的相違に基づくものであろうと Rakic とその共同研究者は解釈している (1994)。しかしたとえそのような遅れがないとしても,決まった数のシナプスがどの時期に形成されたとしても,それが結合の可塑性,すなわち学習や記憶に関する前頭前皮質の非常に大きな潜在能力を否定するものではない。どうやら存在しているシナプスを電気化学的に促進させたり,それらの構造に現在のところは明らかではない変化をおこさせるような充分な可能性があるらしい。

時に議論の対象となるが，生下時に未完成な前頭前皮質では内在性と外来性の神経線維周囲には染色される髄鞘が欠如していることはよく知られた事実である。Flechsig は過去に広範囲にわたる研究から分娩前後における皮質の髄鞘化は継時的に厳密な順序で起こることを証明した（Flechsig, 1901, 1920）（図 2.15）。髄鞘化は最後に連合野とそれに含まれる前頭前皮質に起こり，その過程は遅く始まるだけでなく，数年にわたり続く（Kaes, 1907; Yakovlev and Lecours, 1967）。ヒトにおいても（Conel, 1939-63; Brody et al., 1987），サルにおいても（Gibson, 1991）髄鞘は第II層及び第III層において最後に発達する。

Flechsig は髄鞘化の段階の発見とともに，大いに議論のある説を提唱した。それは，機能の発達が髄鞘化と同じ時系列で進み，一部は髄鞘化に依存する，というものである。その説は髄鞘化の遅い領域が個体の経験に強く関連した複雑な機能に関与していることからも推測できる。Flechsig の概念は Wernicke, Monakow, Nissl, Vogt ら，同時代のほとんどの有名な神経科学者からの鋭い批判を受けたが，Cajal（1904, 1955）のみは例外であり，その概念を賞賛し，支持した。この概念に伴う主要な問題は以下に要約されうる。(1) 染色法には限界があり，髄鞘構築の同定は細胞骨格に比して信頼性が低い。(2) 髄鞘化以前に，もしくは髄鞘化を伴わずに，刺激を伝達する線維がある。(3) 髄鞘化と行動発達間の時間的関連性は両者間の相互関連性を必ずしも意味していない。(4) 進化の方向は髄鞘形成の個体発生の方向とは一致していない。なぜならいくつかの髄鞘を持たない線維系は髄鞘を持つ線維系よりも系統発生学的に古いからである（Bishop, 1965）。この点と，行動学上や電気生理学上の実験に基づいて，連合野のいくつか—前頭前皮質とは限らないが—は一次感覚野よりも系統発生学的に古いという主張がなされてきた（Diamond and Hall, 1969）。それにも関わらず，発表された反対意見には皮質の髄鞘化の順序様式が間違っていると証明したり，機能発達は髄鞘形成に依存するという原則を否定するものはなく，その原則は多くの研究から相当の支持を得たのである（Langworthy, 1933; Windle et al., 1934; Yakovlev and Lecours, 1967; Lecours, 1975）。この討論の最後に，第II層及び第III層が認知機能に重要な役割を果たしているというよく知られた事実を再考するにあたって，髄鞘化が遅いということはもう一つの重要なポイントとして再度強調しておく価値がある。

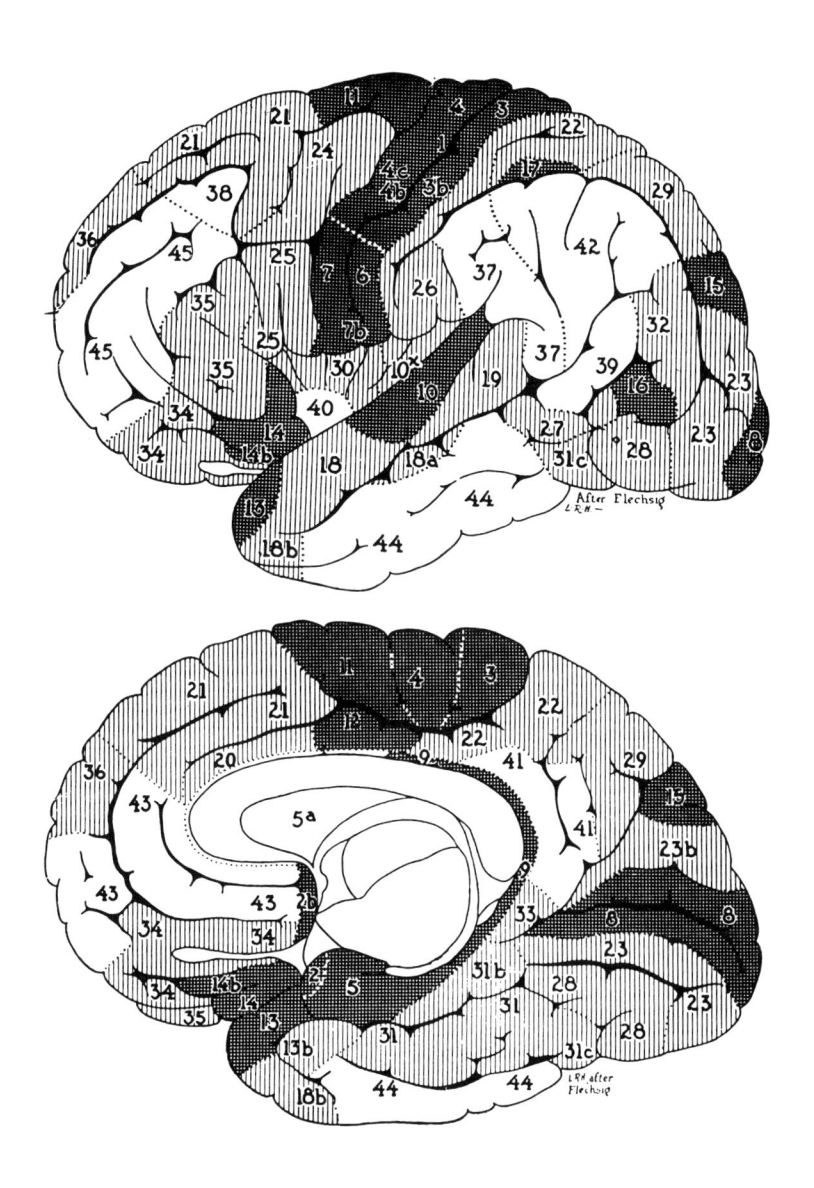

図 2.15. 皮質領域の髄鞘化の順序，Flechsig による。(Bonin, 1950 より許可を得て転載)

霊長類において，発達過程にある前頭前皮質の細胞，髄鞘構築の研究は眼窩部が，背外側前頭前野凸面よりも早く成長することを示唆している（Orzhekhovskaia, 1975, 1977）。この種の事実は，これまで検討してきた発生学上の事実とよく一致する（Sanides, 1964, 1970）。それはまた第4章で検討する認知や行動とも関係がある。

Goldman-Rakic（1981a,b）は放射活性アミノ酸をサルの胎児の前頭前皮質に注入することにより出生前の皮質における皮質間または皮質尾状核投射の発達を追跡することに成功した。彼女は出生の2週間前には上記の両種の出力線維が成体と同じように標的に達し分布を完了していると結論づけた。これは他の線維のシステム（たとえば膝状体有線領系）に比べかなり早い。前頭前野から尾状核への出力線維ははじめに標的全体に分布し，後に分離した様式で分布する。ついには皮質尾状核線維は尾状核の中で密に詰まった細胞群からなる島を取り囲む中空の神経叢を形成する（図2.16）。左右の前頭前皮質間の脳梁を介した結合もその神経細胞の起源と同様に出生前にすべての発達を完了する（Schwartz and Goldman-Rakic, 1991）。他の皮質領域や運動制御のための主要な出力先と相互作用するために必要である結合装置の大部分を新生児の段階ですでに前頭前皮質が持っていることをこれらの知見は示している。

思春期以降，成人期を通じてヒトの皮質の細胞構築は比較的安定している（Cragg, 1975; Huttenlocher, 1979）。加齢に伴って徐々に細胞が失われるという報告（Brody, 1955）については方法論的，そして実験的見地から議論されてきた（Cragg, 1975）。しかしながら，ある程度年齢に関連して細胞が変性し，特に前頭側頭葉で消失が起こっているようである（Haug et al., 1981; Terry et al., 1987）。細胞の消失はラット（Stein and Firl, 1976）やサル（Brizzee et al., 1980; Peters et al., 1994）の前頭前皮質でも報告されている。

60代や70代のヒトの前頭前皮質にはいくつかの神経細胞の障害を示す徴候が見え始める（Uemura and Hartmann, 1978; Huttenlocher, 1979; Haug et al., 1981, 1983; Terry et al., 1987）。細胞の大きさ，容積そして密度が徐々に減少する。多分その一部は減少したRNAレベル（Uemura and Hartmann, 1978）で示される保護タンパク代謝障害の結果であろう。細胞容積の減少のほとんどは樹状突起の収縮や消失による（Scheibel et al., 1975）。この樹状突起の減少は老齢

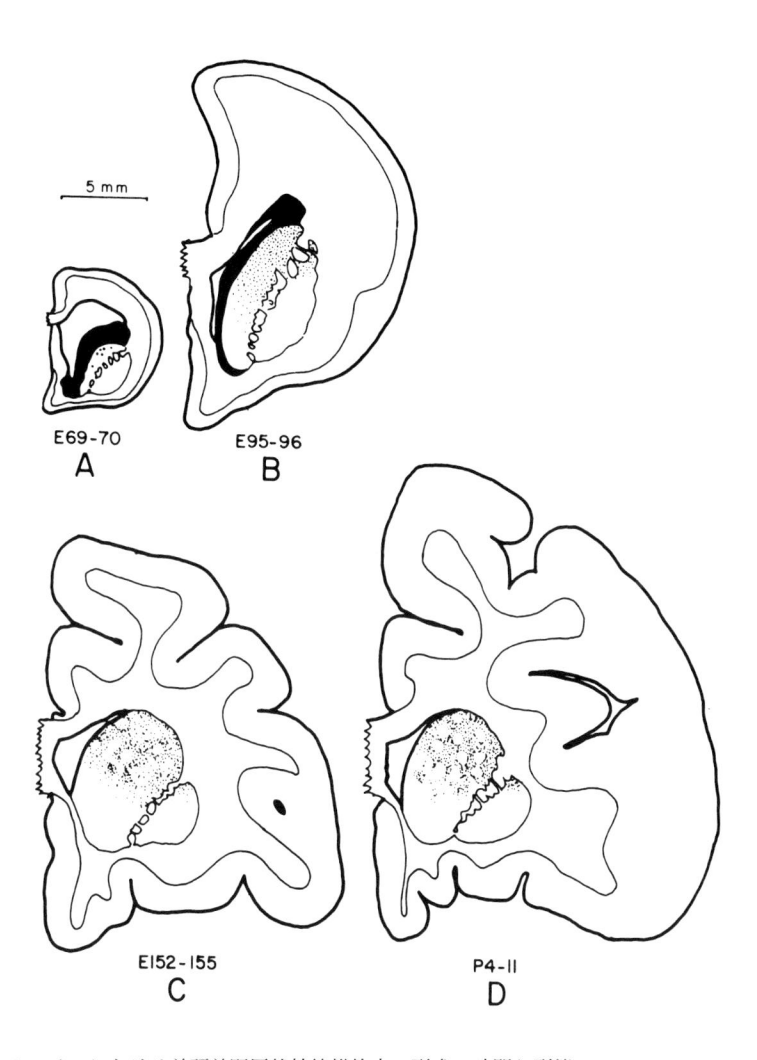

図 2.16. サルにおける前頭前野尾状核線維終末の形成の時間と形態
線維は尾状核に胎生 69 日（E69）ごろ侵入する。胎生初期にはそれらは核の大部分にび漫性に分布しているが，後期には次第に分離していき細胞集団を取り囲む中空の神経叢を形成する。
(Goldman-Rakic, 1981a より許可を得て転載)

のサルでも見られ (Cupp and Uemura, 1980; Peters et al., 1994)，シナプス密度の減少を伴う (Uemura, 1980; Huttenlocher, 1979)。基底も尖端もすべての樹状突起が老齢の前頭前皮質ではシナプス密度を減少させるようだ (Uemura, 1980)。いくらかの前頭前野神経細胞，特に第Ⅲ層の錐体細胞の軸索ではその近位部に紡錘形の拡大がみられる (Braak et al., 1980)。この最後の例が示すような形態学的な神経細胞変化は一般的には細胞内封入物質（リポフスチンなど）の前駆体であり神経細胞の変性を伴う。しかしながら，上述の一細胞の容積や数，RNA含有量，シナプス密度一顕微鏡的変化と認知障害という臨床的所見の間の明らかな関連は示されていない (Cragg, 1975; Uemura and Hartmann, 1978)。

画像検査は正常老化の際にある程度の前頭葉萎縮が少なくとも一部の個体には存在することを明らかにした（第7章参照）。前頭葉萎縮は特にピック病やアルツハイマー病による認知症で顕著であり，それらの障害の臨床的症候と相関を示す (Gutzmann, 1984)。分子レベルでは，アルツハイマー病患者の前頭前皮質の細胞はこの疾患に特異的な変性である神経原線維変化に関連した異常なタンパクであるβアミロイド蛋白をコードしたメッセンジャーRNAを含むと報告されている (Bahmanyar et al., 1987)。前頭前野の錐体細胞，特に第Ⅲ層，第Ⅴ層のものは特にアルツハイマー病において変性を受けやすい (Hof et al., 1990)。これらの神経解剖学的，神経病理学的観察をもとにして，前頭前皮質を含む新皮質の最も最後に発達する部分は最も早く変性し，老年期疾患にもっとも脆弱であると推論することが可能になる。

まとめ

前頭前皮質は脳の吻側端にある皮質である。解剖学的には，視床の背内側核から線維の投射を受ける脳皮質として定義するのが一番よいだろう。その境界のある部分は，食肉目では前シルビウス裂，霊長類ではそれに相当する裂溝（弓状溝，下前中心裂）と帯状溝前屈曲部というようにおおまかな形態学的特徴で仕切られている。

進化の過程で，前頭前皮質はその他の皮質よりも拡大を遂げてきた。その相

対的な大きさはヒトで最大になっている。前頭前皮質を構成する領域の系統発生学的発達はその構造の顕微鏡的な研究によっても裏付けることができる。このような研究から背側部や外側部は内側部や腹側部に比べ後から発達してきており，より分化していることが示されている。

　細胞構築上前頭前皮質は典型的な6層の皮質である。層構造は食肉目より霊長類ではっきり区別される。霊長類の前頭前皮質はよく目立つ内顆粒層（第Ⅳ層）で特徴づけられる。前頭前皮質の境界領域の皮質は移行的形式となる。すなわち前部にある顆粒層皮質と後部にある運動野や辺縁系皮質の両方の性質を併せ持つ。

　前頭前皮質は間脳，中脳や辺縁系にある多くの構造物からの求心性線維を受ける。背内側核だけでなく他の視床の核も前頭前皮質に投射する。これらの視床からの投射の一部は下位の脳幹，小脳および辺縁系からの影響を前頭前皮質に運んでいる。しかしながら視床下部，中脳，扁桃体および辺縁皮質からの直接の求心性線維も認められる。さらに多くの感覚機能に関係する多くの新皮質領域からの線維が前頭前皮質に収束する。こうしてこの皮質は視覚，聴覚，体性感覚，嗅覚，味覚の皮質への求心性線維を受けていることが示されてきた。この多様態な収束様式はサルで明らかに認められ前頭前皮質の連合的な性質を示している。

　実質的にはすべての前頭前野の線維結合は双方向性であり，前頭前皮質に線維を送っている構造はそこからの線維を受けている。例外は基底核であり，前頭前皮質はそこへ一方向性の直接投射を送っている。前頭前皮質が視床下部や中隔領域へ直接投射を送っている唯一の新皮質であるということはまた興味深いことである。

　前頭前皮質のそれぞれの領域はそれぞれ異なった結合を有している。このような局所解剖学的パターンは認識されており，とくに霊長類ではそうである。眼窩前頭前皮質は主として視床内側部，視床下部，尾状核腹内側部，扁桃体との結合を有しており，一方，前頭前皮質背外側部は視床外側部，尾状核背側部，海馬，新皮質と結合している。新皮質間の対応する各部位の線維結合の様式は，サルにおいて主溝周囲にある背外側前頭前皮質の各部位と上側頭溝，頭頂間溝の周囲にある離れた部分との間の結合様式で実証されている。

前頭前皮質を頂点とする互いに結合を持った運動機能に関わる領域の階層性は霊長類の前頭葉で認められている。この前頭葉における運動機能の階層性のすべての主要な段階（前頭前野，運動前野，一次運動野）は視床外側部を通り，おそらくは小脳と相互に影響を有する再帰性の結合によって基底核と結びついている。

　前頭前皮質の重要な特徴として，ヒトの前頭前皮質の細胞構築が出生前に完全な発達に到るということがある。他の種ではこれは出生後におこる（例えばラット）。霊長類において前頭前野神経細胞の樹状突起やシナプス結合は生後発達し続け，その数や密度はかなり遅くまで安定したレベルには達しない。しかし前頭前皮質を含む全ての皮質領域は同時にシナプス結合をはじめるようである。前頭前皮質と接続している線維の髄鞘化は生後長い間続いている。前頭前皮質は髄鞘化の完成をもっとも遅く迎える（ヒトでは思春期）。霊長類において前頭前皮質からの出力線維は生下時までにその成長後の目的地と分布が決定しているようである。

　正常なヒトの前頭前皮質において，老化の徴候は60代から70代に現れている。ある程度の容積の減少（個々の神経細胞と同じように灰白質の）や樹状突起の萎縮やシナプス棘の喪失がそれである。いくつかの点で形態学的老化において前頭前皮質が他の皮質領域のすべてではないにしてもそのほとんどの部分に先行していることを示唆している。前頭前皮質はアルツハイマー病のような退行性の認知症に見られる神経変性変化によってもっとも障害を受けやすい部位の一つである。

第3章
化学的神経伝達

　環境，内的状態，動機，行為に関する情報は，神経放電の空間的，時間的パターンとして脳内で伝達され表象されている。神経細胞同士の伝達はシナプス結合における電気化学的伝導により行われる。ある特定の脳部位では軸索軸索結合などの他のシナプス結合形式が見られるものの，典型的には，これらの結合はシナプス前神経細胞の軸索終末とシナプス後神経細胞の細胞体樹状突起の間にある。

　細胞の活動電位が，軸索終末に到達すると，シナプス前膜のCa^{2+}チャネルが開き，終末内に陽イオンが流入する。細胞内のCa^{2+}イオンが蓄積されると，シナプス前膜のシナプス小胞からシナプス間隙への神経伝達物質の放出（exocytosis）が促進される。その後すぐ，シナプス後膜の特定の受容体（蛋白）が，神経伝達物質を「認識」し，その構造の中に組み入れる。これにより，シナプス後神経細胞膜のイオン透過性，膜電位，および代謝が変化する。これら変化は，多くの場合，サイクリックAMPなどのセカンドメッセンジャーの作用を介して生じる。このような変化の蓄積（シナプス前膜における活動電位の反復による）により，シナプス後神経細胞の発火率が変化する。シナプス前膜への化学的フィードバックと特別な受容体（例：自己受容体）を含む酵素反応とサーボ機構（訳注：外的条件の変化に合わせて変わるように作られた機構）によって，シナプス間隙にとどまる神経伝達物質は不活化されるか，あるいは，シナプス前終末に取り込まれる。そして，神経伝達物質の産生とシナプスを介した作用は共に一時的に抑制される。一つの活動電位により生ずる一連の過程は非常に速く，たいていはミリ秒の範囲内である。

神経伝達物質は神経細胞の細胞体で産生され軸索を通してシナプス終末のシナプス小胞へと輸送される。この輸送先は時には細胞体から非常に離れており，例えば，カテコラミンは下部脳幹のある特定の細胞で産生され皮質にまで軸索を通して輸送される。神経細胞における神経伝達物質の産生率は，様々な代謝因子により規定されている。しかし，神経終末における神経伝達物質の濃度は，比較的一定に保たれている。しかしながら，多くの化学物質が，その濃度に影響を与え，より一般的には，シナプス伝達の様々な段階に作用して影響を与える。図3.1には，シナプス伝達の過程とそれぞれのシナプスにおける薬物の作用部位を，一般的な神経伝達物質について図示している。

　ある伝達物質の局所的な濃度や受容体の種類は異なる脳の構造物によって一般的に，時には明らかに異なる。このことはもっともよく研究されている3種類の動物，すなわちラット，ネコ，サルにおいてあてはまる。神経系のある構造物や経路は，主たる神経伝達物質を共有することから，独立の機能系をなすものとして分類され，特徴づけられている。従って，ある機能（認知，感情，行動，その他）をある神経伝達物質に結びつける傾向があるが，われわれの現在得ている知見では，今までに同定された多くの神経伝達物質のいずれについても，そうだとする根拠は乏しい。とにかく，神経伝達物質のいずれも，それらが作用している脳の構造物間の相互連絡系以上の機能的な特異性は持ちえない。この事を無視することは，メッセージをメッセンジャーと混同することと同じであり，神経生物学において余りにも多い短絡的な誤りである。

　しかしながら，神経伝達物質系を区別，分析することは，より高次の統合機能やその障害を理解する上で非常に重要な地位を得ている。ここでは一般的に，それらの中で神経伝達物質研究と前頭葉機能やその病理との関連を強調する二つの理由について述べれば十分であろう。第一に，皮質連合領域（例えば前頭前野）のような発生的に，また経験を積む過程において最も可塑性に富む脳の領域におけるシナプス伝達の促進が，学習や記憶の基礎となっていることを示す証拠が山ほどある。第二に，神経伝達物質系のある種の病的な状況は，頻度が高く，そして興味深い疾患の基礎となっているという証拠がある。例えば基底核のドーパミン系の変性はパーキンソン病と関係があるし，統合失調症が基底核と前頭前皮質を含む別のドーパミン系の異常と結び付いていると示唆され

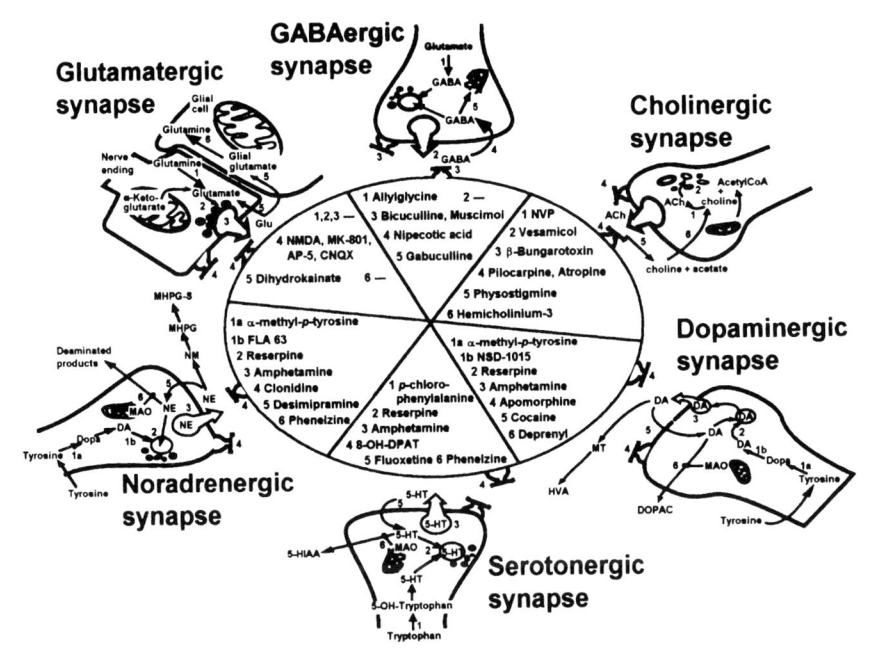

図 3.1. 6つの主要な神経伝達物質のシナプス過程：GABA（γ-aminobutyric acid），アセチルコリン（ACh），ドーパミン（DA），セロトニン（5-HT），ノルエピネフリン（NE），グルタミン酸塩（Glu）
それぞれが次のような段階を踏む（番号順）：産生，小胞への取り込み，放出，受容体との結合，細胞への取り込み，代謝。円の各部分はそれぞれのシナプス形式に対応し，化学物質の作用する段階を番号で示す。
略語：AP-5, 2-amino-5-phosphonopentanoic acid；CNQX, 6-cyano-7-nitroquinoxaline-2, 3-dione；NMDA, N-methyl-D-aspartate；NVP, naphthyl vinyl pyridinium ion；MAO, monoamine oxidase；NM, normetanephrine；MHPG, 3-methoxy-4-hydroxyphenylglycol；MHPG-S, MHPG sulfate；5-HIAA, 5-hydroxyindoleacetic acid；MT, 3-methoxytyramine；HVA, homovanillic acid；DOPAC, 3,4-dihydroxyphenylacetic acid；8-OH-DPAT, 8-hydroxydipropylaminotetralin. MK-801, FLA 63, NSD 1015 は製薬コード。
（Wilcox and Gonzales, 1995 より許可を得て転載）

つつある。
　次に挙げるのは，これまでに大脳皮質で同定された神経伝達物質の中で最も重要なものである（1）二つのカテコラミン，すなわちドーパミンとノルエピネ

フリンを含むモノアミン類，及びインドールアミンのセロトニン (2) アセチルコリン (3) アミノ酸（例:γ-アミノ酪酸［GABA］，グルタミン酸，アスパラギン酸，グリシン）(4) ニューロペプチド（例：エンケファリン，サブスタンスP，ソマトスタチン）。最近，神経伝達物質の研究で最も広く用いられている手法は高圧液体クロマトグラフィー，オートラジオグラフィー，免疫組織化学（ラジオイムノアッセイを含む），選択的な神経毒（例：6-ヒドロキシドーパミン［6-OHDA］，カイニン酸）の局所注入，ターンオーバー解析（turnover analysis），分子蛋白分析，神経伝達物質のアゴニスト，アンタゴニストの投与などである。

前頭前皮質における伝達物質

ノルエピネフリン

カテコラミンシステムが最初に見出され，記述されたのはラットにおいてであり，ラットでは二つの主要なノルエピネフリン（NE）経路が脳幹網様体から起始する（Ungerstedt, 1971）。ひとつは，橋と延髄の網様体細胞からの腹側の軸索束である。それは視床下部と上部脳幹のいくつかの核に分布する。もう一つのアドレナリン経路は皮質に分布する（図3.2）。それは共通の起始部を持つ経路のシステムとして，より正確に特徴づけられる。その起始部とは，第4脳室に近接する核である青斑核を構成する密度の高いひとかたまりの細胞群であり，これらは延髄外側に存在する。これらの細胞の軸索は，神経の軸に沿ってあるものは上行し，あるものは下行するといった枝分かれした軌道を持つ。それらは脊髄，小脳，海馬へ分布し，大脳皮質全体には視床下部への直接的な経路を介して分布する。青斑核，皮質間を連絡するノルアドレナリン線維はまず両半球の前頭極皮質に入り，灰白質内を吻側から尾側へ走行，様々な皮質領域に分布しながら，後方へ弧を描いて走行する（Morrison et al., 1979; Morrison and Magistretti, 1983; Fallon and Loughlin, 1987）。以上の領域内では，NE終末線維はすべての皮質層に見出すことができるが，最も高密度で出現するのは第Ⅳ層と第Ⅴ層においてである。加えて，皮質層に並んで走行する分岐したNE線維の網目状構造が，第Ⅰ層と第Ⅵ層に観察される。NE神経分布が皮質領域にまんべんなく広範に影響を及ぼすという結論が，この機構のパターンから導

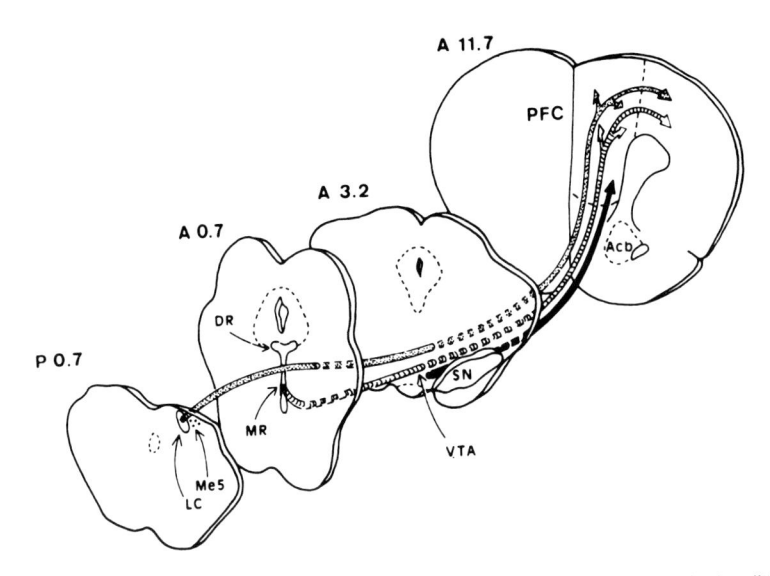

図3.2. ラット脳の冠状断面において，青斑核（LC）からのノルアドレナリン経路，背側そして内側縫線核（DR, MR）からのセロトニン経路，腹側被蓋野（VTA）からの中脳皮質ドーパミン経路の三つすべてが前頭前皮質（PFC）に投射することを図示したもの。
略語：Me5, 中脳三叉神経核; SN, 黒質; Acb, 側坐核（Thierry et al., 1990より許可を得て転載）

かれる。

サルにおいて，ラット同様，同一の基本的なNE経路が認められる（Felten and Sladek, 1983）が，その機構と終末分布はいくらか異なる。サルにおけるNEの皮質への分布とその終末は，ラットより選択的で特異的であり，それは領域の点においても，また細胞層の点においてもである（Brown and Goldman, 1977; Björklund et al., 1978; Brown et al., 1979; Morrison and Magistretti, 1983; Levitt et al., 1984; Lewis et al., 1986a; Lewis, 1992）。NEの軸索と受容体は特に中間層である第Ⅱ層から第Ⅳ層にかけて豊富に認められる（Lewis and Morrison, 1989; Goldman-Rakic et al., 1990）。

カテコラミンの終末と受容体は一般的には霊長類の皮質の後部よりも前部に，より高密度に認められる。しかし，NE線維が最も高密度にみられるのは

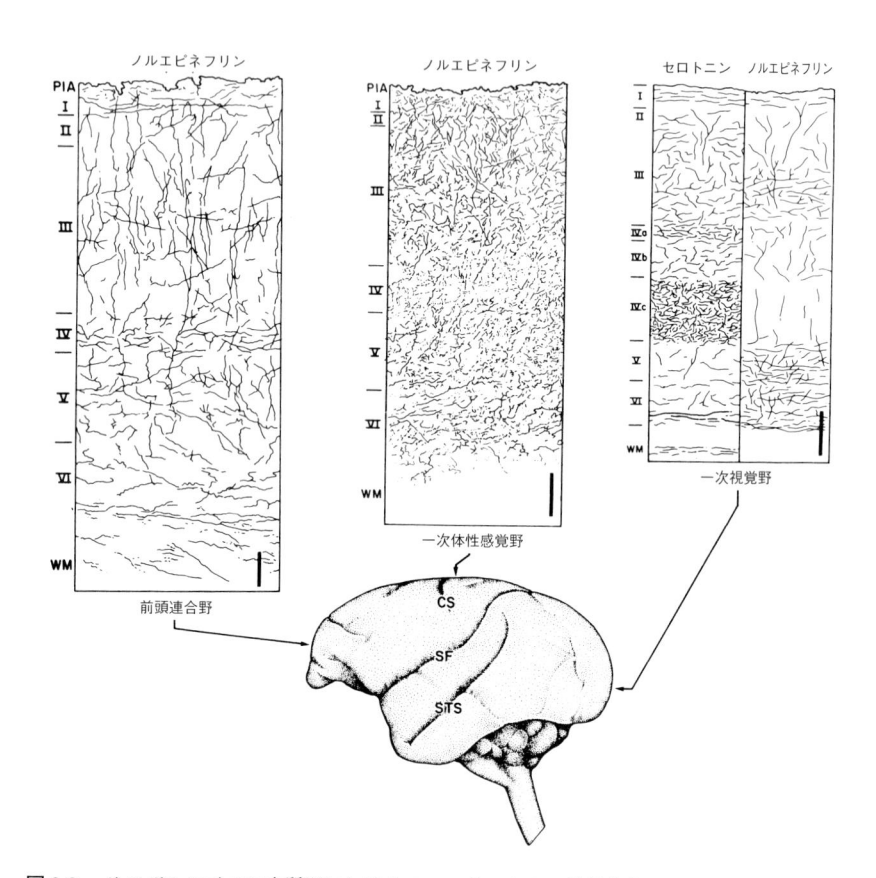

図 3.3. リスザルの三つの皮質野におけるノルアドレナリン神経分布
略語：CS, 中心溝; SF, シルヴィウス溝, STS: 上側頭溝
(Morrison and Magistretti, 1983 より許可を得て転載)

中心後回にある体性感覚野においてである（Morrison and Magistretti, 1983）（図3.3）。体性感覚皮質においてNEが高密度に存在するということは，イヌ（Vogt, 1954），ヒト（Bertler et al., 1958; Gaspar et al., 1989）そしてマウス（Lidov et al., 1978）においても見られる。

その分布のパターンからNEに，ある特殊な機能を想定することは困難である。その理由は，この伝達物質が大脳皮質を通して非常に広範に分布しており，

多くの異なった機能を仲介していることが予想されるからである．実際，その起始部が網様体，すなわち上行性網様体賦活経路を構成している脳幹部の被蓋にあり，そのために，ノルアドレナリン性青斑核皮質経路はおそらく広範な皮質領域の興奮性と何らかの特殊な機能の調節に関与しているのだろう．皮質青斑核抑制作用が存在するという事実から，このシステムがいくらかの自己調節機能を有していることが示唆される（Sara and Herve-Minvielle, 1955）．さらに記憶にとどめておくべきことは，皮質下同様皮質レベルにおいてもカテコラミン系が，それ自身の中や他の伝達物質系との間で生理学的に相互に影響しあっているということであり，そしてその方法はいまだ明らかでない（Hervé et al., 1989; Decker and McGaugh, 1991; Santiago et al., 1993; Smiley and Goldmam-Rakic, 1993）．にもかかわらず，前頭前皮質と中心溝後部の体性感覚野においてNEが比較的高密度に存在するということから考えると，体性感覚情報処理を支える統合的皮質機能の調整にNEの神経分布が特殊な役割を担っていると想定することは理にかなっている．

ドーパミン

ドーパミン（DA）はNEの合成過程における中間産物であるが，本来の性格からして神経伝達物質でもある．したがって，脳にはDA特異的な神経終末と受容体が存在する．ドーパミン系は，NE系と同様にその起始部は脳幹部にある．霊長類の前頭前皮質においては，他の種と同様に，DAとNE系はかなり重なり合って存在する．最も際立ちかつ最もよく知られたDA系としては次の二つのものがある．(a) 中脳線条体DA系，この部位は黒質と下位にある網様体から線条体（尾状核—被殻）と側坐核へ向かう投射を含んでいる．(b) 中脳皮質DA系，この部位は中脳の腹側網様体被蓋部—腹側被蓋野（VTA）から視床経由で大脳皮質に達する投射を含む（皮質NE系と同様の経路である）．

中脳皮質系経由の皮質のドーパミン性神経の分布については1973年以降研究対象となり熱心に調べられてきた．この年，Thierryと共同研究者は（Thierry et al., 1973a,b）NE終末における代謝に由来するとは考えられない皮質性のDAが存在することをラットにおいてはじめて記述した．このドーパミン系の主要な到達部位は前頭，梨状（傍扁桃体）及び嗅内皮質である（Bannon and Roth,

1983; Feltenand Sladek, 1983)。これらの部位は皮質の中でも DA 終末と受容体がもっとも豊富に存在する箇所である。

　ラットとサル，この2種の動物については皮質 DA 系が十分に研究されてきたのであるが，前頭前皮質はこの系の終末領域として際立っている (Berger et al., 1979; Kehr et al., 1976; et al., 1978; Björklund et al., 1978; Brown et al., 1979; Deniau et al., 1980; Felten and Sladek, 1983; Kalsbeek et al., 1989)。このことについてはヒトでも同様であるとみられている (Gaspar et al., 1989)。事実，ドーパミン投射をもっとも多量に受けているこの新皮質領域は，背内側視床投射を受ける領域と完全ではないにせよ，かなり大きく重なり合っているのである。

　しかしながら，DA の皮質分布については齧歯類と霊長類の間にはかなりの差があるようである (Berger et al., 1991)。齧歯類においては，ドーパミン性軸索は前頭前皮質にかなり限局しているのにたいして，霊長類では，ヒトも含め，他のすべての新皮質にも，量的にはわずかであるにせよこの種の軸索は存在するようである。

　いずれにしても，中脳前頭前野 DA 亜系は，すくなくとも齧歯類では，機能的にも薬理学的にも分離した別系統であることが実証された (Bannon and Roth, 1983; Glowinski et al., 1984)。この亜系統が，神経解剖学的観察結果が示すように，すべての哺乳類に存在するものなのか否かは今後決定されるべき問題である (Björklund et al., 1978; Divac et al., 1978a)。この亜系と相同のものはある種の非哺乳類，例えばハトなどに存在するようである (Mogensen and Divac, 1982; Divac et al., 1985)。しかしながら，考慮しておかなければならないことは，少なくとも霊長類においては，前頭葉の DA 分布は前頭前皮質（すなわち背内側投射野）を越えてさらに運動前野や運動野へと広がっていることであり，また前頭葉で DA 濃度が最も高いのは前中心一次運動野であろうという事実である (Brown and Goldman, 1977; Björkiund et al., 1978; Brown et al., 1978)。いずれにせよ，腹側中脳被蓋の細胞に始まる，際立って顕著にして独自的なドーパミン経路についてはこれまでのところ調べられたすべての種において，その経路は間脳の腹側を通過するということ，また，すべてではないにしろ，主に前頭前皮質を含む前頭野に分布するということについては，議論の

余地はなさそうである。

皮質DA分布の前後勾配（前頭葉最大，後頭葉最小）はサルにおける生化学的研究により示唆されているが（Brown and Goldman, 1977; Björklund et al., 1978; Brown et al., 1979），それはDA線維の組織化学的解析の結果とほぼ一致している（Levitt et al., 1984; Lewis et al., 1986a, 1987; Gaspar et al., 1989）。その解析によりそれらの線維の前頭葉優位性だけでなく，中心前運動皮質における高い分布濃度をも示されている（図3.4）。加えて，後部頭頂皮質（7野）でDA線維密度が最も高いことが示されている。さらに，他の方法で示された深部層（第V，Ⅵ層）に相当なドーパミン分布が存在することが組織化学データから注目された（Berger et al., 1976; Divac et al., 1978a; Lindvall et al., 1978; Ferron et al., 1984; Glowinski., 1984）。しかしながら組織化学を用いた研究により，DA線維が表層に密集していることも明らかになった（図3.4参照）。一方で，顆粒前頭皮質の内顆粒層（第Ⅳ層）は比較的DA終末に乏しいようである。

この節のはじめではDAとNEの重複について書いたが，それらの分布様式は部位的にも層構造という観点からしても，互いにやや異なっている。層構造の観点から二つの伝達物質の分布は，やや相補的な関係にある。すなわち，一方の伝達物質が多いところでは，他方は少なく，逆もまた同様である（Bunney and Aghajanian, 1976; Björklund et al., 1978; Morrison and Magistretti, 1983; Levitt et al., 1984; Lewis et al., 1986a, 1987）。DA濃度に見られる前後の勾配はDA/NE比にも当てはまり，前頭皮質においてその比は高い（Björklund et al., 1978）。初期の蛍光法により主溝や帯状溝脳梁辺縁の深部と同様に溝の陥入部の皮質において両種のカテコラミン終末がより密集していることが明らかになった（図3.5）。しかし，後の免疫細胞化学による研究はこの溝における分布を示すのには役に立たなかった（Lewis et al., 1988; Lewis and Morrison, 1989）。二つの伝達物質が前頭前皮質の異なる層に微少電気泳動法を用いて注入されたときの細胞感受性の解析により，NE感受性細胞は表層により多く，DA感受性細胞は深部に多いことが示されている（Bunney and Aghajanian, 1976; Sawaguchi and Matsumura, 1985）。

オートラジオグラフィ，薬理学，分子生物学の研究により，DA軸索終末が

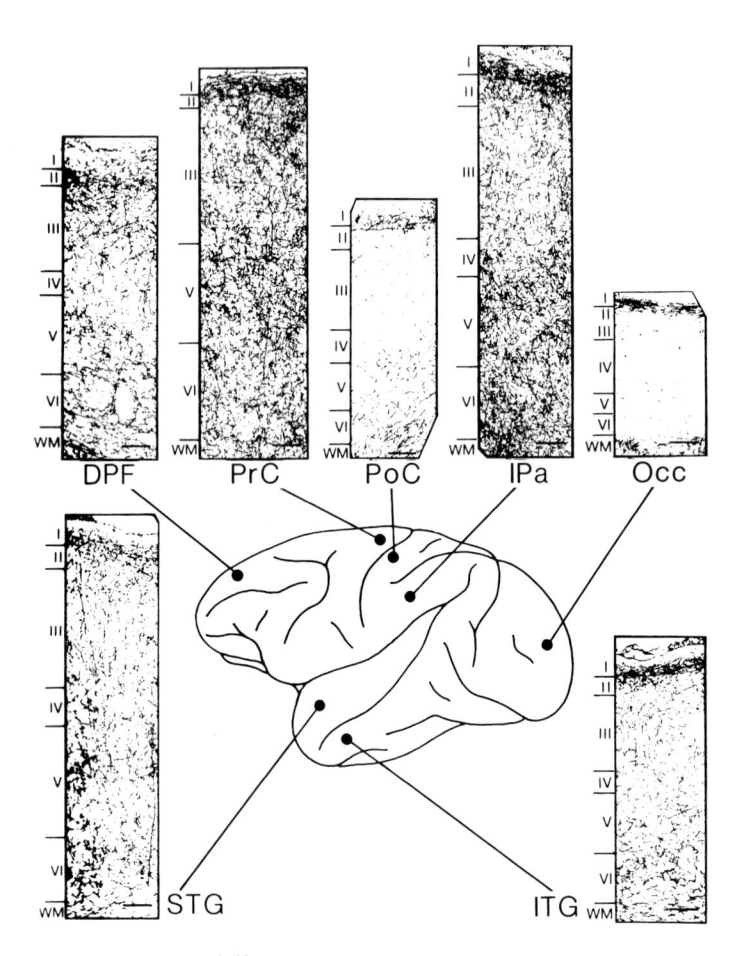

図3.4. cynomolgusザルの皮質野におけるドーパミン神経分布
略語：DPF, 背内側前頭前皮質（9野）; PrC, 一次運動皮質（4野）; PoC, 一次体性感覚皮質（3野）; IPa, 後部頭頂皮質（7野）Occ, 一次視覚皮質（17野）; STG, 吻側上側頭回; ITG, 吻側下側頭回
(Lewis et al., 1986a より許可を得て転載)

別の方法で位置づけられた脳構造におけるDA受容体のいくつかのタイプ（主たる五つに限ればD1-D5）が同定された（Tassin et al., 1978; Onali et al., 1985; Boyson et al., 1986; Savata et al., 1986; Goldman-Rakic et al., 1990,1992）。これま

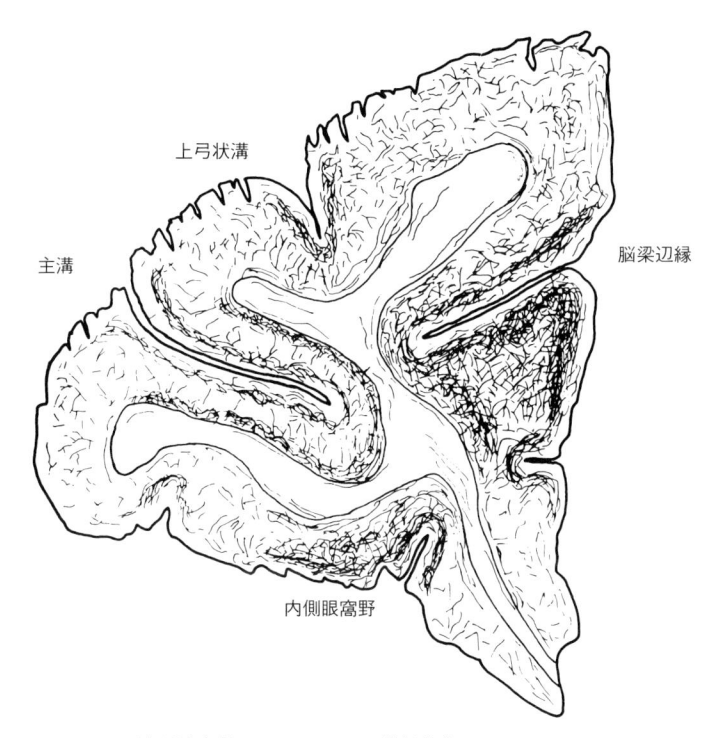

図 3.5. アカゲザルの前頭前皮質のカテコラミン神経分布
太線は NE 線維を示し，細線は DA 線維を示す。陥入した皮質（例：主溝）は周囲の皮質より神経分布の密度が高い。
(Levitt et al., 1984 より許可を得て転載)

でのところ，これらの研究のいくつかの知見は上に述べた前頭前皮質の DA 終末の部位や層における分布と一致している。D1 受容体は主に表層に集積しており，より少ない D2 受容体は第 V 層で豊富である。

　ドーパミン性の前頭前野系はある特殊な性質を持ち，そこでは DA は他とは多少異なる伝達物質的または調整的役割を果しているということがわかっている（Bannon and Roth, 1983; Bunney and Chiodo, 1984）。このテーマに関する Bannon と Roth の包括的な総説（1983）の結論をまとめると，前頭前皮質の DA 系は黒質線条体路や辺縁系の DA 系と比較すると DA の回転率が高いこと，

より高頻度で不規則な神経放電があること，およびDA作動薬や拮抗薬への反応性が低いことによって特徴づけられる。彼らは最後の特徴をDA系の細胞ではDA産生を調節する自己受容体が欠如していることによるとしている。

　脳内の分布領域のパターンだけからみると，DAは神経統合と運動動作支援において最も重要な役割をもつとたやすく推論できる。もちろんこの推論は部分的には運動に対する黒質線条体系の決定的な関与や，その系においてDA合成が不完全だと運動の障害が引き起こされることに基づいている。霊長類の一次運動野にDAやDA終末が高密度に存在することはこの解釈を裏づける。基本的には同様の推論は前頭皮質全体に拡張し適用することができるかもしれない。運動行動の組織化や実行を調節するために前頭葉ではDAが高濃度であるという結論はおそらく正しい。

　この本の後半で論ずる理論と証拠を援用すると，この推論を更に拡張し，前頭前皮質のDAは運動行動の時間的な組織化を支援する認知過程に必須であるという推論に至る。皮質下レベルであろうと皮質レベルであろうと中脳前頭前野DA系の障害は行動障害や，この仮説に合致する症状を引き起こす。ラットにおいて，この系の源泉でもあるVTAの障害は多動や反応性の増加を引き起こし（Le Moal et al., 1976; Stinus et al., 1978; Simon, 1981），前頭前皮質の障害の一般的な結果（次章参照）ともまた一致する。前頭前皮質のDA終末の障害（たとえば6-OHDAの局所注入によるDAの枯渇）は同様の効果がある（Carter and Pycock, 1980）。前頭前野DA系で仮定された認知機能をよりよく説明することができるのは，VTA障害や6-OHDAによる前頭前野DA終末の障害によりラットで引き起こされる遅延選択の実行の障害（Simon et al., 1980; Simon, 1981），つまりあとでみるように前頭前皮質の除去により生ずる典型的な行動障害を観察することによる。サルにおいても同様の障害は背外側前頭前皮質の6-OHDA障害により生じ，L-dopaやアポモルヒネのようなDAアゴニストによりもとに戻る（Brozoski et al., 1979）。

　サルの背外側前頭前皮質でも同様に，電気泳動により注入したDAにより運動行為の認知的側面に関連した神経活動が調節される（Sawaguchi et al., 1986）。おそらく，局所的に注入したDAは前頭前皮質のドーパミン系神経終末から局所的に放出されたDAの神経効果のように振舞ったり，あるいはその効果を強

化するのだろう。しかしながらDAの濃度が重要な意味を持つようである。電気泳動法により注入されたD1拮抗薬は，おそらく正常ではDAにより抑制されている細胞への特殊な興奮性入力を脱抑制することにより前頭前野神経の作働記憶に関連した活動を強化することができる（Willams and Goldman-Rakic, 1995）。過剰なDA抑制的拮抗薬投与はしかしながら，反対の効果を持つ。至適な，中間的なDAによる抑制は前頭前野の細胞集団の認知機能のために必要であるようにみえる。DAの抑制的な役割は他の生理学的な研究からも示される（Thierry et al., 1990）。さらに，前頭前皮質のDA受容体の認知機能における一般的役割は隣接するアミノ酸受容体，特にNMDAの変化に間接的に関与する（Verma and Moghaddam, 1996）。

　DAは前頭前皮質において認知機能のみを担っているという仮説は，ラットにおける二つの系列の証拠から疑問である。その証拠のうち一つは，DA作動薬や拮抗薬の背内側前頭前野への局所注入が，短期記憶課題の成績をほとんど変化させないにもかかわらず（Broersen et al., 1994），不安の強さ（操作的定義による）を変化させうるというものである（Broersen, 1994）。

　DAが非認知機能に関与しているという，もう一つの適切な証拠は，DA自己刺激行動に関する研究でも示されている。動物の脳のある場所に電極を埋め込み，レバーを押すことでそこに電流が流れるようにしておくと，その動物は機会がある限りそのレバーを押そうとすることはよく知られている。一般に頭蓋内自己刺激行動（intracranial self-stimulation, ICSS）と呼ばれるこの現象は，最初にこの現象が発見されたラットにおいて最もよく見られるが（Olds and Milner, 1954），他の種類の動物においても観察される。またこの現象は辺縁系，特に視床下部のいくつかの部位に電極をおいた際に最も高い確率で引き起こされる。この自己刺激行動の生理学的な（あるいは病態生理学的な？）重要性は未だ十分に理解されていないが，脳のある部分を刺激することが動物にとって報酬になること，そしてそれらの部位はおそらく普段から欲動や動機づけに何らかの生理学的な関係を持っているだろうということは一般に認められている。

　ただ一つの例外を除いて，どの新皮質領域に電極を置いても自己刺激行動は起こらない。その例外とは，前頭前野領域である（Routtenberg and Sloan,

1972; Rolls and Cooper, 1973; Rolls, 1975）。この例外は，前頭前皮質が自己刺激行動を引き起こしやすい視床下部領域へ投射する唯一の新皮質部位であること（第2章参照）を考えるといくらかは理解できる。しかし，全ての前頭前野部で自己刺激行動が引き起こされるわけではない。サルでは，前頭前皮質の中でも眼窩部のある領域への刺激だけが報酬となるようである。これはこの部位が皮質—視床下部投射の起始する眼窩部の中に位置するからかもしれない。いずれにせよ，サルと同様，ラットにおいても前頭前野性の自己刺激行動は，神経伝達物質，ことにDAの産生，放出，再取り込みに影響する薬理学的な操作に非常に敏感であることが示されてきている（レビュー参照：Mora and Ferrer, 1986）。このような手法によって前頭前皮質のDA系がhaloperidol, pimozide, spiroperidolなどのDA拮抗薬や（Mora et al., 1976b; Phillips et al., 1979），これはいくぶん逆説的だがDA作動薬であるapomorphineによっても（Mora et al., 1976a; Phillips et al., 1979）抑制されることが報告されてきた。そのうえ，これらの物質のうちいくつかが前頭前野神経細胞の発火を抑制することも報告されている（Mora et al., 1976c）。

　6-OHDAによるDAの枯渇により自己刺激行動が減少することから（Phillips and Fibiger, 1978），前頭前皮質において，自己刺激行動はDAを放出させるということが実験で報告されている（Mora and Myers, 1977）。このような報告から，前頭前皮質ではシナプス前性のDAが自己刺激行動の調整に重要なはたらきをしているように思われる。しかし，前頭前皮質へのドーパミン性投射の源であるVTAの破壊では前頭前野性の自己刺激行動減少を再現できないこと（Simon et al., 1979），あるいは前頭前皮質へのDA枯渇処理（Gerfen and Clavier, 1981）の結果を考慮すると，先の結論には疑問が出てくる。最後にあげた研究には前頭前皮質の第V層と第VI層へのカイニン酸の注入も含まれている。これらの層の細胞体を破壊するこのような薬物注入は前頭前野性の自己刺激行動を減少させる。この結論から仮定されるのは，前頭前野性の自己刺激行動は，線条体や視床下部の外側，黒質，VTAといった部位に作用することがはっきり解剖学的に実証されている（第2章参照）下向性の皮質出力系に媒介されているということである。そしてまた前頭前皮質の障害によってそれらの影響がなくなるという神経薬理学的，行動学的な動物実験からのデータにより，

それらドーパミン系の皮質下構造は通常前頭前皮質から下向性のコントロールを受けているという考えがよりいっそう確かなものとなる（Carter and Pycock, 1980; Pycock et al., 1980; Scatton et al., 1982; Itoh et al., 1985）。

統合失調症

統合失調症の病因の基礎がDA機構の機能異常にあるのではないかと推定されたり，またそのように仮定されてきている（Stevens, 1973; Matthysse, 1974）。より具体的にいえば，精神病は新皮質を含む脳のいくつかの構造におけるDAの過剰によるもの，もしくは皮質下のDA系構造に下降する皮質からのフィードバックシステムの機能異常によるものと仮定されてきている。統合失調症におけるDAの異常という概念の実証的な背景は，ことによるといくつかの脳の局所におけるDAの過活動を含み，以下のように要約することができる。(1) DA作動薬であるアンフェタミンが急性統合失調症に似た精神病症状を引き起こす（Connell, 1958）。(2) 統合失調症の治療に最も効果的な薬理学的作用をもたらす神経遮断薬はDA受容体遮断薬である。動物においてはアンフェタミンが行動に及ぼす作用と正反対の作用を持つものとして知られている（Randrup and Munkvad, 1965）。(3) 神経遮断薬の臨床的な抗精神病効果はシナプスにおけるDAの遮断力に直接相関している（Seeman et al., 1975, 1976）。(4) 神経遮断薬による治療は一般的に，少なくとも黒質線条体系におけるDAの低下によるパーキンソン症状や錐体外路症状をひきおこす。

いくつかの点で，統合失調症が脳における全般的なDA活動の過剰によるものとの仮説は否定される。統合失調症の脳脊髄液の研究は，中枢のDAの回転率が一貫して増加していることを実証できないでいる（Post et al., 1975; Van Kammen et al., 1986）。さらに統合失調症はパーキンソン病と併存することがあり，二つの疾患の症状に相関関係があるとの明確な証拠は存在しない（Crow et al., 1976）。統合失調症は中脳辺縁系DA系（すなわち，側坐核，中隔，扁桃体などの辺縁皮質に分布する中脳皮質DA系の一部）の過活動により発症するとした初期の別の仮説もまた納得できる実証的な証拠は今のところ集まっていない。しかし，その概念はいまだ魅力的ではある。なぜなら，中脳辺縁系DAシステムの障害は統合失調症の持つ感情面の症候学のいくらかを説明する

助けとなるかもしれないからである。

　最近，統合失調症において中脳前頭前野 DA 系に見られる障害がかなりの注目を集めてきている。ヒトと同様に動物において，前頭前皮質の障害（第4, 6章参照）は精神病症候学（注意困難，思考や運動性のコントロール障害，常同症など）を想起させる認知や行動の障害をしばしば引き起こす。ここ数年，形態学や代謝学的な研究により統合失調症患者の前頭前皮質の様々な程度の萎縮や代謝の減少が示されてきている（第6, 7章参照）。その結果，前頭前皮質の障害は統合失調症の，すくなくともいわゆる陰性症状の病因の基礎にあることが提唱されてきている。さらに皮質下ドーパミン構造に対する前頭前皮質のフィードバック調節の欠如が，これらの構造における DA 活動を増加させ，結果として統合失調症患者を苦しめる症状（感情面，認知面，運動面）の多くを生み出すことになるのかもしれない（Bannon and Roth, 1983）。前頭前皮質から皮質下 DA への調整が行われないと，PET 研究において示されたように基底核における D2 タイプ DA 受容体の過剰生産がおこるようである（Wong et al., 1986）。

　実際，D2 受容体が最も直接的に統合失調症に関与していることに，いまや議論の余地はない。事実，これらの受容体の過剰生産や過活動が統合失調症と広く関連付けられており，抗精神病薬の臨床的有効性が D2 受容体の遮断と比例するという証拠に基づいている（Seeman et al., 1975; Creese et al., 1976）。さらに D2 受容体は統合失調症患者の脳で過剰であることが見出されている（Lee et al., 1978; Mita et al., 1986; Seeman, 1992）。一方，より最近の研究（Seeman et al., 1993）では統合失調症患者の脳において D4 受容体が6倍の増加をしていることが指摘されている。D4 受容体は，例外的に D2 受容体に感受性の低い神経遮断薬であるクロザピンで特に感受性がある。興味深いことには，クロザピンを含む一般的に使われている神経遮断薬がサルの前頭前皮質における D1 受容体をダウンレギュレーションさせる（Lidow and Goldman-Rakic, 1994）。

　要約すると統合失調症の病因や病態はよくわかっていないが，特に前頭前皮質を含む DA 機構の深刻な変化が疾患の基にあるという多くの証拠がある。しかしドーパミン系だけが前頭前皮質において統合失調症で変化する唯一の神経

伝達物質系ではないかもしれない（下記セロトニン，アミノ酸の項参照）。遺伝的，外因的要素の両方が，統合失調症患者の前頭前皮質においてたとえどのような神経伝達物質系が障害されているにせよ，その障害の原因となっている可能性がある。

セロトニン

　神経科学者にとって興味の対象となる3番目のモノアミンは，セロトニンの名で知られているインドールアミンの5-ヒドロキシトリプタミン（5-HT）である。NEと同様に5-HTは多くの臓器に存在する。特に胃腸管系，呼吸器系，そして心血管系に多く存在する。脳には体内に存在する全ての5-HTのうち，たった1％ほどがあるにすぎない。カテコラミン系についてすでに議論したように，セロトニン系に関しても脳幹部にその起源となる細胞が存在する。これら細胞はDahlstromとFuxe（1964）によって，はじめて，橋の（正中）縫線核と中脳に存在することが示された（図3.2参照）。これら細胞は間脳や辺縁系そして大脳皮質のさまざまの部位へ上向性に投射している（Ungerstedt, 1971; Felten and Sladek, 1983; Fallon and Loughlin, 1987）。新皮質の5-HT濃度と投射は広範で，カテコラミン系に比べてより均一である（Brown et al., 1979; Lidov et al., 1978; Lewis et al., 1986a; Voigt and De Lima, 1991）。しかしながら，霊長類の体性知覚皮質や視覚皮質において5-HTの代謝と終末が優位に認められる（Brown et al., 1979; Takeuchi and Sano, 1983; Lewis et al., 1986a）。サルの一次知覚野の第Ⅳ層に5-HT神経分布の終末叢が高密度に存在する。これは視覚皮質において最も顕著である（図3.3参照）。前頭前皮質においては5-HT神経分布と濃度は比較的少ないように見える。少なくとも後頭皮質に比べると少ない（Brown et al., 1979）。そして5-HT1と5-HT2の2種類のセロトニン受容体が第Ⅲ層と第Ⅳ層に集中しているように見える（Lidow et al., 1989b）。

　その大脳皮質での分布パターン，特に知覚視床投射の層で，その終末が非常に高密度に存在することから考えると，皮質セロトニンは主に知覚情報処理に関与しているように思われる。DAに比較すると，前頭前皮質における5-HTの役割は二次的な役割しか持たないように見える。しかし，ラットにおいては心理的ストレスによってこの皮質と扁桃体のセロトニンが選択的に上昇すること

が知られている (Kawahara et al., 1993)。さらに，いくつかの研究では統合失調症患者 (Mita et al., 1986; Hashimoto et al., 1991; Laruelle et al., 1993) やおそらく重度のストレスや抑うつの結果，自殺したであろう犠牲者たち (Meyerson et al., 1982; Stanley et al., 1982) の前頭前皮質におけるセロトニン受容体の異常が示されている。

アセチルコリン

アセチルコリン (ACh) は分布域の広い神経伝達物質である。それが作用するシナプスの種類は多岐にわたる。神経筋接合部，自律神経，そして末梢神経系において中枢神経系内と同様に ACh は機能している。その標的受容体には二つのタイプがある: (a) ニコチン受容体，ここでは迅速な興奮性伝達が行われる（ミリ秒単位），そして (b) ムスカリン受容体，ここではより遅い（秒単位）興奮性または抑制性の伝達がおこなわれる。(a) タイプの受容体においては，ニコチンは ACh 伝達の作動薬でありクラーレは拮抗薬である。ムスカリン（マッシュルームアルカロイド）とアトロピンは，それぞれに，(b) タイプにおいて作動薬，拮抗薬である。二つの酵素，コリン-アセチルトランスフェラーゼ (AChT) とアセチルコリンエステラーゼ (AChE) はそれぞれ ACh の同化と異化に寄与する。この二つともに免疫組織化学やその他の方法による，神経組織内の ACh の同定や濃度測定の指標としてよく用いられる。

コリン作動性やコリン受容体神経細胞は次のような動物の脳内に広く分布している。すなわちラット (Armstrong et al., 1983; Woolf et al., 1984)，ネコ (Kimura et al., 1981)，サル (Hedreen et al., 1983)，そしてヒト (Mackay et al., 1978)。皮質下構造の相互連絡や皮質下と皮質をつなぐコリン作動性経路や系がこれまでに多く確認されてきた。現在の見解としては，それらの中の一つである前脳基底部に起始を持ち新皮質に投射する系が最も重要なものとして注目されている (Shute and Lewis, 1963; Jones et al., 1976; Johnston et al., 1979; Mesulam et al., 1983; Hedreen et al., 1984)。起始細胞は，間脳の核集団とくに中隔，対角帯 (Diagonal band) の諸核，腹側淡蒼球，無名質の一部であるマイネルトの基底核に見出されている。この系は皮質にびまん性に投射するが，サルでは前中心部と側頭部への投射がやや優勢である (Lehmann et al., 1984)。

新皮質の神経終末における ACh は前脳基底部のコリン作動性の系から供給の大部分を受けている。そしてごく少量のものが内部すなわち皮質神経細胞から得られるものと推定しても間違いはなさそうである (Johnston et al., 1981)。いくつかの研究の結果によれば (Shute and Lewis, 1963; Michell, 1963; Kanai and Szerb, 1965; Lewis and Shute, 1967; Phillis, 1968), ACh 系は青斑核から始まる NE 系（やはり投射はびまん性）と同様に上行性網様体賦活系の構成要素をなし, それゆえ覚醒機能には不可欠である。脳幹網様体の電気的刺激, あるいは末梢神経の知覚刺激は皮質野に広範な ACh の分泌を引き起こし, これに伴って, 皮質電気的覚醒がもたらされる。

前頭前皮質は前脳基底部コリン作動性系の皮質投射野の一つである (Emson, 1978; Mesulam et al., 1983)。前頭前野の ACh 軸索終末の層的な分布は DA 終末の分布と類似している。それは皮質の深部層において特に密である (Emson, 1978; Kimura et al., 1981), しかしながら, 免疫反応による研究では, その軸索終末は第Ⅰ層から第Ⅲ層において最も密度が高いとされている (Lewis, 1991)。伝達物質の微小電気泳動法によると (Inoue et al., 1983; Sawaguchi and Matsumura, 1985), ACh 感受性神経細胞は第Ⅲ～Ⅳ層にもっとも数多く認められている。精密なオートラジオグラフィによる分析によれば, ムスカリン受容体 (M1 と M2) の前頭前皮質における層的分布はラット (Zilles et al., 1989), サル (Lidow et al., 1989a), ヒト (Corte et al., 1986; Zilles et al., 1989) において種族間の差異があることが示されている。

微小電気泳動法を用いたある研究により, ムスカリン受容体を介して, ACh はサルの背外側前頭前皮質の半数以上の細胞の自動発火を増加させることが見出された (Inoue et al., 1983)。単純な道具的給餌課題において, 課題に反応する細胞の興奮性または抑制性の反応は ACh によって促進され, ACh 拮抗薬（アトロピン）により減退する。さらに前頭前皮質の活動は, マイネルトの基底核を電気的に刺激することにより促進され, アトロピンによって阻止される。

アルツハイマー病とパーキンソン病

上向性コリン作動系は, アルツハイマー病において変化している, そしてパ

ーキンソン病でもある程度の変化が見られる。アルツハイマー病においては必ず，パーキンソン病においても時に，認知症の原因である皮質の障害に，特に皮質下のレベル（マイネルト基底核）におけるコリン系の障害が関与しているということがいくつかの研究から示唆されている（総説参照 Mann and Yates, 1986）。コリン系が最初に皮質下のレベルで変化しているのか，皮質のレベルかはともかくとして，認知症患者（Mash et al., 1985; Nordberg and Winblad, 1986; Rinne et al., 1984）とパーキンソン病患者（Ruberg et al., 1982）では皮質のムスカリン受容体の不足が見られる。アルツハイマー病においては，コリン線維がかなり欠落していることが顆粒上層で観察されている（Geula and Mesulam, 1996）。前頭前皮質よりも側頭葉でこれら欠落は強い。

　認知症で特徴的ないくつかの認知機能障害（例：注意と短期記憶の障害）が前頭前皮質の障害を示唆することから，コリン系皮質投射の中でも前頭前野領域での機能障害が認知症の病態形成に関与しているのではないかと考えられてきた。この仮定と一致して，齧歯類の実験において前頭前皮質のコリン系が短期記憶と関与しているというデータがいくつか報告されている。ACh拮抗薬であるスコポラミンを前頭前皮質に注入すると遅延位置合わせ課題の遂行が障害される（Broersen, 1995）。一方，DA拮抗薬では障害されない（Broersen et al., 1994）。Bartusら（1982）はコリン系の障害が認知症と老年期の記憶障害の基礎にあると仮定している。しかしながら，コリン作動性の薬物（例：フィゾスチグミン）は認知症の治療では非常に限定された効果しか得られない上，改善と増悪が混在する結果となっている（Bartus, 1990）。

　ともかく，他の皮質下由来の神経伝達物質，特にNEとDA系は恐らくアルツハイマー病とパーキンソン病において有意に障害されており，これらの疾患に伴う認知機能障害を説明しうるだろう（Caltagirone et al., 1985; Taylor et al., 1986）。少なくともアルツハイマー型認知症においては，それらの神経伝達物質の皮質下での変化が二次的に皮質での変化を生むのかもしれない（Mann and Yates, 1986）。結論としては，現時点ではこれらの疾患における前頭前野コリン系の障害は，おそらく遺伝的病因を持つより広範な神経伝達物質系における障害の一つの現れであると考えることが適当で，無難でもあろう。

アミノ酸

　GABA（γ-アミノ酪酸）は抑制性のシナプス伝達物質であり，これまでに中枢神経系で同定されてきた全ての神経伝達物質の中でも最も多量に存在する。脳内の GABA 含有量はここまでで論じてきた四つの神経伝達物質のいずれに比べても 200～1,000 倍に達する。しかしながら，それらとは違って GABA は主に内在性の神経伝達物質であり，近傍の細胞との相互作用を主に司る。それは中枢神経系において，実際どこででも見られる，すべての抑制性の介在ニューロンの働きを担っていると仮定されている。GABA は小脳においてプルキンエ細胞が他の神経細胞に対して持っているような抑制作用を媒介する。

　GABA も，その合成酵素であるグルタミン脱炭酸酵素（GAD）も，ともに大脳皮質において相当量存在する（Hirsch and Robins, 1962）。そこでは GABA は神経性の抑制に際して放出される（Iversen et al., 1971）。霊長類の脳では，免疫組織化学で同定されているように，GABA は至るところに存在する（Hendry et al., 1987）。GABA 免疫反応性神経細胞は新皮質全領域の全ての神経細胞の約 25％をしめるが，17 野（有線野）だけは例外で，ここではいくぶん多い。全皮質において，このような神経は特に第Ⅱ層と第Ⅳ層に多い。したがって，GABA 免疫反応性神経細胞の分布は領域的にも層的にも明らかに均一である。すべての領域で，GABA は非錐体細胞，すなわち顆粒細胞や星状細胞等に主に存在する（Houser et al., 1983）。

　内在性の細胞に高濃度で存在し，均一な分布を有することから，前頭前皮質においても（Emson and Lindvall., 1979），他の部位においてと同様に（Krnjevic, 1974; Dykes et al., 1984），GABA は前頭前野神経細胞の興奮性パターンをはっきりさせるための局所的な抑制機能—おそらく側方抑制（lateral inhibition）—を担っていると推測するのは理にかなっているだろう。このような抑制機能は前頭前皮質を含めていくつかの前頭領域で生理学的に実証されている（Brailowsky et al., 1986; Oishi and Kubota, 1990; Matsumura et al., 1992）。前頭前皮質における GABA の枯渇はサルにおいては遅延課題の遂行障害を引き起こす（Sawaguchi et al., 1988）。

　GABA は統合失調症にも関係がある。最近の研究では（Akbarian et al., 1995），統合失調症患者の背外側前頭前野では細胞数の減少はないが，GAD mRNA が

減少していることが示されている。GABAの合成に必須の酵素であるGADの発現の減少は，この神経伝達物質の濃度が不足していることを意味する。この不足は，多くの皮質間結合の起始点であり終末でもある，皮質の上層（顆粒上層）で特に著明であることは重要である（第2章）。このことは，統合失調症の現象学的決め手である思考や言語を含む認知過程の崩壊を説明しているように思われる。

グリシンはもう一つのアミノ酸系の抑制性伝達物質である。それは主に脊髄，延髄，橋，間脳に存在し，活動している。大脳皮質ではきわめてわずかな量しか存在しない。GABAとグリシンに加えて，ある種の非錐体細胞性の介在ニューロンに特徴的な，特別な種類の物質がある。カルシウム結合蛋白，calretinin, parvalbumin, calbindinである。これらは細胞内のカルシウム濃度の過剰から保護する役割を果たしているようである。これら3種類の物質はすべて前頭前皮質に存在する（Lund and Lewis, 1993; Condé et al., 1994）。これら，およびこれらを含む細胞も，おそらく局所的な前頭前野回路に固有な機能に必要なのだろう。

グルタミン酸とアスパラギン酸は大脳皮質（Kim et al., 1977; Fonnum et al., 1981; Westbrook and Jahr, 1989），特に前頭前皮質領域（Peinado et al., 1984; Sanz et al., 1993）に高密度に存在することがわかってきた興奮性の神経伝達物質である。共に，ラットの内側前頭前皮質においてストレスで上昇することがわかってきた（Moghaddam, 1993）。ともに皮質線条体と皮質視床の軸索（Bromberg et al., 1981），特に前頭前野を起始とするもの（Fonnum et al., 1981）で報告されている。どちらも視床前頭前野結合を仲介しているようには見えない（Peinado et al., 1983）。背内側核から皮質に至る連絡のために存在する神経伝達物質は未だ不明である。

近年，特別な種類のグルタミン酸受容体で，特に海馬と大脳皮質で普遍的に存在するNMDA（N-methyl-D-asparate）が，学習と記憶（Fuster, 1995 総説参照）において果たしていると推定される役割のためにかなりの注目を集めてきた。未だ十分理解はされていないものの，そのメカニズムによって，NMDAは連合的シナプス結合を促通し，その結果として記憶ネットワークの形成に関与することが想定されている。この働きを持つがゆえに，NMDAは前頭葉皮

質における運動記憶の図式を表す神経ネットワークを作り上げる補助をしている可能性がある。

ニューロペプチド

　神経細胞およびその線維において，ペプチド化学構造を有する多くの物質が神経伝達物質として働いていることが想定されてきた。哺乳類の神経系で最もよく知られ，これまで同定されているペプチドは，ソマトスタチン，サブスタンスP，コレシストキニン（CCK），ニューロペプチドY，血管作動性腸管ペプチド（VIP）である。

　ニューロペプチドの生理学的作用についてはまだよくわかっていない。いくつかの点で，それらは従来の神経伝達物質と同様に働く。神経終末における放出はCa^{2+}依存性で，近接神経細胞での発火様式の変化を誘発することができる。しかしながら，これらの変化は比較的遅く，形態的に不連続でよく同定できるシナプスを通して引き起こされることはめったにない。これら，そして他の理由から，ニューロペプチドはホルモン様の物質として，その作用は神経伝達物質としてよりはむしろ神経調整物質としてみなされてきた。ある種のペプチドが，ある種の細胞，特に非錐体皮質神経細胞に，GABAやAChといったまぎれもない伝達物質と同時に存在することが観察されており，これらの概念を強く裏付ける（Hendry et al., 1984a; Jones and Hendry, 1986）。この種の観察から，ペプチドがこれらの細胞の中で伝達物質の産生もしくは放出を調節している可能性があるという考えが導き出される。このほかにも，ペプチドは栄養因子としての機能を果たすことも推測されてきた。

　以上述べてきた五つの神経ペプチドは，ラットとサルの大脳皮質で見出されてきた（Emson and Lindvall, 1979; Jones and Hendry, 1986）。ソマトスタチン，サブスタンスPそしてCCKは新皮質の線維，細胞両方において観察されてきた（Hendry et al., 1984b; Bouras et al., 1986）。三つすべてが前頭前皮質において特に豊富であるようである（Emson, 1978; Hayashi and Oshima, 1986; Lewis et al., 1986b; Oeth and Lewis, 1990, 1998; Lund and Lewis, 1993; Conde et al., 1994）。

化学的発達と退縮

モノアミン系とその代謝の個体発生については，議論の的となってきた。三つのモノアミン系（NE, DA, 5-HT）が機能的に独立していることは，一部ラットの発達研究結果から明らかになった（Coyle and Axelrod, 1972; Kellogg and Wennerstrom, 1974; Tassin et al., 1975; Bourgoin et al., 1977）。続いて，アカゲザルの神経化学的研究により，新皮質におけるモノアミンの発達のタイムテーブルと，領域分布について重要な新知見が得られた（Brown and Goldman, 1977; Goldman-Rakic and Brown, 1982）（図3.6）。これらの知見から得られる結論は次のように要約することができるだろう。(a) 生下時，霊長類の皮質では，成体の皮質と同様の基本的モノアミン分布パターンをすでに示している。すなわち，NEとDAは前頭皮質で高く，後頭皮質で低いパターンをとり，5-HTはその逆である。(b) 出生から3歳まではNE濃度は体性感覚皮質で高いという特徴を含め，全ての領域で成体のレベルに向け累進的に増加する。(c) DAは一般的に5ヵ月までに成体のレベルに達する。(d) 前頭前野では，DAは出生時すでに成体のレベルにあり，幼児期に一過性に低下し，2から3歳になるまで成体のレベルには回復しない。(e) 5-HTは一般に他のアミンよりも成熟が早いが，前頭前皮質ではDAに平行する。

続く研究で，知られているほとんどすべての皮質神経伝達物質と受容体は，モノアミンに限らず出生時すでに皮質内に存在し，その後たいていは同調して発達することが示された。これは前頭前皮質でも同様である（Johnston et al., 1985; Van Eden et al., 1987; Lidow and Rakic, 1992; Schwartz and Meinecke, 1992）。霊長類では，伝達物質と受容体はシナプス形成と同期しており（第2章），出生後一旦ピークに達し，その後成体のレベルまで徐々に低下する傾向がある。出生後初期には皮質の細胞の正常な発達のため，DAの十分な供給が不可欠のようだ。出生後のVTAの破壊によりDAの欠乏を来したラットの前頭前皮質では第V層の錐体細胞の基底樹状突起の長さが著明に減少する（Kalsbeek et al., 1989）。

正常老化の過程では，大脳皮質ではある種の化学物質の代謝と濃度が徐々に変化していく。このような変化は，おそらく前の章でふれたような年齢依存性

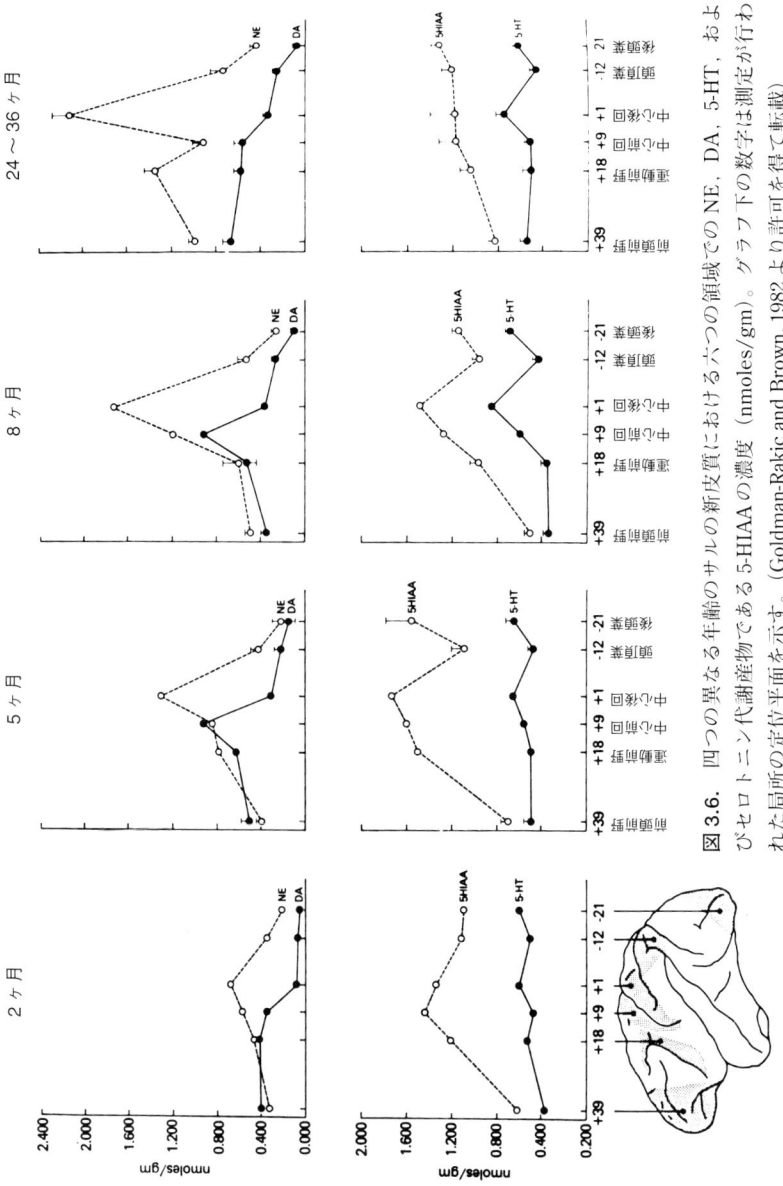

図 3.6. 四つの異なる年齢のサルの新皮質における六つの領域での NE, DA, 5-HT, および 5-HIAA の濃度（nmoles/gm）。グラフ下の数字は測定が行われた局所の定位平面を示す。(Goldman-Rakic and Brown, 1982 より許可を得て転載)

の形態変化と，年齢により多かれ少なかれ普通は起きてくるような微妙な認知機能の障害にも関係しているのだろう。しかしながら，これらの因果関係は明らかでなく，現在のところ，われわれにできるのは，特に前頭前皮質で生じやすいこれらの神経化学的変化を数え上げ，生じうる機能の意義について指摘することしかない。

すべての新皮質領域は加齢に伴って代謝活性が低下する傾向がある。ヒトの脳のブドウ糖代謝研究 (Kuhl et al., 1982; Smith, 1984) によると，この低下は前頭領域で最大である。皮質の代謝が低下する背景にある理由は明らかでない。加齢により生じ，前頭皮質で特に顕著な皮質の血流低下に関連があると思われる。事実，局所脳血流の研究では，年齢依存性に皮質血流が低下し，前頭皮質で目立つことが示されている (Gustafson et al., 1978; Shaw et al., 1984) (図3.7)。しかしながら，血管障害や，その危険因子がないよう注意深く抽出した健常老人では，若年者に匹敵する前頭部の代謝 (Duara et al., 1984) や血流 (Mamo et al., 1983) を示すことが報告されている。

皮質代謝の低下は，齧歯類 (Finch, 1978)，サル (Goldman-Rakic and Brown, 1981) やヒト (Carlson, 1981) の正常老化で示されている神経伝達物質，特にカテコラミンの存在と有効性の全般的減少に関連している。サルでは老化により皮質連合野のカテコラミンの含有量は全般的に低下する。前頭前皮質では50％以上のDAが失われる。加齢に伴う皮質カテコラミンの減少は，一部はカテコラミン系の皮質下機構，つまり脳幹の核や神経伝達物質を皮質へ供給する細胞の老化によると思われる。いずれにしても，加齢と共に起こってくる皮質カテコラミンの減少は同時に起こってくる認知機能低下の基盤にあるようである。ノルアドレナリン受容体に対してNE作動薬として作用するクロニジンの投与で前頭前皮質やその神経化学的背景の老化の結果として起こる行動―遅延反応―障害を回復させることができるという証拠 (Arnsten and Goldman-Rakic, 1985) により支持される。

以上に示したように（アセチルコリン以下），加齢に伴う皮質神経伝達物質の減少が高齢者に見られる認知機能障害のうち少なくともいくつかの基礎となるという推論は，アルツハイマー病患者の所見からも支持される。この疾患を特徴付ける重篤な認知症はしばしば神経伝達物質の皮質，および皮質下の供給

解析領域

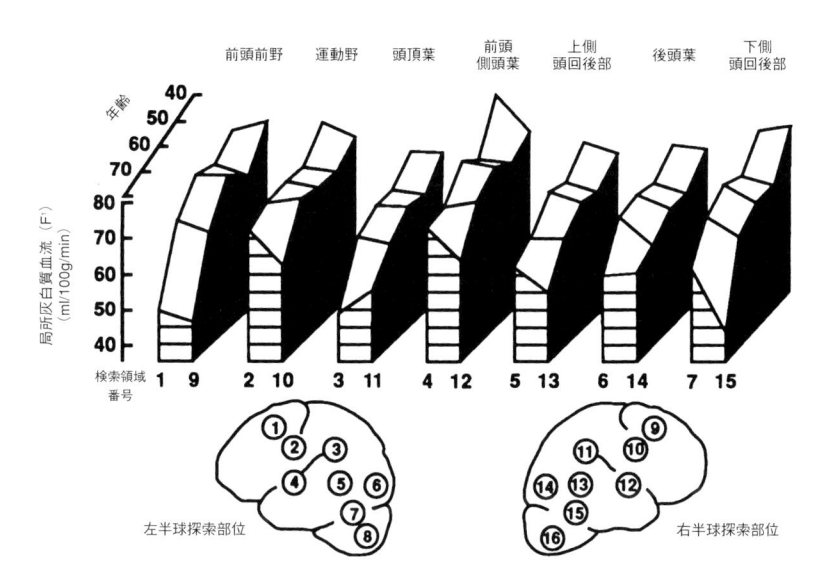

図 3.7. 40歳から80歳までの年齢の異なる130名の健常被験者の脳血流を図示した。年齢に関連した低下が前頭前皮質では相対的に早く進行していることに注意。
(Shaw et al., 1984 から許可を得て一部改変)

源での重度の障害と共に見られる（Mann and Yates, 1986 総説参照）。これらの変化は特に前頭および側頭葉の連合皮質とそこへの神経伝達物質を供給している皮質下核で目立つ（Adolfsson et al., 1979; Winblad et al., 1982）。要約すると，アルツハイマー病では，認知機能障害と脳の正常老化で特徴的な皮質機能を支持する神経伝達物質の減少が，強調されかつ促進されている。結論として，認知機能障害と神経化学的障害は病的老化と同様，正常老化でも原因として関係しているということは間違いないようだ。ここでわれわれにとっては，前頭前皮質は特に神経化学的障害を受けやすいということと，認知機能障害は前頭前皮質障害の影響を色濃く反映しているということが特に興味を引く。

まとめ

　前頭前皮質は種々の神経伝達物質を他の新皮質と共有している。脳幹に起源を持つ3種のモノアミン系が視床を介する上向線維路により前頭前皮質に分布している（青斑皮質系ノルアドレナリン（NE）系，腹側被蓋からのドーパミン（DA）系，縫線核からのセロトニン（5-HT）系）。NE系が新皮質にびまん性に分布している（体性感覚皮質で最大）のに対し，5-HT系は感覚領域に多く分布（特に視覚系）し，皮質DA系は前頭前皮質に明らかに優勢な分布を示す。DA分布の終末は皮質深層（第V，Ⅵ層）に主に集中している。

　皮質ドーパミン系神経終末が主に前頭葉領域に分布している（中心前運動皮質に最大）ため，DAは運動機能に関連する皮質において重要な役割を果たしていると考えられている。前頭前皮質に比較的多くDAの集積がみられ，このことは組織だった運動行動に役立つ，より高次の認知，統合機能にDAが関与していることを示唆している。ラットにおいては，前頭前皮質のDA系は情動と報酬シグナルの処理にも関連しているように思われる。前頭前皮質を含む中枢DA機構は，統合失調症に何らかの形で関連していると考えられている。特定のDA受容体（D2）の過剰や過活動が統合失調症の患者の大脳皮質において実証されてきている。

　セロトニンは前頭前皮質においては相対的に最も少ないカテコラミンである。しかしながら前頭前野のセロトニン系ではストレスや統合失調症との関連が見出されてきている。

　前脳基底部に起源をもつコリン（ACh）系は前頭前皮質を含む皮質にびまん性に分布しており，とくに第Ⅲ層，Ⅵ層に目立っている。この系やこの系の前頭前皮質での構成要素の機能不全の存在が，ある種の認知症，例えばアルツハイマー型認知症において強く疑われている。

　GABA（γ-アミノ酪酸），グルタミン酸，アスパラギン酸は神経伝達に関与していると考えられている3種類のアミノ酸であり，この3種類は前頭前皮質にかなりの量が存在していることが確認されている。GABAは抑制性の伝達物質で，皮質内で産生され（非錐体細胞で），局所的な神経伝達を媒介している。残る二つのアミノ酸は局所的，遠隔的に作用し興奮性の効果を及ぼすと推測さ

れており，前頭前野線条体，前頭前野視床系軸索に発見されてきている。ある種のグルタミン酸受容体，NMDAは前頭前皮質に豊富にみとめられ，運動記憶の形成に関連していると考えられている。

　ある種のニューロペプチドもまた前頭前皮質において発見されており，これらは神経調整物質，もしくは神経伝達物質放出を調節するものとして考えられている。前頭前野領域におけるニューロペプチドのなかではソマトスタチン，サブスタンスP，CCK（コレシストキニン）などがもっとも豊富なようである。そのいくつかは錐体細胞以外の細胞でGABAやAChと共に存在している。抑制性のカルシウム結合蛋白もまた前頭前皮質に豊富に認められており，これは局所の神経回路の機構が適切に働くのに重要であると考えられている。

　前頭前皮質における神経伝達物質の機構は生後ごく初期に発達する。ラットやサルにおいてはこの機構は出生時すでに存在し，明らかに必要な機能を有している。前頭前皮質のモノアミン（NE, DA, 5-HT）は幼年期から青年期にかけて，シナプス形成に平行して成人のレベルまで発達する。

　加齢とともに前頭前皮質の基礎代謝活動は他の部位と同様に徐々に低下してくる。そのような減少は，おそらくは皮質循環の減少の結果として起こってくるのであろう。年齢に応じた皮質神経伝達物質の減少もまた，ヒトおよび他の種において観察されている。カテコラミンやコリン系の減少は，加齢の結果としても，また最も重篤なものとしては初老期や老年期の認知症にも特徴的な認知機能障害にかなりの程度関与しているものと思われる。

第4章
動物神経心理学

　動物の前頭前皮質の機能に関する研究は，この部位の実験的な破壊が動物の行動にどのような効果を及ぼすかを観察する方法に大きく依存している。ある行動にはある機能が不可欠であると仮定し，動物にその行動ができなくなるような前頭前皮質の損傷を作ることができれば，前頭前皮質，あるいはその一部はその特定の機能にとって重要であるということが推論できる。また，他のいかなる破壊でも同様の障害を起こすことができなければこの推論はより確実なものになるだろう。この伝統的な方法は確かに前頭前皮質の研究において決定的な役割を果たしてきた。しかし，いつも明らかにされているわけではないが研究者によって用いる方法論が異なるため，この分野の多くの文献を評価することは非常に困難になっている。さらに，初期の研究で問題となった感染性合併症や，尾状核のような前頭前皮質に隣接する構造に対する意図しない障害など，他の多くの評価できない要素が，結果の解釈をあいまいにする。

　いずれにせよ，前頭前皮質を取り除かれた脳を機能的には単純に「前頭前皮質を持たない脳」として評価することは出来ない。破壊術は形態学的な変化をもたらすし（例えば他の構造の二次的な変性など），処置後の有機体の行動を単に巧妙な「引き算」の結果として解釈するのを困難にする機能面での再適応をも生じさせるからである。それだけでなく，破壊術は最終的な解析においても，どのような機能がどこにあるかについて答えることは出来ても，いかなる機能であろうとそれがどのように機能しているかについて語ることは出来ないのである。言いかえれば，破壊術はわれわれに前頭前皮質の比較的静的な像を与えてくれるのであり，神経生理学やニューロイメージングがその像をより動

的に，より機能メカニズムの観点からも有意義にしてくれるのである。とはいえ，その結果の解釈を妨害するあらゆる困難にもかかわらず，破壊術は今なお神経心理学において最も重要なツールである。もし破壊術がなければ，前頭前皮質が行動に果たす役割についてはおそらく今でもほとんど何も分からなかっただろう。

　この章では動物の行動に対する前頭前皮質破壊の効果について概説する。まず，破壊術の結果について扱い，次に単なる破壊術よりも方法論的に確実に有利な可逆的破壊術についてふれる。そして動物の行動に関する前頭前皮質機能の発達と退縮についての考察でこの章を閉じる。またさらに，第5章で神経生理学的な問題について扱った後に，第6章においてヒトの神経心理学を扱う。このように次第にわれわれの心理学的問題の認識を深めて行こうと思う。

破壊術

　前頭葉破壊の行動への影響についての一番古い記述は単なる行動観察に基づくところが大きく，前頭葉の優位性についての先入観と擬人的な解釈により，不備な点が多くなっている。しかしながら，それら初期の記載のうち，いくつかの考察を否定するのは無謀である。前頭葉破壊後の動物の行動観察によって，Hitzig（1874）は前頭前皮質は抽象的な思考の基盤であるとの結論に達している。Ferrier（1886）は，注意が前頭前皮質の第一の機能であるとした。彼は前頭前皮質の特定の部位の破壊と電気刺激の，眼球運動への影響について観察する事によりこう推察した。Bianchi（1895, 1922）は前頭葉破壊の影響を複数の種の動物において初めて系統立てて研究した人物の一人である。彼によれば，前頭前皮質は知覚の連合と統合の主要な中心部である。一方，Bechterew（1911）やPavlov（1949）は，前頭前皮質を目的志向性の動作や行動の統合に重要なものであるとした。現在立証されている事柄を考慮すると，前頭前皮質は示唆された機能すべてに，他のどの皮質領域よりも深く関わっているようではあるが，それらのどの機能も前頭前皮質に中心があるわけではないようである。従って，それらの古い概念はすべて時代遅れであるといってよい。それら概念はおおまかで，方法論的にも限界があるので，それらに対して反論したり

実証したりすることは意味がない。だからといってそれらの発見的価値や，潜在的な正当性を否定するものではない。

　Shepherd I. Franz（1902, 1907）は構成的行動観察技法を使って前頭葉破壊の影響を実験した初めての人物である。彼はイヌ，ネコ，サルにおいて，前頭前皮質の広範な障害が，獲得された行動習慣の遂行や Thorndike's puzzle-boxes のような特定の課題遂行に障害をひきおこす事を観察した。彼はまた，時間経過と適切な再訓練によって，障害された行動の遂行は徐々に術前レベルまで回復する事を記した。Franzの発表後，1930年代にJacobsen（1935, 1936）が遅延反応に前頭前野破壊が有害な影響を与える事を発見し発表するまで，前頭葉破壊に関する論文の発表には比較的間があった。その後，多くの研究者がこの分野に入り，研究には確固たる流れができた。つぎの節では最も重要で本質的な発表を概説する。その主題についての歴史的に正しい評価と，広範な文献についてよりよく知るには，その主題に大きく貢献した二つの国際シンポジウム（Warren and Akert, 1964; Konorsky et al., 1972）の既刊の議事録を参照することが望ましい。

感覚弁別に対する影響

　一般に「前頭葉動物」と呼ばれている前頭前皮質を広範に破壊された動物は，破壊前に学習した特定の感覚刺激に対する運動反応を遂行するのにほとんど障害を示さない。前頭葉動物は，複雑な刺激の組み合わせに対してさえも，特にそれがよく習熟したものであれば，正しく反応することができる。前頭葉動物は，明確で曖昧さのない手がかりを知覚することに基礎を置くような学習によって新たな習慣付けを学ぶことさえ可能である。しかしながら，さまざまな刺激に対して個々に正しく反応するといった弁別課題を学んだり，再遂行する際には多少の困難を示すかもしれない。例えば，二つの物品，あるいは二つの視覚的刺激が反復して現れたり，同時に提示されてそのうち一つを選択すれば報酬が与えられるといった課題の場合，通常誤りが少なくてすむ。前頭葉動物はこのような弁別課題を学習しそれを記憶することが可能である。しかし特に刺激が複雑な場合に顕著であるが，正常の動物に比べて通常学習の速度は遅い（Jacobsen, 1935, 1936; Harlow and Dagnon, 1943; Harlow and Settlage, 1948;

Pribram et al., 1952; Warren and Harlow, 1952a,b; Riopelle and Churukian, 1958)。

二つの弁別刺激が (English and English, 1958), それが視覚的刺激にせよ他の様態知覚であるにせよ, 同時にではなく時間を置いて別々に, すなわち継時弁別的に提示される場合には, 課題を新規に学習する場合であっても, あるいは破壊を受ける前に学習済みであってそれを保持する場合であっても, 前頭葉動物はかなりの困難さを示すものである (Kalischer, 1911; Allen, 1940; Ettlinger and Wegener, 1958; Weiskrantz and Mishkin, 1958; Rosvold and Mishkin, 1961; Bättig et al., 1962; Brutowski, 1964; Wegener and Stamm, 1966; Iversen, 1967; Oscar-Berman, 1978)。この困難さは, 刺激のうちのひとつに対して一定の反応が要求され, 他の刺激に対しては絶対に反応を示さぬよう要求される場合, すなわち go/no-go 課題の場合にもっとも顕著となる。前頭葉動物はそのような状況に置かれると, 反応してはならない刺激に反応したり, 刺激提示の合間に反応してしまったりといった指示違反を起こし続ける傾向を顕著に示し, そのさまはあたかも時宜を逸した行動を制止することができないかのように見える。

前頭葉動物は, 前述した弁別課題の刺激にもあるいは関連のない刺激にも, それらが新しい刺激であるときは特に過度に反応する傾向を示す。動物は通常新奇な刺激に注意を引かれやすくまた反応しやすい (French and Harlow, 1955; Brush et al., 1961; Pribram, 1961; Butter, 1964; Konorski and Lawicka, 1964; Mishkin, 1964; Weiskrantz and Mingay, 1967; Hannon and Kamback, 1972)。この新奇なものへの過剰反応性は, しかしながら, すでに反応が完成された課題の構成要素である古くて慣れ親しんだ刺激にはよく反応するといった強固な保守的反応性と奇妙な共存関係を示しているのである。事実, 継時弁別でなく同時弁別の場合には容易になしうるのであるが, 弁別習慣をいったん形成すると, この習慣に動物は強固に固執する。その強固さは弁別の逆転を命ずるのが困難なほど強固なものである。逆転弁別とは, 言い換えればこれまでは正しくなかったものを選択させ, 以前には正しかったものを無視させるということである。逆転弁別がしにくくなるというのは前頭葉障害の特徴である (Harlow and Dagnon, 1943; Settlage et al., 1948; Gross, 1963a; Teitelbaum, 1964; Warren et al.,

1969b, 1972; Trechler, 1973; Irle and Markowitsch, 1984）。習慣が形成されてからの時間が長ければ長いほど，また弁別刺激が慣れ親しんだものであればあるほど，前頭葉動物が逆転学習で示す困難さはそれだけ大きくなる。

　逆転弁別の困難は，二つの刺激の弁別に限らず，テスト状況での二つの異なる位置の選択，すなわち場所の逆転にも当てはまる。前頭葉動物はもうひとつの位置が報酬を得られる場所になってからも長い間，それまでエサの置いてあった位置にアプローチしつづける。このような動物は失敗から教訓を得てゲームの規則の変化に合わせるということができないようである（Settlage et al., 1948; Warren et al., 1962, 1969b, 1972; Mishkin, 1964; Warren, 1964)。

　程度の差はあれ，特に継時弁別や逆転を要するようなある形の弁別行動を学習，保持することの障害はすべての種の前頭葉動物に共通のようである。もうひとつの一般的な見解は，破壊をこうむった動物は術後の障害にかかわらず，時間とともにまた再試行を繰り返すとともに成績が明らかに改善傾向を示し，場合によっては完全に回復しうるということである（Harlow and Dagnon, 1943; Warren and Harlow, 1952a,b; Warren, 1964; Warren et al., 1972; Treichler, 1973)。

　動物の種類によっては，特にアカゲザルでは選択的な破壊術を用いて感覚弁別に関与する前頭前皮質の領域を分離するための努力がなされてきた。結果的には，主溝の下部の皮質—いわゆる下部凸面—もしくは眼窩部皮質に破壊部位が限局しているサルでは視覚（Iversen and Mishkin, 1970; Passingham, 1972a; Stamm, 1973），聴覚（Lawicka et al., 1975），触覚（Semmes et al., 1969; Passingham and Ettlinger, 1972），嗅覚（Tanabe et al., 1975a），の弁別課題においてよく知られた障害を起こしやすいことがわかっている。しかしながら，それぞれの感覚様態に特異的な局在性を示す証拠は，この狭い領域の中においても，あるいは前頭前皮質全体においても少ない。むしろ，弁別障害の局在性の基礎を成している決定的な要素は超感覚様態的で，用いられる課題の形式に関係しているようである。競合する傾向を抑えることが最も要求される課題，例えば継時弁別や go/no-go，逆転弁別などは一般的に背外側面の損傷よりも眼窩部や下部凸面の損傷で最も成績が低下する（Rosvold and Mishkin, 1961; Mishkin, 1964; Iversen and Mishkin, 1970; Passingham, 1972b; Passingham and

Ettlinger, 1972; Deuel and Mishkin, 1977)。弁別刺激の物理的性質と、その報酬との関連を操作することで、Diasら（1996）は、干渉制御を司る領域の解離を示した。下凸面を損傷したサルは、注意制御の障害を示し、一方、眼窩部損傷では、反応傾向を抑えることができない。

イヌでは、ある傾向を抑制する必要のある弁別課題は、内側前頭前皮質損傷により特に障害される（Brutkowski and Dabrowska, 1963; Stepien et al., 1963; Brutkowski, 1964, 1965; Dabrowska, 1971, 1972）。齧歯類では、sulcal皮質の損傷で生じる（Eichenbaum et al., 1983）。これら明らかに様々な種で相同な領域、すなわち、サルにおける眼窩部、食肉目における内側部、齧歯類におけるsulcal皮質といった前頭前皮質領域の損傷は、脱抑制と結果としての反応制御の欠如を招くようであり、それにより刺激の適切な行動弁別が妨げられる。

注意と運動性に対する影響

前述した反応制御の喪失はおそらく、前頭前野破壊術のもうひとつの影響として最もよくみられる運動過多の基盤をなしている。それは、目的のない移所運動（locomotion）として一次的に現れる症状であるが、実際にはあらゆる筋肉系において発現しうる。過活動性はまず前頭葉を破壊されたサルで発見され、いくつかの初期の研究において報告されている（Jacobsen, 1931; Richter and Hines, 1938; Kennard et al., 1941; Mettler, 1944; Issac and Devito, 1958; French, 1959a; Miller and Orbach, 1972）。しかしながら、この現象はリスザルでは観察されてこなかった（Miles and Blomquist, 1960; Miles, 1964）。食肉目に関しては、相反する報告があり、一定の見解はない。前頭葉障害による過活動性はいくつかの研究で報告されており（Kalischer, 1911; Langworthy and Richiter, 1939; Smith, 1942; Konorski, 1957; Villablanca et al., 1976b）、また、そうでないとする研究もある（Brutkowski et al., 1956; Lawicka and Konorski, 1961; Warren et al., 1962, 1972; Warren, 1964）。前頭葉破壊術直後において、一過性の低活動性がときに観察され、これに続いて過活動性へと転ずることもそうでないこともあり得る（Kennard et al., 1941; Wade, 1952; Brutkowski, 1965; Butter et al., 1970）。

サルでは外側前頭前野病変によりしばしば過活動性を来すが（Gross, 1963c;

Gross and Weiskrantz, 1964)。この現象は眼窩部損傷において，より一貫して観察され，このことは，たとえ，それ自体で過活動性を来しうる尾状核頭部への損傷を免れていたとしても見られる（Richter and Hines, 1938; Mettler and Mettler, 1942; Ruch and Shenkin, 1943; Davis, 1958; Villablanca et al., 1976a）。

8野に局限した病変は，独特の眼球運動の障害をもたらす。片側性損傷は患側への眼球と頭部の偏位，同方向への強制回転，そして対側視野の刺激の無視を起こすことが知られてきた（Kennard and Ectors, 1938; Kennard, 1939; Welch and Stuteville, 1958; Latto and Cowel, 1971a,b; Schiller et al., 1980; Crowne et al., 1981; Deuel and Collins, 1984）。ある研究（Watson et al., 1978）はこの無視が，刺激に対する定位反応の意図に関する構成要素の障害によることを示唆した。サルでは，8野が両側性に障害された後，あらゆる眼球運動が減少することが観察されてきた（Kennard and Ectors, 1938; Latto and Cowey, 1971b）。両側性損傷では視覚探索課題の遂行もまた障害される（Latto, 1978a,b; Collin and Cowey, 1980; Collin et al., 1982; Lynch, 1987）。同様にネコでは，両側性の前頭眼野損傷により，条件付けられた視覚的予備能力における障害を引き起こすことが観察されている（Schlag-Rey and Lindsley, 1970）。これらすべての知見は，電気生理学的研究（第5章）同様，視覚性注意の運動成分において8野が重要な役割を担っていることを強く支持している。

数多くの研究により，前頭前野損傷を有する動物でみられる運動性の亢進が自発的なものではなく，環境の事象によって決定されることが示されている。前頭葉が障害されたサルの異常行動は，彼らを暗所に置くか，あるいは他の方法で外的刺激への暴露を減少させることによって，抑制されるかもしれない（Kennard et al., 1941; Mettler, 1944; Isaac and DeVito, 1958; Orbach and Fischer, 1959; Gross, 1963c）。逆に感覚刺激の増加は，刺激の強さや多様性に比例して過活動性を促進させることが指摘されてきた（Mettler, 1944; French and Harlow, 1955; Isaac and DeVito, 1958; Gross, 1963c）。これらの理由により，多くの研究者は，前頭葉動物にみられる過活動性を，外的刺激に対する過剰反応性という，基盤に存在する傾向の現れであると説明してきた。言い換えるならば，その過活動性は二次的なものであり，反応過剰性にすぎないと思われる。注意にまつわる問題にこの推察が関連していることは明らかで，特に他のデー

タからそういえる。眼窩部損傷による影響の一つに転導性（distractibility）の亢進，すなわち，遂行中の行動に無関係な，あるいはその文脈からはずれた刺激に対する過剰な反応性がある（Kluver, 1933; Konorski and Lawicka, 1964; Grueninger and Pribram, 1969）。特に障害されやすいのは，刺激の動機的価値に対する注意である（Dias et al., 1996）。刺激に富み，変化しやすい環境において，転導性がどのように運動性の亢進をきたすか，そしてこの転導性の亢進がどのように環境の影響の多様性や頻度と相関するかを観察することは容易である。

このように，前頭葉において特に腹側や眼窩側を破壊された動物では，制止の際の行動反応抑制という基本的な能力の欠如が観察される。この障害は，条件付けされた感覚刺激や弁別刺激に対し反応を抑制することが求められる構造化された実験状況において良く観察され定量化される。眼窩野を破壊されたサルでそうであり（Brutkowski et al., 1963; Mishikin, 1964; Butter, 1969; McEnaney and Butter, 1969; Iversen and Mishikin, 1970, 1973; Passingham and Ettlinger, 1972; Oscar-Berman, 1975），イヌにおいてもサルの眼窩皮質に相当する中前頭皮質の破壊において同様の障害が生じる（Brutkowski, 1964; Dabrowska, 1971）。行動上の脱抑制についての兆候やその関連する他の脱抑制についてさらに短く概説してみよう。

眼窩野を破壊された動物は定位反応を押さえることが困難となる。実際そのような動物の注意は刺激の価値や関連性に関係なく，どのような刺激に対してもひきつけられ，頻回にまた急速に転導する。この障害はサルにおいて側頭葉破壊のような他の手術の後でも観察される（Kluver and Bucy, 1939）。それはヒトの皮質症候群として前頭葉に限らずしばしば観察される動作過多現象（hypermetaphosis）を強く思い起こさせる（Wernicke, 1906）。前頭葉動物において，定位運動反応を馴化することは難しいが，定位反応の自律神経的要素は逆説的に低下している（Grueninger et al., 1965; Kimble et al., 1965; Zernicki, 1972）。条件付けされた弁別運動反応を消去することもまた困難である（Butter, 1969; Warren et al., 1969b）。報酬を得るためにかつて効果的であった反応はそれらが無用のものとなったずっと後まで長時間に渡って執拗に繰り返される。

前頭葉動物の行動面の脱抑制は条件付けられた抑制を含む課題（例えばgo/no-go課題）の実行において最も顕著である。ある刺激が一つの反応を要求し，もう一方が要求しないとき前頭葉動物は両方の刺激に反応するといった脱抑制を示す（Allen, 1940, 1943; Konorski, 1961b; Rosvold and Mishkin, 1961; Brutkowski, 1964; Mishkin, 1964; Gerbner and Pasztor, 1965; Eichenbaum et al., 1983; Sakurai and Sugimoto, 1985）。前章で指摘したことであるが，反応制御におけるこの障害は連続弁別課題においてほとんどの誤反応の原因となっている。

　抑制の欠如は非適応的である。なぜなら，一つには無目的もしくは非生産的な行動を許すことになるばかりか，それら行動のうちいくつかは空間的もしくは時間的に隔たった環境を構成する要素を統合することによる目標の達成を妨害することになるかもしれないからである。分かりやすい例は前頭前皮質に損傷を持つサルやイヌ，ネコに見られるいわゆる磁性反応である。刺激と報酬の間に空間的な解離がある場合，すなわち二つの空間的に離れた刺激に対して交差して反応する必要がある場合（例えば刺激Aに対して刺激Bの位置において反応することを求める，またはその逆）に認められる。そのような状況において前頭葉動物は刺激の位置に「磁性的」に近づこうとする。つまり方向付ける衝動に打ち勝つことが出来ず，空間的に直接的な反応を，間接的でより遠くのより状況にあった反応に置きかえることが出来ない（Stepien and Stepien, 1965; Stepien and Stamm, 1970a; Stepien, 1972）。分かりやすく言えば，前頭葉動物は刺激に束縛されてしまうといえる（stimulus-bound）（Konorski and Lawicka, 1964）。結果的に，報酬を用いた条件付け課題を遂行中，無関係な刺激に対する反応が干渉し適切な反応に先行してしまう。空間的関係の変更は特に破壊的である（Pribram, 1969; Anderson et al., 1976; Brody et al., 1977）。前頭葉動物に空間的解離を負荷することで生じる障害は，他の手法によっても示されてきている（McClearn and Harlow, 1954; French, 1962）。

　弁別課題や遅延課題（次節）における誤反応は，外界からの刺激に由来するものだけではなく，有機体内界からの刺激や，前頭葉動物で顕著に現れる前述の保続傾向（Settlage et al., 1948, 1956; Myer, 1972）によっても生じる可能性がある。この保続傾向については，先行する活動からの干渉（proactive interference),すなわち,各試行に対して前のいくつかの試行や前の体験の痕跡が競合することで生じるある種の妨害効果として定義されてきた。この観点に従えば,誤反応が続いていても,保続的な干渉により動物の反応には優性にかつ誤った方向のバイアスがかかってしまう。先行する反応が優位となり,いわば,それぞれの試行で要求される特定の反応を消去してしまうのである。Mishkin (1964) はこういった有機体内界からの干渉を "perseveration of central set" として記述し,その抑制に腹側前頭前皮質が大きな働きをなすことを観察した。しかしながら,他の研究者は彼とは異なり,保続を優勢な傾向の結果としてではなく,前頭前野破壊動物が課題遂行の困難さの結果,採らざるを得ない退行的なストラテジーであるとみている (Konorski and Lawicka, 1964)。

要約すれば,眼窩面前頭葉を破壊すると動物はいろいろな状況で脱抑制的となる。この際の脱抑制は,多くの刺激や,恐らくは内的衝動や傾向がいともたやすく不適切な反応を引き起こしうることとして現れている。そのような行動上の脱抑制の決定因子が何であっても,それは明白で広く知られており,それゆえさまざまな抑制の概念に基づいて前頭前野機能の論理的構成をなしてきた。Stanley と Jaynes (1949) は,前頭前皮質に関する総説の中で,行動の抑制は前頭前皮質の一つの根本的な機能であると述べている。この考えを支持する根拠として彼らは前頭抑制野の神経細胞配置 (neuronographic) を用いているが,これらの皮質野のほとんどは厳密には前頭前皮質に分布するものではない。Brutkowski (1965) はもう一つの総説の中で,前頭前皮質の持つ二つの形の抑制機能,すなわち衝動の抑制 (drive inhibition) と反応の抑制 (response inhibition) について示している。彼は,前頭前野動物が食欲刺激と回避刺激の両者において抑制の困難を示したことからこの結論に至った。Mishkin (1964) も central set inhibition の概念を提案している。

先に強調したように,サルにおいては脱抑制の徴候は前頭前皮質の腹側皮質を破壊した際にもっとも一貫して認められる。これについてはヒトにおける眼窩面皮質障害のところでもう一度取り上げる(第6章)。また,このことは霊長類の眼窩面前頭前皮質が,あるいは他の食肉目のそれに相当する部分が,行動の抑制性の制御に特に重要であるということを示唆している。第2章でとりあげた,この部位が視床正中部,視床下部,辺縁系,基底核—Resvold (1972)

が眼窩系と呼んだ系―と強い結合を持つということが思い出される。第5章において扱われるように，生理学的な証拠により，眼窩面内側皮質とその関連領域がさまざまな抑制過程に関与していることが強く示唆される。Brutkowski (1965) によれば，衝動性については視床下部や扁桃核を介して眼窩面皮質が抑制しているが，運動の抑制については外側前頭前野が尾状核を介してある程度関与していると仮定できる。また，いくつかの生理学的所見 (Skinner and Lindsey, 1973) から示唆されるように，眼窩面皮質が知覚系に抑制性の影響を与えていると考えると，さらにこのスキーマは拡大できるかもしれない。

このように，動物の合目的的行動は前頭前皮質に由来する三つの形の抑制によって保たれているのである。すなわち，運動効果器メカニズムを制御することによってタイミングのずれた，あるいは不適切な運動を抑制すること，そのような行動を発現する傾向にある欲動 (drives) や内的衝動の抑制，そして注意をそらすような無関係な知覚刺激の抑制である。抑制性の制御機能全般は主に内側眼窩面前頭前皮質に基盤を持つといえるだろう。

記憶と時間構成への影響

前頭前皮質の破壊は記憶機能の二つの基本的な局面，すなわち行動の手順の学習（動作記憶あるいは手続き記憶）と，ある動作に向けての知覚情報の短期保持（活動記憶あるいは作働記憶）に対して影響を与えうる。この二つの記憶への影響は前頭葉動物が遅延課題の学習や実行に障害を来すことに典型的に現れている。さらにこのことによって，行動の時間的構成―これには記憶機能が必須であるが―に対して前頭前皮質が果たす役割が注目される。

遅延課題

Jacobsen (1935, 1936) が初めて記載して以来，前頭葉破壊により引き起こされる遅延反応の障害は前頭前野機能に関する認知的見地からの行動研究の支柱となってきており，アカゲザルは標準的な実験動物となった。遅延反応の障害はまちがいなく生理学的心理学の中で最も明確でよく確立された現象である。しかしながら，この障害は複雑である。なぜなら課題が複雑だからである。この障害から前頭前皮質の単一の機能を想定することはできない。それにもか

かわらず，これから見ていくようにこの障害は，前2節で説明した抑制性制御機能を含むいくつかの異なる前頭前野機能の障害をおそらく反映している。それらの機能のうちどれが障害されるかは前頭前皮質の損傷部位にある程度依存しているだろう。

典型的な遅延反応課題では，Hunter（1913）が考案しJacobsenが霊長類の実験に採用したように，実験動物は感覚刺激を短期間保持することが必ず要求される課題を遂行しなければならない（図4.1A）。それぞれの試行は継時的ないくつかの事象から構成される。(1) 選択する対象を個別に表示する，すなわち見た目が同じ対象物が二つまたはそれ以上あるうちの一つの下にエサを置く。(2) 数秒か数分の強制的な遅延，この間対象物に触れられないようにし実験によっては見えないようにする。(3) 選択対象を同時に呈示する。(4) 動物による選択。もしエサ入りの対象物を選んだ場合はそれを報酬として手に入れることができる。エサの位置は試行ごとにランダムに変更する。ここまでは古典的，いわゆる直接法遅延反応試験であり，通常はWisconsin General Test Apparatus（Harlow, 1949）やその変法を用いて行われている。この試験のいくつかのバージョンは自動化された装置を用いて行われている。そこでは正しい反応位置は試行の始めに視覚または聴覚刺激により呈示されている（間接法，図4.1B）。

すこし異なる試験が遅延変換である。これにはいくつかの試行が時間的に互いに組み合わされる（図4.1B参照）。動物は反応の位置を変えることが要求される。普通は右と左の間で変更し，反応間には強制的に遅延を設ける。正しい反応の位置はこのように前の反応から予測される。課題は基本的には交互に位置を変える。

両側前頭前皮質に障害を持った実験動物はこれらの課題の学習と実行が強く障害される。すなわち，彼らは正常動物よりも学習に長い時間を要し，学習してからでさえも正常動物に比べると手がかり刺激と反応の間の遅延を短時間にしないとうまく実行できない。この障害はいくつかの種類の霊長類（Jacobsen and Nissen, 1937; Crawford et al., 1948; Lashley, 1948; Pribram et al., 1952; Miles and Blomquist, 1960; Rosvold and Szwarcbart, 1964; Divac & Warren, 1971; Skeen and Materson, 1976），ネコ（Lawicka and Konorski, 1961; Warren et al.,

第 4 章 動物神経心理学

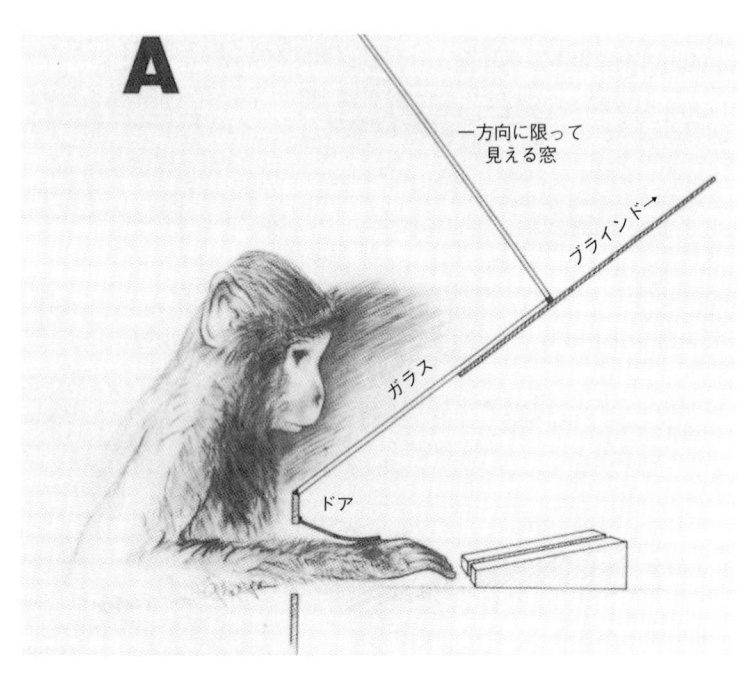

図 4.1. A) サルが遅延反応課題（直接法）をしているところ。試行は不透明な覆い（ブラインド）が上がった状態で実験動物に見えるようにガラスの向こうの二つの同じ箱のうちのひとつに食べ物を置くことから始まる。それから覆いが下がり数秒か数分対象物の視野がさえぎられる。遅延の後で再び覆いは上がりサルは二つの落とし戸のひとつから手を伸ばすことで箱のひとつを選ぶ。もし正しい箱（エサのある）を選んだならその下にある食物を手に入れることができる。そうでなければその試行は報酬なしに終了する。試行ごとにランダムにエサの位置は変えられる。(B) 遅延課題実行のための刺激反応ボタンを前にしたサル。下に示しているのは3通りの課題における事象の時間的順序。間接法遅延反応（Delayed response: DR），遅延変換（Delayed alteration: DA），遅延標本照合（Delayed matching to sample: DMS）。DR試行はまず始めに短時間，ボタン（右か左かランダムに変更しながら）を白色に点灯する。遅延の後二つのボタンが同時に点灯する。そして実験動物は初めに点灯したボタンを押さなければならない。DAでは実験動物は遅延の後で同時に点灯したボタンのうち先に点灯したボタンと逆のボタンを右か左か交互に押さなければならない。DMSでは上部のボタンで標本刺激として短時間赤か緑かを呈示する。遅延の後両方の色のボタンが下部に点灯する。実験動物は標本の色と同じボタンを押さなければならない。色や下部のボタンでの色の位置は試行間でランダムに変更する。三つの経過図で黒い三角印は正しい反応の位置であり，報酬としてサルの口の中に自動的にジュースが与えられる。(C) Bonin and Bailey (1947) によるサルの前頭葉の細胞構築図。FD領域の障害はこの図で示したすべての課題を障害しうる（本文参照）。

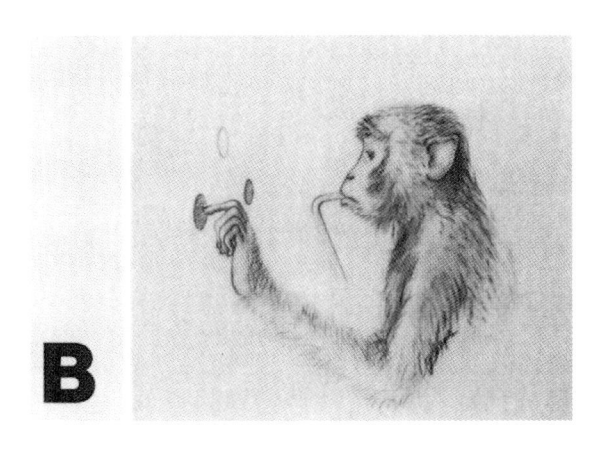

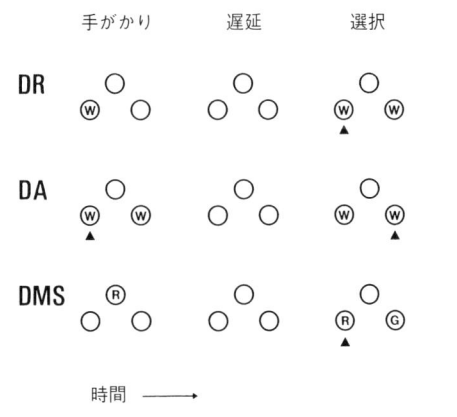

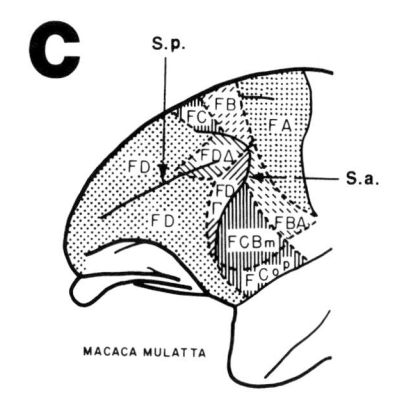

	手がかり	遅延	選択
DR	○ ⓦ ○	○ ○ ○	○ ⓦ ⓦ ▲
DA	○ ⓦ ⓦ ▲	○ ○ ○	○ ⓦ ⓦ 　　▲
DMS	ⓡ ○ ○	○ ○ ○	○ ⓡ ⓖ ▲

時間 ⟶

MACACA MULATTA

1962; Warren, 1964; Divac, 1968,1972a; Markowitsch and Pritzel, 1976），イヌ（Lawicka and Konorski, 1959; Konorski, 1961a; Konorski and Lawicka, 1964; Lawicka et al., 1966; Lawicka, 1972），齧歯類（Wikmark et al., 1973; Johnston et al., 1974; Kolb et al., 1974; Larsen and Divac, 1978; Markowitsch and Riess, 1981; Sakurai and Sugimoto, 1985），食虫類（Passingham, 1978; Skeen and Masterton, 1982）で示されている。障害の程度はかなり異なり，動物種や実験手法と皮質損傷部位に関連した多くの要因に依存する。

重要な要因のひとつに試行間の遅延の長さがある（Meyer et al., 1951; Meyer and Harlow, 1952; Gross, 1963b; Treichler et al., 1971; Miller and Orbach, 1972）。訓練された前頭葉動物は遅延が短ければ（例えば1秒）正常動物と比べて間違いが多くはないかもしれないが，遅延が長くなると（5秒以上）かなり間違いが増えてくる。したがって，発表されたいくつかの研究のように遅延時間を短時間に固定していると障害が明らかにならないことがある。さらに，成績と遅延間隔の関係は種によってかなり異なる（Hunter, 1913; Harlow et al., 1932; Maslow and Harlow, 1932; Fletcher, 1965）。以上の，また他の理由によりすでに発表されている報告から遅延課題の実行についての前頭前皮質の重要性の種による差異を明らかにすることは困難である（Markowitsch and Pritzel, 1977）。それにもかかわらず，このような差異は一般的にはうまくコントロールされた実験によって推論することができる。すなわち，例えば遅延反応障害はサルよりネコで小さい，またニホンザルよりチンパンジーで小さい（Rosvold et al., 1961; Warren et al., 1962, 1972; Warren, 1964）。

前頭葉を破壊したサルは第3の遅延試験，遅延標本照合（Spaet and Harlow, 1943; Glick et al., 1969）にも失敗する。この課題では（図4.1B参照）実験動物はそれぞれの試行の始めに（標本）刺激を呈示される。その後強制的な遅延があり，同じ刺激が他の刺激と一緒に呈示される。標本刺激と同じ刺激を選ぶと実験動物は報酬を得る。標本刺激は試行間でランダムに変更し，またその位置も同様である。

運動記憶

前頭葉動物は，遅延課題を開始するにあたり，遅延の時間的長さに関係なく，

その学習に混乱をきたす。最終的には動物は課題を学習するものの，正常な動物よりも相当の時間がかかることになる。この事実だけからみると，前頭皮質は課題の基本的なスキーマを理解し，手順すなわち運動記憶を獲得することに不可欠のものであると思われる。ある種の弁別課題を学習するに際しては（前記参照），動物は遅延課題の本質的なものを学習することに障害を示すのである。遅延課題においてのみ課題のスキーマすなわち運動のゲシュタルトはより複雑となり，時間的非連続性を含むからであろう。動物が遅れながらも課題を学習するということは，脳の他の構造部（他の皮質部位？運動前野？）が運動記憶の代理を果たすことができることを意味している。

ここで，前頭前皮質を前頭葉全体の部分的要素として見ることは有用なことと思われる。というのも運動前野も運動野も，たとえ単純で時間的には短いものとはいえ，運動記憶を貯蔵するからである。運動記憶の種類に関しては，前頭葉の各部位が貯蔵する運動記憶の種類のちがいは質的なものであって量的なものではないのである。事実，運動前野に障害をもった動物もまた，単純な課題あるいは遅延課題を時間だけ短縮した課題であっても学習や運動手順の遂行が困難になるのである（Wiesendager, 1981; Halsband and Passingham, 1985; Petride, 1986; Chen et al., 1955）。いうまでもなく，一次運動野が貯蔵する運動記憶は最も単純な種類のものであって筆者が phyletic motor memory（系統発生的運動記憶）とかつて呼んだことのある基本的な骨格運動の構成を再現するものである。筆者がこのように呼んだ理由はそれが進化論的記憶，すなわち種の記憶だからである（Fuster, 1955）。ここで早めに，動物神経心理学という観点から，前頭葉における運動記憶の階層的組織の概念を紹介することは有益なことであろう。すなわち前頭前皮質の背外側部は最高位であって，ここには最も複雑で時間的にも長期にわたる行動の記憶痕跡が集積されているのである。このような考え方が神経心理学とニューロイメージングによって余すところなく支持されるのを以下の章で見ていきたい。

解剖学的要因

多くの人が，課題遂行という特別の観点から，この機能に特異的に関わる前頭前皮質の領域を特定しようとしてきた。この目的のために，基本的遅延課題

のかたちを変えた課題が，ある時は単独で，ときには弁別課題と組み合わせて用いられてきた。また，さまざまな型の前頭前野の選択的破壊術がおこなわれた（図4.2）。この研究のほとんどはアカゲザルを用いて行われた（Rosenklide, 1979）。その研究を要約してここに述べる。

初期の報告（Jacobsen et al., 1935; Jacobsen, 1936; Finan, 1939; Meyer et al., 1951）とは対照的に前頭前皮質の半側破壊でも両側破壊に比べれば，程度は軽いにせよ，遅延反応障害を十分にひきおこすことができることが示された。半球優位性と学習障害の程度との相関がないことも実証された（Warren and Nonneman, 1976）。半側破壊と両側破壊との量的な差は"principle of mass action"（Lashley, 1948, 1950）に一致する。この原理に従えば障害の重さは破壊される部位とも関係するが，それと同等ないしそれ以上に破壊される組織の量と相関する。この考えは他の実験結果とも一致している。例えば，前頭前野

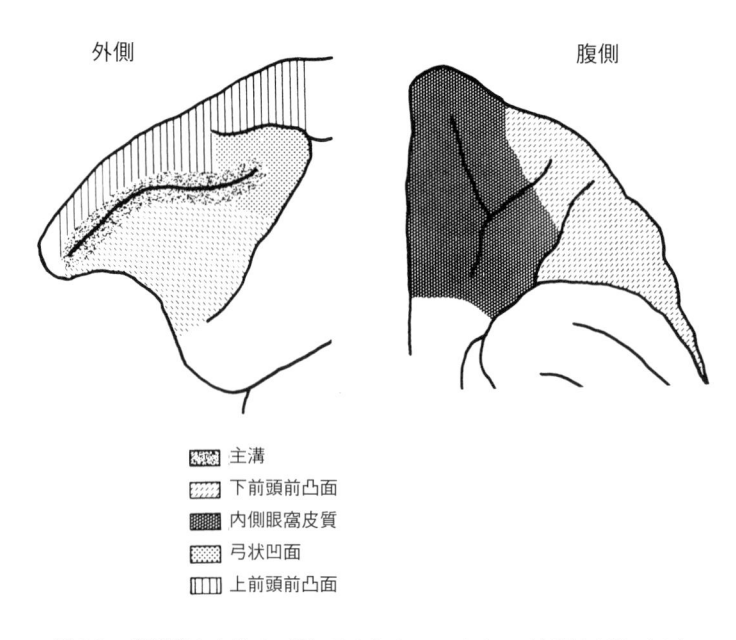

外側　　　　　　　　　腹側

▨ 主溝
▨ 下前頭前凸面
■ 内側眼窩皮質
▨ 弓状凹面
▨ 上前頭前凸面

図4.2. 破壊術の文献で一般に示されるアカゲザルの前頭前皮質の領域
（Rosenkilde, 1979 より許可を得て転載）

外側部を完全に除去したときの行動障害は他のどの部位を破壊した障害よりも重篤であるとする研究がいくつかみられる（Gross, 1963a; Stepien and Stamm, 1970a,b; Stamm and Weber-Levine, 1971; Gentile and Stamm, 1972）。

　選択的破壊を用いた機能局在研究には困難がつきものであるが，この本で概観した研究からはっきりとした図式を読み取ることができる。行動に対して広く定義された二つの脳領域の関与は，少なくとも量的に異なることが示されている。サルでは少なくとも主溝を含む背外側皮質と眼窩皮質を含む腹側部で機能的に解離が認められる（Brutkowski et al., 1963; Mishkin, 1964; Butter, 1969; Mishkin et al., 1969; Passingham and Ettlinger, 1972; Lawicka et al., 1975）。背外側皮質は主に空間的時間的に不連続な認知的要素を統合する必要がある課題に関係する。腹側皮質は一方，反応コントロールのある側面，特に妨害傾向を抑制することにもっとも関与するようだ。これは反復課題でも遅延変換課題でもその中に反復の要素を含む課題であればどれでも当てはまる。

　同様の二分法はイヌの前頭前皮質でも報告されている。イヌでは，サルにおける背外側と腹側皮質と機能的に同等なのはそれぞれ背外側（proreal）と内側皮質である（Brutkowski, 1964, 1965; Dabrowska, 1971, 1972; Konorski, 1972, 1973）。これら二つの種の背外側皮質の相同性は，他の前頭前皮質の領域に比べてよく確立されている。イヌにおいて選択的なproreal領域の損傷ではサルにおける背外側領域の障害と同じタイプの空間的遅延課題の障害が生じる（Lawicka, 1972; Lawicka et al., 1975）。一方，少なくともイヌの内側前頭前皮質の一部，すなわち前膝状野は，サルの眼窩前頭前皮質と同様に不適切な行動反応を抑制するのに不可欠である（Brutkowski and Dabrowska, 1963; Brutkowski, 1964; Dabrowska, 1971, 1972）。霊長類とイヌでは共に，機能的二分法はおおむね2章で指摘したように視床の線維結合における二分法と対応する。

　ネコでは，この背側腹側の二分法はあまりはっきりしない。proreal領域の障害により基本的な遅延課題の障害が，たとえ体性感覚による手がかりを用いたものであっても引き起こされる（Glassman et al., 1981）。しかしながら，サルの腹側前頭前皮質との機能的相同性はネコにおいては明らかではない。齧歯類では，二つの前頭前皮質領域が解剖学的に比較的よく分離しているため，一方あるいは他方の損傷による結果から見ると，腹側背側の二分法が保たれてい

るようである。すなわち，背内側領域はサルの背外側領域と相同であるが，空間的時間的不連続をつなぎ合わせることを可能にしており（Kesner, 1990, 1993），sulcal 領域はサルの腹側皮質と相同であるが，行動抑制に関与している（Markowitsch and Riess, 1981; De Bruin et al., 1983; Sakurai and Sugimoto, 1985）。

　サルの背側前頭前皮質の後部境界領域，すなわち弓状皮質（8野），の損傷では，基本的には遅延反応の障害を来さないが（Pribram, 1955; Goldman ad Rosvold, 1970; Goldman et al., 1971），条件付け位置反応課題の著明な障害を来す結果となる（Goldman and Rosvold, 1970; Stamm, 1973; Milner et al., 1978）。これらの課題では，実験動物は異なる視覚，聴覚刺激に対して，それぞれ異なる位置的反応を行うことを要求される。弓状皮質の損傷では，触覚と視覚（Petrides and Iversen, 1976）あるいは聴覚と視覚（Petrides and Iversen, 1978）のマッチングだけでなく，条件付け go/no-go 課題の障害もまた報告されている（Petrides, 1986）。これら様態間結合の障害の基盤ははっきりしていない。また，これまでに議論してきた認知課題のどれにおいても内側前頭前皮質の役割ははっきりしない。サル（Pribram et al., 1962）やネコ（Koridze and Oniani, 1972），ラット（Aggleton et al., 1995; Harrison and Mair, 1996）の帯状回や内側前頭前皮質の損傷でいくつかの遅延課題遂行における障害が報告されてはいる。

　選択的前頭葉破壊が認知課題に及ぼす影響に関するより詳しい説明は下記に特定の問題に関連して述べた（霊長類に関するより詳しい説明については Petrides, 1994 を参照）。多くの発表がある破壊脳の研究結果に関する最終的解釈はさらなる実験的事実を待つ必要がある。ともかく，これらの研究に関しては異なる課題を実験動物に与えて行動的要素を分離することの困難さなど，方法論的問題を考慮することが必要である。課題は予測された要素だけでなく結果の解釈を複雑にする予測不可能な要素によっても大きく異なる。このように複雑な要因が絡み合うため，いわゆる二重解離（皮質領野と課題における解離）が機能局在を調べる上で明らかに重要となる（Teuber, 1955, 1966; Gross and Weiskrantz, 1964）。残念ながら，この解離はまれであり，前頭葉においてはっきりと生じることはない。しかしながらしばしば行動障害の程度の違いが前頭前皮質領域間の機能の質的差異を示唆する所見として用いられる。

遅延課題の障害は視床背内側核（Schulman, 1964; Isseroff et al., 1982），視床下核（Adey et al., 1962），海馬（Mishkin and Pribram, 1954; Orbach et al., 1960; Karmos and Grastyan, 1962; Pribram et al., 1962），帯状回（Pribram et al., 1962; Koridze and Oniani, 1972），尾状核（Rosvold and Delgado, 1956; Battig et al., 1960; Divac, 1972b）といった前頭前皮質に結合するいくつかの脳領域の損傷でも生じる。サルでは尾状核頭の選択的損傷によりその中でも障害される機能に解離を見る（Deviac et al., 1967）。背外側領域と結合している前背側領域の損傷では遅延変換課題に著明な障害を生じ，対照の逆転課題では生じない。一方，眼窩皮質と結合している腹背側領域の損傷では逆の効果を認める。これらの知見や他の行動学的，解剖学的知見に基づき Rosvold は相互結合を持つ二つの機能システムを提唱した。すなわち，背外側皮質と関連したシステムと眼窩皮質に関連したシステムである（Rosvold and Szwarcbart, 1964; Rosvold, 1968, 1972）。

　いくつかの破壊実験から遅延課題に関与する神経回路に関する洞察が得られる。分離脳の手法を用いて，Glickstein（1963）と共同研究者は少なくとも動物が遅延課題を遂行するのに用いるいくつかの感覚刺激は大脳半球後部領域から皮質間連絡を通して前頭前皮質に到達することを示した。Yamaguchi と Myers（1973）は交連切断術を施された動物はたとえ弁別課題ではそのような移行を行うことができない場合であっても，遅延反応課題と変換課題の学習を一方の半球から他の半球へ移行させることができることを示した。遅延課題においては，弁別課題が外的な手がかりを必要とするのに対して，体の位置や動きといった半球間の統合にかかわらず両半球から到達可能な自己の内的な手がかりを用いて課題を遂行することができるのではないかと彼らは推測している。行動学的方法，電気生理学的方法，そして破壊法を組み合わせることで，前頭前皮質が遅延課題の遂行に果たす不可欠な役割のメカニズムについてより直接的な知見を得ることができるだろう。

時間的要因

　遅延課題の本質は，時間を超えた随伴性（cross-temporal contingency）を媒介することである。それは近時的過去に起こった事象に随伴する運動行為の遂

行である。課題におけるどの試行も，行動を時間的に構成する必要があり，すなわち事象・行為・その途中の遅延を含む時間的ゲシュタルトである。その上，事象も行為も，慣れ親しんだ反復的な選択肢のレパートリーの一部であるが，この場合，試行毎にその報酬への関連性が変化する。各々の正しい反応や選択は，特定の試行において特定の重要な事象を知覚し，思い出すことと，不適切な選択肢を排除することに依存している。前頭葉障害における時間的要因の重要性は，とりわけ障害が事象と行為間の遅延の存在に依存し，遅延時間が長くなるほど障害が増大するという事実に依拠している。これら時間の要因に関する研究と論争の起源は古い。なぜなら時間はJacobsenの研究を含む前頭葉障害のあらゆる記憶仮説にとって中心的課題であるからである。彼とその同僚 (Jacobsen, 1935; Jacobsen et al., 1935) が，行動の時間的組織化における前頭前皮質の広範な役割に関する概念を打ち出した最初の研究者であった。この概念に対する神経心理学的証拠は，前頭葉動物の遅延反応障害からだけでなく，もっと一般的には，すべての課題において事象間に時間的不連続性があると，前頭葉動物の課題遂行が極度に困難になる傾向があるという事実からも由来している (Mishkin and Weiskranz, 1958; French, 1964; Kolbetal., 1982)。前頭葉動物が一定の時系列で，あるいは個別に隔たった事象を時間的に組織化することにおいて，その行動を実行することが非常に困難であるということを示したPribramと共同研究者らの実験結果によって，更なる支持が得られた (Pinto-Hamuy and Linck, 1965; Pribram and Tubbs, 1967; Tubbs, 1969; Pribram et al., 1977)。これらの困難さは，時間的組織化を容易なものにするよう，課題（遅延変換）の事象を実験的に分節化することによってかなり軽減し得る (Pribram and Tubbs, 1967; Tubbs, 1969; Pribram et al., 1977)。時間的不連続性のない課題を続けて行うことは前頭葉動物にとってさほど問題ではない。

このように遅延課題の試行は，前頭葉動物が学習したり実行することが困難な，単に行動の時間的ゲシュタルトだけではない。背外側前頭前皮質が損傷されたサル (Brody and Pribram, 1978; Petrides, 1991, 1994, 1995) と，相同性がある内側皮質が損傷されたラット (Kesner, 1990, 1993; Chiba et al., 1994; Granon et al., 1994; Mogensen and Holm, 1994) は，時間的頻度，時系列，時間的連続性が必要な課題，言い換えれば認知あるいは行動のいずれの領域にお

いても時間的統合に基づく課題において,障害があることが示されてきた。

　前頭葉動物が時間的不連続性をつなぎ合わせるときと時間的に行動を組織化するときに体験するように見える問題からは,時間の見積もりに関連した課題遂行についても障害を伴っていると予想されるかもしれない。しかしながら,実験的に明らかとなった事実はこの予想とは一様には一致しない。いくつかの研究は,前頭葉動物がタイミングを要求する課題において障害があることを示してきた (Glickstein et al., 1964; Nonneman et al., 1974; Numan and Lubar, 1974; Rosenkilde and Divic, 1975, 1976; Rosenkilde and Lawicka, 1977)。しかし,他の研究は,この結果を示せずに終わっている (Stamm, 1963; Manning, 1973; Rosenkilde et al., 1981b)。恐らくこの結果の不一致を理解するための鍵になるのは,前頭葉皮質が時間的統合の要素が不可欠な「行動の時間的調節」(the timing of behavior) ほど,タイミング行動には必要でないということである。

　サルでは背外側前頭前皮質が遅延課題で必要となるような時間を超えた随伴性の媒介に最も重要と思われる。しかしながら,眼窩部と内側の皮質もまた時間的組織化のより広範な機能に重要であるかもしれない。なぜなら,この皮質は,干渉の抑制性制御(後述)すなわち,時間的ゲシュタルトの形成を妨害するかもしれない影響の抑制に必要だからである。

空間的要因

　主溝に沿った皮質の統合作用が遅延反応や遅延変換にとって重要なものであるということは,選択的破壊法の結果により十分に確立されている (Blum, 1952; Mishkin, 1957; Gross and Weiskrantz, 1962, 1964; Butters and Pandya, 1969; Goldman and Rosvold, 1970; Goldman et al., 1971)。主溝を含む外側皮質の損傷から引き起こされる遅延課題遂行の障害は,伝統的な遅延課題における刺激の空間的特性に関連したものかもしれないと考え,MishkinとPribramは空間的情報処理に同部位が関わっていると仮定した。彼らは外側病変を持った動物に空間課題を含むものとそうでないもののいくつかを施行した (Mishkin and Pribram, 1955, 1956; Pribram and Mishkin, 1956; Pribram, 1961)。結果は彼らの仮説に対してほんのわずかの支持を与えたのみであった。にもかかわらず,

引き続き研究が進められ，他のテストや破壊部位の場所を変えるなどの方法が採用され，サルが空間的情報を使用する必要がある課題においては背外側皮質が実際に重要であるという結論に至った（Mishkin, 1964; Mishkin et al., 1969; Goldman and Rosvold, 1970; Goldman et al., 1971; Pohl, 1973; Mishkin and Manning, 1978）。同じことはラットの内側前頭前皮質についてもいえることである（Kesner, 1989; Kesner et al., 1996）。

主溝周辺は空間課題の実行において，最も大切な場所として確立されているが，重要なのはこれら課題が遅延を含んでいるときだけ主溝の損傷により障害を受けるということである（Goldman and Rosvold, 1970; Goldman et al., 1971; Mishkin and Manning, 1978; Passingham, 1985a）。このことは，前頭前皮質のどの部位でも同じことであるが，時間的要素が空間的要素に優先することの明らかな証拠である。

さらに，たとえ空間的遅延課題に最も重要な皮質は主溝の小さな領域（中間部）であると，かなり正確に場所が特定されたとしても（Butters and Pandya, 1969; Butters et al., 1971, 1972a），その周囲の破壊もまた同じ課題の実行を障害するのである。これらの領域は実際，皮質の小さな領域が失われたときにその代わりをしたりその機能を補ったりしているのかもしれない。そしてこのことは，主溝を破壊された動物の課題成績が部分的に回復してくることを説明できるだろう。破壊が段階的に行われたとき，最も回復しやすい（Butters et al., 1971, 1974; Rosen et al., 1971, 1975; Treichler, 1975; Meyer et al., 1976）。しかしこれは眼窩野の破壊では起きないようである（Butters et al., 1973）。いずれにせよ，一つの機能には対応する重要な皮質領域があり，それに関連する周辺機能や潜在機能が周囲の領域に配置されているという考え（Chow and Hutt, 1953）を前頭前皮質に適用することが出来るようである。

感覚的要因

遅延反応の障害を，ある特定の様態の感覚作用の障害に帰する試みもなされてきた。課題の運動性，体性感覚性の条件を様々に変えることによって，背外側前頭前野損傷サルにおいては基本的に固有感覚性の手がかりを使うことが困難なために空間的な障害が生じるのではないかとする証拠が得られている

(Stamm, 1970; Gentile and Stamm, 1972; Manning, 1978)。この解釈は，Konorskiの「前頭前野は空間運動性の感覚情報の責任領域である」という考えに沿っている（Konorski, 1967)。しかしながら，後の研究では，この固有感覚性の要素はごく限られたもので，むしろ背外側前頭前皮質は自己中心的空間定位に関して様態を越えた役割を持つとされている（Pohl, 1973; Mishkin et al., 1977)。

前頭前皮質の下部凸面の破壊では視覚的な遅延照合課題において障害が生じることが示され（Passingham, 1975; Mishkin and Manning, 1978)，これらは非空間的視覚障害によって起こると解釈されてきた。この解釈は，この破壊領域が後頭（下側頭）視覚領域からの豊富な入力を持っていることを考えると，解剖学的には理にかなっている。下側頭—前頭連絡の離断は視運動性の障害をもたらし（Eacott and Gaffan, 1992)，さらに，冷却法による下側頭葉の可逆的な障害は視覚遅延課題の成績を低下させ（Fuster et al., 1981)，課題遂行中の前頭前野下部凸面の細胞発火にも影響する（Fuster et al., 1985)。

前頭前野眼窩面の破壊はラットの嗅覚遅延課題の成績を低下させ（Otto and Eichenbaum, 1992)，この章の後の節に示すように，サルの背外側前頭前皮質の冷却により聴覚（Sierra-Paredes and Fuster, 1993)，触覚（Shindy et al., 1994)遅延課題の成績に可逆的な障害が起こる。

しかしながら，空間的な要因に対するのと同じく感覚的な要因にも常に時間的な要因が優先している。手がかりの知覚的様態に関係なく，前頭前皮質の破壊によって生ずる障害には遅延課題の中でも遅延こそが最も重要なのである。

短期活動記憶 (Short-term Active Memory)

これまで述べたような研究から前頭前野機能の短期記憶という概念が導き出された。前頭葉サルにおける遅延課題の障害を初めて示したJacobsen（1935, 1936) は，少々ためらいつつも，障害されたのは短期記憶の一つであると結論付けている。その現象に誰もが興味を惹かれるのは自然な事である。その動物は，異常な数の間違いを犯し，各選択に先行する出来事を本当に思い出せないようである。表面上，その出来事の記憶は障害されている。しかしながら，その直感的な説明に疑問がおこるのも当然である。第一に，前頭葉動物は，新し

い課題や弁別の学習には障害がない。いくつかの種類の記憶が障害されるとすれば，それはわれわれが慣習的に長期保存への入り口であると考えていた近時もしくは短期記憶ではないようである。

そして，前頭葉動物は遅延課題の試行において関連する刺激を保持したり想起したりする能力を完全に失うのではないという証拠がある。ある特定の操作方法を使えば，その明白な記憶障害を克服することができる。遅延反応の障害は，刺激をもっと目立たせること，あるいはそれへの注意を何とかして喚起することで少なくとも一部は防ぐことができる（Finan, 1942; Meyer et al., 1951; Blake et al., 1966）。同様の結果が，遅延の間の注意が散漫になることを最小限に抑える事でも得られる（Malmo, 1942; Orbach and Fischer, 1959; Konorski and Lawicka, 1964; Bartus and Le Vere, 1977）。遅延の間の注意が散漫になると，さかのぼって刺激のみならず，いくつかの種の動物で遅延を乗り越えて記憶を助ける手がかりとして使用する姿勢の定位をも妨害する。たとえば，新世界ザルやイヌは，遅延の間刺激の方向に自分を位置付ける傾向がある（French, 1959b; Konorsky and Lawicka, 1964）。旧世界ザルはそのような手段には頼らないようである（Gleitman et al., 1963; Fletcher, 1965），もしかすると前頭前野障害の後ではそうなるかもしれないが（Kojima et al., 1982）。

他の研究では，われわれがしばしば前頭葉症候群の一部としてみた過活動性を薬物でコントロールすることで遅延課題によい影響があることが示されている（Wade, 1947; Pribram, 1950; Mishkin et al., 1953; Weiskrantz et al., 1965）。しかしながら，これらの研究のいくつかは前段落に挙げた研究のいくつかの様に，破壊を受けていない動物における行動あるいは薬物投与の影響についての対照基準を欠いている。そのような検討がないと，それらの投与が前頭葉破壊によって失われたと思われる能力をどのように効果的に修復したのかを決定するのは難しい。しかしながら，これらの研究をひとまとめにして言えることは，前頭前皮質はどのような形の記憶であれ貯蔵の場であるという概念に異議を唱えている事である。しかし破壊実験はいずれも前頭前皮質が暫定的あるいは一時的な記憶の処理に関連する役割を持つことに反証をあげるものではない。それゆえ，Jacobsenの記憶仮説に対してもっとも厳しく批判している者の一部を含む多くの破壊実験の専門家が，少なくとも前頭前皮質の一部についてはそ

れを信じざるをえないというのは驚く事ではない（Gross and Weiskrantz, 1964; Pribram et al., 1964; Konorsky, 1967; Goldman and Rosvold, 1970; Iversen, 1973; Mishkin and Manning, 1978; Rosenkilde 1983; Passingham, 1985a; Bachenvalier and Mishkin, 1986)。

　現在われわれは，多くの部分，他の方法論のおかげで，前頭葉動物に記憶障害がある事を知っている。上述された運動記憶障害に加えて，背外側前頭前皮質の損傷を持つ動物は記憶を活動状態（active state）に保持する能力に障害がある。サルやヒトの電気生理学やニューロイメージングは，それぞれ（第5，7章），活動記憶が皮質の広範な領域に広がり，常に背外側前頭前皮質を含む活動性の神経ネットワークであることを示してきた。実際，これから見るように，この皮質が運動活動に先だってそれらを活動状態に保っていると考える理由がある。

　このように，われわれが前頭前皮質に持っているものは一時的な記憶の痕跡ではなく，活動記憶（active memory）が要求する行動が達成されるまで他を活性化させ活動状態に保つべく用意されていて使用可能な記憶のネットワークなのである。そのような記憶の状態—種類というよりも—は前頭葉の専門家が以前条件付け記憶（operant memory），暫定的な記憶（provisional memory）（この本の前版で私が使った），単純に短期記憶，あるいは，もっと最近では「作働記憶」と呼ぶものである。背外側前頭葉動物はその状態の記憶を保持する能力の一部もしくは全部を失っている。

抑制性制御

　記憶のこのような状態は干渉や妨害に対して安定しているし，当然行動の一時的な構造も同様である。記憶や構造を干渉や妨害から守るために前頭前皮質は明らかにこれまでと異なる機能を有しており，これには前頭葉の腹側面が関与している。腹側前頭前皮質の障害が弁別課題や遅延課題に与える影響から，行動面の障害を説明する重要な要素は内的および外的干渉に対する抑制性制御の欠如であることが示唆される。

　前頭葉動物で明らかに重要な役割を持つ干渉のひとつの形は，特定の時点で，環境が要求する特定の反応と競合する行動の集合における先天的または後天的

な保続傾向である (Mishkin, 1964)。この種の干渉により前頭葉動物,特に障害が眼窩面や前部帯状前頭前野に及んでいる場合の弁別課題や逆転課題と同様に遅延課題での保続的誤りを説明することができる (Butter, 1969; McEnaney and Butter, 1969; Iversen and Mishkin, 1970, 1973; Jones and Mishkin, 1972; Passingham, 1972a,b; Oscar-berman, 1975; Kowalska et al., 1991; Otto and Eichenbaum, 1992; Seamans et al., 1995)。

　Mishkin ら (Mishkin, 1964; Mishkin et al., 1969) は眼窩面を損傷したサルは遅延変換課題や対象変換課題ができなくなり,その理由は弁別課題や逆転課題の障害を説明するのと同様逆転の要因であると結論づけた。それゆえ,遅延課題における腹側皮質の役割は弁別課題での役割と関連があるようにみえる。Nissenら (1936) が最初に提案したように,どの遅延課題も特殊な形の弁別課題と考えられるので,この二つはおそらく同一のことであろう。従って,様々な遅延課題の試行は基本的には一つ一つの弁別学習過程であり,ある弁別はその試行については唯一のものであり,また矛盾する内容を持つ前の試行による干渉に対して脆弱である。こうして腹側皮質に障害を持つ動物は基本的には学習過程において全般的な欠乏というハンデを負う。この欠乏は以前の経験,以前の学習,そして以前の試行のような前活動的 (proactive) であった干渉に対して抵抗できないこと,つまり環境の要求にしたがって構え (set) を自由に変えることができないこととして特徴づけられる。この考えは完全には妥当性を持たないが,腹側前頭前皮質はよく確立された,しかしその時は不適切な反応様式から行動を自由にするのに必要であるように見える。

本能的および情動的行動への影響

　前頭前皮質に持続的な損傷を持つ動物は気質や情動にある種の異常を示しやすい。David Ferrier は,1875 年に早くも,前頭葉を破壊されたサルが周囲の他のサル達や出来事に妙に無関心になることに言及している。Bianchi (1922) は前頭葉イヌやサルの,おどおどし,かつ引きこもりがちな様子について生き生きと表現している。前頭前野破壊が学習された行動に及ぼす影響を最初に明らかにしようとした研究の報告には,手術後実験動物が感情的傾向に変化を示したことが述べられている (Blum, 1948; Cawford et al., 1948; Evarts and

Nissen, 1953)。これらの観察はその後の，前頭前野損傷サルの社会的環境での情動的交流についての系統的な研究により補足されると共に拡張されてきた。それらの研究を以下に要約する。一連の研究により前頭前皮質は衝動の制御にある程度関連を持っていることが明らかにされた。初期の研究のいくつかでは前頭葉の大きな損傷により動物が異常な食欲亢進や攻撃性を示すことが報告されている（Fulton et al., 1932; Langworthy and Richter, 1939; Kennard, 1945）。より最近の研究では道具的条件反射技法を使って前頭前皮質と動機との関係を明らかにしようと試みられている。

　しかしながら，破壊という方法で前頭前皮質の機能の動機と情動という側面を探ろうという研究は，その初期の段階から，評価や実験で取り扱うことができるように動機や情動を定義することに苦労してきた。言葉を変えれば，この研究は，本能（飢え，恐怖，性など）を含むさまざまな動機の相互間のあるいは，動機によって生じたりあるいはそれと関連する情動とをどのようにして操作的に区分するかということに苦労してきた。これに関連する文献には事実について一定せず矛盾した多くの解釈が詰まっていて，展望的検討を行おうとすると，報告された損傷部位の記載が不正確なところがあったり，観察結果が動機の変容によっておきたとしたいのかあるいは動機を具現化することによるとしたいのかはっきりしなかったりするために，作業は複雑なものになる。

　しかし，扱われた主題は基本的な重要性を持つものである。生態学的な方法によって，従来の行動学的手法によって得られた少なくとも前頭葉機能と関連を持つ知見に新たな洞察がもたらされた（Warren, 1972）。さらに，ヒトと動物の前頭葉症候群の間で驚くべき類似性が見出されるのは感情の分野である。Jacobsenとその共同研究者達が，前頭前皮質の損傷により霊長類が静穏になるということに言及しているが（Fulton and Jacobsen, 1935; Jacobsen et al., 1935），このことよりEgas Moniz（1936）がある種の情動の疾患の治療法の一つとして前頭前野切除術（ロボトミー）を施行したが，彼が施行した手術の理論的根拠が疑わしいものであったということは，ただ過去の歴史的事実として以上の重大性をもっている。事実，理論的根拠の不確実性は他ならぬ手術を強要された当の動物によって暴露されたのであった。すなわち，何年か後にフォローアップするとこれらの霊長類は，当初前頭前野破壊によって明らかに取り

除かれた情動行動を一部とり始めたのである（Crawford et al., 1948）。

　前部前頭皮質の損傷によってネコ（Langworthy and richter, 1939; Soltysik and Jaworska, 1967）やイヌ（Shustin, 1959; Wolf-Jurewicz, 1982），サル（Fulton et al., 1932; Anand et al., 1958; Butter et al., 1970）の食欲が増進することが知られている。このような損傷は同時に，ネコ（Fulton and Ingraham, 1929; Kennard, 1945）やイヌ（Brutkowski et al., 1961; Soltysik and Jaworska, 1967）を非常に易怒的にする。公表された報告から判断すると，問題となっている損傷のいくつかは，前頭前野領域の後ろにある辺縁皮質を障害しているようである。いずれにしても，すべての損傷はかなりの程度まで，内側もしくは眼窩領域の前頭前皮質を含んでいるようであり，その皮質は解剖学的に辺縁系と関係がある（第2章）。それゆえ，これら研究の結果は，その皮質と，空腹や攻撃性の辺縁系メカニズムの制御とが関係していることを示している。そのような制御がどのような形で影響を受けているのかは明らかではないが，この領域に含まれる自律神経的表象と，さらに重要な，特定の自律神経機能に対する，これら領域からの抑制的な影響の証拠に留意しておくことは妥当なことであろう（次の章の，電気生理学的研究の議論を参照）。これは，Fulton（Fulton and Ingraham, 1929），Kennard（1945）とその他の研究者が提唱する，前頭皮質領域は，視床下部を通して，攻撃欲動の出力メカニズムを制御しているという証拠によるところが大きい。

　この視点は，ラットにおいて前頭前皮質，とりわけ眼窩皮質の損傷によって，攻撃性が増すという所見から支持されている（De Bruin et al., 1983; De Bruin, 1990）。同じ損傷は，視床下部の刺激によって引き起こされる情動反応の閾値，特に怒りの閾値を下げる（Sato, 1971; Sato et al., 1971）。逆に，前頭前皮質の刺激は攻撃行動を抑制し，視床下部の刺激によって引き起こされる攻撃行動の閾値を上げる（Siegel et al., 1974, 1977; Kruk et al., 1979）。

　特定の前頭前野損傷の結果として生じる，旺盛な食欲と攻撃性は，おそらく基本的欲動の解放現象として説明されるであろう。基本的な欲動とは本質的には，視床下部や他の辺縁構造によって司られる。このような現象の観察は，Brutkowski（1965）が，条件づけられた行動に及ぼす，内側および眼窩前頭前野損傷の影響を特徴付けるために提唱した，先に述べた，欲動の脱抑制の概念

と一致するものである。

　実質的に，過剰な摂食や制御を欠いた怒りに関するすべての報告は，おそらく肉食動物で前頭前皮質の範囲をこえて破壊した研究に由来するものである。ネコの前頭前野（proreal）皮質のより小さな損傷では空腹や攻撃性が増強されることはないようである。対照的に，そのような損傷を持つ動物は，手術の前に比べてより攻撃性が乏しく，他の動物に対してより従順で，明らかに正常な食欲を満たすのに必要な食べ物争いにも負けてしまいやすくなる（Warren, 1960, 1964; Warren et al., 1962, 1972; Nonneman and Kolb, 1974）。

　サルにおいては，前頭前皮質の全摘あるいは亜全摘により先に触れた proreal ネコの特徴をよりはっきりと示す。加えて，前頭前野サルはさまざまな程度の無気力，欲求不満耐性の増加，他者への無関心，およびひきこもりを呈する。これら損傷による影響は，先に構成的行動テストに触れた折にも観察されたことであるが（Jacobsen et al., 1935; Crawford et al., 1948），社会的グループ内での研究において最も生き生きと観察することができる（Deets et al., 1970; Myers, 1972; Franzen and Myers, 1973a; Myers et al., 1973; Peters and Ploog, 1976）。すべての感情が前頭前野サルにおいては鈍くなっているようである。Myersらは，前頭前野サルに特徴的な発声，表情，そして全般的にはすべての形式のコミュニケーションの消失について指摘している。ときには過活動，緘黙，無表情といったことから，機械仕掛けの様相を呈する。前頭前野サルは明らかに社会的障害を負っており，適切に他者と交流したり，グループの中で確固たる立場を得ることができない。毛繕いやその他すべての母性的行動を含む仲間作りのための行動が減損する。前頭葉の手術後，メスでは性的パートナーとしての能力が減じるし，悪い母親になる。メスもオスも，一般的に攻撃性が低下し，食物や棲みか，セックス，仲間作りのために競争する能力も関心も失ってしまうようである。その障害と正常なサルたちのそれに対する反応の結果として，前頭前野サルは群れを追われるか捨て去られ，結果として孤立する。その状態は野生の中で生きるのに不適合であり，孤独な死を迎えた劇的なケースが前頭前野サルの島のコロニーにおける研究で報告されている（Myers et al., 1973）。もちろん，実験室における守られた環境では前頭葉動物もこのような極端な状況に至ることはない。

情動と認知の二つの障害は互いにどの程度関係しているのであろうか。情動の障害は認知障害の結果として生じるのか，あるいは他の原因があるのであろうか。前頭葉切除動物における無気力と社会的無関心は，感覚刺激に対する注意撹乱と過活動にどのように関係しているのだろうか。これらの質問に対するはっきりとした答えはまだない。しかし，その答えが少なくとも一部は解剖学的背景にあることを示唆する事実がある。

　眼窩皮質の損傷は前頭前皮質の全切除にくらべて感情生活に対する影響は少ないようだ。しかし，眼窩皮質の損傷は社会適応において，外側皮質に限局した損傷よりも明らかに影響が大きい。眼窩皮質の損傷を持つサルはいくらかの情動表現と反応を示すことができるが，ひきこもり，無力となるようだ (Kling, 1976; Kling and Steklis, 1976; Peters and Ploog, 1976; Raleigh et al., 1979; Raleigh and Steklis, 1981)。おそらく，最もはっきりとした障害は攻撃性をうまく扱う能力の障害である。恐怖と逃走が前面に出て，結果としてその動物は共同体における立場を失う。Butterらは (Butter et al., 1970; Butter and Snyder, 1972) 眼窩損傷のアカゲザルは，ヒトや動物のような対象，そしてコロニーの他のサルに対する反応で確かめることができるが，損傷前にあった優勢な地位 (α-position) を失うような脅威を感じる状況で逃避行動が増し，攻撃性は減少する。さらに，その研究者たちは観察された情動的変化には基底皮質の比較的小さな領域，すなわち後内側眼窩皮質が重要な役割を果たしていることを証明している。

　眼窩部を損傷した動物では恐怖に基づく行動の中でも回避が明らかに増えることから，道具的ショック回避のような条件回避行動が同部の障害によって促進されると理論的には考えられる。しかし実際にはそうはならない (Butter and Snyder, 1972)。その理由として最も考えられるのは道具課題を恐怖の指標として用いることが不適切であるということだ (Brutokowski, 1965)。このことは損傷が能動的もしくは受動的回避に影響することを示したすべての研究に当てはまる。Tanaka (1973) は内側前頭前皮質を含む一段階の損傷では電気ショックの道具回避の障害が生じるが，逐次的損傷では生じないことを見出した (Tanaka, 1974)。しかしながらショックを回避する適切な運動反応ができないときでも，明らかな焦燥やその他の不安の徴候を伴っていた。道具反応と

表面に現れる情動行動の間に解離があることから，回避課題の成績を恐怖の指標として用いるのが不適切であることが示唆される。適切な回避行動を取れないことは，必ずしも恐怖が少ないことを示すわけではない。この点は前頭前皮質の損傷によって霊長類（Waterhouse, 1957; Tanaka, 1973, 1974），食肉目（Auleytner and Brutkowski, 1960; Warren, 1964; Warren et al., 1972; Zielinski, 1972, 1974; Zielinski and Czarkowska, 1973），齧歯類（Streb and Smith, 1955; Brennan and Wisniewski, 1982; Morgan et al., 1993）において回避課題の学習，記憶の保持，消去が障害されることと関連付けて考えるに値する。条件回避課題の結果は前頭前野損傷による異なるいくつかの影響に結びつけることができるだろう。それぞれに影響はおそらく異なる皮質部位の障害によってもたらされ，その影響のいくつかは明らかに回避課題の認知的側面に関係しており，恐怖の減弱とはあまり関係がない。

　サルでは上述の情動的眼窩部症候群と扁桃切除もしくは前頭葉切除によるもの（Kluver and Bucy, 1939）とに明らかな類似が見られ，攻撃性の減弱が両者の最も目立った共通点である。口唇傾向の増大，食行動の異常，注意散漫といった側頭葉症候群のその他の側面も，眼窩部損傷サルで認められている（Ursin et al., 1969; Butter and Snyder, 1972; Kling and Steklis, 1976）。二種類の切除の結果が非常に類似しているので，眼窩部皮質と側頭葉構造物，特に扁桃体との緊密な解剖学的関係に自然と考えが及ぶ。また側頭葉構造物は眼窩部皮質と共に対象の動機づけの側面からの重要度評価，感情表出，社会的なつながりに対して重要な神経複合体を形成していることが示唆される（Butter and Snyder, 1972; Kling and Steklis, 1976; Gaffin et al., 1993; Le Doux, 1993）。

　眼窩部損傷と異なって，背外側皮質の損傷や，後方眼窩領域を除く広範な脳切除術が行われた場合は，サルの攻撃性が高まる傾向がある（Brody and Rosvold, 1952; Kling and Mass, 1974; Miller, 1976b; Singh, 1976）。この効果は，通常なら攻撃に伴うようなコミュニケーションの表出の減少とともに起こってくる点で特殊である。脅かしや普通のサルが攻撃の前に示したり，優位性や階層内の位置を主張する際に用いる象徴的身振りや動作が減少している。背外側部損傷サルは，習慣的な合図のやり取りを欠く制御不能の敵意に駆り立てられているかのように，しばしば明らかな動機や警告もなしに他のサルに襲いかか

る。その結果，手術を受けた動物が群れに入ったり群れに戻されたりすると社会的秩序は通常破壊されてしまう。

広範な背外側損傷を持つサルの社会的行動の異常は，それまでに学習した回避パターンを使う能力が欠如した結果と考えられてきた（Brody and Rosvold, 1952）。同様の傾向として，Miller（1976b）は，そのような動物は感覚刺激を整理できず，逃げるという反応傾向を抑制できないのだろうと述べた。その結果混乱して攻撃に訴えることになるのかもしれない。これらの考え方はいずれも認知―知覚の障害が動物の異常行動の根底にあることを意味している。これに関連した記述で特に興味深いのは，背外側皮質はコミュニケーションの合図の統合や認識を助けているというもので（Myers, 1975），これは代わりに，ヒトでは背外側皮質の一部が言語における役割を担っているという事実と結び付けられる。しかしながらここで注意が必要である。というのも言語は単に動物のコミュニケーションの洗練されたものと仮定することはできないからである。また動物の発声とヒトの言語が相同な脳の構造物によって成立しているかどうかは明らかにされていない。このことは前頭前皮質のみならず他の構造物についても当てはまる。しかしながら，言語の統合や認識の基礎にある認知過程の一部はヒト以外の霊長類にも存在し，さらにそれらの過程は大部分が前頭前野背外側部の機能的統合に依存していると仮定できる。これらの仮定の妥当性は次の章でさらに明らかになるだろう。

可逆的損傷

皮質機能を一時的，可逆的に低下させたり，あるいは不活性化する手法は外科的破壊よりもはるかに優れている。行動学的研究のために可逆性があることは明らかに有利であり，なぜなら破壊後の行動で一般的に引き起こされやすい変化は，破壊された皮質の欠損によって直接起こるのではなく，破壊がもたらす脳内の他の部位の説明困難な変化に由来するからである。時間経過に伴い，機能的な再適合がおそらく行われており，破壊後の結果の説明を困難なものとしている。再適合のあらわれのひとつとして，前頭前野破壊後のいくつかの行動障害からの回復が動物でよく観察される。破壊された皮質がない状態におい

ては，皮質にせよ皮質下にせよ他の構造物が代償的役割を担っているように見える。可逆的な障害によりそのような混乱を招く要因が除去されるが，その理由として，一時的な機能停止ではこのような説明不可能な変化をもたらさないこと，そしてその方法を用いることで実験動物の反復使用が可能になり，その動物自身を対照として用いることができることがある。元来行動というのは変化しやすいものであるから，長期にわたる反復測定が必要となるある種の行動学的効果の研究において，このように動物を反復して使用できることは明らかに望ましいことである。電気刺激は，皮質機能の可逆的そして限局された障害を引き起こすひとつの方法である。十分な強さの電流—けいれんや運動反応を起こす閾値よりは弱いが—が前頭前皮質に加わった場合，機能的に破壊された徴候が遅延課題の遂行において観察される。Weiskrantzら（1962，1965）は，電極を埋め込んだサルを用いて，弓状領域近傍でなく主溝に両側の電気刺激を通すと著明な遅延変換の障害が起こることを見出した。その電気刺激は明らかな運動反応を引き起こすほど強くはなかった。片側性の刺激では有害な効果はさほどではなかった。片側の前頭前皮質を破壊された動物において，Stammは，けいれん閾値以下の刺激を破壊されていない側の半球の主溝皮質に加えると遅延変換の学習が低下するが，十分に訓練された動物ではその遂行は影響されないことを観察した。生理学的レベルに近い弱い感応電流は学習を軽度に促通する（Stamm，1964）。表面を陽極分極化しても同様の効果がある（Rosen and Stamm，1972）。破壊的な刺激の効果を可逆的なものにすることによって，Stammとその共同研究者らは，遅延課題遂行に必要な皮質の部位のみならず，前頭前皮質が完全に機能していることが最も重要となる時間を各試行中で特定することが可能となった（Stamm，1969; Stamm and Rosen，1969，1973; Coen，1972）。最初の数秒間の遅延の間，手がかり提示直後に主溝の真中3分の1の皮質に短い刺激が加われば遅延反応における障害が最大になることを彼らは見出した。いかなるタイミングでけいれん閾値以下の刺激を他の前頭前皮質の部位（例えば，弓状溝と主溝の前方3分の1）に加えても，課題遂行には何ら影響は及ぼさない。遅延初期に主溝中心部へ刺激を加えることの有害な効果から影響を受けた皮質で，そのとき起こる神経過程が，おそらくは手がかりの記憶痕跡をとどめることに必要なものであることが示唆された。刺激によるその他

の結果は破壊後の結果と一致しており，その効果は遅延反応の手がかりの空間的あるいは運動感覚的特性に関係していることを示している。例えば，主溝の刺激は遅延照合（非空間的記憶課題）の遂行を障害するかもしれないが，その効果は遅延反応における効果よりもはるかに弱くより一致しないものである（Kovner and Stamm, 1972）。また，刺激はサルの好んで使う手と対側の半球に加えられたときに最も効果的に遅延反応の障害を引き起こすようである（Stamm and Rosen, 1969, 1973）。

　前頭前皮質を一時的に不活性化する別の方法としては，局所的に冷却を行なうことがある。Trendelenburg（1911）が最初に皮質領域の可逆的損傷を引き起こすための方法として低温法を用いた。近年の研究では，皮質表層を通常以下に冷却することで，しかも，温度を0℃ないしはそれ以下に維持しなくとも，可逆的に細胞の電気活動を抑制することが可能であることが示されてきた。20℃から9℃の間で大部分の皮質の細胞は脱分極し，神経細胞の放電は，空間的構成や，発生する際のパターンや，活動電位の頻度において，通常と異なるようになる（Moseley et al., 1972; Adey, 1974; Reynolds et al., 1972; Brooks, 1983）。電位は広がり，低電位となり，まもなく一団となって，平均すると通常の温度の際より頻度が減少するようになる。細胞外記録では，頻度を落とし完全に静止する神経細胞も見られる。これらの変化はすべて完全に可逆的であり，皮質が通常の温度に戻されると細胞の活動は通常に戻る。

　ShackerとSchuckmanは，一方の前頭葉切除術が行なわれ，もう一方の外側前頭前皮質に冷却装置を埋め込まれたサルで，3℃から27℃の範囲で前頭前皮質を冷却した際，遅延反応課題の成績が低下するという結果を示した（1967）。それに引き続き，両側にペルティ冷却プローブを入れたサルを用いて，前頭前皮質を冷却することで，遅延課題の遂行に関連した行動が変化することへの影響についてわれわれは扱ってきた（1975, 1995 Fusterによる総説）。FusterとAlexanderは前頭前野凸面を冷却することで遅延反応に明らかな障害が生じ，前頭葉破壊研究と同様に，一側を冷却するより，両側を冷却した際に欠陥がより大きくなることを示した（1970）。冷却する側と，誤答出現側との関連が認められた，すなわち冷却した側と対側に手がかりがある場合，より多くの誤答が認められた。この関連は長い遅延時間を設けた試行でのみ明らかに

なり，単に感覚あるいは運動の障害によるものではなかった。頭頂葉を冷却した際には障害は生じなかった。破壊術によるのと異なり，前頭前皮質を冷却する効果は，全く可逆的で，何ヶ月にもわたって明らかな減弱なく再現されうる。前頭前皮質が可逆的，一時的に不活性化された際，大脳は代償的な機構を発展させないと考えられる。おそらく，代償となりうる構造は，そのための十分な機会を与えられないからであろう。

　Bauerとの共同研究で，われわれは，前頭前皮質を広く冷却したところ，遅延標本照合課題にて，遅延反応課題と同程度に成績が低下することを示した(Fuster and Bauer, 1974; Bauer and Fuster, 1976)。さらに，その結果は，遅延時間依存性で，試行間の遅延時間が短いと微小であるが，遅延時間の長さと相関して大きくなる（図4.3）。この遅延時間との関連は，破壊術より，可逆的な障害により示されるほうがより確かであるが，前頭前皮質の障害によって，記憶機能が障害され一時的な低下がおこるという見解によく一致する。しかし，その明らかな関連は，単独でその見解を決定的に証明する事とはならない。なぜなら，正答率に100％という上限があるために，もし上限がなければ冷却時と通常時のグラフが平行となる可能性がゆがめられている恐れがあるからである。この天井効果によって，完全に説明はされないにしても，統計的に示されうる冷却と遅延時間との相互関係が強調されているかもしれない。いずれにせよ，正答反応のデータは，その短期記憶仮説を証明するものではないが，仮説にまったく矛盾しないし，また，選択時の反応時間のデータも同様に矛盾せず，遅延時間に相関して，冷却の影響が大きくなる（反応時間が長くなる）のである。実際に，冷却下では選択の際の反応時間が，より長い遅延時間ではより延長することが予想されうる。というのは，より長い遅延時間があると，短期記憶に著しく負荷がかかるからである。

　空間的遅延反応と非空間的遅延照合課題における冷却効果が類似していることは，短期記憶における前頭前野凸面皮質の様態をこえた役割を示唆するものである (Bauer and Fuster, 1976)。しかしながら，比較的広範囲の前頭前皮質を冷却した場合には，機能的解離が生じうる。この解離はPassingham（1975）やMishkinとManning（1978）による選択的破壊研究において認められている。彼らは遅延照合が主に下部凸面の損傷によって障害されるのに対し，遅延

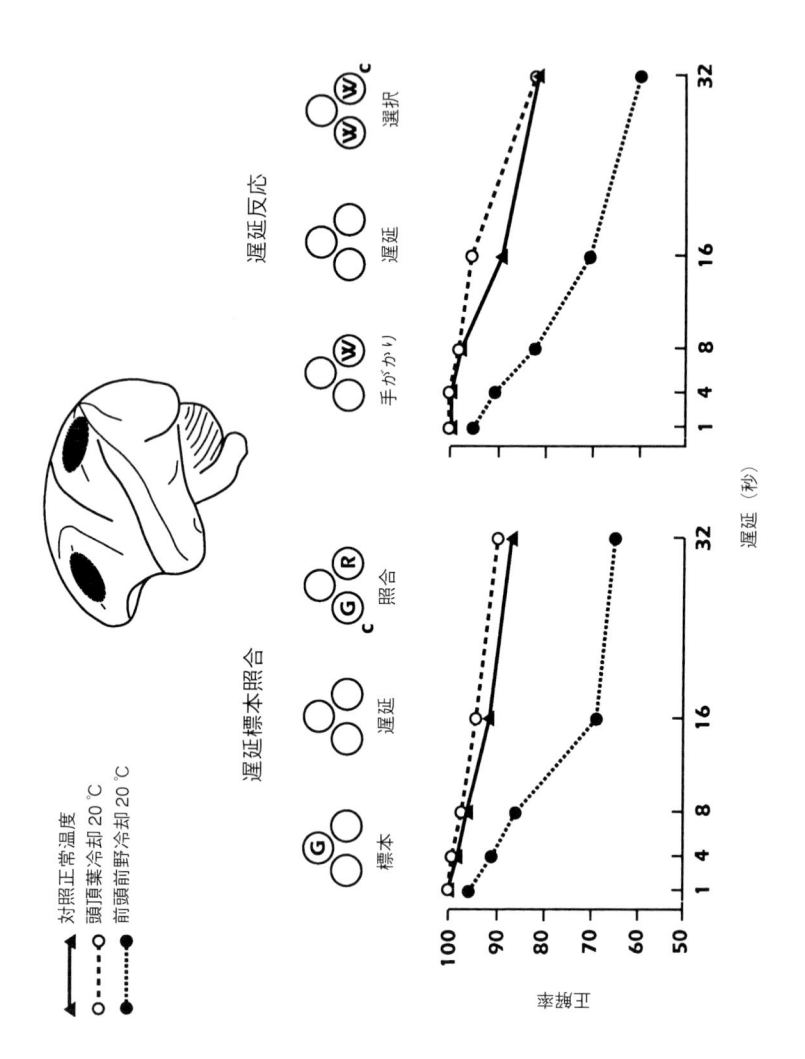

図 4.3. 二つの遅延課題での，背外側前頭前皮質，または後部頭頂皮質（上記陰影部分）の両側における冷却効果

略語：c, 正答反応; G, 緑; R, 赤; W, 白。冷却は様々な長さの遅延時間の試行（セッション）のブロックを通して適用される。冷却セッションは，通常の皮質温度における対照セッションと交互に行われた。頭頂葉ではなく前頭前皮質での冷却が，試行間の遅延時間の長さに関連して増大する両方の課題における正答反応の障害を引き起こすことに注意。
(Fuster, 1995 より許可を得て転載)

反応は，過去のその他の破壊実験で示されているように，特に主溝における損傷で障害されやすいことを示している。われわれは，両方の部位を同時に冷却する実験を行った。ある要因，たとえば，記憶内容の空間的，非空間的性質による，これら部位の解離は，短期活動記憶における二つの部位の一般的性質に関する仮定を否定するものではない。われわれの結論を適切かつはっきりと修正した上で，MishkinとManning（1978）は，全体として外側前頭前皮質が記憶と関係している可能性を明らかに認めている。われわれの冷却実験で得られた主な結論は，可逆的損傷によって可能になったパラメトリックな分析によって支持されている。しかしながら，われわれは，下部前頭前野凸面の損傷において，重要な因子は，記憶内容の非空間的性質でも記憶それ自体でもなく，内的干渉制御の障害である可能性を無視することはできない。内的干渉制御の障害は，これらの著者が指摘しているように，腹側前頭前皮質の損傷によって出現し，それ自身，遅延課題を障害しうる（前述の抑制性制御を参照）。

　薬理学的研究（Bauer and Fuster, 1978）では，背外側前頭前野冷却の行動への効果がアンフェタミンの効果に似ていたり，アンフェタミンによって増強されたりすることが示されている。よく似た相互作用は前頭前野破壊においても報告されている（Miller, 1976a）。これら所見の背後にある理由は明らかではないが，これまでの章でも議論されているように，カテコラミン受容体は前頭前皮質に広く存在しており，カテコラミン代謝に影響を与えたり阻害したりする薬物が，なぜ，前頭前野機能とその機能の行動面への発現に重大な影響を与えるのかということは容易に理解されるであろう。

　われわれのより最近の調査では，前頭前皮質の冷却によって生じる近時記憶障害の様態を超えた性質がよりよく示されている。聴覚―視覚遅延課題においては，背外側の冷却によって聴覚刺激の記憶が可逆性に障害される（Sierra-Paredes and Fuster, 1993）。他の研究（Shindy et al., 1994）では触覚と異なる様態（触覚―視覚と視覚―触覚）の遅延課題をサルに訓練した（図4.4）。ある課題ではある物体を見せられ，遅延の後，触ることでこれを再認することが求められる。もうひとつの課題では触覚で提示され，視覚で再認する。3番目の課題では触覚で提示され，触覚で再認する。三つの課題はいずれも，両側性の前頭前野冷却によって可逆性に障害される（図4.5），しかしながら，反応の正

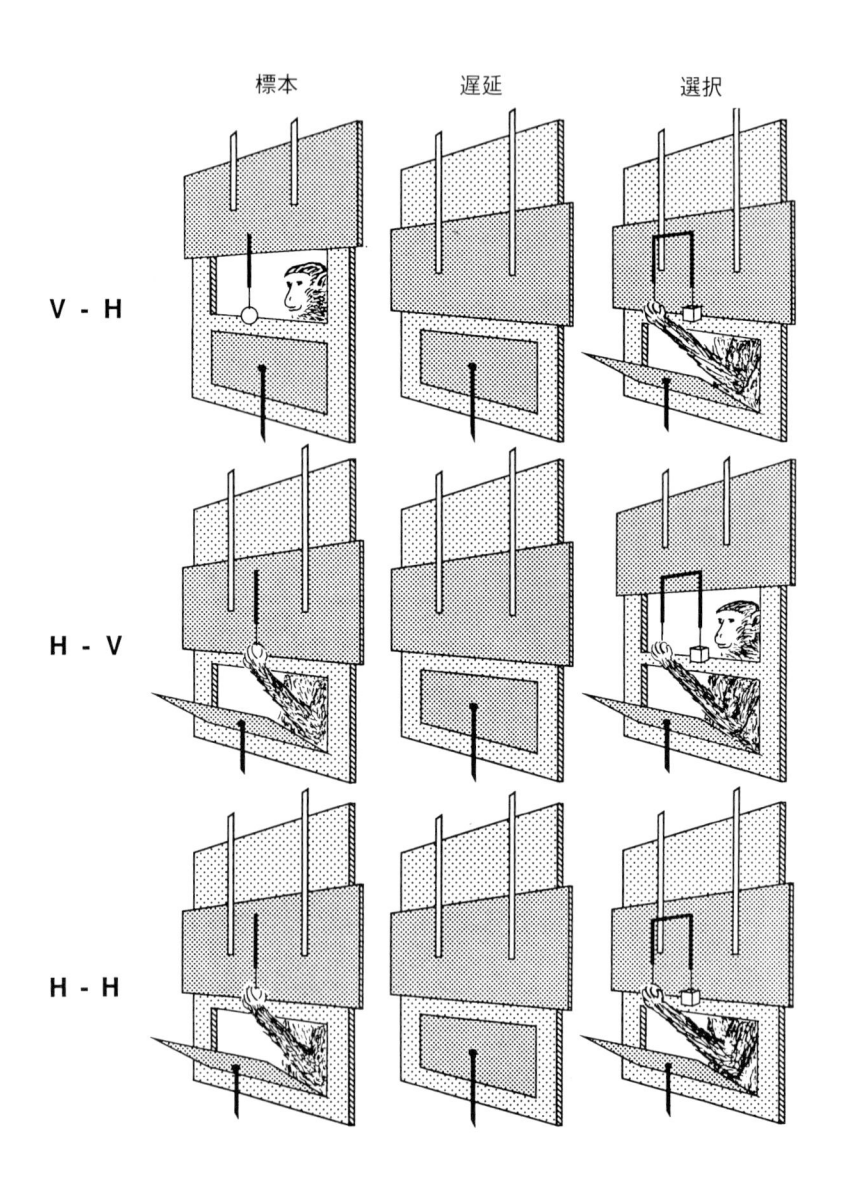

図 4.4. 視覚と触覚刺激による三つの遅延照合課題の図
V-H，遅延を経た視覚から触覚への移行。H-V，触覚から視覚への移行。H-H，触覚から触覚への移行。
（Di Mattia et al., 1990 より許可を得て転載）

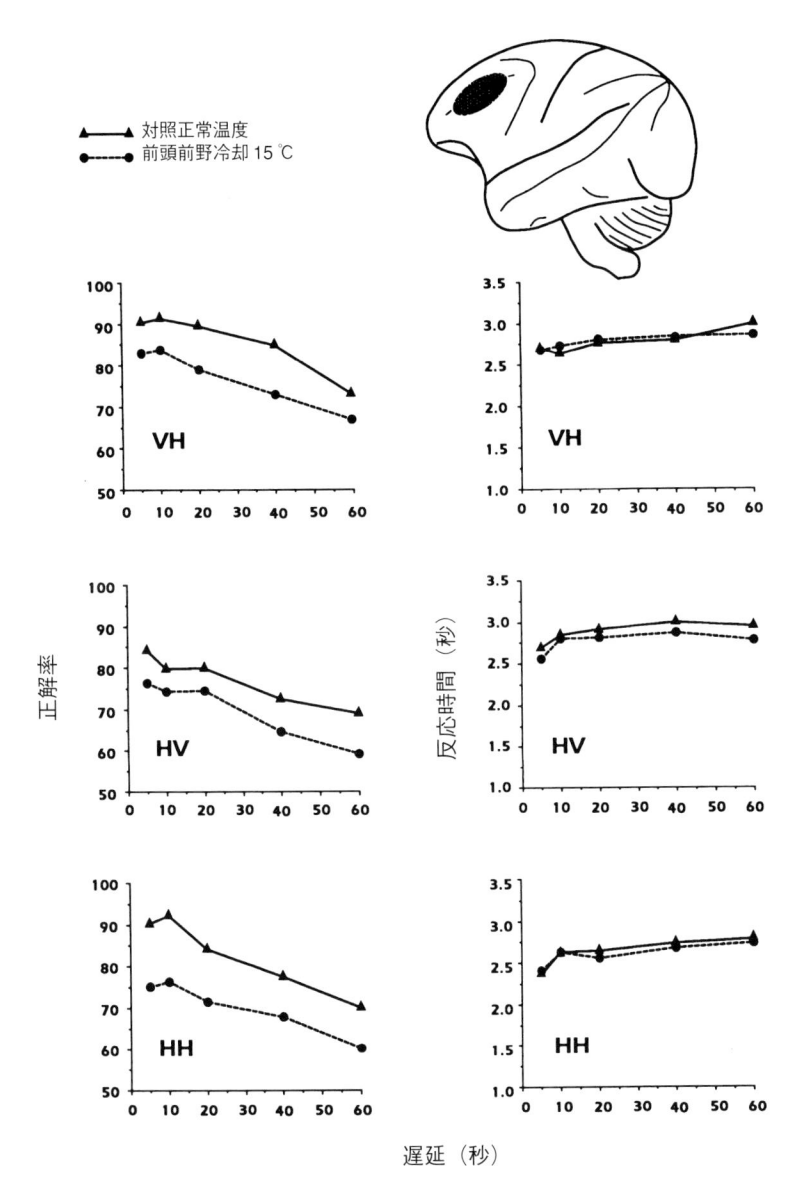

図 4.5. 図 4.4.で描かれた三つの課題における両側前頭前皮質の冷却効果。陰影部分が冷却された前頭前野を示す。略語：VH, 視覚－触覚；HV, 触覚－視覚；HH, 触覚－触覚。(Shindy et al., 1994 より許可を得て転載)

確さが反応時間に明らかに影響を与えることなく可逆性に障害されることから，冷却は意欲に影響しないことが示される。体性感覚皮質から離れた頭頂葉後部の冷却で，どの課題でも障害がおこらないことは，前頭前野障害の特異性を示している。これら結果は，(a) 背外側前頭前皮質が行動構造の時間と様態を超えた統合に関与していることを示し，(b) この皮質の視覚短期記憶における役割を確立し，(c) この皮質の触覚短期記憶への関与を初めて示している。他の冷却研究（Quintana and Fuster, 1993）では，われわれは，背外側前頭前皮質の空間的，非空間的短期記憶における役割を再度確認することができ，一方で，空間的短期記憶における後部頭頂葉皮質の特異的な役割を示している。われわれは，(a) 遅延条件づけ位置弁別，(b) 遅延照合の二つの課題を同時に行うように訓練された動物のいずれかの皮質を両側性に冷却した。どちらの課題（はじめの課題では遅延後，手動反応の方向の信号として，二つ目の課題では遅延後，色照合の標本として色が用いられた）においても刺激は視覚性であった。前頭前野冷却では初期のBauerとの研究で示されたように，空間的，非空間的課題の両方が障害されたが，頭頂葉冷却では空間的課題のみが障害された。まとめると，われわれの冷却実験は，遅延課題テストでの目的を持った時間的構造の形成における背外側前頭前皮質の役割を実証するものである。破壊実験と比べて可逆性であるという長所があり，よりよいパラメトリック分析が可能であるために，冷却法によって，短期活動記憶が行動の時間的組織化に果たす決定的な前頭前野機能であるという仮説が信頼のおけるものとなった。

発達と退縮

　前頭前皮質が行動に果たす役割は，個体発生の経過中徐々に発達する。それゆえ，この皮質領野は出生後十分経ってからでないとその役割を果たさない。このことを裏付ける証拠は，発達のさまざまな段階における前頭前皮質損傷の行動に与える影響に見ることができる。これらの効果を分析すると，生後早期には成体の動物に比べ，前頭前皮質の少なくともいくつかの部分は，ある種の行動を行うのに統合される必要性が少ない。

　例えば，霊長類において典型的に認められる，前頭前皮質破壊後の遅延課題

における学習と保持の障害は，生後早期には認められない。このように，もし生後2年以内の場合，それ以降では生じる背外側前頭前皮質破壊による遅延課題の学習と遂行の障害が生じない（Akert et al., 1960; Harlow et al., 1964; Tucker and Kling, 1967; Kling and Tucker, 1968; Goldman et al., 1970b; Goldman, 1971）。この知見は，異なる年齢において前頭前皮質機能を可逆的に抑制した実験結果とも一致している。すなわち，前頭前皮質の冷却による可逆的遅延課題障害もまた年齢依存的である（Goldman and Alexander, 1977; Alexander and Goldman, 1978; Alexander, 1982）。サルを用いた実験で，出生前に前頭前皮質破壊を施行しても，その後はっきりとした行動障害は生じないことが報告されている（Goldman and Galkin, 1978）。

早期の前頭前皮質障害は遅延課題の遂行に影響しないことは，ラットでも立証されている。もし約25日齢以前のラットであれば，前頭前皮質全体，あるいはより特異的に背側面だけを破壊しても，成体で生じるような遅延課題遂行の障害は起きない（Kolb and Nonneman, 1978; Nonneman and Kolb, 1979; Kolb and Whishaw, 1981; Nonneman and Corwin, 1981）。この幼若動物において遅延課題遂行が保たれる現象は，残った前部新皮質や損傷なしに残っている視床の代償的機能に帰することはできないようだ（Corwin et al., 1982; Vicedomini et al., 1982）。

認知機能障害に加えて，前頭前皮質破壊による他の行動面の変化も年齢依存的である。よく知られた症状である過活動は，年齢2歳以下の若いサルでは，破壊手術を行っても観察されない（Harlow et al., 1964; Franzen and Myers, 1973a）。ラット（Kolb and Whishaw, 1981）でもネコ（Villablanca et al., 1978）でも，前頭前野性の過活動は年齢依存的なようだ。

前頭葉サルにおける情動障害もまた，認知障害や過活動と同様，障害を受けた年齢に関係するようだ。幼若サルは，成体のサルが見せるような情動，および社会的障害を呈することはない（Franzen and Myers, 1973a; Bowden and McKinney, 1974）。前頭破壊により障害を呈するようになるのは，ここでもまた24月齢以降であるようだ。同様に，ラットでは，早期の前頭前皮質障害では，ショック回避のような条件付け情動的行動の障害を来すことはないようだ（Brennab and Wisniewski, 1982）。しかしながら，これら早期の障害であって

も，異常な攻撃行動や防御行動，その他さまざまな食行動，泳ぎ，貯蔵，そして巣作りといった種特異的行動，および，成体の前頭前野ラットが一般的に示すような障害から逃れることはできない（Kolb and Nonneman, 1976; Kolb and Whishaw, 1981; De Bruin et al., 1983; Kolb, 1987）。幼若ハムスターにおける前頭前皮質破壊でも同様である（Kolb and Whishaw, 1985）。

多くの前頭前野破壊の結果において出生後間もない時期には影響を免れることの背景にある理由については十分に理解されていない。おそらく，幼少期においては大脳の他の構造物が，後になって前頭前皮質が行動発現において担うことになる役割を演ずることが可能であり，かつ実際にそれを演ずるのであろう。いずれにせよ，大脳のこの部分が行動にとって必須の部位に発達していくためには多分，この部位の化学物質の成熟とともに前頭前野内および他の部位との線維結合を含む，神経要素の成熟が密接に関与しているのであろう。この二つの成熟については前の章で議論されたところであるが，ここで私は再び，少なくとも霊長類については行動の発達と形態学的および化学的発達とが関連を持っていることが示されたことに短くふれておきたい。

先に述べたように（第2章），個体発生的には（系統発生的にも同様であるが），成熟霊長類の前頭前皮質の背外側凸面はその眼窩部よりも形態学的により高度に発達している。眼窩皮質は発育の初期において構造的発達の頂点に達しているようにみえる。それゆえ眼窩皮質の損傷が，背外側皮質の損傷よりも生後の早い時期に行動障害を引き起こすということは不思議ではない（Goldman, 1970a, b; Bowden et al., 1971; Goldman, 1971, 1972; Miller et al., 1973）。眼窩皮質は背外側皮質よりも早い時期に機能的役割を担うようである。

視床背内側核の神経細胞に成熟サルと比較しうるような変性を起こさせようとして出生前にアカゲザルに前頭前野破壊術を行ったある研究（Goldman and Galkin, 1978）の結果は失敗に終わったが，このことは視床と前頭前皮質との結合が，破壊がおこなわれた時点では，まだあたかも発育していないかのように思わせる。背内側核が変性を免れるということは上記の機能が障害を免れるということと何らかの関係があるのかもしれない。前頭前皮質の機能的発育と前頭前皮質の結合にはかなり密接な関係があることさえ強調され，前頭前皮質から尾状核への遠心性線維の成熟に言及した研究もある（Johnson et al., 1976）。

前頭前皮質の破壊後に観察される前頭前野線条体線維の変性の程度は破壊が行われた年齢によって変わることが示されたのである。上述した行動上の所見と一致して，生後2ヵ月のサルにおいては破壊後の変性はわずかであった。一方生後2歳のサルでは変性は著しかった。線維変性のこの年齢依存的な変化は，サルの二グループ間の前頭前野線条体線維の成熟度の差を示すものである。これと類似した差異が運動皮質の皮質内線維（Kemper et al., 1973）と遠心性線維（Kuypers, 1962）の結合の変性においても観察されている。

　行動に関する前頭前皮質の構造物の発達には，皮質の酵素系と神経伝達物質の成熟が，神経線維連絡の成熟と同様に重要であるようだ。この点で特に重要なのはおそらくモノアミン系の成熟だが，これは前頭前皮質に良く現れており，第3章で既に論じた。注目すべきことは，カテコラミン濃度と前頭前皮質における神経終末が増加するのと平行して，この皮質の行動面における役割の重要性も発生学的に増大するらしいことである。前頭前野破壊後の機能の保持と回復に神経伝達物質が果たすであろう役割が，ラットを用いた二つの研究で示されている。その一つは，幼若前頭葉動物に見られる空間的学習課題遂行能力の保持はNEの枯渇（6-OHDAを用いて）により消失することを示しているが，このような枯渇のせいで脳の他の構造物—おそらく後方皮質領域—が失われた前頭前野機能を代償することが妨げられるのだろう（Sutherland et al., 1982）。もうひとつの研究も，前頭葉動物で遅延変換課題の障害からの回復が前頭葉皮質の移植によって促進されることを報告している（Kesslak et al., 1986）。移植の結果モノアミンやその神経終末もしくはその受容体が補充されるからだというのもこの現象に対する妥当な説明のひとつである。

　前頭前皮質の形態学的および化学的基盤の退縮の結果，第2章および第3章で論じたように，その行動に関する機能が加齢と共に徐々に低下することが予想されるだろう。動物では，この低下は2種類の研究の流れから証拠付けられている。(1) 高齢動物は幼若動物に較べて前頭前野機能に依存する行動（例えば遅延課題）をうまく遂行できないことを示した一連の研究と (2) 高齢動物は幼若動物に較べて前頭前野損傷に対して脆弱であることを示した一連の研究である。

　高齢ラットは新しい課題を学習するのが若いラットより遅い。このことは特

に空間的課題において示されてきた。これらの課題は，短期記憶が必要であろうとなかろうと前頭前皮質を障害された動物にとっては学習が困難なものである (Gage et al., 1984; Ingram, 1985; Fischer et al., 1987; Rapp et al., 1987)。さらに，前頭前皮質を損傷された高齢ラットは若いラットに較べて迷路学習と空間的遅延課題の遂行における障害が大きい (Dunnett et al., 1988; Winocur and Moscovitch, 1990a; Winocur, 1992; Meneses et al., 1993)。

同様の現象はサルでも観察されうる。この動物では加齢により短期記憶課題の成績が低下することが示されてきている (Bartus et al., 1978; Presty et al., 1987; Moss et al., 1988; Bachevalier et al., 1991; Rapp and Amaral, 1991)。しかしながら前頭前皮質の形態学的退縮や加齢に伴う病理学的異常の出現（例えばアミロイド沈着）と，行動面での衰退の相関を調べる試みは部分的にしか成功していない (Cork, 1993)。加齢により前頭前皮質の老人斑や細胞の消失は確かに増加するが，その増加と行動学的な成績の低下との間に緊密な相関を見出すことは難しい。しかしながら，個体差は大きいものの一般的に言って，動物の前頭前野機能の加齢に伴う低下は前頭前皮質の形態学的および化学的老化の徴候と相関するのだろう。

まとめ

前頭前皮質が損傷されると特徴的な行動異常が出現する。これらは大きく分けて四つのカテゴリーに分類される。(a) 構造化された弁別の遂行における障害 (b) 自発性の障害 (c) 遅延反応，遅延変換，遅延照合を含む遅延課題遂行における障害，そして，(d) 情動および社会的行動の障害，である。これらのうち，いくつかの異常は密接に関係しあい，共通の機能の変化を反映している。

弁別課題における障害が大きく関係するのは課題の形式であって，弁別刺激 (discriminanda) の質ではない。それは継時弁別課題において最も明らかとなる。その障害の結果，動物はいまだに明確に定義されておらず，内的欲動と動物が行っている課題とは無関係な外的刺激を含む，ある競合する諸要因から，干渉を抑圧あるいは抑制することができなくなる。サルでは腹側（眼窩部）皮

質と下部前頭前野凸面の損傷によって，その障害が最も容易に引き起こされる。

　前頭前皮質を破壊すると過活動が起こりやすい。この効果は眼窩部を損傷されたアカゲザルで最も一貫して観察されてきた。結果的に過活動になるのは，動物の外的刺激に対する過剰な反応性によるところが大きい。それゆえ過活動性に関係し，随伴するのは転導性と注意容量の少なさである。これらの障害は，継時弁別におけるのと同様，主には腹側前頭前皮質に基づく抑制性制御の障害を反映している。

　遅延課題の障害は，時間的に分節された事象に基づく行動行為を統合することの困難さを反映している。それが最も一貫して起こるのは，サルの背外側皮質やサル以外の種の相同領域が損傷されたときである。障害が様態を超えて起こること（それは遅延運動反応を決定する刺激の感覚様態に無関係に起こる。）は，可逆的な冷却による損傷によって明らかにされてきた。試行間の遅延によってもたらされた時間的不連続性が障害発現に必須の要因であるがゆえ，前頭前皮質は暫定的記憶のプロセスに関与している。短期活動記憶という前頭前皮質の機能を想定すると，このプロセスは最もよく理解できる。

　前頭前皮質を広範囲に破壊すると，一般的にその動物の情動的生活が乏しくなり，社会的孤立が起こる。内側あるいは基底部を含むある部分の前頭前皮質が損傷を受けると，特に肉食動物においては攻撃性と飢餓欲動の抑制が効かなくなることを示唆する行動変化が起こることが観察されてきた。

　サルにおいて，眼窩部が損傷されると攻撃性が低下し，脅威的状況を回避しやすくなる。一方背外側部損傷では，攻撃性が亢進し，同時に感情表出とコミュニケーションが乏しくなるかもしれない。この障害の多くは認知機能障害に基づいているのかもしれない。

　一般的には，損傷研究は，背側および外側前頭前皮質表面の皮質が主に行動の認知的側面に関与していることを示している。それ以外，すなわち内側部と腹側部の前頭前皮質はほとんどが感情と動機づけに関する機能，加えて合目的行動を妨害する外的，および内的影響力の抑制性制御に関与している。これら二つの皮質分野（霊長類における背外側および腹側内側部の皮質）は，系統発生的，個体発生的背景もまた異なるものであり，他の大脳構造物と固有の分離

した連絡を持っている。

　動物の生涯において，早期に前頭前皮質が損傷を受けた場合は，成長したときに見られるような特徴的な行動への影響は起こらない。このように早期の損傷では，認知的課題（遅延反応のような），一般的自発性，そして情動行動はその障害や異常を免れる。このことは若年の霊長類，食肉目，齧歯類に当てはまる。前頭前皮質が早期に損傷を受けても行動変化が見られにくいのは，若年の有機体ではまだ前頭前皮質が機能的成熟に至っていないからかもしれない。種々の年齢におけるサルの選択的前頭前野損傷による行動変化の結果にこの解釈を当てはめてみると，霊長類では眼窩部前頭前皮質は背外側前頭前皮質よりもより早期に成熟するということが推測できる。

　前頭前皮質の加齢に伴い，特に短期記憶のようなこの皮質の機能的統合に依存する認知課題を学習したり遂行したりする能力が減少する。このことは齧歯類とサルにおいて最もよく示されてきた。

第5章
神経生理学

　19世紀の神経生理学者にとっては,定義からして前頭連合野は電気的に興奮し得ない場所とされていた。FritschとHitzig (1870) によって始められた局在論学者の電気刺激法を用いた研究により前頭皮質の運動野が,そして除外法によりその前方の巨大な沈黙域の区画がマッピングされ,またこの部分は心理学者により連合機能に関連する領域と仮定されていた (Wundt, 1910)。しかしまもなく,電気的に興奮する皮質とそうでない皮質の境界をはっきりと描くことは,刺激効果が原因不明な変動を幾分か生じる,いわゆる運動地点の不安定性のため,また研究法として電気刺激を用いることは,その性質上困難であることもあり,不可能であると認識された (Grubaum and Sherrington, 1903; Penfield and Welch, 1949)。たとえば,生理学的に有意な効果を引き起こすだけの人工的刺激に対する変数を決定するのは困難である。現実には(特に十分な電流によって)ある変数値が与えられると,皮質はどこも沈黙していない。実際,前頭前皮質を含むどの皮質領域でも刺激することで運動反応を引き起こしうる (Lilly, 1958)。

　記録手技は1930年代まで発展しなかった。その後刺激と記録を組み合わせて用いることで前頭前皮質の多くの結合が電気的に提示された。同じ30年代,化学的神経描写法 (neuronography) が用いられるようになった。Dusser de Barenneにより導入された方法はかつて広く用いられ,皮質の連絡を追及するのに用いられた (Dusser de Barenne and McCulloch, 1938)。現在,その方法には歴史的意義以上のことはほとんどなく,さらに精密な解剖学的手技に広く取って代わられている。ここでは,銀染色法や軸索輸送法によりさらに正確に

示される以前に，ストリキニーネ神経描画法により前頭前皮質のいくつかの連絡が明らかになったことを指摘することで十分である。基本的には，新たな手技により詳細に明らかになったと同じ前頭前皮質と他の皮質領域との相互の連関は，かつて神経描写法によりサルの脳で大まかに描かれていた（Bailey et al., 1944, 1950; Ward et al., 1946; McCulloch, 1948; Sugar et al., 1948, 1950）。前頭前皮質の視床への遠心路（Bailey et al., 1950）もまた提示された。

誘発電位法もまた，前頭前皮質と他の皮質領域（Bignall, 1969; Bignall and Imbert, 1969; Desiraju, 1975, 1976），視床（Jasper et al., 1952; Felix, 1969; Desiraju, 1973, 1975），視床下部（Kazakov et al., 1976），尾状核（Liles, 1973）との解剖学的連結を裏付ける助けとなった。同様の方法を用い，適当な刺激変数を適用することで前頭前皮質は非特異的正中視床系（Starzl and Magoun, 1951; Starzl and Whitlock, 1952, Jasper, 1954: Nelson and Bignall, 1973）の主要な投射領域の一つであることが示された。電気刺激と単一電極記録により前頭前皮質と辺縁系の生理学的関係の証拠が得られた（Edinger et al., 1975; Canedo, 1982）。

前頭前皮質の役割をわれわれが理解するために，神経電気的研究が決定的に役立つのは，生理学的機能と前頭前皮質との関係を立証することにおいてである。電場研究，単一電極記録研究，およびある程度までの電気刺激研究により，ある種の感覚，運動，内臓機能を支える神経過程での何らかの前頭前野領域の重要性が示された。さらに，覚醒し行動している有機体においての電気生理学的研究は，前頭前皮質がそれら感覚，運動，内臓機能を支える生命体の機能のみでなく，合目的的な行動の形成を支持する認知過程にも同様に関係することを理解するのに，非常に役立つ。この章では，前頭前野機能の電気生理学的研究を簡潔に概論したい。

感覚機能

60年代前半には，さまざまな経路の感覚領域からの入力の統合における前頭前皮質の役割について，多くの研究が電気生理学的な証拠を提供している。それらのうちあるものは感覚誘発電位の分析に基づいている。Grey Walter

(1964) は視覚, 聴覚, 体性感覚刺激により誘発された電気的反応が人の前頭葉のより広い領域で記録されることを示した。これに引き続いて, 動物実験がより明確に皮質表面での誘発電位の分布について示し, 前頭葉に流入する感覚入力の経路についての手がかりを示している。サルを使った実験では (Bignall and Singer, 1967; Bignall and Imbert, 1969), 三種類の異なった様態の感覚刺激が前頭葉の誘発電位を引き起こし, これは前頭前皮質領域においてかなり重畳しているということが示された (図5.1)。一次感覚野を破壊してもこの領域での感覚誘発電位を消去することは出来なかったが, このことはこれら誘発電位が, 少なくとも一部は (おそらくは非特殊核正中核群を含む) 視床路を経由していることを示唆している。一方, 視床破壊後でさえも, 一次感覚野やその周辺の電気的刺激は, 前頭前皮質に誘発電位を引き起こすということは, 多シナプス的な皮質間連絡も前頭前皮質への感覚入力の伝達に関与していることを示唆している。ネコにおいては (Imbert et al., 1966; Buser and Bignall, 1968), 一次感覚野から前頭葉に至る経路は電気生理学的に, anterior sigmoid や眼窩回に至るまで解明されたものの, 前頭前皮質 (proreal) 自体には至っていない。誘発電位研究では一例だけ (Narikashvili et al., 1970) ある感覚入力の集合が前頭前皮質に認められることが報告されている。

　サルでは, 前頭前皮質の神経細胞が視覚 (Mohler et al., 1973; Nelson and Bignall, 1973; Kubota et al., 1974; Schechter and Murphy, 1975; Benevento et al., 1977; Pigarev et al., 1977; Goldberg and Bushnell, 1981; Rizzolatti et al., 1981; Suzuki and Azuma, 1983; Thorpe et al., 1983; Bruce and Goldberg, 1985; Joseph and Barone, 1987), 聴覚 (Nelson and Bignall, 1973; Schechter and Murphy, 1975), 体性感覚 (Tanabe et al., 1974, 1975b; Critchley and Rolls, 1966a,b), 嗅覚 (Tanabe et al., 1974, 1975b; Critchley and Roll, 1966a,b), および味覚 (Thorpe et al., 1983; Scott et al., 1986) の各刺激に反応することが報告されている。ある神経発火は刺激の種類に対して実質的に選択性を示した。反応すべき刺激の様態による神経細胞の空間的な分布には, かなり多様性が認められたが, その中では反応特異性別に配置されているように思われた。これはとくに視覚, 嗅覚, 味覚に反応する細胞に顕著に認められた。視覚刺激に反応する細胞は (8野を含む) 前弓状領域 (prearcuate region) と下外側前頭凸面 (inferior lat-

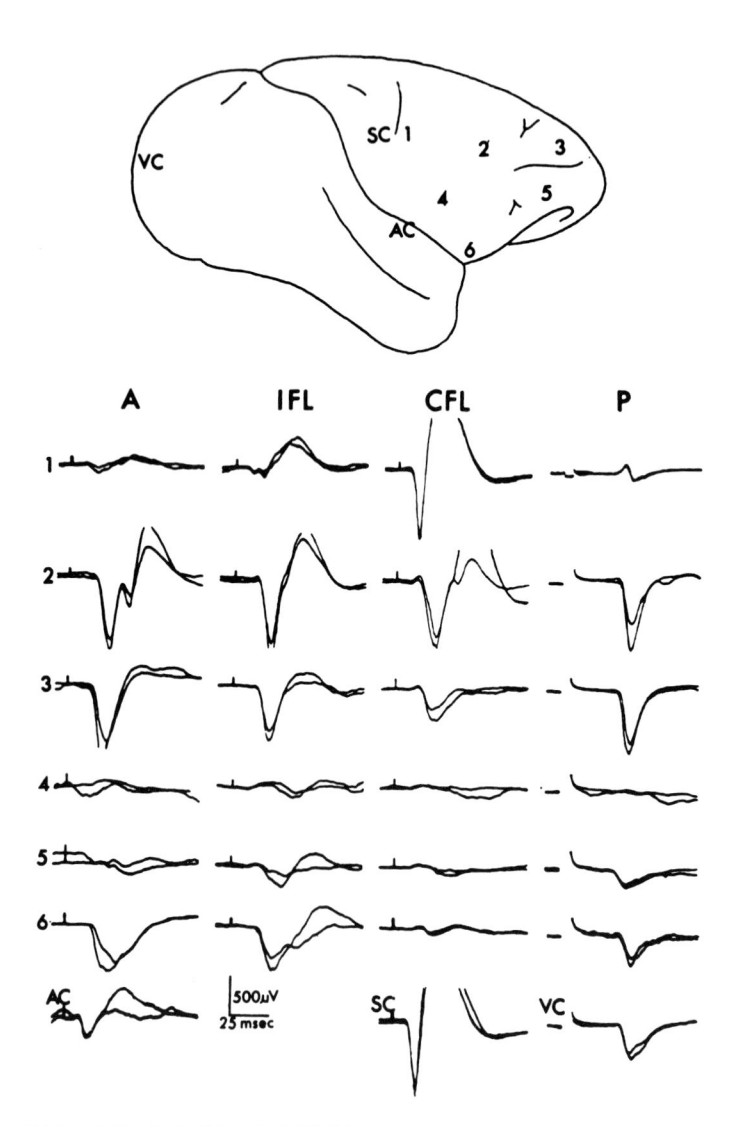

図 5.1. いくつかの一次及び非一次皮質領域における，聴覚クリック音によって誘発される電位（A），同側前肢（IFL）と対側前肢（CFL）刺激，光刺激（P）
略語。AC：聴覚皮質，SC：体性皮質，VC：視覚皮質，表面陽性電位が低下している。前頭前野領域の多様態の反応に注目。（Bignall and Imbert, 1969 より許可を得て転載）

eral prefrontal convexity）に特によく認められた。一方，嗅覚および味覚に関する細胞は後部眼窩領域と弁蓋部（眼窩側頭領域）にそれぞれ認められた。ラットの眼窩前頭皮質には嗅覚刺激の符号化に関与すると思われる細胞が認められた（Schoenbaum and Eichenbaum, 1995a,b）。

　ある研究は前頭前皮質の細胞はただひとつの反応特異性を持つものと報告しているが，これとは逆に二ないし三つの様態の反応特異性を持つ細胞の存在を報告した研究もある（Nelson and Bignall, 1973; Schechter and Murphy, 1975; Benevento et al., 1977; Ito, 1982）。Benevento らは前頭前皮質の腹外側皮質の神経細胞に対する聴覚及び視覚入力の相互作用について報告している。彼らは細胞内記録を用いて，この相互作用がまさに前頭前皮質の神経細胞自体で起きること，またそれ以前のシナプス段階では認められないことを確認した。数種類の相互作用の形式が観察されたが，全く同一の前頭前皮質細胞に聴覚と視覚の刺激が逆の効果を示す例―例えば聴覚刺激から抑制を，視覚刺激から興奮をといったように―も観察された。聴覚と視覚の相互作用は，解剖学的な線維連絡の知見から，複数の感覚刺激が収束すると考えられている上側頭溝の細胞レベルでもまた観察されている。

　感覚刺激のあらゆる特性に対応して，各々に反応する細胞が存在するということ，より特徴的には多様態に反応する特性をもつ細胞があるということは，前頭前皮質が基本的には多感覚性であることを強調している。このことは線維連絡研究や誘発電位研究が支持している通りである。実際，解剖学的及び生理学的見地に立っても，前頭前皮質を感覚連合の皮質であるとみなすことは全く妥当であろう。その連合野としての性格は，以下に示されるごとく，一定の行動学的に意味を持った刺激に対する動物の行動発現に前頭前皮質が関与するといった証拠から，より明らかである。われわれがこれから観察しようとしている前頭眼野（frontal eye field, 8 野）の神経細胞の活動にも反映され，特徴づけられるように，条件刺激―行動発現の連関は，特に刺激と行動発現に時間的間隔があるときに，前頭前皮質を必要とする連合機能の一形態をとる。

　前頭前皮質の細胞のもう一つの特徴は，やはり 8 野の細胞によって要約される，感覚注意への明らかな関与である。刺激自体が動機づけや行動面で有意義である限り，その多くの細胞は感覚刺激に対して反応性を有することを証明で

き，特に視覚刺激に対し反応する（Fuster, 1973; Pigarev et al., 1979; Suzuki et al., 1979; Kojima, 1980; Kubota et al., 1980; Thorpe et al., 1983; Bruce and Goldberg, 1985; Watanabe, 1986a, 1992; Joseph and Barone, 1987; Yamatani et al., 1990)。この種の条件付の反応性は，前頭前野細胞への感覚入力がそれ以前の経験，動機，あるいは内面の状態に関連する神経の影響による修飾を受けることを示している。求心性入力におけるこうした調整の機序ははっきりしないが，おそらく前頭前皮質へと投射する辺縁系や間脳系の構造，また連合皮質の他の領域も含んでいることだろう。いずれにせよ，前頭前皮質は，選択的注意の制御に参加する。つまり，不適切な感覚情報を抑制し，適切な感覚情報を強調するのである。損傷研究は，これまで見てきたように，前頭前皮質，特に眼窩部及び前弓状領域が，注意制御のこれら二つの面に関係していることを示している。この節を終えるにあたり，背景にあるメカニズムに関係するかもしれないいくつかの実験的証拠に簡潔に言及しようと思う。

　ネコの場合，前頭前皮質（眼窩部前頭葉）とそこに投射する正中視床核が，大脳皮質の広範囲の活動を調節する機能系統を構成していると思わせるデータが得られている。その機能系統の実験的損傷や機能的遮断は，紡錘波，漸増反応（recruiting responses），そして皮質性抑制と関連するその他の形態の同期的電気活動を消失させる（Lindsley et al., 1949; Velasco and Lindsley, 1965; Weinberger et al., 1965; Velasco et al., 1968; Robertson and Lynch, 1971; Skinner, 1971b)。こうした方法はまた，感覚誘発電位の振幅を増大し（Skinner and Lindsley, 1967, 1971），通常なら覚醒，もしくは予期の状態に伴う前頭葉皮質表面の緩徐な陰性電位を消失させる（Skinner, 1971a）ことが報告されている。さらに，眼窩部前頭葉皮質と内側視床を繋ぐ下視床脚の冷却遮断は，単純な二者択一の行動の実行を阻害することが明らかとなっている（Skinner and Lindskey, 1967）。

　SkinnerとLindsley（1973）は，これら全ての実験によって観察されたことを，一つの眼窩視床系が存在する証拠と解釈した。その系は通常，感覚入力に抑制作用や抑圧的影響を及ぼし，それによって知覚注意の調節に欠くことのできないものである。こうした影響には，他の視床核，特に網様核が介在しているかもしれない（Waszak et al., 1970; Yingling and Skinner, 1975; Skinner and

Yingling, 1976)。Crick (1984) は，視床網様複合体による感覚入力の調節を仮定して，彼の注意の"サーチライト"説の中心的要素としている。

　他の研究は，ネコとサルの双方において，ことによると上述された皮質視床系を通じて方向付けられているかもしれない，前頭前皮質からの感覚系における神経興奮性への影響を証明している。例えば，前頭前皮質の刺激は，外側膝状体における視覚の単一細胞反応を調節し，視覚皮質における光誘発電位後の回復機能を高めることが知られている（Spinelli and Pribram, 1967）。またある研究では，リスザルの上側頭回の神経において，前頭前皮質の入力と聴覚入力の間で相互作用が認められた（Alexander et al., 1976）。

　Knightと共同研究者達は，ヒトにおいて，感覚系に対する前頭前皮質の影響を実証可能にしてきた。対照と比較して，前頭前皮質に障害のある患者は，皮質感覚領における聴覚（Knight et al., 1989），および体性感覚の（Yamaguchi and Knight, 1990）短潜時（25-35msec）誘発電位の相対的増加（脱抑制）を示す。

　上述の実験的証拠は，中枢感覚機構の注意の調節における前頭前皮質の役割を指し示している。その上，眼球や頭部の運動を制御することによって，前頭前皮質，特に霊長類の前弓状領域は，視覚的注意また可能性としては聴覚的注意においても，注意の周辺部で重要な役割を果たしていることは，その細胞の活動によって指し示されている通りである（Schiller et al., 1980; Goldberg and Bushnell, 1981; Azuma and Suzuki, 1984; Bruce and Goldberg, 1985; Bruce et al., 1985; Goldberg and Bruce, 1986; Vaadia et al., 1986）。つまり前頭前皮質は，感覚器の二つの重要な分野において空間定位を調節する運動と，遠隔感覚器を通過する感覚情報の獲得を最適化する効果を持つ運動を制御している。前頭前皮質の注意の運動面におけるこの役割は，次節にてより深く論じられる。

運動機能

　電気生理学実験により運動の遂行あるいは抑制には前頭前皮質のいくつかの部分が関与していることが示された。知覚機能の場合と同様に前頭前皮質の関与は覚醒し行動している有機体において最も明らかとなる。行動を起こしている以外の場面においては前頭前皮質の電気刺激によって引き起こされる運動

は，8野を例外として，一定せず，また予測しにくい。また，一般に刺激閾値は高い。いくつかの事例においてはより大きな運動行動の一断面のように見えたり，急性実験において十分に行動を引き起こすことのできないような条件に依存しているようにも見える。それゆえ，運動中の前頭皮質の神経電気的徴候は独立した運動がひとつの刺激あるいはいくつかの刺激の組み合わせに対し条件付けられているように実験がデザインされている場合に最もよくあらわれる。これらの現象についてこの章で詳しく議論したい。しかし，まず最初に前頭前皮質の運動関連構造物との結合と前頭前皮質の運動調節への関与，特に前頭眼野との関連に関するいくつかの事例について議論しようと思う。

　前頭前皮質は，皮質下運動構造物の神経活動を調節していることがこれまでに示されている。ネコでは，電気刺激と誘発電位法によって皮質線条体投射のあることが実証されている（Liles, 1973）。尾状核内の細胞の発火が前頭前野入力によって調節されると報告されている。この入力は核内において黒質と脚間核（entopeduncular nucleus）からの入力と明らかに相互作用を示すものである（Liles, 1974）。

　ネコにおいては，抑制経路は前頭前皮質から視床下部の腹内側核まで追跡することができる（Ohta and Oomura, 1979b）。逆に，上向性の単シナプス性の促通経路がこの腹内側核と前頭前皮質とを連結している（Ohta and Oomura, 1979a）。この二つの経路がおそらく前頭前皮質の摂食行動に関与しているのであろう（以下の内臓と情動的機能を参照）。いくつかの破壊実験が前頭前皮質は攻撃的行動に対してもいくらかの調節的役割を持つことを示しているように，ネコにおいて内側表面を電気的に刺激すると攻撃的行動が抑制される（Siegel et al., 1974）。電気的刺激の実験は前頭前皮質が他の種類の行動にも抑制的調節を及ぼすことを示している。運動抑制はネコにおいて前頭眼窩野の刺激においてだけでなく前脳基底部のさらに後方の部位の刺激によっても引き起こされることが示された（Brutkowski, 1965; Sterman and Fairchild, 1966; Sauerland et al., 1967; Siegel and Wang, 1974）。これらの事実から前頭前野眼窩部は，運動一般を抑制的に調節する辺縁系に接した，あるいはその一部として包含される皮質野の広大な基底部の最も前方の部分であるかのような感を抱かせる。

前頭前皮質の刺激によって最も恒常的に出現しかつ最もよく研究されている運動効果は前頭眼野と呼ばれている部分の電気刺激によって誘発される眼球の共同運動である。この事実は1世紀以上前から知られている (Ferrier, 1874; Hitzig, 1874)。この部位は霊長類と食肉目の両方において同定されており，種によって差異はあるが，前頭極と電気的に同定されている運動皮質である前中心または precruciate 領域の間のどこかに位置する。

　前頭眼野についての報告はそれぞれに何らかの相違があり，その違いは方法論上の理由によるところが大きい。刺激とある種の実験条件の変数（たとえば麻酔深度）が決定的に重要であることが知られている (Robinson and Fuchs, 1969; Robinson, 1981)。しかしながら，霊長類の前頭眼野がブロードマンの細胞構築学的領域によれば8野にほぼ一致する前頭凸面の背外側にあるかなり境界鮮明な部位であることは定説となっている (Penfield and Boldrey, 1937; Schiller et al., 1979; Schiller and Sandell, 1983; Bruce et al., 1985)。この部位は，ここを刺激して得られる眼球運動の方向によって機能的に細分化することができる（図5.2）。

　刺激及び単一電極記録によって，前頭前皮質の上方端にまたがる第二眼野がサルで確認された (Schlag and Shlag-Rey, 1987)。その位置と特徴により，前頭前皮質のこの背内側部は補足眼野，眼の補足運動野 (SMA) と呼ばれる。多くの研究の結果に基づき（Tehovnik, 1995の総説を参照）皮質のこの部位は眼球運動シークエンスの統合に関与していることが明らかになっている。

　ネコでは，別の個所にあって，かつ不連続な二つの眼野が同定された。一つは前シルビウス裂の部位にあり，もう一つは内側皮質に存在する (Schlag and Schlag-Rey, 1970)。後者は補足眼野である。これらすべての眼野は細胞構築学的には移行型の性質を持ち，さらにつけ加えていうならば，背内側核からの投射を受けている。それゆえ，われわれの定義からして前頭前皮質として認めうる領域である（第2章）。

　ある状況下では，8野への刺激は眼球運動を引き起こすだけでなく，より一般的な生体反応を示唆する生理的変化を引き起こす。たとえば，この領域の刺激により，眼瞼の運動，瞳孔の散大，頭部の回転やその他の現象を引き起こすことができ，それらのうちいくつかは注意反応の一部に似ている (Levinsohn,

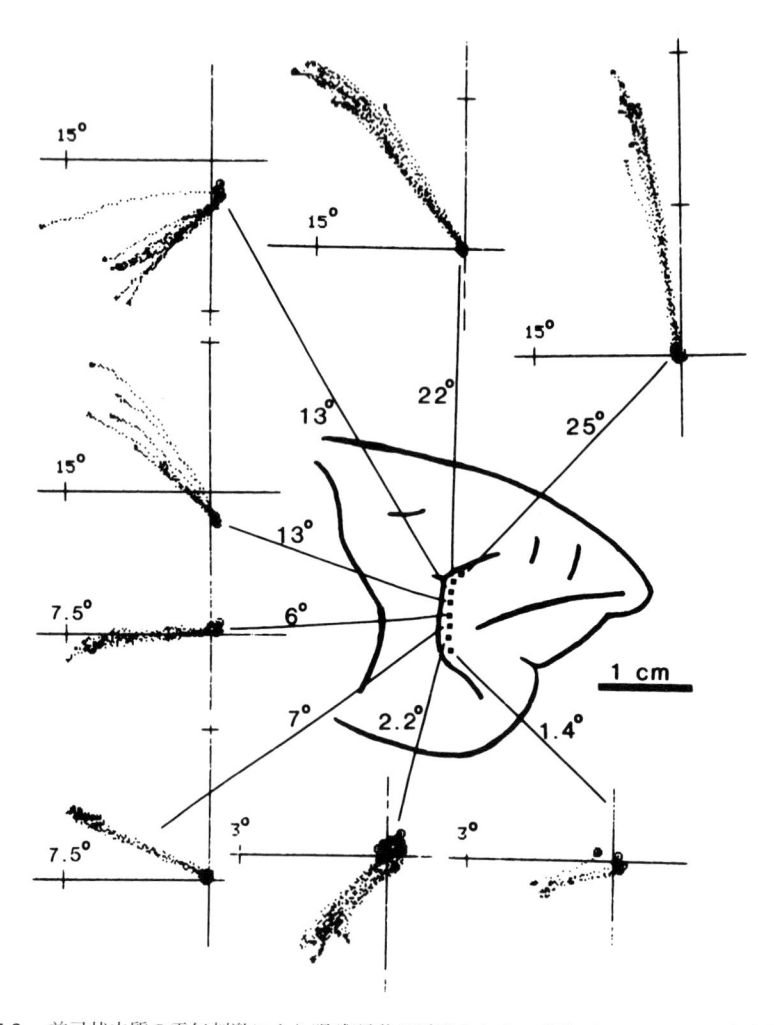

図 5.2. 前弓状皮質の電気刺激により眼球運動が誘発された。動物がスクリーンの中央を固視している間に，黒の四角で印をつけた皮質のそれぞれの部位を刺激することで，示された方向への示された振幅の眼球運動（サッケード）が誘発された。すべての部位での繰り返しの刺激によって得られた眼球運動は固視点を中心とする座標系に重ねられた。平均のサッケード振幅が，刺激部位とそれぞれの運動のセットを結ぶ線のところに示されている（単位：度）。(Bruce et al., 1985 より許可を得て転載)

1909; Smith, 1949; Penfield and Rasmussen, 1950; Bender, 1955; Segundo et al., 1955; Wagman et al., 1961; Wagman and Mehler, 1972）。これらの現象はすべて，眼球運動を含め，前頭眼野が予期や目的志向性の行為と関係していることを示唆している。そしてそれら行為において，眼球運動は不可欠の要素である。この前頭眼野が，比較行動学的な防御と適応に関与し，Hess（1943）が遠隔運動システム（teleokinetic system）と呼んだ，神経構造の集合において統合的役割を果たしていると考えることは合理的である。定位，固視，中心視そして追視といった眼球運動は，そのようなシステムを構成する他の部分の機能と協調するものであろう。この観点から，8野を含む眼球運動中枢と視覚システム，錐体外路系そして前庭系との関係は明らかに生物学的に重要であろう。

同様に，肢節運動も補足眼野（いくらかは6a野のSMAと重なっている）のいくつかのポイントを刺激することで引き起こすことができる（Macpherson et al., 1982; Alexander and Crutcher, 1990b; Luppino et al., 1991）。さらに，単一神経活動記録研究によって，サルのSMAと運動前野に存在する細胞は視誘導性の前肢の運動により調節を受けることが示されている（Okano and Tanji, 1987; Romo and Schultz, 1987; Kurata and Wise, 1988; Rizzolatti et al.,1990; Mushiake et al., 1991）。この領域もまた手を伸ばすことで到達可能な目標に対して眼と手を協調させて動かすための遠隔運動領域（teleokinetic area）であると結論付けることができる。SMAは広くは前頭皮質，特に前頭前皮質（第8章）の行動における時間的組織化という役割を典型的に示している（Tanji, 1994）。

前頭眼野は眼球運動の調節に関わっていることは明らかだが，この部位は単にそのような動きを開始したり実行したりする命令を出す以上の役割を持っていることも明らかである。この概念は初期にはBizzi and Schillerが行った眼球と頭部の運動中のサル弓状眼野における神経発火の研究結果により検討された。彼らは二つの基本的な種類の細胞を発見した。随意的サッケード運動の際にのみ発火する細胞と，平滑追跡運動と，ある方向への定位反応の際持続的に発火する細胞である。中心前運動皮質と同様，運動に先立ち発火する細胞もある（Evarts, 1966）。眼野（8野）の細胞は眼球の位置情報を保持している，しかしどのような種類の入力からこのようなことを行っているのかは明らかでない。明らかに，その入力は体性感覚のみでも視覚のみでもない（もっとも視覚受容野

を持つ細胞もあるが）（Mohler et al., 1973; Wurtz and Mohler, 1976; Goldberg and Bushnell, 1981; Suzuki and Azuma, 1983）。眼球運動のシークエンスをコードする細胞は背外側前頭前皮質にも認められる（Barone and Joseph, 1989a）。

　Bizziの観察は，前頭前皮質が決定と自発的な命令を生成する運動皮質の上位に位置する皮質であるとの長く信じられてきた仮定を修正する一連の長いシリーズとなる研究の始まりである。この概念は，中心溝の前の皮質はすべて運動野であり，後ろは感覚野であるという古い概念の修正概念である（Betz, 1874）。それは低次の神経軸においては一般によく知られている前部後部の機能的二分法のひとつの補完概念である。これから見ていくように（下記および第8章），この基本的概念は十分な利点を持つと共に，感覚，および他の入力により命令や決定が導かれたり決められたりするという概念により修正される必要がある。

　運動，もしくは感覚のみによる説明がうまくつかないために，前頭眼野の電気生理学では前頭前皮質の統合的性質が非常に強調される。前頭眼野は感覚の皮質であると同時に運動の皮質であり，運動支配と感覚入力の持続的な統合を必要とする目的志向的行動を行うために不可欠である。この見解を押し進めると次のような概念になる。前頭眼野皮質が眼と頭の位置（SMAの場合，四肢の位置）についての求心性の入力と，その位置を変えることによる動きの結果予測に関連した情報を統合する。すなわち，現在の感覚入力と前向きな情報との持続的な調和をとることである。前向きな情報とは，それによって眼野が持続的に運動器官と感覚機構を知覚と運動の両方の調和を保つために調節するのに必要なものである。結果として感覚系への出力はTeuber（1964, 1972）がコロラリー放電（corollary discharge）と呼んだものを構成しているのであろう。彼は，随意運動に含まれる全ての感覚系へのそのような出力の起源が前頭前皮質にあると指摘した。眼野のこの機能は彼の理論の特別なケースであろう。

　これまでコロラリー放電理論（corollary-discharge theory）は非常に限られた支持しか受けていない。電気生理学的な前頭眼野のデータはせいぜいこれに矛盾しないといえる程度である。しかし，その理論から引き出されるある一般的な概念は，前頭前皮質機能のいくつかの側面を理解するのに有用である。それは，出来事を予測し，出来事が起こったときに知覚や行動の安定性や持続性を

損なうことなく，有機体がそれらを即座に知覚もしくは行動の全てに組み込むことができるように準備をするという皮質機能の概念である。この前頭前野機能の前向きの側面は最も重要である。われわれは次節で再びこのことに触れる。

統合的感覚-運動機能

これまで見てきたように，いくらかの神経電気学的現象の分析は前頭前皮質の生理的役割が純粋に感覚か，あるいは運動の過程に限られたものではないことを示唆している。これは，特に行動をしている有機体で明らかである。さて，われわれは，行動電気生理学的視点から，前頭前野機能，あるいは少なくとも前頭前野機能の非常に重要な部分が，目的志向的行動を構成する感覚入力と運動出力の調整として適切に特徴付けられることを，さらに直接的に見ていくことになるだろう。感覚-運動統合における前頭前皮質の関与は，8野と前頭眼野だけでなく前頭顆粒皮質の残りの部分における行動電場電位研究や単一細胞記録研究から得られた確かな事実に基づいている。これがこの節の主題である。

全ての行動構造は，いかに単純なものでも，ある程度の感覚-運動統合を必要とする。この統合の多くは，環境，すなわち知覚-動作サイクルを含む，動作と反応のサイクルにおける，感覚入力と運動出力の間の持続的な双方向性の相互作用を構成している（第8章）。目的志向的行為のシークエンスはこの種の継続的統合によっている。感覚-運動統合の一つの側面は時間の橋渡しをすることである。すなわち，それは運動行為とさまざまな理由で運動行為とは同時に起こらなかった感覚入力，言い換えれば，近い過去で起こった入力や近未来に起こるであろう入力との調整である。前頭前皮質が最も必要とされるのは，この時間を超えた統合，時間的に離れた行為と知覚の統合である（Fuster, 1985, 第8章）。電気生理学的データはこれを支持している。

時間を超えた統合は，もちろん，遅延課題と他の類似した行動のパラダイムにおいて最もよく試され，研究されている。これは，ヒト以外の霊長類同様，ヒトでも行われている。時間を超えた統合の電気生理学的関連が前頭前皮質で明らかになったのはこれら行動学的方法を用いたことによる。これは神経電気研究の二つの基本的方法によって達成された。すなわち（a）緩徐な電場電位

の記録と (b) 神経細胞の活動電位の単一細胞記録である。

電場電位（Field Potentials）

　行動の遂行に関連した前頭前皮質の電位が初めて記録されたのはヒトにおいてである。前頭前皮質領域は様々な感覚入力に反応するということが誘発電位の研究で明らかになっていた。Walter らは，実質的にいかなる感覚刺激でも，もし，トレーニングや言語的教示によって刺激が行動上の重要性を獲得したなら―より特異的にはその刺激が，短時間の後に発せられて今度は運動反応を必要とするであろう第2の刺激に対する警告刺激になった場合には―同じ領域に長く続く表面陰性の電位を生じさせることを明らかにした（Walter et al., 1964; Walter, 1973）（図5.3）。私はわざと未来時制を使うが，これは最初の刺激の予期的な意味が重要な要素だからである。

　「条件」刺激を「命令」刺激反応と結び付ける時間を超えた随伴性のために二つの刺激の間に生じる前頭電位は随伴陰性変動（CNV）と名付けられた。頭皮上の電極から得られたものであれ，皮質そのものにおかれた電極から得られたものであれ，CNVは比較的低電位（20〜40 μV）で直結増幅（direct coupling）や低周波領域でのminimal filtering を用いてしか記録できない。さらに，これには眼球運動のような脳外から発する電位が混入しやすい。おそらくこれらの理由からCNVはヒトで初めて発見された。ヒトでは関連する変数のコントロールが動物におけるよりも簡単だからである。しかしながら道具的条件付けなどの助けを借りて，その後サルにおいてもCNVが検出された（Low et al., 1966; Borda, 1970; Donchin et al., 1971; Rebert, 1972; Gemba and Sasaki, 1990）。脳波の加算平均法の発達が，ヒト，およびサルでのCNVの発見と系統的な研究において決定的に重要だったことは疑いない。

　刺激条件の研究から，刺激の感覚様態も強さもCNVの発現および振幅には重要ではないことが示された。刺激の後に動作や決定を含む事象が起こることが規定されていれば，CNVは意味的，絵画的，言語的刺激によって起こりうる（Walter, 1967; McCallum, 1979）。刺激と事象の間の間隔も限度はあるがあまり重要ではない。初期の実験で使われたように，約1秒に間隔を固定するのが明らかに適切であるが，この間隔は固定されていなくてもいいし15秒また

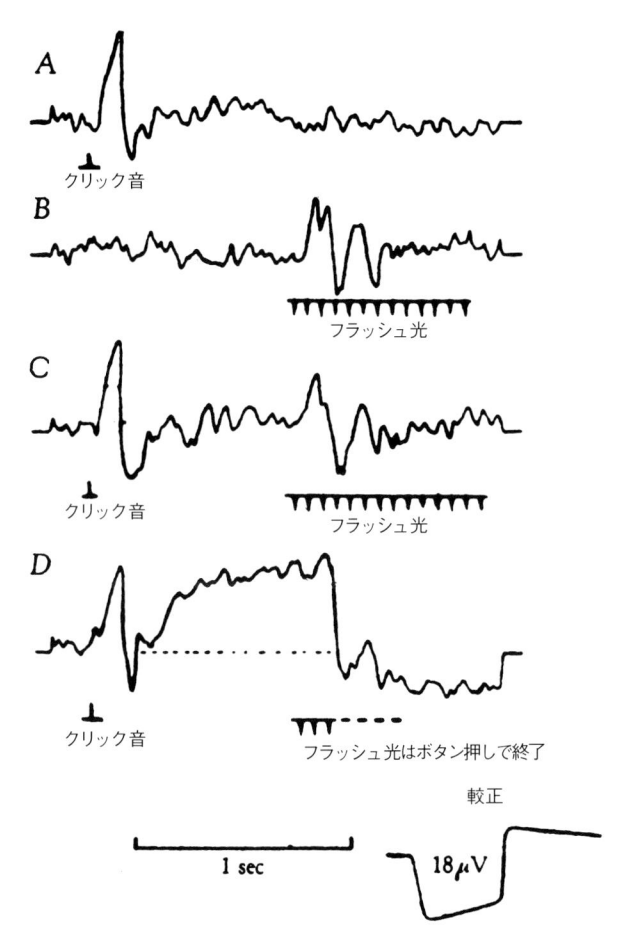

図 5.3. ヒトの前頭領域における誘発反応
(A-C) 条件付けの前の聴覚及び視覚刺激に対する反応 (D) 条件付けの後でのクリック音 (条件刺激) に対する反応。その後で点滅光 (命令刺激) 及びボタン押しが続く。二つの刺激の間の緩徐な陰性電位に注意 (Walter ら, 1964 より許可を得て転載)

はそれ以上に延長されてもよい。CNV の振幅と反応時間の間には逆相関があることが示されている (Hillyard, 1969)。

　Walter は, CNV は前頭皮質を前後方向に通り抜ける bioelectrical wave であ

り期待（expectancy）と深く関係していると考えた（Walter, 1964a, 1967, 1973）。この解釈をめぐっては議論がなされてきた。CNVを引き起こす刺激に予期的な性質があることの重要性を否定するものはほとんどない。しかし期待以外の要素も，この現象が反映する心理学的機能を特徴づける試みの中で強調されてきた。このように，CNVは，概念的にも，実験的にも，注意や（Tecce and Scheff, 1969），動機付け（Irwin et al., 1966; Low and McSherry, 1968），意欲（Low et al., 1966）に帰せられてきた。これらの機能には明らかな相互依存性があるために議論はやや難解となり，データは決定的ではなくなってしまう。この現象の予期的，準備的特徴を心に留めておこう。

　CNVの神経学的基盤については最初から多くの疑問点があがっていた。このように名付けられ単純な感覚運動パラダイムでごく簡単に検出できるWalterが発見したこの波は，異なる皮質に起源をもち異なる意味を有する波の混合物であると今や考えられている（Kutas and Donchin, 1980）。少なくとも二つの成分が同定されている（Borda, 1970; Jarvilehto and Fruhstorfer, 1970; Loveless and Sanford, 1974; Vrunia et al., 1985）。一つは運動の直前に中心領域に生じる陰性電位で，頭皮上の記録では頭蓋頂で最大であり，準備電位（Bereitschaftspotential）として特徴づけられてきた（Kornhuber and Deecke, 1965; Deecke et al., 1969; Libet et al., 1982, 1983a,b）。これは明らかに運動の自発的な開始に関連している。随意的な眼球運動に関連した同様の電位が，PenfieldとBoldrey（1937）が前頭眼野として既に同定した領域上でヒトの頭皮上から記録されている（Kurzberg and Vaughan, 1982）。

　もう一つのより早期の成分はやはり陰性のより立ち上がりの遅い電位で，刺激の後でより前方の前頭領域に生じる。この刺激はその後で決断を要し―必ずしも運動の遂行を必要とはしないが―，ある程度の努力または不確実性を伴っているような刺激である。決断は，時間的に不連続な二つの刺激の比較に基づいてなされるのだろうが（Jarvilehto and Fruhstorfer, 1970），この操作は遅延照合課題と酷似している。この第2の電位は分布が背外側前頭前皮質に限局しておりCNVに固有と考えてよいであろうが，これと同様のものは系統だった運動のプランニングやプログラミングにおいても観察されうる（Deecke et al., 1985; Singh and Knight, 1990）。

このように，前方（前頭前野）の電位は運動の予期的準備に関係するようであり，一方，より後方（中心部優位）の準備電位は運動を実際に遂行することに関係する。にもかかわらず，その二つの電位は，運動調節における前頭葉機能の空間的そして時間的連続性を表現している可能性がある。両方の電位は表面陰性電位の勾配の一部かもしれない。それは，前頭前皮質において動作の幅広い図式の概念化とともに始まり，運動前皮質を経て，動作がより具体的な形で組織され遂行される運動皮質へと進展する。興味あることに，閃光あるいは音に反応する上肢の運動を学習する過程で，サルでは，運動前電位の振幅が全く同様の順序で進行する（Sasaki and Gemba, 1982; Gemba and Sasaki, 1984; Gemba et al., 1995）。それはまず前頭前皮質で出現，増大し，運動前皮質，そして最終的には十分訓練された動物で最大となる運動皮質へと及ぶ（図5.4）。

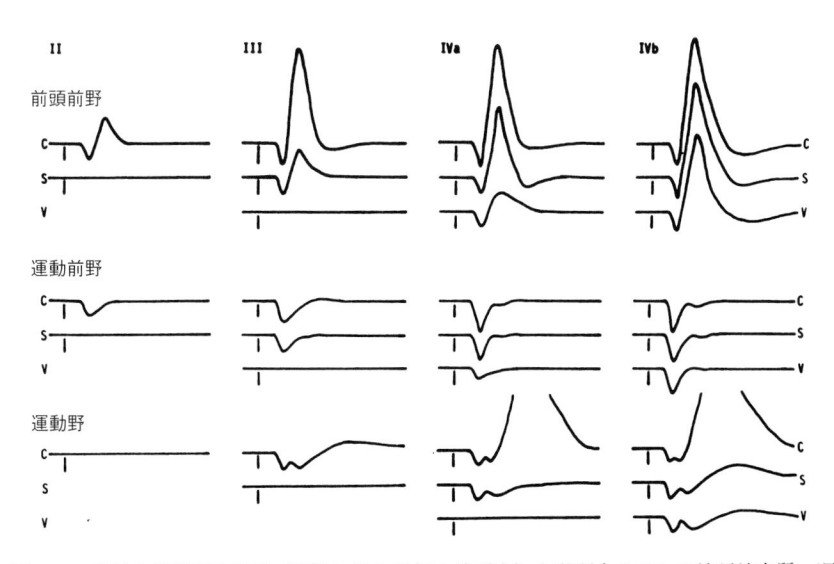

図 5.4. 単純な視覚運動課題（刺激に対し手首を伸ばす）を学習中のサルの前頭前皮質，運動前皮質，運動皮質の連続した4層（II～IVb）における，視覚刺激によって誘発された電場電位の大きさの変化の概略図。三つの異なる条件で誘発電位を示す。C：視覚刺激と運動反応（手首運動），S：視覚刺激と受動手首運動，V：視覚刺激のみ。
(Gemba and Sasaki, 1984 より許可を得て転載)

先行信号に反応して現れ準備される運動に先立つ電位のように，運動遂行の学習に関する電気的基盤は同じ順序で皮質表面にわたって進展する。

ヒトでの自発的運動の開始時点において，電場電位を記録するという巧みな方法によって，Libetとその同僚らは前頭部の準備電位と運動遂行の決断との時間的関係について研究した。研究者らは，一定して前頭電位が，意識的な運動企図に数百ミリ秒先行するということを見出した。

CNVを出現させる行動学的パラダイムと従来の遅延課題が似ていることに，これらの課題で果たす前頭前野の役割に興味をもつ研究者らは注目した。StammとRosen（1969, 1975）は，典型的な遅延反応課題遂行中のサルの前頭前皮質表面における二つの緩徐な陰性電位を発見した。一つの電位は，等間隔に設定された試行の手がかり直前に起こった。それは前頭部を超えて広がる，広範な分布を示したが，この電位は主にはその明らかな予期的属性のためにCNVとして同定された。それは一つの半球において他方よりも通常大きいが，その振幅は動物が課題遂行に使用する上肢には無関係であった（Stamm et al., 1975）。そのタイミング，そしてまた，その振幅が課題成績に比例していたため，研究者らはその電位が，課題で特異的に要求されるものに密接に関係していると考えた。彼らによるとそれは，短期記憶形成や適切な反応のプログラミングに関与する神経活動を反映しているかもしれない。彼らの推察は，もし陰性電位が起こるちょうどそのとき，すなわち手がかりの終わりと遅延の初期に，前頭前皮質に刺激が加われば遂行が障害されるという知見により裏付けされた（Stamm and Rosen, 1973）。

より一般的には，仮に前頭前皮質の表面陰性電位の自発的発生に付随して試行が行われると，遅延反応の学習が促進されるという観察から，表面陰性電位（surface negativity）の機能的意義は支持される（Sandrew et al., 1977）。関連する観察として，脳波電圧の振幅が遅延変換学習の初期に増大し，学習中期にその最大に達するということが挙げられる（Abplanalp and Mirsky, 1973）。

結論として，緩徐な表面陰性電位は，予測されうる行動の前に，ヒト，およびサルの前頭前皮質凸面に発現する。実験手続き上は，手がかりあるいは警告信号と，動作を促すための一瞬遅らせた刺激との間で，もっとも明らかになる。そのため，その電位は時間的に離れた事象との間に起こる相互随伴性（すなわ

ち,依存性)を直接的に表現しているようである。この時間を超えた随伴性は,学習の一つの成果である。機能的な用語を用いると,その電位は動作を仲介する神経活動の現れのようである。ある動作が運動性であるなら,前頭前皮質電位はより大きな電位の陰性勾配をおそらく構成し,電位は前頭前皮質域から中心溝の前帯に広がり,運動を構築し実行する神経電気的な表現となる。その陰性電位の前頭前皮質の成分は,運動性動作の神経系での構築の一層広い側面を反映するであろうし,従って,運動の実行に関する準備の神経系での構築をも反映しているであろう。

　SasakiとGemba(1986)は色彩によるgo/no-go弁別課題を用いて,サルの主溝の背側壁において,さらに他の表面電位も同定できたと主張している。この電位は,彼らによると(報酬促進的ではない)視覚刺激に対して,手が反応することの抑制に関係する。方法論的な理由で,この電位を明確に同定することはいまだなされていない。その電位が確立され,彼らの解釈が正しいと判明するなら,電気生理学的に,運動系に対して,前頭前皮質は興奮性のみならず,抑制性にも影響することが支持されよう。緩徐な前頭前野電位の抑制性の側面という概念は前頭前野損傷のある患者での誘発電位の研究にて,いくらか支持を受けている(Knight et al., 1989; Yamaguchi and Knight, 1990)。これらの研究では,背外側前頭前皮質による感覚システムの抑制性ゲートコントロールが指摘されている。

　CNVや他の関連する前頭部電位の発生機構ははっきりしていない。提唱されてきている(Sasaki and Genba, 1982)ように,皮質表面に対して直角にむかう神経細胞(錐体細胞)より発生する無数の電位をなす双極子の累積を表出しているのかもしれない。どのようにこれらの電位の双極子が発生するかはあくまでも推論である。興奮性の後シナプス電位,神経細胞からのスパイク,あるいは樹状突起の電位の結果であろうか。どの細胞での現象も行動における動作に先立つCNVを含むような前頭部電場電位の根源的な発生源かもしれず,それら細胞での現象すべてが,さまざまな研究者により電場電位の発生源であろうと考察されてきた(Caspers, 1959, 1961; Creutzfeldt and Kuhnt, 1967; Speckmann et al., 1972; Somjen, 1973)。しかし,この問題はまだ解決されていない。にもかかわらず,われわれはCNVや関連の表面陰性電位は神経細胞の

発火の一次的ないし二次的な現象であり，それゆえ典型的には，遅延課題の遂行で特徴づけられる時間と関係した感覚と運動の統合において，前頭前野の機能単位のいくつかが関連していると推察することができる。単一神経細胞記録研究にて，この推論をより確かなものに近づけてみよう。

単一神経細胞活動（Single-Unit Activity）

　活動中の生体への微小電極記録法の適用により，前頭前皮質が重要であると考えられている課題，特に遅延反応課題を遂行する際の細胞の発火を調べることが可能となった。この種の研究の主な目標は課題遂行中に起こるさまざまな感覚性及び運動性の事象に関連した神経発火の変化を分析することである。これらの変化のタイミングや経過から，前頭前皮質が関与している課題遂行の特異的局面について洞察を得ることができる。

　理解できることではあるが，微小電極を使った前頭前皮質の最初の慢性実験のターゲットは遅延反応課題遂行中のサルの背外側凸面，特に主溝の領域だった（Fuster and Alexander, 1971; Fuster, 1973; Goldberg and Fuster, 1974; Kubota et al., 1974; Niki, 1974c）。また，遅延変換課題（Kubota and Niki, 1971; Niki, 1974a, b）でも行われた。後には，他の種類の動物や前頭前野の他の領域，他の行動でも前頭前野の皮質神経細胞の活動が記録された。

　一般的にいえば，行動中の動物を使った単一神経細胞活動研究により，前頭前野の神経細胞の感覚性及び運動性機能への関与について，他の手技で得られ，前章でも論議された知識がさらに深められ，裏付けられたといえる。しかし，より重要なことはこの研究（behavioral single unit studies）が感覚運動統合，特に時間を超えた統合における前頭前皮質の役割についての理解に寄与したということだろう。その意味では，遅延反応課題において単一神経細胞活動研究で明らかになったことは決定的に重要である。なぜなら，これらの課題は時間を超えた統合を試すのに唯一適しているからである。この理由から，現在の議論を遅延反応課題での単一神経細胞活動研究の結果を巡って発展させてみよう。

　まず，遅延反応課題の試行は通常の視覚的手がかり，強いられた遅延期間，手がかりによる運動反応の存在からなることを思い出してみよう（第4章）。

手がかりと，適切な反応は一試行ごとにランダムに異なっている。まず，手がかりが提示されている間の神経細胞活動の変化は，関連した感覚情報の獲得に関連しているのだろう。一方，遅延期間の活動の変化はその情報の保持か，反応への準備に関連し，反応と同期した変化は運動の過程に関与したものと思われる。変化のタイミングはそれを反映する細胞の機能を示しているものと考えられる。

　このような単純な解釈を拒むひとつの知見は，以下に見るように，いくらかの細胞は一つ以上の課題の事象に関連して発火を変化させているという事実である。さらにいえば，遅延変換課題のようなある種の課題は感覚性あるいは運動性事象を明確に分離あるいは弁別することができない。例えばこの課題においては，外見上分かる試行に特異的な手がかりはなく，各々の反応の選択は空間的に示された先行する反応によって予見されるからである。すなわち，手がかりと反応は同時であり，ある意味では同一である。その上，各試行は連動しているから，これらの間には細胞の自発的発火を記録するのに適している期間はない。しかしながら，時間的な相関は遅延反応課題での単一神経細胞活動研究の唯一の対象ではない。同様に重要で，ある面でより意義深いのは細胞活動の，課題の遂行成績と同様に手がかりや反応等の特異的な属性への関連である。これらの関連の研究のために，遅延変換課題を含む，様々な形式の遅延反応課題の使用が有用である。

　いずれにせよ，非常に明確な時間的相関が前頭前皮質の細胞の発火頻度と遅延反応課題の主な事象との間に見出されている。いくつかの研究で，この種の観察により神経細胞は数種類に分類されることになった。初期の研究では（Fuster, 1973），私は古典的で直接的な方法による遅延反応課題遂行中の細胞活動記録（図5.5）に基づいて，そのような分類を行っている。けれども，すべてこのような分類は単に記載上のものであり，分類された細胞群の機能に関する大まかな指標以上のものではない。

手がかりに関連した活動

　背外側前頭前皮質の細胞の多く（図5.5のABC各型）は，単一もしくは複数の感覚刺激が，遅延反応を誘導する手がかりを含んで提示された時，試行の

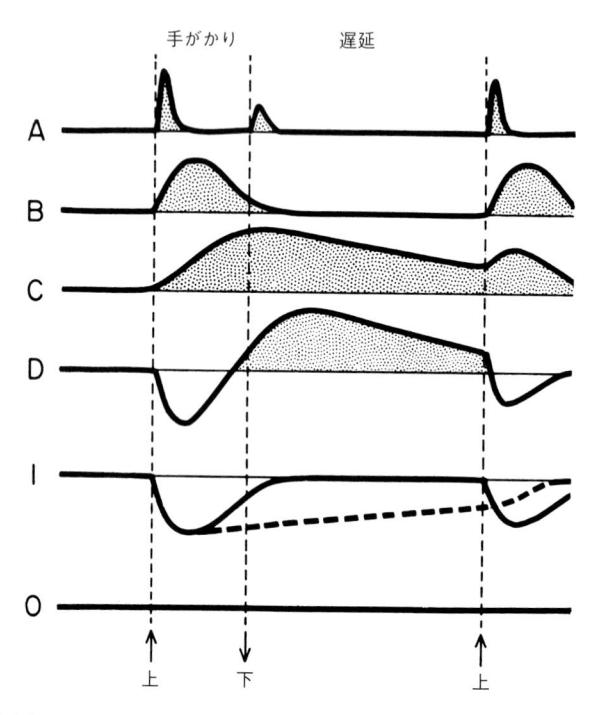

図5.5. 遅延反応課題遂行中のサルの前頭前皮質における単一神経細胞活動の様々なタイプを示す（図4.1参照）。試行間の自発発火からの変化を太い実線で示す。矢印は動物と対象物間の不透明なスクリーンの開閉を示している。(Fuster, 1973より許可を得て転載)

開始時に発火を増大させる。その細胞反応の最も早期の成分は，その全てではないにしろ，非特異的であり，手がかりに対する注意に明確に関連している。通常，それは比較的短い潜時（150msec以下）を有し，直接法遅延反応課題において，手がかりに随伴，もしくは先行する聴覚的刺激もしくは視覚的刺激によって容易に引き出されうる（Fuster, 1973; Goldberg et al., 1980）。ある一定の細胞において，手がかりには関係無く，この反応形態は全ての試行に共通しており，また全ての試行において概ね等しい振幅である。

しかし，いくつかの細胞では，反応は第二の成分を有する。それは，第一の成分と連続し，試行毎に変化し，実験動物が正しく応答するために知覚し想起

しなければならない手がかりの特徴により発火頻度が異なる。そのため，遅延反応（例えば右と左）や遅延照合（例えば赤と緑）で通常使用される二種類の手がかりに対して，ある一定の細胞から異なる反応が生じうる (Fuster, 1973, 1975; Niki, 1974c, 1975; Kubota et al., 1980; Fuster et al., 1982; Watanabe, 1986a, 1992; Quintana et al., 1988)（図5.6）。こうした細胞は，視覚的特徴，固有受容器的特徴，運動感覚的特徴を識別しているように見える。しかし，全体的に，

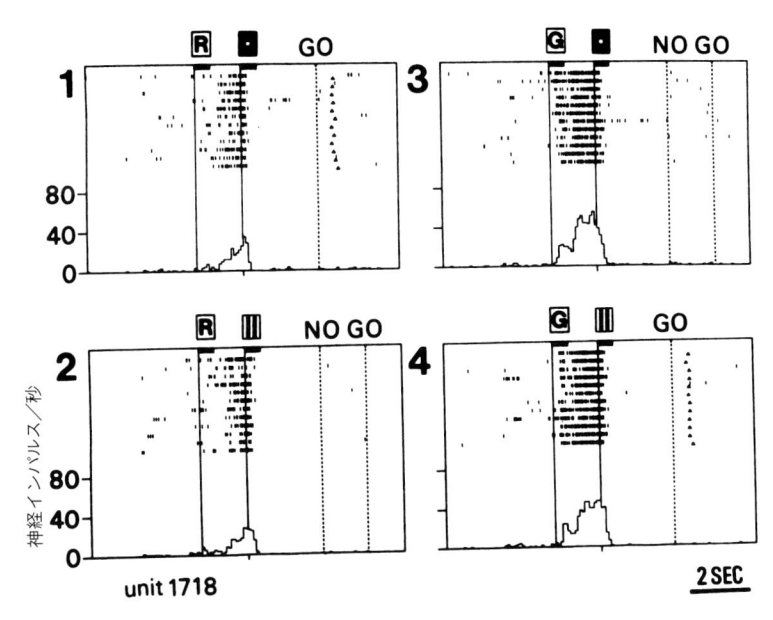

図5.6. 遅延条件go/no-go識別課題における四つの異なる視覚刺激シークエンスに対する前頭前野細胞の反応。シークエンス1（赤の表示に白い点が続く）は3秒の遅延の後に運動応答（Go）を要求し，シークエンス2（赤い表示に縦縞が続く）は無反応（No Go）を，シークエンス3（緑の表示に白い点が続く）は無反応を，そしてシークエンス4（緑の表示に縦縞が続く）は運動反応（Go）を要求する。刺激が提示される時間は横棒によって示されている。運動応答は小さな三角形によって示されている。各プロットは，細胞発火ラスターを上に，頻度ヒストグラムを下に示している。細胞は運動を要求されるかどうかに関わらず優位に緑に反応している。(Watanabe, 1986aより許可を得て転載)

感覚刺激に対する前頭前野の神経細胞の反応性は，少なくとも視覚に関する限り，感覚連合領域の神経細胞の反応性よりも非特異的である（Kojima, 1980; Kubota et al., 1980; Fuster and Jervey, 1982; Miller et al., 1996）。

まとめると，行動テストの間，多くの前頭前野の細胞は，二種類の入力に対して反応するようである。第一は，課題に関する入力で，各試行に共通しており，感覚情報の行動的意義によるため，実験動物は注意を固定するためにこれを使用している。第二に，各々の手がかりを区別する試行毎に特異的な入力で，ある試行と次の試行では異なる可能性がある。これらの細胞のいくつかでは，第一の入力の効果が優性で，他の細胞では第二の入力の効果が優性である。しかし，二種の入力を混合したものは全ての細胞に有効なようである。

1973年の論文で私が指摘したように，手がかりに対する非特異的な反応性やその前駆状態は，おそらく感覚注意において前頭前野細胞が果たす役割を証明するものである。その一方で，特異的な反応性は，おそらく特異的感覚情報の符号化や活性化における前頭前野細胞の関与を反映している。双方の成分は，サルの弓状前頭前野領域の眼野の細胞において，視覚運動課題の間，もっとも明瞭である。そこでは，第一の成分は，共に視覚的注意の発現である眼球運動や注視に関連して観察される可能性があり，第二の成分は，視覚野における点状刺激の位置選定を含む視覚刺激の特徴に対して観察されうる（Suzuki et al., 1979; Goldberg and Bushnell, 1981; Suzuki and Azuma, 1983; Bruce and Goldberg, 1984, 1985; Goldberg et al., 1986）。

しかし，注意の眼球運動成分は，弓状領域や前頭前皮質の他の部位でも，細胞反応が生じることに必要ではない。視覚的事象に対する注意は，眼球運動を欠く状態で，多くの細胞の発火を活性化しうる。こうした注意の運動面よりも感覚面との結びつきは，前頭前野の前部領域（主溝及び下外側凸面）で特に明らかで，視覚運動課題の間も明らかである（Sasaki, 1974; Suzuki and Azuma, 1977; Suzuki et al., 1979; Mikami et al., 1982）。そうした前部領域の細胞は，行動の文脈の中で感覚刺激によって引き出され発生しうる眼球運動よりも，行動的意義や空間定位を含む感覚刺激の他の特徴に対してより反応しやすいようである（Kojima, 1980; Mikami et al., 1982; Vaadia et al., 1986; Barone and Joseph, 1989b; Funahashi et al., 1989）。

結論として，感覚刺激の行動的意義，すなわち，その注意を引き付ける性質やその行動にとっての重要性は，前頭前野細胞の感覚刺激に対する反応性において明らかに重要な因子である。これは，本書の旧版で指摘したように，初期の研究に基づく妥当な推論であるばかりか，後の研究に基づく明確な結論なのである（Pigarev et al., 1979; Suzuki et al., 1979; Kojima,1980; Watanabe, 1981; Pirch et al., 1983; Thorpe et al., 1983; Ono et al., 1984; Inoue et al., 1985; Watanabe, 1986a; Yajea et al., 1988; Sawaguchi et al., 1989; Yamatani et al., 1990; Sakagami and Niki, 1994）。いくつかの研究では，行動的意義それ自体が，実験上の変数として使用されてきた。遅延課題の使用によって，前頭前野の神経細胞は感覚機能に関与することが確認されるばかりか，それらの神経細胞を発火させる感覚刺激の全ての属性において，その行動的意義が，その属性に反応する細胞の数量でも，そうした反応の規模においても，最も効果的であるという原理が強調される。

　手がかりに対する細胞反応は，必ずしも手がかりと同時に停止しない。多くの細胞において，反応は手がかりの後も存続し，遅延期にまで延長する。（C型，図5.5）細胞反応のこの部分については，後でその期間に発生する現象について扱う際に論じることにする。ここでは，やはり，それが手がかりとの関係によって特異的とも非特異的ともなりうることと，いずれの場合でも，それが実験環境下で，感覚情報をその存在期間を超えて保持することに細胞が関与するという仮説的証拠を構成することに注目しておけば十分であろう。

反応に関連した活動

　遅延反応課題は，前頭前野の感覚機能面だけでなく，運動機能面の解明についても同様に有用である。前頭前野の多くの神経細胞の発火は，課題により誘発される運動反応の実行と時間的相関を持って変化する。この相関の程度はそれぞれの細胞で大きく異なり，また特に，いくつかの細胞の発火は，予期される運動に随分先立って変化し始めるため，評価は困難である。その上，たいていの課題では運動反応は感覚刺激（遅延終了時に選択肢として二つの視覚刺激を提示する）により促進されるので，ある細胞群においては（例，図5.5A,B）運動への関連は感覚入力への関連と簡単に分離して考えることはできない。

それでも，サルの実験では，前頭前野の実質上何割かの神経細胞の発火が，運動活動に対し時間的に関連して変化することは明らかである（Kubota and Niki, 1971; Kubota et al., 1974; Niki, 1974 a,b,c; Niki, 1975; Niki and Watanabe, 1979; Kubota and Funahashi, 1982; Ono et al., 1984; Watanabe, 1986b; Joseph and Barone, 1987; Yamatani et al., 1990; Funahashi et al., 1991; Boussaoud and Wise, 1993）。これらの変化はたいていは興奮性で，発火を増進させるものであるが，抑制性の変化を起こす細胞もある。発火の変化は運動のみならず，運動の抑制によっても同様に決定される。"no go"が適切な反応である課題で，ある神経細胞群は"no go"の時点で活動を示す（Watanabe, 1996b）。それはまさに表面陰性電位が同時に起こっているかのようである（Sasaki and Gemba, 1986）。

　運動反応に関連する発火の変化のあるものは動きに対してより選択的である。言い換えるなら，これらは課題が命じる手の運動の方向に一致して異なってくる（Niki, 1974a, b, c, 1975; Kubota et al., 1980; Kubota and Funahashi, 1982; Joseph and Barone, 1987）（図5.7）。Niki（1974a, b, c）はこう記している。それぞれの場合に特異的に変化する発火は，サルの反応の絶対的な位置によるばかりではなく，遅延変換課題に見られる二つの変換反応のそれぞれについての相対的な位置にもよる。運動に関連する神経細胞群は，遅延変換課題の実施を通してネコ（Markoqwitsch and Pritzel, 1978）やラット（Sakurai and Sugimoto, 1986）の前頭前皮質にも観察されてきている。

　前頭前野神経細胞と運動の関係の最も特筆すべき点は，その予期的特性である。遅延時間が一定に設定された遅延課題において，また，実験動物が反応時間を予測できるような他の課題において，指令された運動の正確な性質はそれが命じられる瞬間まではっきりしないにせよ，いくつかの神経細胞群には，一般に反応に数秒間先行する加速的活性化が認められる（Batuev et al., 1979; Fuster et al., 1982; Kojima and Goldman Rakic, 1982）（図5.8）。そのような神経細胞群が，運動セットの準備において何らかの形で一役買っているという結論は避けがたく，後の実験でも確かめられることになる（次節参照）。

　いずれにせよ，やはり次のように結論付けるのが妥当である。すなわち，平均して前頭前野の運動前細胞活動は運動前野あるいは運動野よりも早期に出現する。このことは，先に引用した研究のうちいくつかによっても，またこの問

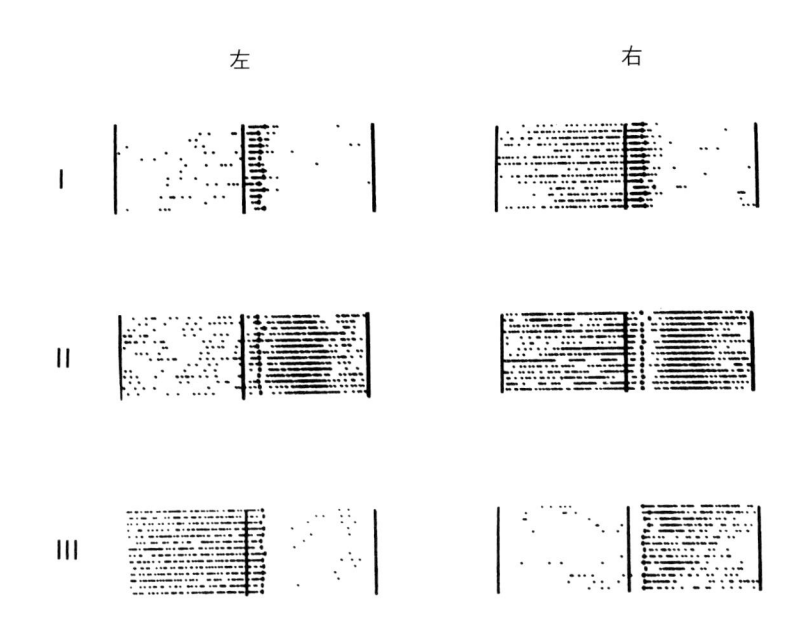

図 5.7. 遅延変換における三つの異なった前頭前野神経細胞群（Ⅰ, Ⅱ, Ⅲ）のラスターである。細胞の発火は点で表されている。（点からなる横線が1試行）。左右の反応が分けて表示されている。それぞれのラスターの中央の垂直線は視覚信号のマークである。動物の反応は多数の点で示される。信号前後の2秒間の遅延がラスターに接する2本の垂直線により区切られている。それぞれの反応に先立つ遅延の間，反応の指令に基づいて三つの細胞群は異なる発火割合を示す。

題を扱った他の研究によっても示された（Kubota and Funahashi, 1982; Watanabe, 1986b; Pragay et al., 1987; Requin et al., 1990; Di Pellegrio and Wise, 1991)。この時間差は，行動の組織化に際しては，前頭前皮質の役割は，前頭前皮質よりも運動の実行により直接的に関与する後部前頭野に先行するものであることを意味している。

　ここまでは，主として前頭前皮質の細胞発火が感覚手がかりや運動反応に時間的に非常に密接な関係にあることを扱ってきた。次に通常の遅延課題において，感覚手がかり期や反応期に多くの細胞が発火を促進したり，あるいは抑制したりすることに触れる必要がある。これらの細胞の機能的関与におけるこの

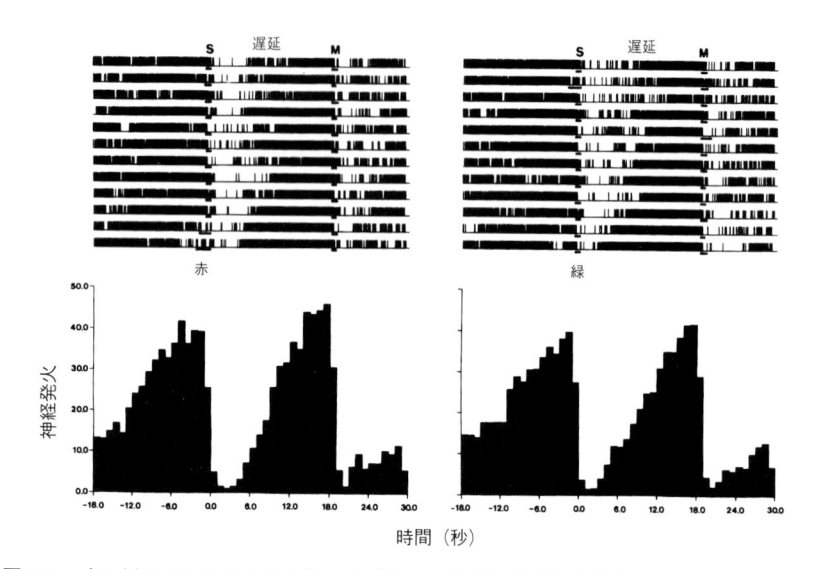

図 5.8. 赤と緑の二つの標本色を用いて（図 4.1B 参照）遅延標本照合課題を行った際の前頭前野細胞から記録したラスターと頻度ヒストグラムである。標本（S）では，その後に続く遅延の間，動物は標本の色を保持しなければならない。標本（M）では，二つの色が同時に並行して示され，動物は標本に照合する色を選ばなくてはならない。標本提示前と照合前 18 秒間の遅延の間の漸増的加速に注意。試行が一定の間隔で生じるので，細胞は，つまりサルとしても標本への運動反応を予期しているように見える。

両義性は，これらの細胞が二つの期間において課題の注意過程に何らかの関与をしているという観点から論じられる。これらの過程は，先にも述べたように，両期間において渾然と交じり合っている。すなわち，感覚（例えば視覚）と運動（例えば眼球運動）という二つの要素を持っている。

しかしながら，これらの手がかりと反応の双方に関与する細胞の多くは手がかりと手の反応とが互いに関連するようよく訓練されている動物では，実際に感覚と運動の両方の機能に関係を持っているのであろう。これらの活動は二つの機能に関与するというよりも，むしろ連合的感覚運動機能を持っているということを反映しているのであろう。この活動は感覚手がかりに応じて増大する

であろう。なぜなら，反応は手がかりを含んでいるからである。

　この解釈はもちろん，これらの細胞が手がかりと反応連関それ自体の表象に関与していることを実際には意味している。いいかえるなら，これらの細胞は手がかりと反応の双方を表象する神経ネットワークの一部なのである。第8章においてこの理論の正当性について論じる。この解釈もまた注目すべきその意味も共に，手がかりと反応が空間的にも時間的にも互いに離れた関係におかれた課題を用いた研究によって支持されているということを述べておけば良いだろう。たとえば，この種の課題の一つでは，動物にある決められた色に決められた反応を示し，他の色には別の反応をするよう要求しておく。このような手がかりと反応との間の象徴的関連が設定された場面では，前頭前野細胞のいくつかのものは二つの色に対して別の反応関連活動を示す。すなわち，反応の際に別の活動をもって反応するのである（Quintana et al., 1988）。

　ここで述べたような連合的役割は，前章ですでに述べた刺激に対する反応が刺激の行動的意味に随伴する細胞群においても明らかである。この種の細胞は刺激が道具運動反応を引き起こす合図となる時にのみ反応するのである（Kubota et al., 1974; Sakai, 1974; Suzuki and Azuma, 1977; Joseph and Barone, 1987）。Kubotaとその共同研究者ら（1974）は視覚運動課題遂行中のサルの背外側前頭前皮質にこのような細胞を同定し，これを「視覚運動」ユニットと呼んだ。これに引き続き，聴覚刺激と運動との行動連合に関連すると思われる同様のユニットが発見された（Kubota et al., 1980; Ito, 1982）。

遅延関連活動

　さて，これより遅延課題における遅延期間において神経細胞で起きる現象について扱っていこう。これらの現象は，これまで議論してきた神経心理学的および電気生理学的な証拠にくらべ，より直接的に前頭前皮質の時間を超えた感覚運動統合に果たす役割を反映している。

　前頭前皮質における単一細胞記録研究の成果でもっともめざましいもののひとつは，遅延期間，すなわち手がかりとなる感覚刺激とそれに対する実験動物の反応の間に挿入された期間に持続的な放電の増加を見る細胞の発見である（図5.5，タイプCとDを参照）。図5.9にあるように，これら細胞の持続した

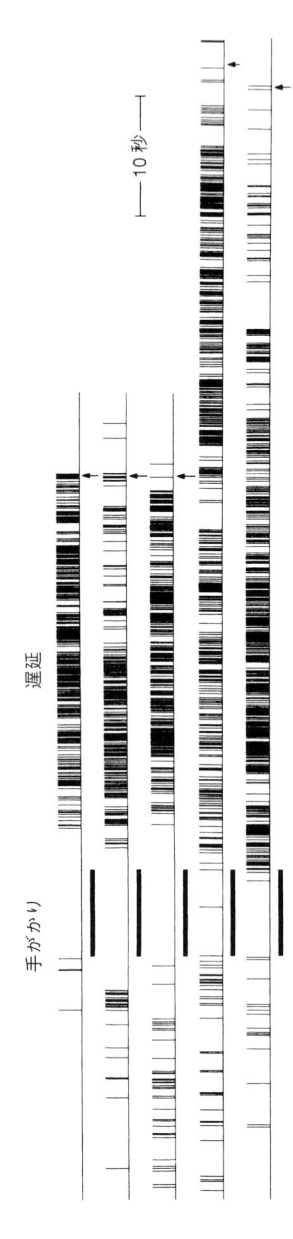

図 5.9. 5回の遅延反応課題における前頭前野細胞の活動。いずれの課題においても水平のバーは手がかり期を示し、矢印は遅延期の終わり(すなわち選択刺激の提示)を示している。遅延期の細胞の活動に注意:遅延時間は上の3回の課題では30秒以上、下の二つの課題は60秒である。(Fuster and Alexander, 1971 より許可を得て転載)

賦活は1分か，あるいはそれ以上の遅延をカバーするようだ。発火はたいていの場合試行の終了と共にすぐ自発的発火のレベルにもどる。これらの細胞の発火が少なくとも時間的には手がかりの保持に関係しているため，わたしと共同研究者たちはこれらを「記憶細胞」と発見当時から呼んでいる。当初から（Fuster and Alexander, 1971），われわれはこれらの細胞が短期記憶機能を果たすと考えた。

　このような細胞は実際に前頭前皮質のどこでも見つけることが出来る。しかし，最も一般的なのは主溝の周辺領域である。前頭前皮質の神経細胞の遅延期間における放電の持続と時間経過は細胞によりはっきりと異なる。さらに，研究間の時間的パラメーターの違い（たとえば遅延の長さ）から，この点について一般化することは難しい。にもかかわらず，最低限の遅延期間（約5秒）を用いた研究の結果から図5.5に一致するような共通のパターンをたいていの研究で同定することが出来る（Fuster, 1973; Batuev et al., 1979; Fuster et al., 1982; Kojima and Goldman-Rakic, 1982; Funahashi et al., 1989）。

　ここで触れておかなければならないのは，われわれの前頭前皮質における記憶細胞の最初の発見後，他の皮質領域（Fuster and Jervey, 1981; Koch and Fuster, 1989）や背内側核（Fuster and Alexander, 1973）においても同様の細胞が発見されたということである。これから見ていくように，これら他の脳構造はおそらく活動的短期記憶（active short-term memory）において前頭前皮質と非常に密接に協働し，それら記憶細胞はその協働を反映していると思われる。それでもなお，前頭前皮質ほどこのような細胞が多数存在する部位はない。もっとも，われわれの経験では前頭前皮質の記憶細胞は下側頭皮質といった他の感覚連合皮質のようには記憶の特性と密接に関連してはいない（Fuster and Jervey, 1982; Fuster, 1990）。

　このわれわれが便宜的に記憶細胞と名づけた遅延期間に賦活される細胞の記憶機能について議論する前に，それが行動の時間的統合（記憶機能はその中の一要素である）において幅広い機能に関与していることを短く概説したい。実際，前頭前皮質やその他の皮質の細胞の短期記憶については，動物の行動という観点からのみ理解可能である。

　CNVと同様，手がかりよりも長続きし，遅延期間中保持される前頭前皮質

の細胞の賦活は，学習の結果生まれる。このことは，訓練されていない動物においては，条件付けされていない刺激が手がかりと同じ持続時間および性質をもっていても，訓練された動物で手がかりそれ自体が引き起こす反応にくらべて，振幅も持続時間も短いという事実により支持される（Fuster, 1973）。いいかえれば，遅延期間中の賦活は手がかりの物理的性質だけによるものではなく，感覚刺激後の放電として理解できるものでもない。学習と前頭前皮質細胞の反応との関係は，go/no-go 課題の学習過程でもみることができる（Kubota and Komatsu, 1985）。学習の過程で，次のような変化が観察される。(a) すべての皮質層における課題関連細胞の増加，(b) （視覚）刺激に対する神経細胞反応の振幅増大，(c) ひとつ以上の課題事象に反応する細胞数の増加，(d) 刺激に対する反応が，相的なものからより持続的になる。学習に関連した神経細胞の活動の発達は遅延課題遂行中のラットの内側前頭前皮質でも報告されている（Batuev et al., 1990）。

遅延課題の時間的統合行動における役割がどのように前頭前野細胞によって獲得されるかというメカニズムは知られていない。課題の運動記憶が，われわれが第2章において総説した海馬—前頭前野結合による学習過程によって成立していると推測できるに過ぎない。ここで学習や記憶メカニズムの一つと推測されている（Fuster, 1995）長期増強（LTP）が，ラットでは海馬のCA1細胞の刺激によって前頭前皮質で引き起こされる（Doyere et al., 1993）ことに留意しておくことは重要である。

遅延活動のその他の特性はその課題成績との関係である。遅延活動の程度と課題成績の程度，すなわち動物の正しい反応回数との間の直接的な関係がいくつかの実験で観察されている（Fuster, 1973; Batuev et al., 1979; Watanabe, 1986a）。さらに，遅延期間に注意を散乱させる聴覚刺激を用いることで遅延活動と課題成績の両方が低下するように見える（Fuster, 1973）。これらの観察は，遅延により活性化される前頭前野の細胞が課題の正しい反応を確実なものにする神経過程に関係していることを示唆している。これら手がかりと反応の間に増強する活動は，行動面において，それら二つの時間的なギャップの橋渡しがうまくいっていることを反映するものである。

動物の覚醒レベルは，課題の他のどの時期にも見られるのと同じように，遅

延期間における前頭前野の細胞の放電に影響を与えるかもしれない。このように遅延活動はある程度覚醒度によって決定，あるいは調節されているのかもしれない。しかし，この（覚醒度という）変数は，たとえあるとしても，遅延期に持続した発火の増加を示す前頭前野細胞の大部分の放電にわずかな役割しか果たしていないのは明らかである。活動が遅延期に最大で，手がかりと反応期に（活動が）最小となる多くの細胞（図5.9参照）において，脳波で覚醒度が最大と判定される場合には覚醒度は関係のある因子としては除外される。

　時間を超えた随伴性の存在は，明らかに，少なくともいくつかの細胞における遅延放電の最も決定的な因子である。それら細胞においては，その放電は，遅延と時間的に並んだ二つの重要な出来事，すなわち一方は手がかりでもう一方が反応であるが，それらの間の相互依存性の行動面の関係に直接帰することができるかもしれない（Fuster, 1973）。遅延発火のための時間を超えた随伴性の重要性は，動物の行動から随伴性を取り除くことによって明らかになる。これは，遅延反応課題において，手がかりからその特定の選択と運動反応の指標としての重要性を奪い，一方で同じ基本的なパラダイムを保つことで達成される。すなわち不完全ではあるがその感覚構成要素の大部分をもつ手がかり，遅延，そして，動物に選択をするよう促す刺激である。これら状態のもと，細胞の遅延発火の活性化もしくは抑制は消失するとされる（図5.10）。このことの理由は，通常であれば遅延期の細胞放電に寄与していた動機となる報酬がなくなったためと説明できるかもしれない。おそらくそれはそのとおりである。しかし，手がかりの前向きの重要性を排除することによって，それが手がかりと反応の間であれ，手がかりと報酬の間であれ，時間を超えた随伴性を成立させる必要性が同様に排除されることになるという事実に変わりはない。時間的に離れた出来事の間の随伴性を調和させる必要性こそが，遅延期においていくらかの前頭前野細胞を活性化する様に見える。

　さて，時間を超えた随伴性の成立が前後に続いて活動する遅延活動細胞の二つの基本的なタイプによって達成されるという証拠に目を向けてみよう。(a) 一つ目のタイプの細胞は手がかりの活動的短期（作働）記憶に関与し，(b) 二つ目の細胞は行動反応への準備（運動セット）に関与する。

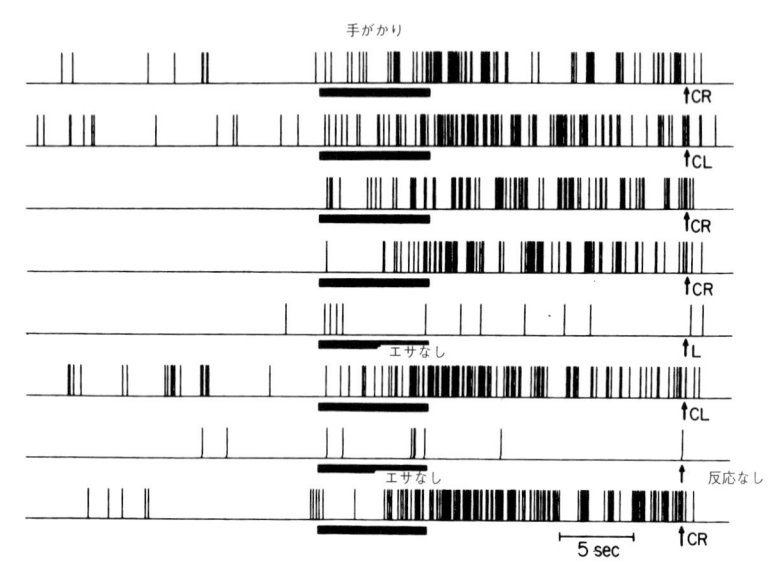

図 5.10. 遅延反応課題中の C 型（図 5.5.参照）前頭前野細胞の活動。それぞれの課題の，最後の記号は反応の正確さ（C）と反応の側（R：右，L：左）を表している。手がかり提示からエサが除去された dry-run 課題（5 番目，7 番目）では細胞は活動の持続を示していない。(Fuster, 1973 より許可を得て転載)

(a) 短期（作働）記憶細胞

　いくつかの細胞の遅延発火は，手がかりの特定の属性に依存しており，それは遅延が終わる時の動物の反応選択を決定するものである（Niki, 1974a; Fuster, 1975; Niki and Watanabe, 1976a,b; Fuster et al., 1982; Kojima and Goldman-Rakic, 1982, 1984; Quintana et al., 1988; Funahashi et al., 1989)。明らかに，これらの細胞は，すでに議論された因子のみならず，行動を制御する色や位置，そして音（Bodner et al., 1996）といった手がかりの属性に影響されている（図 5.11）。これらの区別される手がかり特異的な発火は，手がかりがすでに存在しなくなった時に起こるため，手がかりの提示の記憶に寄与していると推論するのは自然なことである。

　しかしながら，区別できないような遅延発火の増加を示す他の細胞も，同様

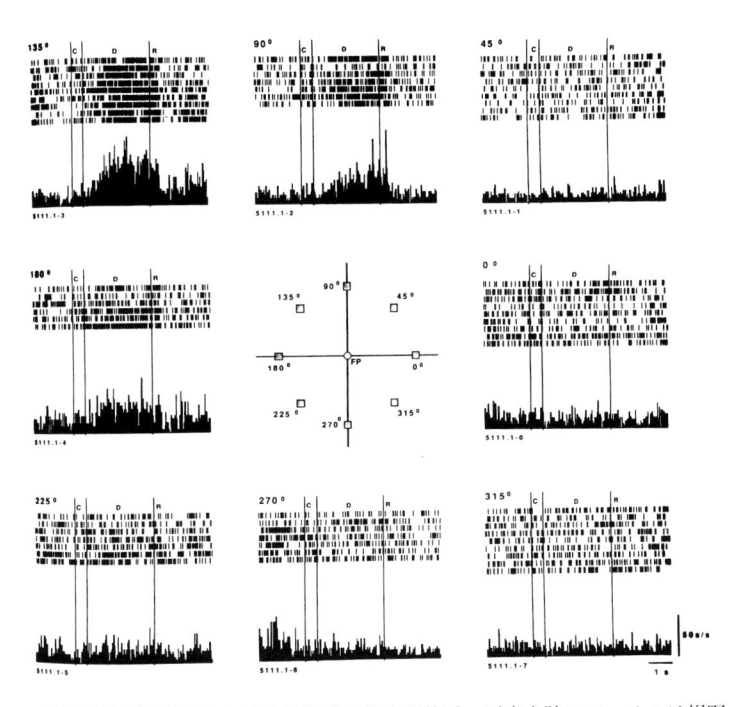

図 5.11. 眼球運動遅延課題における前頭前野細胞の放電。反応を除いて、サルは視野の中心点（FP）に目を固定している。光の点が真中の図に示された8つの場所の一つに現れることで課題が始まる。続く3秒の遅延の間、動物は手がかり（C）の位置を覚えていなければならない。遅延の終わりに、報酬を受けるために動物は手がかりのあった場所にすばやく目を向けることで反応（R）しなければならない。この細胞は手がかりが左上4分の1象限にある課題の遅延期に活動する。(Funahashi et al., 1989 より許可を得て転載)

に記憶機能に寄与しているかもしれないということに留意しておくことは重要である。なぜなら、どの課題においても異なった手がかりはいくつかの属性（例えば、大きさ、形、コントラスト、明るさなど）を分け合っているからである。それら細胞はこれら共通の特徴の提示や記憶に関与しているかもしれないが、このことを証明するのは困難である。ともかく、手がかりによって遅延発火が異なることは、次の様に結論するのに、より説得力のある理由となる。すなわち、サルにおいては背外側皮質の神経細胞のいくつかは短期記憶において

活性化されるということである。

しかしながら，遅延反応や遅延変換のような多くの空間的な遅延課題においては，動物の反応位置は手がかりによってそれが示された瞬間から決定されるので，このような課題の遅延期間の間に一部の細胞が示す手がかりに特異的な特性は実際には反応特異的なのかもしれない。すなわち，特異的な遅延放電は異なる手がかりを反映しているのではなくて異なる反応を反映しているのかもしれない。遅延変換課題では，ある試行における右か左かの反応は次の試行に対する「手がかり」になるので，その手がかりが遅延放電に及ぼす影響は次の反応に関係した要因の影響と区別できない。

これは非空間的遅延課題（例えば遅延標本照合）では問題とならない。このような課題では手がかりや覚えるべき事は空間的座標に限られないからである（例えば色）。これらの課題を用いることにより，手がかり特異的で，明らかに覚えるべき事に関連した，そしてそれゆえ厳密な意味での記憶細胞である前頭前野の遅延賦活型細胞が明らかとなる（Quintana et al.,1988）。手がかり特異的な遅延細胞は手がかりと反応が空間的に解離すれば空間的遅延課題でも明らかになる（例えば，手がかりが左にあれば反応は右を意味するとかその反対，赤の手がかりは左への反応を意味し，緑の手がかりは右への反応を意味するなど）。これらの手段を用いて，空間的要素を含む課題においてさえも，記憶の特性が前頭前野の細胞にあると示すことができるようになってきた（Niki and Watanabe, 1976b; Funahashi and Goldman-Rakic, 1990; Quintana and Fuster, 1992）。一般的に，手がかりにカップリングした記憶細胞は，手がかりの呈示期か遅延の開始時に活動性が最大となり，遅延の期間に基準のレベルへと徐々に低下する（図5.5のC, D型）。

しかしながら，手がかりにカップリングした遅延賦活型細胞の全てにおいて発火がなだらかに減少するわけではない。一部の細胞では，発火の増大が比較的短い持続に終わったり，遅延の間の様々な時に突発したりする。ある細胞はある時点を選んで活性化するように見えるかもしれない。他の研究者たちはこのような細胞を観察してきた（Batuev et al., 1979, 1981; Funahashi et al., 1993）。最大限に活性化されるタイミングは近隣の細胞でも異なるために，一つの細胞，または細胞群から別の細胞または細胞群へと，まるでリレーのように情報が中

継されていく印象が持たれるかもしれない。Batuev（1994）はこのような現象が意味する神経反響（neuronal reverberation）こそ，前頭前皮質における短期記憶の本質だと結論付けている。これから見ていくように，反響という考えはより一般的な意味でもなかなか価値がある。

記憶細胞の記録によって前頭前皮質における記憶の局在を明らかにすることができるのだろうか？これらの細胞が発見されて以来，多くの人々がこの疑問に挑んできた。今までのところ，これに対してきちんと実証された答えは誰も示すことができていない。前頭前皮質の記憶細胞は背外側領域，すなわち背外側凸面の領域，特に主溝の堤部と深部とにより多く存在するようである。しかしいずれにしても，異なる記憶内容におけるこれらの領域の特殊化については，わずかしか述べることはない。その理由は単に，どの領域においても，様々な手がかりや特徴に調整されているように見える細胞が混在しているからである。ある記憶内容が優位を占めてはいるが独占的ではない領域について論じるのがせいぜいである。

このように，空間的・非空間的視覚課題（遅延反応および遅延照合）を遂行しているサルの細胞の記録や，両課題におけるすべての細胞の記録により，われわれは上部凸面（主溝より上部）に，空間的課題における遅延賦活細胞が明らかに優位に存在することを見出した。逆に下部凸面（主溝より下部）では非空間的記憶細胞が優位なようである（Fuster et al., 1982）。しかしながらこのことは明らかな解離とはほど遠い。というのはこれら二つのカテゴリーの細胞はどちらの領域でも見られるからである。他の研究者らも同様の分布パターンを報告している（Wilson et al., 1993）。

細胞と領域に知覚-記憶の特異性が明らかに欠如している理由は，おそらく前頭前野のネットワーク，あるいはむしろ皮質ネットワークの前頭前野の成分が記憶すべき事の知覚特性を行動や運動の内容ほどには符号化していないからであろう（第8章）。頭頂葉や側頭葉の細胞はより厳密に知覚特性を符号化している。

(b) 運動セット細胞（Motor-Set Cells）

記憶に反応する遅延活動細胞では，遅延の進行にともない発火の減少が生じ

る傾向があるのに対し，第2のタイプの細胞は逆，すなわち運動反応の接近に伴い細胞の発火が促進される傾向がある。われわれの初期の研究では，おそらくはサンプリングが不十分であったがために，この運動にカップリングした細胞（motor-coupled cells）に気付くことはなかった。図5.5の図式にそれらが示されていないのもこのためである。われわれがその存在と重要性を認識するようになったのは，図5.8に示されるような準備電位の特徴的な例に遭遇したときで，つい最近のことであった（Fuster et al., 1982）。手がかりと反応を空間的に隔てることによって，遅延中にある細胞の放電が感覚的手がかりに同調するのに対し，他の細胞の放電は運動反応に同調すること，そして両方のタイプの細胞が前頭前皮質の背外側凸面で混在していることが今や断定できつつある。

もちろん，われわれが前頭前皮質で発見した遅延に伴い活動性が増加する細胞からは，他の研究者らによって記述された細胞，すなわち，遅延が一貫している遅延課題のみならず，運動行為が必要となる時間を動物が予測できる他の課題における，運動反応を予期することのできる細胞の存在が連想される（Niki, 1974a, b; Sasaki, 1974; Niki and Watanabe, 1979; Kojima et al., 1981; Komatsu, 1982）。しかしながら，これらの細胞の機能的な意義についてははっきりしなかった。そのことに関しては，手がかりと反応を空間的，時間的に完全に隔てた課題を用いることが役に立ってきた（Quintana and Fuster, 1992）。どのような課題であるのかをみてみよう。

図5.12はその課題を示している。本質的に，それは遅延照合と遅延位置弁別を組み合わせたものである。各試行の始まりにおけるそれぞれの手がかりの色は，一定の確率で，試行終了時の手の反応の方向を示唆する。二つの色は100％の確率で方向を指示するのに対し，別の二つの色は100％以下の確率で方向を指示する。

予想通り，ある細胞は色と関係していることがわかった。手がかりが与えられた時，そして遅延中のそれらの活動性は，ある色の方で，他の色よりも明らかに高かった（cue-coupled cells）。それらは，前の節で記述した類の細胞で，遅延中のその発火は通常減少傾向を呈した。しかしながら，他の細胞は，その反対を示した（motor-coupled cells）。その発火は，一つの方向における反応とカップリングしており，そして遅延中促進される傾向を示した。それから，手

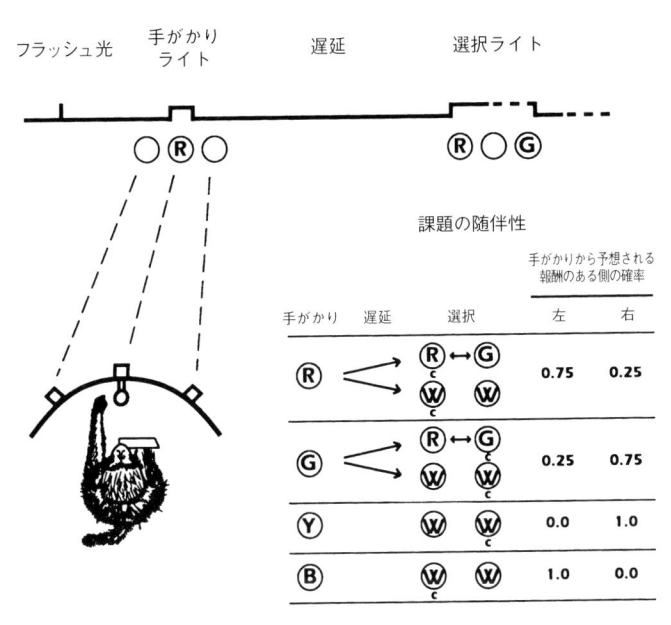

図 5.12. 手がかりと反応（選択）を時間的，空間的に分けた課題。サルはペダルの上に三つの小さな刺激ボタンが並んだパネルの前におり，動物の手に刺激に対する反応の時以外は安静にしている。警告信号（広範なフラッシュ）の後，4色の一つが真ん中のボタンに現れる。続く遅延の期間の最後に，二つの横のボタンが赤（R）と緑（G）か白（W）に変わる。もしこれらの二つのボタンに色がつけば，動物は手がかりにマッチした一つを選ばなければならない。もしそれらが白であれば，動物は赤の手がかりに対して左を，緑の手がかりに対して右を，黄（Y）の手がかりに対して右を，青（B）の手がかりに対して左を選ばなければならない。このように，遅延の間，もし手がかりが黄か青であれば，動物は反応する側（右か左のどちらか）を100％の確率で予測できるが，赤か緑の場合には75％の確率（赤なら左，緑なら右）でしか予測できない。選択の色と場所は一施行ごとにランダムに変化する。(Quintana and Fuster, 1992 より許可を得て転載)

がかりと反応の両方に反応する混合型の細胞がいくらかあった。

運動にカップリングした細胞（motor-coupled cells）の最も目立つ特徴は，遅延中の発火促進の勾配が，サルがまさに起ころうとしている手の反応の方向を予測できる確率と比例しているということである（図5.13）。この関係は，

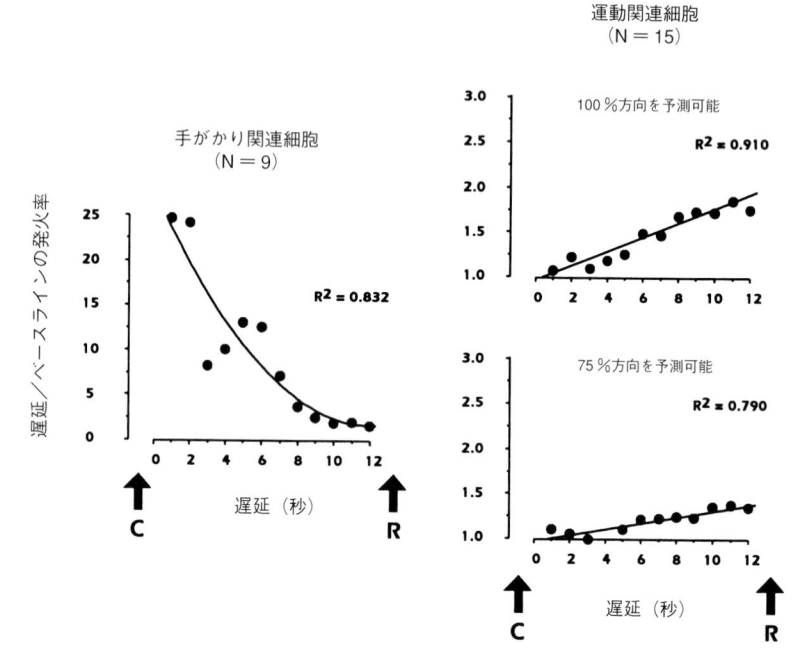

図 5.13. 図 5.12. で説明した遅延課題中の前頭前野細胞の発火
略語。C：手がかり，R：反応。左：色とカップリングした細胞の発火の減少。右：運動とカップリングした細胞の発火の増加。発火の増加が反応方向の予測性と関係していることに注目。(Quintana and Fuster, 1992 より許可を得て転載)

運動にカップリングした細胞が実質的に運動反応を引き起こす神経メカニズムに関与していることを強く示唆している。まず第一に，その現象は運動記憶の活性化，すなわち動作の図式を反映していると考えることができる。この意味において，それは活動的短期運動記憶の現象である。しかしながら，その上，遅延中に反応はすでに起こっているのではなく，まさに起ころうとしているのであるから，その間細胞が予測される運動に対する効果器装置を設定することに関与していると考えることは理にかなっている。もし予測性が高ければ，ペダルから上方へそして右あるいは左への運動のための準備はより現実的，効果的で，細胞はより密接にそれに関与する。もし予測性が低ければ，準備はより

非現実的,非効果的である。細胞は,選択のライトが現れるまで明らかな左右差なく,反応ボタンに向かう普通は上方への手の運動を準備するに過ぎない。

細胞の活動という視点からは,運動記憶の活動的な表現すなわち運動の記憶と,そしてそれに対する運動装置の準備とを区別できない。前頭葉皮質においては,運動の活動的な表現と運動処理過程は混合し,一体になると私は信じている (Fuster, 1995)。

前頭前野神経細胞の相当な部分が運動の準備に関与しているという事実は,多くの他の研究によっても支持されてきた (Boch and Goldberg, 1989; Sawaguchi et al., 1989; Requin et al., 1990; Funahashi et al., 1991; Sakagami and Niki, 1994)。われわれの研究では,そのような細胞の局在について正確に位置を示すことはできなかったが,Sawaguchiら (1989) は,外側前頭前皮質における準備活動の体系的分布と進展についていくらかの事実をつきとめた。彼らは,そのような活動が第Ⅳ層に始まり,Ⅱ層およびⅢ層へと上方に進展し(皮質間連絡の起点であることに留意),そして皮質下構造への出力の起点であるがゆえに大脳皮質を通しての"効果器層"である第Ⅴ層およびⅥ層も最終的に関与すると結論づけている。

前頭前野神経細胞はいかなる脳構造に対しその準備活動を出力するのであろうか。ここでもう一度,背外側前頭前皮質を,その線維連絡という文脈で,そして動作の組織化のための神経的階層の最上部と位置付けて,概観することは有意義である。その視点からは,準備活動は前頭前皮質から,運動階層のすぐ下位,すなわち尾状核と運動前野へと流れる可能性が高いように思われる。これらの活動はおそらく,起こりつつある運動行為のために,これらの構造において,運動により直接的に関与する神経細胞活動をあらかじめ上げておくことに寄与する。これは,運動準備における,前頭前皮質の関与の本質的なものであろう。

総括すると,種々の異なった前頭前野神経細胞は,時間的統合を支える,そしてこの意味において,時間を超えた随伴性を仲介する,二つの相補的な機能に関与していると思われる。細胞の一つの型は感覚情報を短期間保持する記憶機能を支え,他方は引き続く反応のために運動器官を設定する準備機能を支えていると思われる (Fuster, 1984a,b; Barone and Joseph, 1989b)。

報酬関連活動 (Reward-Related Activity)

　ある試行の最後に，液体ないし固体のエサが正答反応に対して報酬としてサルに与えられた場合，前頭前皮質の細胞の中には，特徴的な発火の活性化を示すものがある (Niki et al., 1972; Rosenklide et al., 1981a; Fuster et al., 1982; Inoue et al., 1985; Watanabe, 1990, 1992)。報酬関連細胞は，ラットの前頭前皮質中部にもまた認められた (Kursina et al., 1994)。もちろん，それら細胞群と報酬の関連性と，報酬が与えられることに伴うさまざまな感覚刺激との関連性を識別するのは，かなりの困難が伴う。それでもなお，適切な操作により，食料摂取と真に関係する細胞のうちいくらかの活動が同定された。一方で，別の細胞は，（報酬が予想される場合に）報酬が与えられないことと関連し，さらに，報酬が与えられようがなかろうが，単に試行の終了に関連する細胞もあった (Rosenkilde et al., 1981a)。報酬が予想されることに同調する細胞もあれば，あるいは，特異的な報酬の質に同調するものさえある (Watanabe, 1996)。

　報酬関連細胞は前頭前皮質のどの部分でも見出しうる。このことは，前頭前皮質すべてにわたって広く分布する神経細胞群では，報酬との関連は一般的であるためかも知れない。しかし，サルではこのような細胞は，前頭前野眼窩面に明らかに最も多く存在する。この眼窩面に集中していることは，その部位が辺縁系と連絡していること，また，眼窩面の細胞のうちには味覚性の入力に感受性のあるものが存在することに矛盾しない。

細胞の種類別の空間的な分布 (Topographic Distribution of Cell types)

　先ほど述べたような，報酬関連細胞の拡散，不明瞭な分布は，例外的なことではない。サルでは，議論してきたすべてのタイプの神経細胞は広く分布し，前頭前皮質のあらゆる部位，ほぼすべてに混在している。初期の研究において（例えば，Fuster, 1973），前頭前皮質での細胞の種類による分布では，部位的にはっきりとした特異性がなかったことは，一部は少なくとも，さまざまな刺激や運動を充分に操作していなかったこと，そして，それに関連し，元来複雑な行動状況下において細胞の種類の定義づけが粗雑であったことによる。しかしながら，われわれの研究室も含め，多くの研究室で行われた，実験操作を改

良した後の研究でも，サルにおいては，ある法則のもとに前頭前皮質の平面的広がりや深さにそれらの種類の細胞が分布するという概念を明らかにしたものはほとんどなかった。

部位的に特異性が無いと一般的に言われているが，それでも，われわれは，若干は区別しうる前頭前皮質の細胞の選択的な分布のパターン（遅延課題においての細胞脱分極で明らかなように）があるということは，いくらか確信をもって主張できる。それらの部位的なパターンは，相対的な観点であって，すなわち，単にある部位内ではある種類が優勢であるというように特徴づけられるのみではある。特定の種類の細胞が，ある一定部位に単一で見出されうることはないように思われるが，われわれがすでに述べたように，明らかに，いくつかの部位では優位に見出されうる。微細構造のレベルでは他の分布の法則が明らかになっている。依然，形態であるか大きさであるか，決定はされていないが，同じ種類の細胞は群になる傾向がある。

ところが一方で，すでに述べたように，報酬関連細胞は，眼窩面に優勢で，遅延活動，遅延抑制細胞は，背外側前頭前野，特に主溝部の皮質に優勢に存在する。今まで発表された損傷研究の結果より，時間的統合に重要なように思われる遅延活動神経細胞は，明らかになっているよりもさらに，主溝部に限局していると明確に予想される。もちろん，その予測は，その部位の損傷で遅延課題が障害されやすいということに基づく。しかしながら，われわれが第4章で述べたように，前頭前皮質の他の部位の損傷であっても，十分に大きければ，それらの課題に悪影響を及ぼしうる。このため，遅延課題に関する限り，主溝は，その課題に関係したより重要性の低い機能部位によって囲まれている，皮質の機能的局在部位として考えうる。われわれは，主溝であれ，どの部位であれ，機能的に境界を定めうる特異的な部位と考えることはできない。二つのオートラジオグラフィー研究（Bugbee and Goldmann-Rakic, 1981; Matsunami and Kubota, 1983）によってその見解は支持される。共に，遅延反応遂行では，前頭前野の限局していない，むしろ広範な糖代謝の増加が見られる。

だから，一般的には，損傷の効果と微小電極による所見との間に，ある一定の相関が認められうる。遅延の間，発火による変化を維持する神経細胞は，時間的統合に関係すると推測されるが，主溝のみとはいえないものの，特にその

部位に多く見られる (Fuster, 1973; Fuster et al., 1982)。われわれが見てきたように，破壊研究によって，その部位が時間的統合に厳密に関係する課題を遂行するために，必須ではないにしても重要であると示されてきた（第4章）。

さらに，微小電極による所見もまた，可逆的損傷の結果 (Bauer and Fuster, 1976; Quintana and Fuster, 1993) と一致した。主溝領域において，遅延活動細胞または，遅延抑制細胞が，非空間的課題でも，空間的課題とほぼ同程度に多く認められた (Fuster et al., 1976; Quintana et al., 1993)。このことにより，主溝部位が，単に空間的なものではなく，様式を超えた統合機能に関係しているという普遍的概念が支持される。しかしながら，いくつかの研究が示唆している (Fuster et al., 1982; Wilson et al., 1993) ように，主溝の上下の皮質はそれぞれ，ある程度は空間的，非空間的視覚統合に分化している可能性がある。このことはまた，損傷研究による結果 (Passingham, 1975; Mishkin and Manning, 1978) にも合致している。

要約すると，損傷研究からの情報と同様に，単一神経細胞研究からの情報により，背外側前頭前野が，時間的統合にある程度特異的であり，同時にその周辺領域がある程度は機能的に等価であることが実証された。その特異性，等価性とも，おそらく可塑性があり，個体による差異を生じやすいであろう。

機能的メカニズム（*Functional Mechanisms*）

現在のところ使用できるデータに基づいて，時間を超えた統合のメカニズムに電気生理学的に三つのレベルでアプローチすることができる。(a) 限局した前頭前皮質のメカニズム，(b) 視床やより後方の皮質と前頭前皮質の相互関連，(c) 運動行動の構成における前頭葉の生理学である。これら3段階のメカニズムは密に相互関連しているのだが，ここでは，あえてこの順番で再考していきたい。遅延課題から得られた単一神経細胞記録のデータの記述の中で，これまで述べてきたように，遅延により賦活される二つの異なった種類の細胞が，時間を超えた統合を可能にする2種類の相補的な認知の機能を支えているように見える。つまり，短期記憶細胞 (short-term memory cell) と運動準備細胞 (motor-set cell) である。この2種類の細胞は前頭前皮質の背外側に混在して発見されている。この2種類の細胞は互いに非常に密に隣接しているので（図5.14），神経

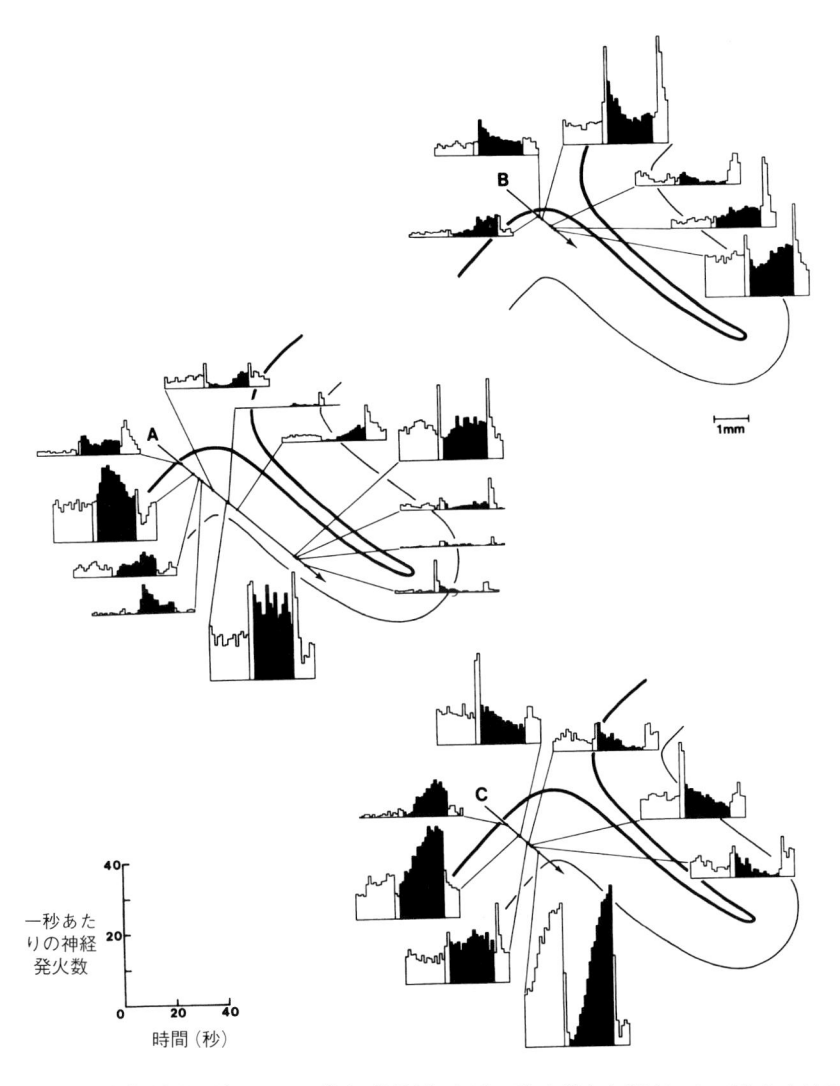

図 5.14. 遅延照合課題中の三つの微小電極経路（それぞれ皮質内を貫通している）におけるユニット活動の平均値ヒストグラムを示す。(A) と (B) は主溝の下部隆起，(C) は下凸面。標本の提示は 15 番目の円柱の後に垂直線で示す（1 円柱は 1 秒）。遅延の間の発火は黒く塗ってある。遅延の間に二つの活動タイプ（上昇して行くタイプと下降していくタイプ）が各々の経路，特に (C) で認められた。

の情報も皮質のモジュール内か,モジュール間にせよ,一方からもう一方に送られているのだろう。このことが,手がかりの出現から反応の出現,つまり知覚的な記憶(perceptual memory)から運動的な記憶(motor memory)の間の時間を超えた連合的な移送(associative transfer)の神経学的な基礎なのかもしれない。おおまかな活動の表象であっても前頭葉皮質には運動器官の準備を進めるには有用なのだろう。

いくつかの短期記憶のモデルが示すように(Zipper et al., 1993),前頭前皮質の知覚的あるいは運動的な記憶の活性化や保持が,あらかじめ設定されたシナプスの重み付けにより,再帰回路へと入っていくインパルスの反響によって確かになっていくのかどうかはまだ推測の段階に過ぎない(第8章)。それはある前頭前皮質の細胞を巻き込んだ活動のあらかじめ定められたリレー競争の基盤になるのかもしれない(Batuev, 1994)。さらに,この考えが証明されれば,前頭前皮質のoscillatory bioelectrical activityの一定の形式が,意識的に記憶することや注意の指標となるという予測に寄与するかもしれない(Desmedt and Toberg, 1994)。この謎の解決は微小電極による一層の時系列解析の進歩を待たなければなるまい。

前頭前皮質の局所的な反響回路が活動的短期記憶においてある役割を果たしている一方で,この機能は前頭前皮質や他の皮質,および皮質下の構造を含んだ同様の回路にもまた依存していると思われる。この考えは可逆的な破壊実験と微小電極法を結合させた実験により支持される。われわれはある実験(Alexander and Fuster, 1973; Fuster and Alexander, 1973)で,前頭前皮質と視床背内側核の間の相補的な結合の役割に焦点を当てた。われわれは,解剖学的に前頭前皮質を定義付けているこれらの結合が,短期記憶において不可欠な役割を演じているのではないかと推論した。おそらく,視床—皮質,および皮質—視床間の二つの対になっている線維は反響回路の基盤となっているのだろう。このような回路での神経活動は暫定的な記憶における情報の保持を保証しているのかもしれない。このように,この仮説における回路の二つの構成物のうちの一つ,前頭前皮質の不活性化により,もう一方の視床背内側核の神経活動を乱し,その結果活動的な記憶(active memory)が損なわれる。

われわれの実験は反響回路仮説を証明はしていないが,これに完全に一致し

ている。遅延課題遂行中のサルにおいて，前頭前皮質の背外側部の大部分を冷却すると核の小細胞部分の神経発火頻度は低下する。試行内及び試行間共に低下する。最も特徴的で重要なことは，遅延の間の発火の減少と短縮が認められることである（図5.15）。これらの細胞レベルでの現象は課題遂行自体の障害

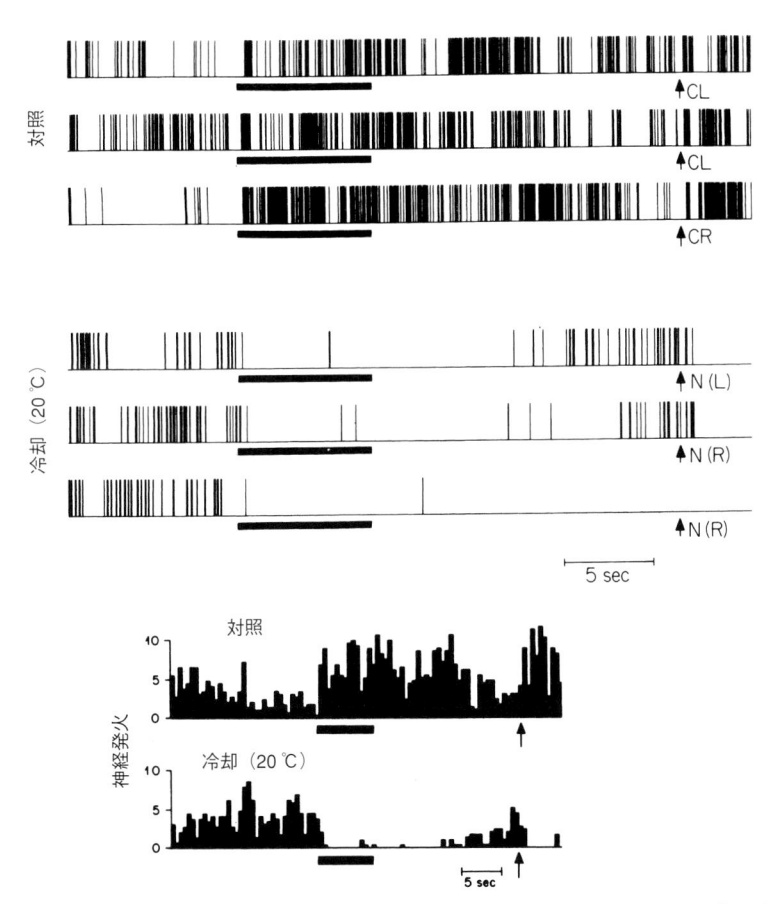

図5.15. 遅延反応の三つの試行の過程でのコントロールと背外側前頭前皮質の冷却時（15℃）の視床背内側核の小細胞部のユニット発火を示す。手がかり刺激の時期は水平のバーで，遅延の終了は矢印で示している。それぞれの矢印への注釈は反応の適否を適（C）および否（I）で，サルの反応は右（R）および左（L）で示す。その下は平均発火頻度ヒストグラムを示す。(Alexander and Fuster, 1973 より。許可を得て転載)

を伴い，これは前頭前皮質の機能低下によるものと予測される。この研究で得られた知見は前頭前皮質と視床背内側核の間の，記憶課題の遂行における明らかな関連のみならず，機能面での関連をも示している。

　前頭前皮質の尾状核への出力は，類似の方法により視覚弁別課題においても研究されている（Nishino et al., 1984）。この研究では前頭前皮質の背外側部の冷却により尾状核の細胞の視覚刺激に対する一定の反応が減少している。この反応はおそらく運動反応の遂行に関連していると思われる。別の研究において（Fuster et al., 1985），われわれは前頭前皮質のある皮質間連絡の役割について調べている。この時は特に二つの理由で前頭前皮質の下側頭葉皮質との連絡について焦点を当てた。(a) この連絡は膨大でかつ，解剖学的によく調べられている（Jone and Powell, 1970; Chavis and Pandya, 1976; Jcobson and Trojanowski, 1977a）ことと，(b) 下側頭葉皮質は前頭前皮質のように視覚遅延課題の遂行に重要であると認められていること（Buffery, 1976; Kovner and Stamm, 1972; Fuster et al., 1981）である。われわれは色を使った遅延照合課題をサルに行わせ，仮説上の皮質間ループの両端を調べた。動物のうちある群では前頭前皮質の冷却の下側頭葉皮質細胞発火に対する影響が，もう一方の群では下側頭葉皮質の冷却が前頭前皮質の細胞に及ぼす影響が調べられた。この研究の結果は複雑だった。それは反響回路仮説に一致するものではあったが，それのみで容易に説明できるものではなかった。しかしながら，それはこの二つの皮質の機能的な関連が存在すること，およびこれらの関連が視覚遅延課題の遂行に重要であることをはっきり示していた。一方の皮質の冷却は，前頭前皮質にせよ，下側頭葉皮質にせよ他方の皮質の神経に明確な興奮性及び抑制性の変化を引き起こした。これらの変化は細胞の自発発火と同様，手がかりに対する発火でも認められた。

　三つの有意義な所見が明らかとなった。(1) 前頭前皮質の冷却は，下側頭皮質の一部細胞の高められた遅延活動を抑制した（図5.16）。(2) 下側頭皮質もしくは背側前頭前皮質において，色に対する反応が他方の皮質の冷却によって最も影響された細胞は，下顆粒細胞層よりも上顆粒細胞層により多く見出された。(3) 色に対する一部の細胞の反応が，遠隔冷却によって増強したり減弱したりする一方で，そうした冷却の全体的な効果は，手がかりに際してや，遅延

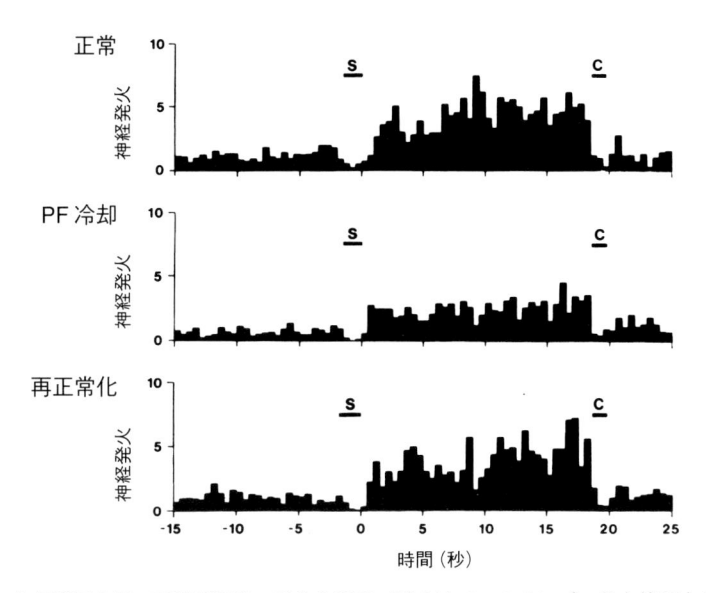

図 5.16. 色遅延照合間の下側頭細胞の平均的活動（発火は二つのサンプル色を使用する試行の平均である）。上：通常温度。中：前頭前野（PF）を 20℃に冷却。下：前頭前皮質を通常温度まで再加熱。略語：S, 標本期間；C, 選択期間（Fuster et al., 1985 から許可を得て転載）

の間（図 5.17），またはその双方において細胞による色の識別を減少させるものであった。通常の皮質温度よりも遠隔冷却下でより良く手がかりの色を識別する細胞はどの場合にも認められなかった。

多くの皮質間線維は皮質の上層に起点と終点を持つことが知られており（第 2 章），そうした上層の細胞が遠隔皮質冷却の効果のいくつかに対して特に感受性が高いという所見は，そうした効果が，通常下側頭皮質と前頭前皮質との間の長い相互的な結合によって伝達される神経活動の修飾—おそらく抑制であろうが—の結果であろうという推測を支持している。実験動物が課題の中で使用する色を細胞が弁別する際，遠隔冷却が誘発する減少は，二つの皮質間結合の機能的重要性を示す証拠である。この結論は，これまで見てきたように，頭頂皮質ではなく（Bauer and Fuster, 1976; Fuster et al., 1981），前頭前皮質もしくは下側頭皮質の冷却が遅延照合を阻害するという証拠によって補強され

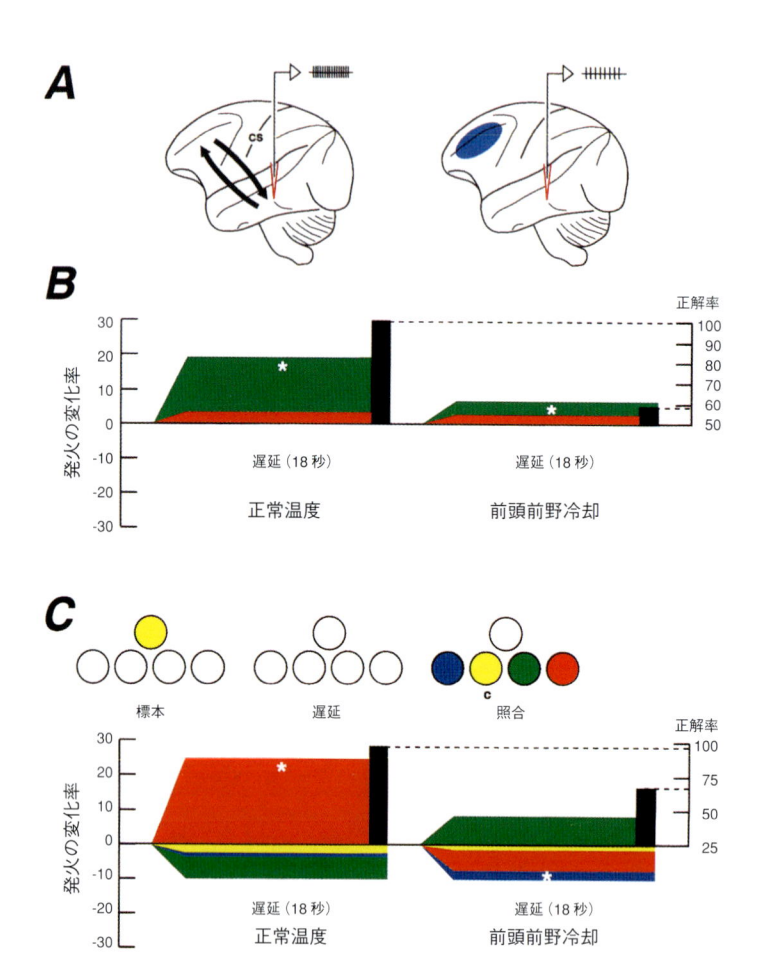

図 5.17. 遅延照合を実行する間に，下側頭神経細胞と結びついた背外側前頭前皮質を冷却する。(A) 図解により示しているのは，下側頭葉と前頭前野の連結（矢印），下側頭葉の記録用微小電極（赤色），そして前頭前領域（青色）は，両側とも 20 ℃の冷却によって可逆的に抑制されている（CS,中心溝）。(B) 二色を使用した遅延照合における下側頭細胞の平均的活動（グラフの色は，記憶された刺激の色に一致する）。細胞は，緑を記憶する間活性化される（星印は，試行前の基線から，統計学的に有意な偏倚を示す）。前頭前野の冷却により，遅延（記憶期間）の間の細胞による色の識別は減弱し，サルの正答率は 100 ％から 59 ％（黒棒）へと低下する。(C) 4 色を使用した遅延照合（C,正しい選択）。4 色課題における別の下側頭細胞の平均的活動。この細胞は，赤を記憶する間，優位に活性化される。前頭前野の冷却は，課題の成績が低下する間，この活性化を抑制する。

る。別の研究では，同様に遅延反応における冷却と細胞記録を組み合わせる手法により，活動的短期記憶における前頭前皮質と頭頂皮質間の機能的相互作用の証拠が提出された。

　上記の短く要約した研究は，いっそう要点を強調する。その要点とは，しばしば省みられないが，前頭前皮質は他の多くの構造と協調して働き，特定の機能を担当する独立した皮質領域としてみなすことはできないというものである。これらの研究はまた，活動的短期記憶のような一定の認知機能にとって，前頭前皮質と他の構造，特に他の皮質領域との協調が不可欠であることを強調している。これらの研究による所見は，活動的短期記憶が基本的に，前頭前皮質とそうした他の構造間の再帰的回路を通じた反響活動に依存するという概念を支持する。この議論は第8章へと続く。

　運動行為の機構は，異なる背側前頭領域の吻側─尾側方向に連続的に関与するようである。この時間空間的準備と動作の遂行における皮質の関与の進行は，前頭前皮質だけでなく，前頭皮質全体において課題実行間の細胞活動の局所パターンを調べることによって，最もよく評価される。その点では，行動課題を実行するサルの前頭細胞の活動を基にして導かれてきた研究のすべてを比較検討することは有用である。時間的相関について報告された所見のメタアナリシスから，細胞活動の時間経過や特異性は，感覚的手がかりや運動反応に関連して変化し，三つの大きな前頭領域，すなわち，前頭前野，運動前野，そして運動野における細胞の感覚と運動の結合に関する一定の結論に到達することが可能である。これらの結論は，表5.1にまとめられている。本書の前回の版では，メタアナリシスは，前頭領域のどれか一つについての37の研究に基づいており，参考文献は表の下に列記している。その後の研究では，同一の実験において，2，3箇所の細胞反応を直接比較することによって，この問題に答えてき

表5.1. サルの前頭葉皮質に存在する神経細胞の性質

	前頭前皮質	運動前皮質	運動皮質
感覚カップリング	多	中	少
遅延カップリング	多	中	少
運動カップリング	少	中	多

た（Alexander and Crutcher, 1990a; Requin et al., 1990; Di Pellegrino and Wise, 1991; Mushiake et al., 1991; Riele and Requin, 1993）。本質的に，これらの後の研究は，私のそれ以前からの三つの結論を確認するものだった。

1. 感覚結合は，前頭前皮質で相対的に高く，運動前皮質（SMAを含む）で中間的，一次（中心前）運動皮質で低い。これは，識別につながるかどうかはともかく，感覚的手がかりに反応する細胞の比率の報告から推論可能である。
2. 時間を超えた感覚運動カップリングは，前頭前皮質で相対的に高く，運動前皮質で中程度，運動皮質では低い。この結論は，以下の判断基準に基づいている。(a) 手がかりと反応の双方に関係する細胞の比率。(b) 遅延課題の遅延期間の発火活性化。(c) 手がかり後，もしくは運動反応前の活性化の持続。三つの測定値のすべてが，前頭前皮質で最高もしくは最長であり，運動皮質で最低もしくは最短である。
3. 逆に運動カップリングは運動皮質で最大，前頭前皮質で最小である。すなわち，運動に関係する細胞の比率は前者で最高，後者で最低である。運動前皮質の細胞は，またもや中位に落ち着くのである。

概して，細胞の種類のこの局在分布図は，運動行為の統合における前頭葉背外側皮質の連続的かつ段階的な関与を反映している。前頭葉運動領域の階層構成の最上位に位置する前頭前皮質は，その神経ネットワークにおいて，運動行為の構造あるいはスキーマ（第8章）の最も全般的かつ抽象的な局面に関与するであろう。また，運動行為の構築において感覚と運動の関係を仲介しまとめるために，感覚入力も受け取っているのであろう。感覚と運動の時間的に隔てられた要素間の相互随伴性の連合もこれらの中に含まれる。第2章でみてきたように，前頭前皮質の神経ネットワークは，時間を超えて掛け橋をするという役割実行のため，感覚，運動のシステムに豊富な連絡を持っている。

運動の構成は，前頭前皮質から運動前野，そして最終的に動作の微小生成（microgenesis of the action）の起きる場所である中心前運動帯（Brown, 1987）へと進むにつれ，より具体的な詳細へと進むのは明らかなようだ。前頭前野の神経連絡の解剖学的構造を見ると，その過程は皮質内に限ったものではなく，前頭葉，小脳，基底核や外側視床を含むいくつかの皮質下構造間の神経線維ル

ープをも伴っていることが示されている（第2章）。

時間的統合の根拠の概要

　私の見解では，前頭前皮質の電気生理学的研究の最も重要な貢献は，前に論じたように，行動の時間的統合における決定的な役割を明らかにしたことである。ここに，主にヒトの研究から得られた根拠の簡単なまとめを列記してみよう。

1. 随伴陰性変動（CNV）

　CNVは前頭極と背外側前頭前皮質の広い範囲での活動性の高まり，おそらくは神経細胞の発火である。これは感覚と運動の事象間に生じ，時間的に隔たっているにもかかわらず，同じ行動の一部を構成している。CNVの形成は，これら事象間の相互随伴性の学習を含む，行動構造の学習と相関する。行動構造内でのCNV発生のタイミング（刺激後からそれへの反応前まで）の結果から判断すると，CNVを発する細胞群は，おそらく感覚情報の保持，運動の構成，あるいはその両方に従事している。どのような場合でも，まず手始めにこれらの細胞群は時間的に連続していない事象を一つの行動構造へと統合し，やがてはその展開を形作る。

2. 遅延課題試行の諸相で活性化される細胞が近接していること。

　異なる種類の細胞群が近接することは，これらは時間的に隔てられ，異なった事象に同調しているのだが，細胞間の時間を超えた情報の転送について推測する根拠となる。言いかえれば，これは時間的に不連続な神経要素間に相互作用があることの根拠となる。この転送は遅延の間もっとも明らかとなる。そのとき，異なった種類の細胞群がそれぞれの間で，直前の過去と直後の未来の事象についての情報を相互伝達しているようだ。

3. 時間的に隔てられ相互随伴的な刺激と運動反応に同調する細胞群が前頭前皮質に存在すること。

　このような細胞群は遅延課題において最もよく証明される。これらの細胞群は手がかりと反応の両方に関係するので，表象と操作の（つまり運動性）神経ネットワークの両方の構成要素であるように見える。このようにこれらの細胞群は，おそらく刺激の表象とその結果生じる反応の構成の両方に働いている。

これらは時間的に隔てられた行動の要素を関連付けるので，行動の構成においてその時間にもっとも適切に重要な役割を果たす。

4. 遅延期間に細胞の活動が持続する。

この持続する活動こそが，手がかりと反応間の時間的掛け橋をする認知過程に細胞が関与する現象であろう。手がかりに関連して遅延発火が高まる細胞群は，CNV発生源であろうが，これら短期記憶と運動セットの二つの認識過程のどちらにも働くことで，時間を超えた随伴性を仲介し，それゆえに行動の時間的構成にとって欠くことのできないものであろう。

内臓および情動的機能

19世紀後半以降（Shiff, 1875; Munk, 1882）前頭皮質表面のある種の領域に電流を流すと，さまざまな内臓機能の変化を引き起こすことができることが知られていた。このことはイヌ，ネコ，サルおよびヒトで観察された。この変化は，後部眼窩野—霊長類でいえばWalker 13野あるいはBonin and BaileyのFF野において最も低い閾値の刺激で引き起こすことができる。この部位は，発達的，構造的また線維連絡的観点からみれば辺縁系と考えられるが，また視床の背内側核との関係という観点からみれば前頭前野とも考えて良いという移行領域である。

前頭眼窩皮質を刺激して最も顕著な変化の現れるのは心臓血管系であって，その変化の中には血圧，心拍数，心収縮力そして皮膚温が含まれていた（Bailey and Sweet, 1940; Livingston et al., 1948; Sachs et al., 1949; Kaada, 1951; Delgado, 1960; Hall et al., 1977）。呼吸（Smith, 1983; Bailey and Sweet, 1940; Kaada, 1951），エピネフリン分泌（Euler and Folkow, 1958），および血漿コルチゾールに関する変化が同様に観察された。効果の大部分は副交感神経性もしくは交感神経系への抑制的影響の結果生じたものと思われる（Hoff et al., 1963）。このことは，皮質への内臓求心系の研究によって後眼窩野は迷走神経の皮質的再現をなすという結論と一致するものである（Bailey and Bremer, 1938; Dell and Olson, 1951; Encabo and Ruarte, 1967）。前述したように，この部位を刺激すると睡眠を誘発することができる（Kaada, 1951; Clemente and

Stern,1967; Alnaes et al., 1973)。生理学的睡眠においては迷走神経系優位である。

齧歯類においては，損傷および刺激実験の効果から判定するに，前頭前皮質の内側と外側の双方が自律神経系の制御に関与しているものと考えられる（総説として Neafsey, 1990 を参照）。とくに顕著なのは，まだ充分に明らかにされているわけではないが，内側面の，ストレスや防御に関連して起きる内臓機能と体液的制御に関わると思われる役割である（Therry et al., 1967; Henke,1982; Verberne et al., 1987; Maskati and Zbrozyna, 1983; Diorio et al., 1993)。一方，ラットにおいては内側皮質は明らかに内臓機能の遠心性（"運動性"）機能に関与し，外側あるいは眼窩皮質は内臓機能の再現的基盤となっている。

内臓機能の再現のうち特別な側面として内臓痛がある。内臓痛は脊髄視床路を経由して，多分視床の nucleus submedius を通り，眼窩前頭前皮質に伝達される（Craig et al., 1982; Price and Slotnick, 1983）。耐えがたい疼痛の治療として白質切截術が行われ効果を表すのはこの経路が切断されるためであろう（Falconer, 1948; Freeman and Watts, 1948)。これとは逆に，自己刺激をおこす報酬構造の役割として（Routtenberg, 1971; Goeders et al., 1986)，前頭前皮質は快楽を表象すると思われる神経系の飛び地をもっている。DA 神経伝達と関連するこの問題についてのより詳細な議論については，第3章を参照されたい。

眼窩前頭前皮質の刺激による内分泌的，自律神経的効果は多分，この皮質から内臓機能や情動に関連する（Le Doux, 1993）視床下部，扁桃体，およびその他の辺縁系構造（第2章）へ向かう遠心性の線維によって調節される。さらに前頭前野から視床下部への出力は間違いなく内分泌的，自律神経的変化に伴って起こる本能的で情動的な行動を抑制的に制御する。このことは次に見るとおり，摂食行動や攻撃行動において電気生理学的に実証される。

第4章と第6章で注目されるように眼窩前頭前皮質の損傷は動物でもヒトでもしばしば過食を引き起こす。この現象は摂食行動を調節する視床下部中枢，特に満腹と食行動の調節に関与することが知られている外側視床下部領域と腹内側核の脱抑制的解放の結果と考えられうる（Hetheringtonand Ranson, 1940; Brobeck et al., 1943; Anand and Brobeck, 1951)。過食はこれら中枢の前頭前野による制御からの解放の結果である。この解釈と一致して，電気的眼窩前頭刺

激はネコでは食行動を抑制する (Siegel and Wang, 1974)。さらに，外側視床下部 (Kita, 1978) と腹内側核 (Ohta and Oomura, 1979b) への抑制的前頭前投射が電気的実験により示されている。視床下部のこれらの部分は血糖値に敏感 (Oomura et al., 1969, 1974) であり，明らかに促進性の線維で常に前頭前皮質へ満腹度を知らせ (Ohta and Oomura, 1979a)，そうして前頭前皮質から下行性の抑制的フィードバックを引き起こし，食物摂取が止まると結論付けるのは合理的である。

　ある程度同様の現象そして機序が攻撃性についても実験的に示される。ここでは，しかしながら前頭前野損傷の効果（第4章参照）はあまり明らかでなく予想通りでもない。これらは損傷の位置や広がりに関して動物種によってかなり異なるようにみえる。食肉目では大きな前頭前野損傷は攻撃行動を増加させる傾向にあるが，サルでは背外側損傷の結果としての可能性を除けばそうではない。すでに述べた（第4章）ようにそのような損傷は認知障害を生じ，間接的に攻撃行為を導くのである。ネコやラットでは眼窩前頭前野損傷が自発的または外側視床下部の刺激による攻撃行動の閾値を下げる (Sato, 1971; Sato et al., 1971; De Bruin et al., 1983; De Bruin, 1990)。一方，直接的な眼窩前頭前野刺激はそのような行動を止める (Siegel et al., 1974, 1977; Kruk et al., 1979)。このような観察所見から，攻撃行動は前頭前皮質からその行動の調節統合を行う視床下部中枢への抑制的影響によって制御されるという仮説が支持される。

　性行動に関しては，直接適当な電気生理学的証拠は示されてないが，損傷研究から前頭前野が摂食や攻撃行動の場合に匹敵するような抑制的役割を果たし，視床下部や辺縁構造により修飾されている可能性があると推論するに足るだけの根拠がある。しかしながらこのテーマについては動物の損傷例（例えば Brukowski in Warren and Akert, 1964, p.270）は少なく逸話的であり，むしろヒトの臨床例（第6章参照）の方が豊富である。

まとめ

　電気生理学的データは前頭前皮質の結合リンクを裏付けるものである。解剖学的事実と一致して，前頭前皮質と他の皮質領域，視床，そして基底核との線

維連絡が電気生理学的に裏付けられた。損傷脳研究を十分に補完したり，裏付けたりするかたちで，電気生理学的研究は前頭前皮質が感覚，感覚運動，内臓，そして情動機能に果たす役割についての洞察を得るのに役立った。

　感覚由来の神経電気的インパルスは皮質間連絡あるいは視床の非特異核を経由して前頭前皮質のいくつかの領域に到達する。霊長類では，これらの領域の一部が，いくつかの領域から集約された入力を受け取っている。その他の領域は，しかしながら，微小電極を用いた研究によれば，ひとつの様態の感覚処理に特殊化されているようだ。すなわち，前弓状領域と下外側領域が視覚に，眼窩領域が味覚と嗅覚にといった具合に。微小電極を用いた研究により，一つの細胞のレベルで二つないしはそれ以上の様態が収斂していることが示された。感覚入力の収束が霊長類前頭前皮質の凸面で多く観察されることから，前頭前皮質の多くの部分を感覚統合の皮質と考えることが妥当であると考えられている。このため，前頭前皮質は幅広い起源と性質を持つ刺激を行動的認知的に関連付ける機能をおそらく果たしているのだろう。

　前頭前皮質は感覚的注意，すなわち，前頭前皮質自身も含む高次の大脳領域への感覚入力の到達を選択的に制御することにも関与しているようだ。その制御のメカニズムははっきりしないが，そのメカニズムが認知機能に関与する他の新皮質領域だけでなく，動機付けに関与する前頭前皮質と皮質下，および辺縁系領域との双方向性の連絡を含んでいると仮定するには十分な根拠がある。

　前頭前皮質の運動関連領域への連絡を裏付けることに加えて，電気生理学的研究から前頭前皮質が動作の制御に関与していることが明らかになった。尾状核は前頭前皮質から運動系への出力の主な受け取り手だが，そこにおける神経活動は前頭前皮質からの影響により調節されている。動作の遂行だけでなく運動抑制に関連して前頭前皮質の活動が増加することがいくつかの電場電位と単一細胞記録研究により証明されている。眼窩前頭前皮質領域から本能的行動に関与する間脳，辺縁系領域への抑制性の出力があることが示されている。

　眼球運動は二つの前頭眼野（8野の弓状皮質と背内側前頭凸面の補足眼野）にある細胞集合により高い正確性を持って制御され監視されている。眼球と頭部の動きに関与しているため，前者の前頭眼野は注意の運動的側面，特に遠隔受容器の視覚，聴覚刺激に対する空間的定位を支配するのに不可欠なようだ。

補足眼野は眼球運動シークエンスの開始や眼球と上肢の協調に不可欠なようだ。サルの前頭眼野における微小電極を用いた研究では，概して前頭前皮質の基本的特性である，その感覚運動的特性が強調されている。

前頭前皮質が時間を超えた感覚運動統合に不可欠であるという概念を支持する電気生理学的研究結果が十分蓄積されている。そのうち多くは，行動課題遂行中の前頭前皮質からの電場電位，あるいは単一細胞活動記録から得られた。中でも特に意味があるのは遅延課題など決断あるいは運動行為が近い過去に起こった，あるいは近い未来に起こる感覚刺激に依存するような課題においてヒトあるいはサルから記録することである。このような状況では緩徐表面陰性電位，随伴陰性変動（CNV）が感覚刺激といくらかそれに随伴するような遅延反応との間の期間に背外側前頭前凸面において記録される。

遅延課題における前頭前皮質細胞の発火を解析することで，感覚刺激の行動的意義や物理的特性を含む様々な性質に反応する神経細胞が存在することが明らかになった。そして，これら細胞反応のうちいくつかは，決定的とはいかないまでもおそらく注意による調節を受ける。他の神経細胞のうち，いくつかの発火は運動反応に関連しており，さらに他のものでは正しい行動反応の後に得られる（あるいは得られない）報酬に関連している。

前頭前野統合の一つの表れは，細胞レベルでは遅延課題の異なる出来事（すなわち手がかりと反応または報酬）に同調する細胞が接近して存在することである。もう一つは，これらの出来事の一つ以上に同調する細胞が存在していることである。後者のいくつかは手がかりと反応に関連して発火が増大するため，またその反応が二つの出来事間の相互の随伴性を反映しているため，感覚運動連関を表象し調節しているように見える。

時間を超えた統合について最も雄弁な証拠は，特に背外側前頭前皮質にある遅延課題の遅延期間中に持続的な活動を示す細胞の存在である。この現象は学習や手がかりと遅延反応の間の相互の随伴性に基づいているようである。いくつかの細胞では遅延発火は手がかりに同調し，他の細胞では反応に同調する。前者は手がかりの保持に関与し，後者は予期的な運動の準備に関与する。2種類の細胞はそれゆえ相補的な機能（a）短期記憶と（b）運動セットに結び付けられる。この両者は有機体が，手がかりとその結果である行動の間の時間的隔

たりをうまく橋渡しするのを助ける。

　異なる種類の細胞が一般に前頭前皮質全体に混在している。組織化された局在パターンは同じタイプの細胞がかたまっていることを除きほとんど分かっていない。しかしながら、報酬関連細胞は特に眼窩領域に多く、遅延活動細胞は背外側領域、特に主溝領域に多い。

　遅延課題行動への微小電極と冷却法を組み合わせた研究により、前頭前皮質と他の皮質や皮質下構造との間の機能的相互依存が立証されている。こうして例えば、背内側核との結合ループや下側頭皮質との結合ループが、前頭前皮質がそれら二つの大脳構造と共に視覚遅延課題で要求される時間を超えた情報の転移を仲介する反響回路として機能していることが明らかになった。

　基底核は前頭前皮質から運動系への直接的な接続を組織するが、皮質下運動中枢から前頭領域へ再帰的入力があることが示されている。前頭皮質から基底核および外側視床への一連の解剖学的に示される再帰的結合はより後方の前頭領域に向かって、前頭前野から運動前野を経て運動皮質まで、順番に継続して運動処理に関与しているようである。それゆえ、神経細胞は皮質領域の前から後ろに向かって徐々に感覚刺激とのカップリングを弱め、運動とのカップリングを強める。運動の組織化における順序だった規則性は電場電位のレベルで表現される。有機体が独立した運動の準備を行うときCNVを最初の要素とする陰性波が前頭前皮質に発生し、運動が行われるまで徐々に後方の前頭領域に侵入していく。多分、前頭処理階層において最も高位の段階である前頭前皮質は行為を大まかに表象しそのための運動装置を準備する。運動前領域と運動領域は行為のより具体的な部分を実行するのである。

　前頭前皮質の眼窩部と内側領域は様々な内臓と体液性の機能を制御しているようだ。心血管系や呼吸器系は特に前頭前野の影響を受けている。これらの影響は辺縁系や自律神経系により仲介される。運動機能への眼窩前頭前野抑制は本能や情動的行動にまでも影響を与える。摂食行動や攻撃行動はある程度は前頭前皮質の眼窩領域により常時チェックされている。その領域から視床下部まで抑制的出力が下行し、摂食と攻撃を制御しているのだろう。

第6章

ヒトの神経心理学

　疾患や外傷による前頭前皮質の損傷は，たとえそれが予期せぬものであったり，実験的理論にそぐわないものであったりしても，この皮質の機能に関する有用な洞察を与えてくれる。これら損傷の不均一性は，われわれが動物での破壊研究で出くわす方法論的な問題をいっそう大きくするものである。しかしながら，前頭前皮質の臨床的研究には無類の価値がある。なぜなら，ヒトという対象のみが前頭前野障害によって起こる認知と感情の障害に，症候学的な深みを与えることができるからである。この研究は，前頭前皮質がヒトの脳において系統発生学的に最大の発達を成し遂げたと考えるのであればより必要不可欠なように見える。

　臨床的な前頭葉研究の歴史は非常に長く豊かなものである。しばしば引用される歴史的出来事はPhineas Gageの症例である。彼は19世紀半ばのニューイングランド鉄道工事の労働者で，事故の爆発によって飛ばされた先のとがった鉄の棒が彼に突き刺さった。その棒は彼の顔を下側から斜めに貫通し，左側へ突き抜け（図6.1），頭蓋基底部を横切り，彼の前頭葉に大きな障害を与え，そして明らかに左の眼窩内側前頭前皮質を破壊した（Harlow, 1848; Damasio et al., 1994）。事故の恐ろしさと，犠牲者が信じられないくらい長生き（12年）したことを別にして，この症例をユニークなものにしたのは，外傷の結果Gageの人格におこった変化のHarlowによる詳細な記述である（Harlow, 1868; Blumer and Benson, 1975; Damasio et al., 1994）。これらの変化は彼の友人の目から見て「GageはもはやGageではなくなった」というくらい著しいものであった。事故の前とは大きく異なり，彼は非常に無礼で，優柔不断で，きまぐ

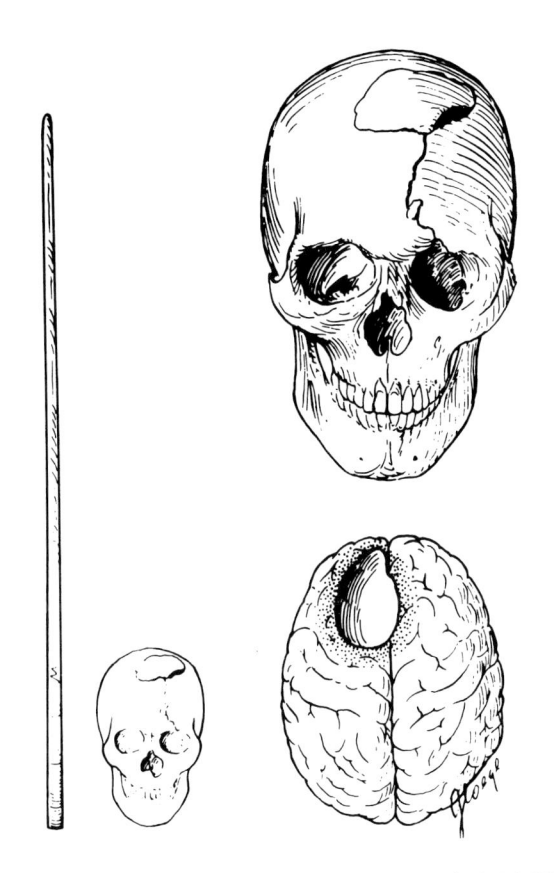

図 6.1. Phineas Gage におこった外傷。左には鉄の棒とダメージを受けた頭蓋が比較できるサイズで描かれている。右には推測される頭蓋と脳の損傷が描かれている。

れになり，計画性はなくなり衝動もコントロールできなくなった。「彼の知的能力や表現は子供のようである。彼は屈強な野獣のような欲情を持っている。」Harlow は外傷の後，何年もたって彼のことをこう記している (1868)。

　残念なことにこの有名な症例の科学的な価値は，他の多くのものと同様，損傷の不規則性や，前頭皮質以外の脳構造障害の共存，結果として起こる外傷領域周辺の刺激病巣などのため非常に限られたものである。一般的には，戦傷の

結果起こる限局性の外傷のほうがより教訓的である。これらは二つの世界大戦やベトナム戦争後に研究された（Choroschko, 1923; Feuchtwanger, 1923; Kleist, 1934; Goldstein, 1942; Luria, 1966/1980, 1970; Grafman et al., 1986）。周囲の明瞭な前頭葉腫瘍や，腫瘍やてんかん焦点除去のためのロベクトミー（lobectomy）も同様に示唆的である（Brickner, 1934; Rylander, 1939; Angelergues et al., 1955; Milner, 1964）。その他の有用な情報源は，主に前頭葉に影響を及ぼす傾向のある血管性，感染性，および変性過程の大きなカテゴリーである。病初期の症例は特に価値があり，その中で限局した前頭前野障害の微妙な出現を通してその特徴がもっとも明らかになる。

同様に1930年代に導入された前頭葉の精神外科手術を施行された患者の研究も有用である（Mettler, 1949; Freeman and Watts, 1950; Greenblatt et al., 1950; Greenblatt and Solomon, 1953; Valenstein, 1990）。しかしながら，これらの研究で得られたデータを評価することは非常に困難である。なぜなら，前頭葉ロベクトミー（lobectomy）もしくはロイコトミー（leukotomy）を受けたほとんどの患者は，先に存在した人格の障害に苦しんでいたが，その人格の障害はしばしば長期に及ぶものであり手術によって緩和されるものではないからである。

1920年代以来，前頭葉障害患者の卓越した症例報告や臨床的な前頭葉の文献の総説が書かれている（e.g., Feuchtwanger, 1923; Brickner, 1934; Rylander, 1939; Denny-Brown, 1951; Ajuriaguerra and Hecaen, 1960; Luria, 1966/1980; Hecaen and Albert, 1975. 1978; Stuss and Benson, 1986）。共通して見られるサンプリングや対照，そして評価の不完全な点は深く考察され批判を受けている（Hebb, 1945; Reitan, 1964; Teuber, 1964; Kertesz, 1994）。

臨床研究特有の困難さにもかかわらず，現在ヒトの前頭前野機能障害の基本的症候学については相当の合意が得られている。損傷の局在にある程度まで依存して，症状の発現は主に行動の領域，認知の領域，あるいは感情の領域に認められる。にもかかわらず，どの前頭前野症候群も通常，これら三つすべての症状を含んでいる。

この章では，主に理解を助けるために，まず前頭前野障害の症状を，障害された機能のカテゴリーに分類する。次に，それらを，通常三つの主な前頭前野

—背外側，眼窩前頭，内側—の，それぞれの損傷の後に起こるような症候群によって分類する。最後にヒトの前頭前野機能の発達と退縮に関する主な問題について議論する。

前頭前野障害

注意と知覚

前頭葉患者に最もよく見られる認知機能障害は注意の障害に起因する。これらの異常は七つの基本的なカテゴリーに分けられる。

1. 領識（alertness）の低下

前頭前野の障害を持つ患者は，特に障害が前頭前野背外側凸面の大部分に及ぶ場合は，正常者に比べて一般に領識が低く，自分の周囲の世界についてあまり気付いていない（Luria, 1966/1980）。これに関連する現象は，患者の動機や他人の活動を含めた環境に対する関心の乏しさ，または欠如である。結果的に，患者は病気や外傷におかされる以前に比べて社会への参加が少なくなりがちである。この異常の根底にあるのは，欲動の基本的な欠如や弱さ（Antriebsschwache）である。この基礎的な障害のために患者は自らの活動に関して自発性が乏しくなるだけでなく（Kleist, 1934; Klages, 1954），周囲について気づくことが少なくなり，通常なら関心を持つような出来事に対して反応が乏しくなる。同様の状態は中脳網様体のようなある種の皮質下構造物の損傷によっても生じうる（Goldberg et al., 1989）。これらの事実を踏まえてStussら（1994b）は，前頭葉患者の注意機能障害の一部を覚醒度の低さに帰している。

2. 感覚無視

これは注意障害のより特異的な形である。これは，患者が身体の一側，およびそこに加えられる刺激に対して十分な意識が欠如すること（半側不注意：unilateral inattention）によって特徴付けられる。この障害は一側頭頂葉を損傷された患者にしばしば見られる。感覚無視は主に障害側の対側に生じる。感覚無視は，稀ではあるが，一側前頭前野の損傷でも見られることがある。この場合も対側に対する意識が障害されているようである（Heilman et al., 1971; Heilman and Valenstein, 1972; Damasio et al., 1980; Guariglia et al., 1993）。

3. 転導性

一方で，注意は不適切な感覚刺激に異常にひきつけられることがあり，患者は通常なら抑制されたり無視されるであろう刺激による干渉に抵抗できない (Rylander, 1939; Hecaen, 1964; Stuss et al., 1982; Chao and Knight, 1995)。一般に，背景への注意が高まっている間は，適切な刺激は無視される。このように背景からの不適切な情報を抑制できないことは，前頭前野眼窩部を損傷された動物が構造化された課題で示す干渉制御の障害を思い出させる（第4章参照）。このことは，抑制的制御機構の障害を意味している。この機構は特に前頭葉の損傷が眼窩部皮質に及ぶ場合に動物でもヒトでも障害されうる。

4. 視覚探索行動と注視制御の障害

これまでに述べた注意の異常は簡単にいうと，環境の適切な側面に注意を向けること，あるいは不適切な側面を抑制することの障害として特徴づけることができる。この障害に加えて，前頭葉患者は，能動的に注意を向けて維持する能力の低下を示すかもしれない。前頭葉患者に見られる感覚注意の障害で最も明瞭でよく研究されているのは視覚と眼球の探索運動に関する障害である。これらの患者が主題のある絵をスキャンするときの眼球運動を記録すると，特徴的な異常が明らかになる (Luria, 1966/1980; Luria et al., 1966)。最も際立っているのは絵の細部を分析するときに正常かつ論理的な順序が失われていることである。すなわち視覚的イメージの吟味はでたらめで非系統的となり，不必要な反復が多くなりがちである。患者がある領域を注視する時間は異常に長くなり，全ての適切な細部を順序だてて統合的にスキャンすることは犠牲にされてしまう (Tyler, 1969)。探索計画は，前頭前野の障害側と対側の空間で特に遅くなる (Teuber et al., 1949; Teuber, 1964)。最も独特なのは教示による視覚課題においてみられる注視の不活発さや，間違った，あるいは不必要な眼球運動の修正不能である (Luria, 1966/1980; Guitton et al., 1985)。

5. 注意の維持困難

前頭前野の障害による全ての注意障害の中で，おそらく最も一貫して見られ，特徴的なのは，何らかの行動や思考の方向に集中が維持できないことである。この障害により特に冒されやすいのは，何らかの目標に到達するために持続的に注意を要するような活動全てである。患者は内的な表象に持続的に注意を向

けることが最も困難である (Feuchtwanger, 1923; Rylander, 1939; Robinson, 1946; Luria, 1966/1980; Jetter et al., 1986; Wilkins et al., 1987; Chao and Knight, 1995)。必要な心的操作の持続と複雑さが増すほど，この障害は明らかになる。この障害は暗算課題を遂行する時に明白になる。

6. 内的干渉

前頭葉患者の知覚的注意は外的干渉に対して脆弱であるだけでなく（上記3），内的干渉，すなわち内的表象や衝動からの干渉に対しても脆弱である。この種の干渉が，ウィスコンシンカード分類検査（WCST）の成績の悪さの少なくとも部分的な原因である。この検査では（後述），患者は連続的に提示される視覚的な図形の分類規則を覚えておき，必要な場合には変換しなければならない（Milner, 1963, 1964; Lezak, 1983）。前頭葉患者において短期記憶課題や（Stuss, 1991; Chao and Knight, 1995; 後述），刺激の探索と順序だての課題（Richer et al., 1993; Decary and Richer, 1995; Lepage and Richer, 1996; Richer and Lepage, 1996），いわゆる「プランニング課題」（Wilkins et al, 1987; Goel and Grafman, 1995），およびストループ課題（Perret, 1974; Vendrell et al., 1995; 色名がそれに一致しない色の文字で書かれており，それを速く呼称する課題）でみられる障害についても，干渉が原因となっているのかもしれない。

7. 運動注意（セット）の障害

知覚注意に加えて運動注意（セット）も前頭葉患者ではよく障害される。このことは，内的な運動表象からの干渉を特に免れ得ないようなある種の運動，あるいは知的課題において成績が悪いことから証拠付けることができる。運動注意が特に脆弱なのは，目標へうまく達するためには抑制あるいは抑圧されるべき不適切な，もしくは時機を得ない衝動による干渉に対してである。このように，要約すると前頭葉患者は知覚や知覚記憶に対してのみならず運動や運動記憶に対しても注意が減損しているのである。運動注意に対応する前頭前皮質の神経生理学的所見は，第5章で論じた単一細胞活動や運動準備に関連した遅い電位に見出すことができる。

前述した知見（1から7）をふまえると，前頭葉患者でみられる知覚障害のいくつかは，その運動障害（次節）同様，注意障害の結果起こりうることにな

る。しかしながら，前頭葉が傷害されると，容易に注意障害に還元できないある知覚の異常が引き起こされることも示されてきた。これらは，大部分，自己と環境との空間的関係を知覚する容量的障害（Semmes et al., 1963; Teuber, 1964; Butters et al., 1972b），あるいは，空間的にせよそうでないにせよ，視覚情報によって自らの動作を導くことが要求される課題を遂行する容量の障害である（Teuber, 1964, 1966; McFie and Thompson, 1972）。左前頭葉が損傷された患者は，課題が言語的教示に多く依存するときに，特に障害を被りやすい。それに対して，右前頭葉が損傷された患者は，先導する情報が視覚的である時に障害を被りやすい。前頭葉が損傷された患者の，Aubert 課題（Teuber, 1964, 1966）における障害は特記されるべきである。これらの課題では，運動的，視覚的手がかり同様，言語的教示に一致して，視覚的呈示（点燈した棒）を垂直位に手動で合わせることが要求される。前頭葉患者はその調節が過剰になる傾向があり，とりわけ，その調節により被験者の姿勢の垂直位からの偏位が修正されなければならないときに顕著である（姿勢─視覚傾斜，postural-visual tilt）。これらの知見および他の知覚実験の結果に基づき，Teuber は，前頭葉患者が外界に呼応して自己身体の空間的定位を評価することが基本的にできなくなること，そしてさらに重要なこととして，その関係を予期し，修正することができなくなることを論じた。

　これらの結論を拡大し，Teuber（1964, 1966）はコロラリー放電理論を発展させた。それによると，前頭前皮質は通常，神経インパルスを感覚機構に送るのであるが，この感覚機構がそれ自体に，起こりつつある運動の結果としての感覚入力の予期される変化を準備する。別の状況では，知覚を歪めたり不安定化させる傾向があるであろう環境や運動に関連して，感覚受容器の相対的位置に影響を及ぼす運動にかかわらず，知覚は安定して維持される。この理論の非常に限られた側面のみが検証され，その一般性に関してはまだよく知られてはいないが，この理論は，明らかになってきた前頭前野機能の二つの基本的な要素に焦点をあてるという点において有意義である。その二つの要素とは，事象の予期と，そして知覚と行動の持続的な相互作用である。第4章と第5章で述べた通り，動物の破壊実験および電気生理学的研究は，前頭葉の予期機能に関する仮説を本質的に支持することに寄与した。のみならず，より一般的なレベ

ルとして,それらは,知覚-動作サイクル(perception-action cycle,第8章参照)の神経基盤における前頭前皮質の重要な立場を支持するものであり,この知覚—動作サイクルはおそらく,生体が未来の変化に応じてその動作を適合させることを可能とする生理学的機序に基づいている。

運動性(Motility)

前頭前皮質が損傷されると,仮に運動前野や運動野を侵していないにしても,運動性の障害が引き起こされうる。ヒトでは大きく分けて二つのカテゴリーの前頭前野運動障害を区別しうる。一つは全般的自発性に関する運動性の障害で,もう一つはゴール指向性運動行動の障害である。前者は本質的に2種類ある。寡動と多動とである。

1. 寡動

この障害は,自発的運動活動の全般的な減少によって特徴付けられる。それは背外側前頭前野に大きな損傷を持つ患者でよくみられる。前節で触れたように,そのような患者では症候学的に,外的刺激や事象に対する反応性の減少と共に,アパシーと発動性の欠如がみられる。前頭葉性の寡動(Meador et al., 1986; Heilman and Watson, 1991)は,その程度や表現型において非常に多種多様である可能性があり,主に言語と社会的行動に影響する,明らかな"自発性欠如"(aspontaneity, Kleist, 1934)から,無言を伴う無動無為症候群(akinetic-abulic syndrome, Luria, 1966/1980)まで及ぶ。後者の症候群,あるいはそれに準じる状態は,単に広範な背外側野損傷の結果のみならず,正中眼窩部損傷でも同様に引き起こされるかもしれない(Benson and Geschwind, 1975: Damasio and Van Hoesen, 1983; Meador et al., 1986; Stuss and Benson, 1986)。

2. 多動

ヒトでは,ヒト以外の霊長類におけるのと同様,過度そして無目的な運動性が,眼窩前頭損傷の結果としてよくみられる。異なる平面で施行されたロボトミーから得られたいくつかの知見から,運動性亢進,あるいは単なる不穏は,後部眼窩皮質に損傷が及んだときに起こることが示唆される(Meyer and McLardy, 1948; Fulton, 1951)。その症状は通常,活動性亢進,および本能の抑制障害,転導性,軽躁,焦燥感といった通常,眼窩皮質損傷で起こる様々な他

の症状を随伴している。情動，および感情に関するいくつかの症状は後述する。

　ゴール指向性運動行動の障害は通常，前述したばかりの全般的運動性の障害を伴っているが，これらの結果として起こるのではない。言い換えると，これらの障害は，運動開始と動作の時間的組織化を妨害する認知機能障害の結果起こるのである。それらについては，次の三つの節で述べることとする。
　全般的運動性の障害の結果であろうと，あるいは認知障害の結果であろうと，わずかでも前頭前野が損傷された患者は，思慮深い行動がほとんど取れない傾向がある。患者は目的に向かって動作を起こすこと（initiative）ができない（Penfield and Evans, 1935; Hutton, 1943; Heilman and Watoson, 1991）。にもかかわらず，患者にはある種の自動的な行動の亢進がみられるかもしれない。前頭葉動物同様，前頭葉患者は，保続—すなわち変更を要する外的環境においてさえも過去の行動パターンを繰り返す—がみられる傾向がある。反復的で型にはまった動作が，これらの環境下において，より適応しやすい行動に先行しているようにみえる。前頭葉動物同様，前頭葉患者においても，保続の存在は，新規の状況への適応ができなかった結果，安易で慣習的な行動に退化してしまうことを強く示唆している。誤りをくり返し，よく認識していても，過去の不適切な行動が保続することは，すべてではないが多くの前頭葉患者の認知課題における特有の傾向である（Milner, 1964; Luria, 1966/1980; Konow and Pribram, 1970; Lezak, 1983; Heilman and Watson, 1991）。

記憶
　前頭葉患者は，長期記憶を形成すること，想起することは可能である。それゆえ，コルサコフ症候群の患者，あるいは，海馬，後方皮質損傷患者とは異なり，前頭葉損傷の患者は，一般に知覚ないし陳述記憶の検査において問題を呈さない（Squire, 1986; Tulving, 1987; Janowsky et al., 1989a; Shimamura et al., 1991, 1992）。前頭葉患者のなかで，長期記憶の形成や想起において問題を生じることがあるが，どのようなものであれ，記憶すべき対象を系統立てることができないこと，ないしは監視できないことに起因するように思われ

(Shimamura et al., 1991; Stuss et al., 1994a; Mangels et al. 1996; Siegert and Warrington, 1996)，それゆえ，それらの問題は時間的統合の障害の範疇であるといえる（後述）。前頭葉患者では近時ないしは遠隔記憶の個々の事項を再認することにほとんど，ないしは全く問題がないという見解を支持する証拠がある（Stuss et al., 1994a）。

それでも，前頭葉患者で近時記憶にしばしば障害がみとめられるが，それはその患者では，われわれが観察してきたように，知覚注意が低下しており，また動機が乏しいからである（Luria, 1966; Barbizet, 1970）。関心が欠如しているため，患者はいわば「思い出すということを忘れてしまう」のである（Hecaen and Albert, 1978）。情報源の記憶（"source memory" Janowsky et al., 1989b）を忘れてしまうことや，自己の記憶容量に気がつかないこと，すなわちいわゆる「メタ記憶」(metamemory)（Shimamura et al., 1991）の障害も，注意と動機が欠如していることで説明されるかもしれない。

きわめて典型的なことだが，前頭葉患者では，前頭葉損傷の存在するヒト以外の霊長類と同じように，活動中の短期記憶，すなわち作働記憶—本書のこれまでの版では「暫定記憶」(provisional memory) とも呼ばれていたものだが—の機能低下を示す。しかし，作働記憶はさまざまな脳病変にて障害されうる。その障害が前頭葉患者で，特に著明にかつ一貫して見出される理由は，運動行為，精神作業，あるいは，何らかの会話（それは，もちろん，検者に対する単純な言語的反応であるかもしれないが）であろうと，すべての予測を要する行為にそのような記憶が必要であるからである。

このため，前頭葉損傷の患者は，遅延課題を含む短期記憶のさまざまな検査の遂行が拙劣である。しかし，遅延課題検査が，言語に関連した，あるいは記憶容量や作働記憶の大きさの種の間での相違に関連した，ある一定条件を満たす場合のみ，前頭葉患者は前頭葉損傷サルと同様に遅延課題ができない。ヒトとサルとで難なく対応できる記憶項目の複雑性や遅延時間の長さが大きく異なるため，ここでは容量因子を考慮する必要がある。さらに，ヒトでは情報を範疇化し保持することに，たやすく言語を使用できるので，言語が課題の遅延に対処するための記憶増強機構の役割を果たしているかもしれない。例えば，空間的情報は直ちに言語により符号化されうる。そのような理由（Milner and

Teuber, 1968）で，初期の研究では前頭葉患者は空間的遅延課題で（遂行可能という）陰性の結果となったようだ（Ghent et al., 1962; Chorover and Cole, 1966）。

しかし他の研究では，複雑な空間的あるいは非空間的手がかりを用いて，適度な遅延を設けた遅延課題においては，後部皮質損傷の患者とは異なり，明らかに遅延課題の遂行で問題を呈する。その種の研究で意義深い最初のものはPriskoによって施行された（Milner, 1964）。PriskoはMcGill大学院生であったが，Konorskiが動物において発展させた遅延照合課題（Konorski, 1959）を改良しヒトに適用した。基本的には，感覚刺激，一定の遅延期間，第2刺激から構成されており，被検者は，後の刺激と最初の刺激を比較することが要求される。被検者は，二つの刺激が全く同じものであったならある反応を示し，そうでなければ別の反応を示さねばならなかった。遅延時間は60秒までで，刺激は言語的リハーサルが極めて難しい類のものであった。その非空間的短期記憶課題では，片側性の前頭葉患者では，健常者また側頭葉患者より誤答が多かった。

Lewinsohnら（1972）は，視覚性，聴覚性，筋感覚性刺激による別の非空間性の遅延標本照合課題を用いた。遅延の間，被検者は言語的に復唱できないよう声を出して数を数えねばならない（同時に，このことであきらかに注意散漫となる。後述）。（片側性右側ないし左側の）前頭葉患者は，健常者，および他の脳損傷の患者より成績が悪い。われわれは，前頭葉の障害は，どのような感覚記憶様態であっても，記銘と保持の両方の欠陥をもたらすと結論づけた。

抽象的模様による刺激を用いた遅延課題の遂行は，簡単には言語的に情報化することができないが，片側性の前頭葉損傷患者で成績が低下することが示されてきた（Milner et al., 1985）。それらの課題では，右側損傷の患者は，左側損傷の患者より成績が悪い。初期の研究結果（Ghent et al., 1962; Chorover and Cole, 1966）と異なり，厳密な対照研究（Freedman and Oscar-Berman, 1986; Oscar-Berman et al., 1991; Pierrot-Deseilligny et al., 1991; Verin et al., 1993; Dubois et al., 1995）により，現在では，遅延反応，遅延変換（共に空間的遅延課題であるが）は共に，前頭前野の損傷に脆弱であることが確認されてきた。

他の神経心理学的研究により，前頭前野による短期記憶障害が証明された。

それらの研究により，数唱検査（Vidor, 1951; Hamlin, 1970; Janowsky et al., 1989a; Stuss, 1991），いくつかの再認検査（Milner and Teuber, 1968），あるいは時間的順序と近時性検査（Milner, 1971, 1982; Milner et al., 1985; Shimamura et al., 1990; Kesner et al., 1994）での障害が示された。後者では，被検者は事象を時間的順序に従って提示され，事象の順序ないしは近時性を判断するよう指示される。左前頭葉患者は，言語的な事象において，右前頭葉損傷患者は非言語的事象において，もっとも遂行が困難である。電気刺激研究（Ojemannm, 1978）では，ブローカ野の近隣の前頭前皮質に言語性短期記憶の中枢があることが示唆されている。側頭葉患者と異なり，前頭葉患者では非空間的条件のみならず，空間的条件と関連した検査でも明らかに拙劣になるが（Petrides, 1985），それは，それらの検査が短期記憶の要素を含むからである。

　前頭葉障害においては，一部にはその短期記憶の必要性と関連し，ウィスコンシンカード分類検査（WCST）にも異常が反映されやすい。WCSTとは，抽象性と知能の領域において前頭葉症例が有する障害を明らかにするためにHalstead（1947）が用いたカテゴリー検査をもとにして，GrantとBerg（1948）が開発した検査である。Halsteadの検査のようにWCSTは時々刻々と変化する方針に基づいて，感覚（視覚的）特徴を範疇化することを必要とする。Milner（1963, 1964）が，最初に前頭葉の背外側障害患者がこの試験を正確にできないことを示した。そして，この検査は前頭葉患者の神経心理学的検査の代表となったため，詳細に解説する価値がある（図6.2）。

　WCSTの開始時，被検者は四つの「標的カード」を提示される。それぞれに異なったデザインが印刷されている。すなわち，一つの赤い三角形，二つの緑色の星印，三つの黄色い十字，四つの青い円である。それから，色や数，形の異なった一組のカードを見せられる。すべてのカードは標的カードのうち三つと数，色，形のいずれかがマッチしている。それから，被検者はカードを一枚ずつ分類して，標的カードの下に置くよう指示される。それぞれのカードが置かれた後，検者は被検者に対して，単に選択が正解であったかどうか（検者により決められた，数，色，形による暗黙の照合方針に基づいて）のみ告げる。10回の正解後に検者は再度暗黙のうちに照合方針を変更するので，被検者は新しい照合方針を想像して，それに基づいて以下の選択を変更して，合わせな

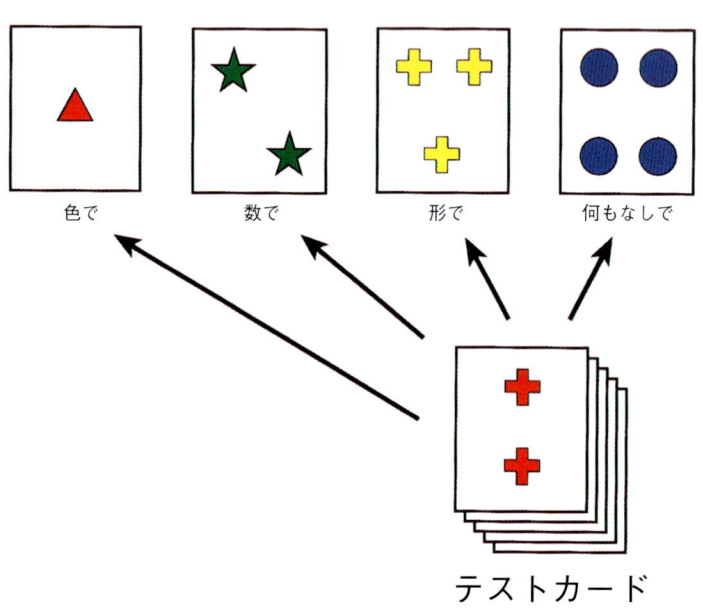

図6.2. ウィスコンシンカード分類検査（WCST）。説明は本文中。

ければならない。また，10回の正解後に検者は照合方針を再度変更することを繰り返して行く。

WCSTを正確に実行するためには，被検者は照合方針を保持するだけでなく，先行する照合方針を否定しなければならない。このように，WCSTは単に短期記憶のみならず，先行する不適切な記憶からの干渉に抵抗する能力をも必要とする。また，行動を計画するのと同様，行動を準備する能力も試される。これらの機能全部が前頭前野症候群全般において障害される可能性があり，このことはWCSTの失敗が前頭葉の背外側の障害（Milner, 1963, 1964; Drewe, 1974; Nelson, 1976）の結果としてだけでなく，内側嗅部の障害の結果としてもおこ

りうるのではないかという理由になるのかもしれない（Stuss et al., 1982）。さらには，WCSTの失敗が前頭葉以外の部分の障害によっても生じるため，WCSTの前頭葉機能検査としての特異性自体にいくらかの疑問も提起されている（Anderson et al., 1991）。

　現象論的に言うと，感覚あるいは他の情報を時間的に「オンライン」で活動的に保持することは，一種の内的注意，すなわち内的な表象に向けられた注意であるとも言える。このように，作動記憶は注意の散漫や干渉の対象となり，これらは前頭葉障害の後に起こりうることである。前頭葉患者では，不適切な刺激と記憶が，たやすく現在適切な記憶に干渉しうる。ここから，このテストの，適切な記憶を試すという役割が出てくる。前頭葉患者では，多くの刺激と注意をそらすものに「富んだ」環境においては，静かで単純な環境においてよりも失敗しやすくなる。同様に重要なこととして，干渉はいわば記憶の貯蔵庫の中から来るのかもしれない。これらと現在「オンライン」の記憶が似ているほど，それらが干渉を受ける可能性も高くなってくるものと考えられる。第4章で前頭葉動物の記憶課題実行を乱す同様な干渉要素を扱った。ここでの前頭葉患者についても同様である。

　概して，注意や干渉要素が決定的に重要であり，またこれらが完全にはコントロールされたり，考慮されたりしていないため，前頭葉の記憶についての文献は矛盾に満ちている。ある臨床の研究者は，単に適切なパラダイムに基づく，適切な種類の記憶の検査をしていなかったり，また，別の研究者は，適切に検査をして障害を示していても，他の可能性を適切に考慮することなしに，それを前述の諸要素のうち一つだけ，例えば干渉のみに帰してしまったりしている。

　干渉は前頭葉患者における記憶の障害について重要な役割を果たすことは明らかである。このことは，その要素を適切にコントロールした記憶課題を使用することにより示されてきた（Oscar-Berman et al., 1991; Stuss, 1991; Chao and Knight, 1995; Ptito et al., 1995）。にもかかわらず，干渉や他の関連した要素が適切に考慮され，コントロールされた後でも，これらの諸要素に帰することができない作働記憶の障害を呈する一群の前頭葉患者,特に背外側の障害が残る。このような患者においては，様々な短期記憶課題遂行が障害されているが，いくらか逆説的であるが，ウェクスラー記憶尺度，対連想テスト，そしてベント

ン視覚記銘検査（Stuss and Benson, 1986）といった近時記憶を検査する他の検査では障害が見られないかもしれない。

要約すると，前頭葉患者は記憶の障害，特に作働記憶の障害を呈する。その障害の量的，ないし質的な内容は，障害のある部位や検査の文脈，そしてもっとも重要なのは，その検査が要求する注意の持続，もしくは干渉の抑制の程度によって変わってくる。前頭葉障害では記憶自体に加えて，これらの過程が損なわれる可能性がある。

プランニング

記憶の障害が前頭葉患者から近時の過去の経験を使用する能力を奪う一方で，先見性の障害は患者から将来の計画を立てる能力を奪う。この二つの障害は，お互いに鏡像となっている。一方は時間的追想機能の減退を反映し，他方は予期的機能の減退を反映する。これら障害された機能は，同一のコインの二つの面であり，時間的統合において相互に補完し合う二つの局面である。一方は過去を振り返り，他方は将来を向いているようだ。前頭葉患者では双方共に冒される傾向があり，原因となる損傷が前頭前野背外側凸面にある場合には特にその傾向が強い。既に近時過去の記憶の欠落が見られたのと同一の患者に，同時に「未来の記憶」（memory of the future）（Ingvar, 1985），「展望記憶」（prospective memory）（Dobbs and Rule, 1987）の欠落が認められる。

おそらく，プランを立てる能力の欠如ほど一致して報告されてきた前頭前野症状は他に無い。Harlow（1848）は，それをPhineas Gageに認め，おそらく最初の報告者となった。数多くの研究者もまた，通常自発性の欠如と共存して，それを報告してきた。PenfieldとEvans（1935），Brickner（1936），FreemanとWatts（1942），AckerlyとBenton（1947），Lhermitteら（1972），Walsh（1978），EslingerとDamasio（1985），その他大勢の研究者たちもである。記憶の障害とは異なり，プランニングの障害は議論を引き起こしていない。特に新しいプランについてのプランニングの失敗は，一般的に前頭前野症候群の普遍的な特徴として認識されている。特に，この症状は，前頭前皮質の機能不全に特異的なようである。それは，他のどんな神経構造の臨床的損傷とも関係しない（認知症の合併や意識障害がない場合には）。

先見性もしくは「展望記憶」の欠如とプランを立案し実行する能力の欠如は密接に関連している（Meacham and Leiman, 1982; Dobbs and Rule, 1987）。プランの実行を成功させるためには，先立つプランの概念的スキーマ，プランを実行する各段階のための準備，その結果の予期が必要である。従って，数多く報告されている前頭葉患者のプランをたてる能力の無さを，彼らの先見性の乏しさと分離することは困難である。後者は症候学的症状で，それ自体は，前頭葉に関する文献では，行動計画や行動予定といった形で客観的に現れるその結果ほど頻繁には述べられていないが，鋭い臨床家や患者に親しい人々によって見逃されることは決して無い。それは患者の時間的具象化（concreteness）と密接に関連している。
　さらに，プランというものがいかに実行されるかを理解するためには，それらが中枢神経機構において記憶という形（運動記憶──Fuster, 1995）で表現されることを踏まえる必要がある。著者の意見として，行動の「スキーマ」は，前頭葉の皮質神経ネットワークで表象され，それらの実行だけでなく表象もまた，前頭葉損傷の患者において，特に損傷が背側凸面の皮質に及んだ場合に阻害されうる（第8章）。
　しかし，ここにまた，記憶の障害の場合と同様に，アパシー（apathy）と欲動の欠如がおそらく重要な役割を演じる。積極的関心や自発性の欠如は，先見性の乏しさに加えて，時間的次元での無視と呼ばれることが適当かもしれないものの背景となる理由かもしれない。記憶とプランニングの双方が，その無視により障害される。結果として，患者は時間的具象化（concreteness）へと陥ってゆく（後述，時間的統合）。
　プランニングの障害は，記述的神経心理学テストによって明らかとなる。それは，新しい行動の内的計画立案を要求するテストで最も明らかとなる（Luria, 1966/1980; Schallice, 1982; Karnath et al., 1991; Karnath and Wallesch, 1992; Grafman, 1995）。こうした条件下での前頭葉患者の障害から，Pribram (1973) や他の研究者たち（Lhermitte et al., 1972; Lezak, 1982; Shallice, 1982）は，前頭葉の実行機能と呼ばれるものについて議論してきた。実行機能が依存するプランニングは，多くの前頭葉患者において重篤に障害されている。
　ロンドン塔課題（The Tower of London）は，プランニングの検査と考えら

れており，前頭葉患者に適用されてきた（Shallice, 1982）。検査用具は（図6.3）三つの垂直の棒が立った板からなり，三つの異なる色の木製の輪が棒にそってスライドさせて上げ下げできるようになっている。棒は異なる長さになっており，最初の棒は三つの輪が，二つ目は二つの輪，そして三つ目は一つの輪だけが入るようになっている。棒に刺さった輪の最初の位置から（例えば，長い棒に赤が緑の上に，青は真中の棒に），被検者は1回に一つの輪を棒から棒へ動かすように求められ，決められた回数である決まった並び方を達成しなくてはならない（例えば，長い棒に上から緑，青，赤の順に5回で）。この検査では，

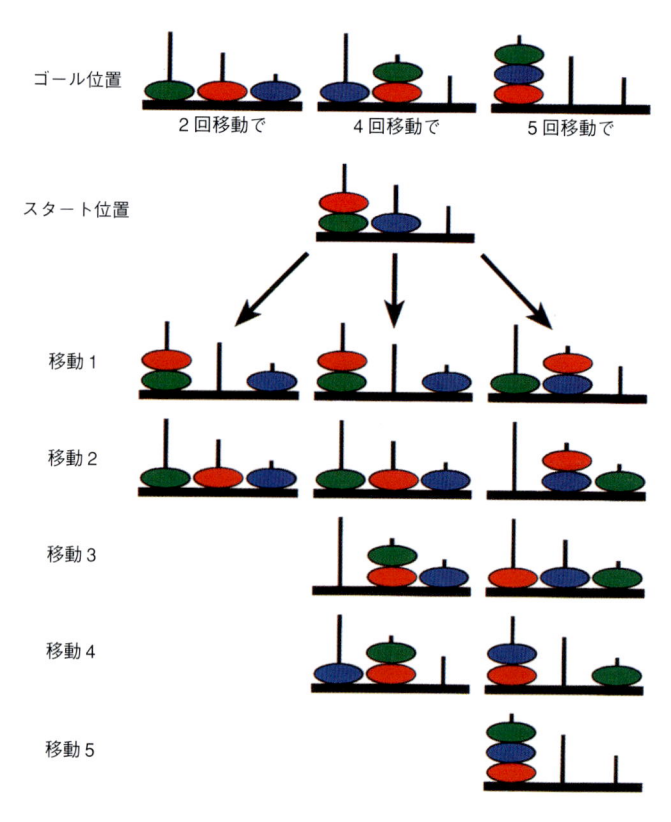

図6.3. ロンドン塔テスト。説明は本文中。

最終目標に到達するために一連の下位目標をプランニングする必要がある。すなわち，被検者は目標だけでなく，そこに至るステップも適切な順序で予期し，視覚化しなければならない。前頭葉損傷の患者では，特に左半球の損傷の場合に，ロンドン塔課題の遂行が強く障害されることが，McCarthyとShalliceによって最初に見出された（Shallice, 1982）。ただし，引き続いて行われた実験では，結果は一貫していない（Shallice and Burgess, 1991）。

　左前頭葉患者は，ロンドン塔課題と同様，自分で開始し，順序だてなければならないその他の課題遂行も障害されることが示されてきている（Messerli et al., 1979; Milner, 1982; Petrides and Milner, 1982）。おそらく，プランニングの障害がPorteus mazeのようなある種の迷路検査における成績低下の理由ともなるだろう（Porteus, 1950, 1965; Milner, 1964; Corkin, 1965; Walsh, 1978）。

　記憶でそうであったように（前節），プランニングとプランの実行は注意に依存しており，そのため，干渉を受ける。特に干渉されやすいのが，競合する動作プラン，特に過去において繰り返されたプランからの内的な干渉だろう。より詳しくいえば，動作スキーマの実行には，運動，あるいは実行区分にある事象に向けられた注意が必要である（Stuss et al., 1995）。その種の注意，私が運動注意あるいはセットと呼ぶものである（Fuster, 1995）が，前頭葉患者では障害されており，その一部は干渉に対する抑制性制御の低下による。このように，前頭葉患者におけるプランニングの正式な検査での成績低下が，どの程度，内的あるいは外的な干渉を抑制することの障害によるのか見極めることは難しい（Karnath et al., 1991; Goel and Grafman, 1995; Stuss et al., 1995）。

　結論として，動作スキーマのプランニングと実行は，内的手がかりにより導かれるのであるが，前頭葉損傷に対して明らかに脆弱で，左背外側前頭前皮質に損傷がある時には特にそうである。プランニングと実行の両方が干渉制御の障害，すなわち前頭前皮質に損傷を受けた患者によく見られる注意の障害に対して脆弱である。

知能

　前頭葉研究の初期から，ヒトの知能には，進化的発達の中で他のすべての皮質より遅れて発達し，もっとも知能の高い動物において最大に発達した，この

広い皮質領域が決定的に関与していると主張されてきた。前頭葉の皮質が知能の神経基盤を構成していると仮定したくなる。しかしながら，初期から（Munk, 1890），多数の実験的および臨床的観察に基づいてこの仮定は批判を受けてきた。たいていの前頭葉損傷患者は，適切に検査すれば，知能障害を呈さない。彼らは正常なIQを示し，卓越した知能成績を発揮することのできる者もいる（Hebb, 1939; Stuss and Benson, 1986）。

にもかかわらず，知能は複雑な機能であるため，問題はいまだ未解決のままであり，その機能のある面は実際前頭前野損傷でしばしば損なわれる。これらのうち顕著なのは言語的表出，記憶，抽象機能，そして，行動計画をたてたり，ゴールまでその計画を遂行したりすることである。これらすべての能力は知能の構成要素であり，そのどれもが前頭葉患者で損なわれうる（Brickner, 1936; Rylander, 1939; Goldstein, 1944; Halstead, 1947; Milner, 1963, 1964; Hamlin, 1970; Drewe, 1974）。すべてが行動の時間的統合に必要であり，もっとも確実に必要なのは，その行動が複雑かつ独創的で創造的な場合である。

このように，詳しく検討してみると，知能の標準的な検査であっても，一部の前頭葉患者のこの機能の障害を明らかにすることができる。特に左側の障害の場合はいっそう明らかである（Tow, 1955; Milner, 1964; Smith, 1966）。この目的のために，ウェクスラー成人知能検査（WAIS）は，スタンフォード・ビネー検査より感度が良い。さらにより前頭葉損傷に感度が良いのがSpearman's Testである。この検査のg factor検査は新しい問題の解決能力を含む，いわゆる"fluid intelligence（流動性知能）"に鋭敏である（Duncan et al., 1995）。この検査は，ゴール無視（goal neglect），すなわち時間的にひろがりのあるゴール指向性の行動の障害（次節）にも特に感度が良い（Duncan et al., 1996）。ともかく，知能検査の成績（高得点を示すことすらある）と（Blumer and Benson, 1975; Damasio, 1985），これまで議論してきた認知機能障害の程度（たいてい強く障害されている）との際立った乖離がよく見られる。

時間的統合

前頭前野障害によっておきる最も顕著な障害は，新規でかつ目的指向的行動パターンを開始したり遂行したりすることができなくなることである。事実，

前頭前野に生じる障害のどんなタイプのものであってもこの問題を引き起こしうるが,連合皮質の障害ではどの部位でもこのような障害がおきることはない。原則として,前頭前野患者は,たとえ時間的広がりを持った行動であっても,慣れ親しんだ,充分に繰り返された,お決まりの行動様式の遂行には何の支障もきたさない。しかしながら,このような患者は熟考と選択を必要とする新規の行動様式を展開するよう命じられると困惑する。目的を達成するために新規の行動連鎖,言いかえれば新しい計画を組み立てることを要求されるときには特に強い困惑を示す。

　新たな行動を開始したり組み立てたりすることが困難になる理由は,すでにこの章においてわれわれが展望してきたことから推察できるものである。実際のところ,「実行機能」(executive functioning)(Shallice, 1982; Lezak, 1983; Lhermitte et al., 1986; Stuss and Benson, 1986; Glosser and Goodglass, 1990; Stuss and Gow, 1992)と呼ばれるようになったものの障害,言い換えれば「実行機能障害症候群」(dysexecutive syndrome)(Baddeley, 1986)は前頭前野症状の分析の中で論じた機能領域のうちの一つ,ないしいくつかが障害された結果として生じるものである。この機能領域としては注意と干渉制御,作働記憶およびプランニングがある。このうちのどれか,あるいは全てが障害されると多少なりとも直接的に,決断を下すことや行動を開始したり組み立てたりすることができなくなる。この他に,この実行障害はIQが全く正常なままでおきることに注意を払っておくことが大事である。

　実行機能を支える機能には,それぞれの神経部位はちがうと仮定されているとはいえ,数種類のものがあるので,前頭前皮質のどこに損傷がおきても実際には実行機能障害が生ずることになる。前頭領域各々の部位特異性や局所的損傷によっておきる認知障害の多様性が仮定されたり実証されたりしているとはいえ,臨床症状の現れ方は同一(pathological synergism)であるため,前頭前野障害はどの部位におきても結局のところ類似した症状を呈することになる(prefrontal disorder ubiquitous)。研究者によっては前頭前皮質を全体として「中央実行機関」(central executive)と解釈しているが,その理由はこのような事実に由来しているのである。第8章において論ずる予定であるが「実行機能」はある一つの機能に還元することのできない一つの構成機能である。それ

は，行動の時間的統合と同一のものではないが，極めて類似した性質を持っている。行動の時間的統合機能も基本的には同様のいくつかの下位機能の構成機能なのである。ただし，時間的統合は中央からの遂行指令を必要とはしない。

時間的統合とは，現在の文脈においては，時間的に個別の知覚や運動を目的指向的な思考，言語，あるいは行動に時間的に組み立てあげる能力である。この能力は，認知科学的用語を用いれば，注意，記憶，そしてプランニングを組み合わせ，また時系列のなかで操作することによって成り立つものである。神経学的用語を用いれば，時間的統合は前頭前皮質を，その基本的機構は未だ不明確ではあるが，他の脳構造物，皮質や皮質下構造と共働させることによって成り立つものである。

損傷部位はどこであれ，前頭葉患者の行動を時間的に統合する能力の障害は，決断をせまられるような状況においてのみ明らかになるものであって，日々の日常的生活のなかでは表面に現れないかもしれない。この障害は，前頭前野損傷が軽症の場合には認めにくいものであり，行動を連続して行うことを仲介する認知機能が試されることが無い限り隠されたままで経過する。この機能がどのような状況下で機能せざるを得なくなるかをもう少しよく理解するために，この障害の現象学と行動的症状をさらに概観してみよう。

前頭葉患者が世界を知覚する方法や世界との協調を保っていく仕方のなかに著しい具象化（concreteness）が通常ひろく認められるものである。患者は行動やその背後にある思考の意図や複雑さを全体としてまとめることができない（Brickner, 1934, 1936; Goldstein, 1944）。前頭葉患者の行動を特徴づけるこの具象性は本質的に時間の領域における具象性である。充分に習慣化されることのないままで終始するこの行動特性は現在に固着しすぎて，過去についても未来についても時間的展望に欠けているように見える。その結果として，患者の行動は，現在の要請や刺激といった身近で即時的なものによって支配されるという意味での時間的直接性（temporal immediacy）という様相を示す（Ackerly, 1964）。その行動は，即興的であることに加えて，一連の行動の始まりや目的はほとんど，ないし全く配慮されることなく，多少なりとも常同的な流れのなかで一つの行動が別の行動を引き起こすという時間的統合性を失ったもののようにみえる。

障害の重さは相当に個人差がある。症状が軽く観察できない程度のものもある。多くの患者では，大部分，障害が背外側部であるときには特に，通常の生活には充分に適応できるものである。患者の生活は，実際のところ，正常というよりはむしろ普通のものとなるであろう。新たな決断を迫られるような事態や環境の変化にさらされないかぎり障害が表立つことはないであろう。家族や友人達は，意識するにせよ，しないにせよ，患者の欠点に気付いていて，一般的には患者がそのような状況にさらされないように守るものである。かくしてどこから見ても患者は正常な生活をおくることになる。ただしその生活は決まりきったものであって，想像力の発揮もなく，ましてや創造性とは無縁の生活となる。

　前頭葉患者が行動のシークエンスにおいて示す時間的統合の障害は，多くの神経心理学的検査によって十分に明らかにできる。ここで再び触れるが，これらテストの多くは注意，記憶，プランニング，あるいは干渉の制御を必要とする。特にこの時間的統合の障害を検出するのに鋭敏なテストは時間的順序づけ（McFie and Thompson, 1972; Messerli et al., 1979）や，新しいスキルを学習すること（Glosser and Goodglass, 1990; Pascual-Leone et al., 1995）や外的に順序づけられた事象の時間的順序をモニタリングすること（Milner, 1971, 1982; Milner et al., 1985），あるいは行動プログラムを実行すること（Messerli et al., 1979; Shallice, 1982）を必要とするものである。

　ヒトの前頭葉損傷の症例では，前頭葉動物の場合と同様に，適切な記憶を活性化し適切な反応を行なうのみでなく，不適切な選択肢を抑制する必要があるような行動課題において，内的干渉による妨害が生ずる（Malmo and Amsel, 1948; Corkin, 1965; Luria, 1966）。上記のように，これらの選択肢を抑制することの障害により，WCSTのような時間的統合を必要とする課題の成績低下を説明することができるだろう（Drewe, 1974; Stuss et al., 1982）。しかしながら，選択肢を抑制することが決定的に重要な課題，すなわち，go/no-go課題や条件づけ弁別抑制などの課題において最も明らかになる（Drewe, 1975b; Stuss et al., 1982; Burgess and Shallice, 1996）。これら課題は眼窩内側部の損傷で特に障害される。

　結論として，前頭葉患者は一般に，行動の開始と組織化に障害を示す。基礎

になる認知機能（注意，記憶，そしてプランニング）の障害の結果，新しくかつ複雑な行動の時間的領域における統合が，特に障害される。行動の時間的な側面は外的あるいは内的干渉による妨害に非常に弱い。

言語

話し言葉はもちろん，時間的統合の訓練とそれを支える認知機能を基礎とするシークエンス行動の一形態である。当然，言語は前頭葉損傷により様々な形式の影響を受ける (Meyer, 1974 と Stuss and Benson, 1986 の総説参照)。その障害の性質と重症度は損傷の部位と範囲に大いに依存する。ともかく，独自で即興的でかつ広範な内容の話を構成する能力は特に，前頭前野のどの損傷にもよっても障害されやすい。

前頭葉障害による最も有名な言語障害が左下前頭回の移行皮質（ブロードマンの44野と45野），すなわち初めてその障害を記載したブローカにちなんで名づけられた皮質（図6.4）の損傷による失語であることは間違いない (Broca, 1861)。ブローカ失語では発語はゆっくりとしており，努力性で正常な流暢性と連続性を欠く (Geschwind, 1970; Luria, 1970; Passingham, 1981)。いくつかの単語の構音は障害されているだろう。典型的には患者は冠詞や小さな連結発音を無視し，ほとんどの動詞を不定詞の形で用いる。この電文調の形式をもった正常な発話からのゆがみは，「失文法」(agrammatism) として特徴付けられる。

運動前皮質（6野）の損傷では，内側面の補足運動野 (SMA) を含めて，はっきりはしないがブローカ失語にいくらか似た運動失語をひきおこす (Luria, 1970; Masdeu, 1980; Goldberg et al., 1981; Damasio, 1992)。このような症例では，患者の発話は，自発性に加え，正常なスムースさを失っており，ためらいがちで単調になる。内側面の損傷で重度の症例では，患者は無言となる。

より前方，すなわち一般的に前頭前皮質に属するとみなされている領域 (9, 10, 46野の顆粒前頭皮質) の損傷は発話にある変化をもたらす。その変化は記載されているより，微細でひどく能力を奪うものではないが，われわれにとって特に興味深いものである。Goldstein (1948) はそれを「中心運動性失語」(central motor aphasia) と呼んだ。Luria (1970) はこれを広く研究し，「前頭

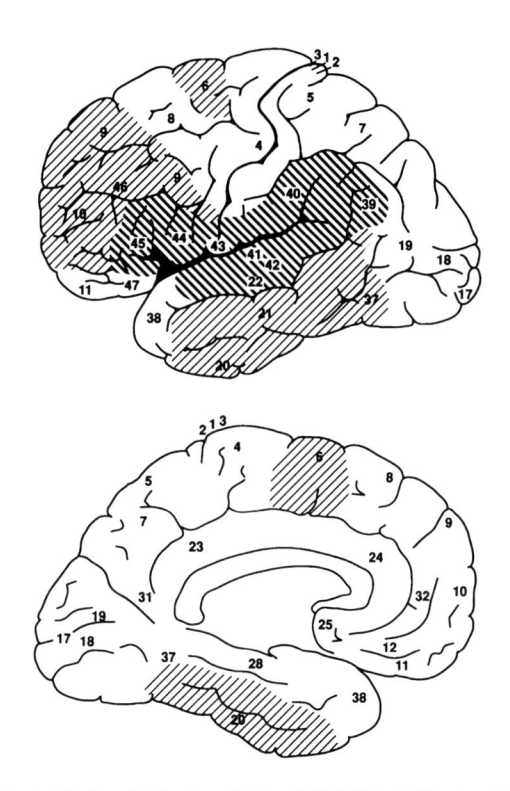

図 6.4. 損傷により言語障害が出現しうる領域の皮質外側と内側からの概観。より一般的に重度の失語が出現する領域を暗い影で，より一般的でなく重度でない失語が出現する領域を明るい影で示している。

力動性失語」(frontal dynamic aphasia) と呼び，一般的にブローカ野直前の皮質損傷の結果生じると記載した。

　この障害（前頭前野失語）の主な特徴は，自発語の減少，言語的表現の量と幅の減少，そして，言語流暢性の減少である（Benton, 1968）。単語や文章の発音は正常であるにもかかわらず，言語は貧弱となり，陳述する能力は明らかに低下する（Jackson, 1915）。文章の長さや複雑さは減少する（Lhermitte et al., 1972; Albert et al., 1981）。従属節が不足し，より一般的には，Chomsky が

特徴付けた言語反復能力の低下が認められる（Chomsky, 1965, 1975）。Barbizetと共同研究者たち（1975）はこの障害の定量的研究を行い，それは，左側もしくは両側性の症例でもっとも重篤であるが，左側同様，右側損傷でも出現しうると記している。彼らによれば，障害の程度は損傷の広さに比例するという。この障害は言語流暢性と単語産生テスト（Benton, 1968; Ramier and Hecaen, 1970; Benton and Hamsher, 1978; Bornstein, 1986）を用いることで客観化できる。

　優位半球障害の結果生じているすべての言語の障害は，劣位半球の障害の結果生じるそれよりもより重篤である。これは，言語流暢性の低下によって特徴づけられる前方前頭損傷によるもっとも微細な障害にも該当する（Benton, 1968; Ramier and Hecaen, 1970, 1977; Milner, 1971; Hecaen and Ruel, 1981; Kaczmarek, 1984; Miller, 1984）。非言語流暢性（Design Fluency Test）については逆のことがいえる。それは，主に劣位半球損傷によって障害されるようにみえる（Jones-Gotman and Milner, 1977）。

　前頭前野損傷による言語障害が広く浸透しかつ微細であるために，言語の使用に頼る神経心理学的検査では，それら検査が評価しようと意図している機能が正常であったとしても，前頭葉症例では異常な得点を示すかもしれない（Wallesch et al., 1983）。この理由から，前頭葉患者では知能テスト（特に言語性IQテスト）の結果が低い場合もあるかもしれない。おそらく同じ理由で，前頭葉患者は言語性長期記憶の検査で障害を示すとされてきた（Jetter et al., 1986）。

　発話の前頭前野障害は，部分的には前述した実行障害の表れかもしれない。実行障害は一方では注意や作働記憶，プランニングの障害を反映する。Luriaは基本的にはこの主張に同意していたが，加えて，前頭葉障害では，行動の統制における言語の特殊な働きの関与を仮定した。彼によれば，前頭前野症候群には行動全般に対する正常な言語の調整機能が破綻することがもっとも大きく関与している（Luria and Homskaya, 1964; Luria, 1966, 1970）。彼の視点によれば，行動は，内在化された言語的統合あるいは図式の欠損により障害される。これらは正常では，すべての意図的行為に先立って，それを誘導する。また，これらは前頭前皮質の統合性に依存している。

動作に先行する内的生成あるいは動作の図式といった概念はもっともなものである（第8章）。しかしながら，非常に疑問なのは Luria が前頭前皮質に存在すると推定した発話の仮説的統合の行動における役割である（Zangwill, 1966; Drewe, 1975a）。にもかかわらず，Luria の考えには，前頭前野障害における統合機能の障害，意味を持った配列の障害，そして，話し言葉が必要とするような行為のプログラミングの障害を強調する明確な価値がある。この意味において，前頭前野のどの言語の障害も，時間的統合，さらには，実行機能のより一般的な障害の特殊なケースとみなすことができるかもしれない。さらに，実行障害と言語障害の関係を補充するものは，この二つが左前頭葉患者に共存する傾向があるという証拠である（Glosser and Goodglass, 1990; Stuss et al., 1994）。その関係の微細な表現として，興味をそそる証拠がある。それは，前頭葉損傷患者では名詞よりも動詞（行為の単語）をより処理しにくいのに対し，ローランド溝より後ろの損傷を持つ患者では逆の現象が見られることである（Damasio and Tranel, 1993）。

まとめると，前頭前野障害の結果生じる発話と言語障害の多様性の背後には一貫性があるように見える。それらのすべては言語の統合的あるいは統語的（Syntagmatic）（Pei and Gaynor, 1954）属性の障害として説明されるかもしれない（Stockert and Bader, 1976; Zurif and Caramazza, 1976; Caramazza and Berndt, 1978）。さまざまな前頭前野の言語障害は，後方から前方に向かって時間統合機能の複雑性が徐々に増すことを示唆している。ブローカ野は最も基本的な言語要素の組み合わせに必要であり，より前方の前頭前野皮質は話し言葉の精巧な構造をもたらす。このように，基本的な統語的機能が優位半球の比較的限局した皮質領域に局在するように見えるのに対し，より複雑な言語の構造はそれに加え，その領域の上方と前方にある前頭前皮質のあまり局在化，側性化していない機能に依存しているように見える。

感情と情動

Phineas Gage（Harlow, 1868）の症例の報告以後，前頭葉損傷は人格の認知的側面のみでなく感情的および情動的側面にも変化を及ぼしうることが知られてきた。しかし，今日にいたるまで，この知見は大体において無視されてきた

か考察されず覆い隠されたままであった。このように無視されてきた理由の一つは，感情や情動の異常を定義したり客観化したりすることが困難だからである（Stuss and Benson, 1986）。もう一つの理由は，認知機能障害から二次的に生じるかもしれないこれらの異常を，認知機能障害と分離することが困難だからである。計測ができないような非認知的機能の大脳における局在を同定しようとする試みはこれまでにいくつか発表されているが，これらについて考えてみると，この問題に関する混乱の源が明らかになる。

初期の多くの研究は，前頭前野損傷による感情面での変化の多様性について指摘している。しかしながら，このような研究のいくつかは（Holmes, 1931; Greenblatt et al., 1950），前頭葉患者に最もよく見られる感情面の変化として二つを，すなわちアパシー（apathy），および多幸を強調している。ただし両者が共に出現するのはまれである。これら二つの症状が別個の局在で生じることから，感情の障害，前頭葉の病理，行動上の変化の観点から前頭前野症候群を区別できることが支持される（下記の前頭前野症候群の節参照）。

アパシー（Apathy）

アパシーは，われわれが注意や運動性の障害を扱ったときにすでに遭遇した症状と同一の一群に入る。それは通常前頭前野凸面の広範な損傷によって生じるが，必ずしもその部位の損傷に限らない。内側部の損傷によっても生じうる（下記参照）。患者はぼんやりしており，自発性に欠け，寡動である。感情面での障害の証拠は感情と情動反応の全般的な鈍麻である。それは前頭葉損傷サルについて述べられてきたのと同様の状態である（第4章）。患者の基底感情はしばしば一種の重篤な無関心を呈し，患者の他者に対する態度も同様である（Holmes, 1931; Greenblatt et al., 1950; Stuss and Benson, 1986; Cummings, 1993）。

前頭葉患者に見られるアパシーは，著明な注意や運動性の障害を伴うが，これらはうつでしばしば見られる随伴症状であることから，臨床的には神経症性，もしくは精神病性のうつと誤診される。したがって，このような状態は仮性うつ病（pseudodepression）（Blumer and Benson, 1975）と呼ばれてきた。

アパシーはうつと正反対だけではなく，不安とももちろん正反対である。

したがって，前頭葉の精神外科的処置によって生じたアパシーこそが，かつてそうであったように重度の疼痛や不安に対する外科的治療として実際的な成功を収めた理由に他ならないことが容易に見てとれる（Valenstein, 1990）。おそらくアパシーは，統合失調症や強迫性障害のような精神医学的状態に対する白質切截術やロボトミーの効果の根底にあるのだろう。しかし，白質切截術やロボトミーを含む前頭前野損傷によって生じる感情面での変化はあまりにも多様なため，これら手術の効果は予測がつかず，標準的な治療的手法として用いることはできない。このほかにも理由があって，このような手法は多くの国で精神医学的状態の対症療法としてすらもほとんど完全に放棄されている。

うつ

前節で取り上げたただし書き付きではあるが，本来のうつ，すなわち抑うつ気分の現象学的体験は，前頭前野損傷の結果として，特に前頭葉の前方（極部）を含む場合に起こりうるということがますます明らかになってきた（Stuss and Benson, 1986; Starkstein and Robinson, 1991）。右側損傷よりも左側損傷の場合のほうがうつになりやすいと結論づけている研究者もいる（Gainotti, 1972; Robinson and Benson, 1981; Robinson and Price, 1982; Bely, 1985）。Robinsonら（1984）は，厳密な診断基準と新しい神経心理学的テストを用いて，左前頭極を障害された患者のうつを実証した。これら研究者らは，前頭前野の損傷と，内因性のうつの家族歴のような感情障害に対するリスクファクターの協同的な相互作用についても示している。

とにかく，前頭葉損傷によるうつは認知機能障害による二次的なものではなく一次的な気分障害であると仮定することには十分注意を払う必要がある。皮質を障害された患者が，自らの知的機能の衰えを自覚するようになると，二次的にうつを生じることは珍しいことではない。このことは，アパシーがうつよりも先行したり優勢になったりしない限り，特に知的レベルの高かった患者で起こりやすい。

多幸 (Euphoria)

多幸とは気分の病的高揚であり，前頭葉の病理として一般的なものである (Holmes, 1931; Kleist, 1934; Rylander, 1939; Greenblatt et al., 1950; Lishman, 1968; Grafman et al., 1986)。その病理の責任病巣は比較的特定されており，それは眼窩前頭前皮質である。多幸は眼窩部が損傷されたすべての症例にみられるものではなく，それらに高率にみられる特徴的な症状である。それはまた，治療的な目的としても有用であった。すなわち，多幸は眼窩前頭白質切截術の結果として高率にみられたものであり (Rylander, 1939)，それゆえにうつ病や昏迷の治療として有用であった。

前頭葉患者にみられる多幸は，DSMにおける躁病の診断基準を満たすかもしれないが，恒常的なものでもなければ，常に純粋な感情の高揚によって特徴付けられるものでもない。むしろ，それは通常散発的，あるいは周期的に起こるもので，過敏そして焦燥，ときには妄想などの特性を伴う軽躁状態でみられる情動に似ている。それは通常，モリア，あるいは諧謔症 (Witzelsucht) と呼称されてきた，特異な形の強迫症，浅薄で子供じみた気分を伴っている。

多幸や焦燥，そして幼稚性とともに，眼窩前頭損傷患者では通常，われわれがすでに注意と運動性の障害の文脈で検討した二つの症状が見られる。すなわち転導性と多動（あるいは過剰反応性）である。これもまた，サルにおける類似の損傷の結果と明らかに一致している（第4章）。

社会的および情動的行動

あらゆる前頭前野損傷によって，患者の社会への関わり方は大なり小なり，通常は好ましくない方向へと変化する。これらの損傷が引き起こしうる最も軽度の認知機能障害ですら，患者の行動パターンを変化させる傾向がある。すなわちこれらの変化により患者の社会的生活が何らかの制約を強いられる傾向がある。通常，実行機能の低下は，少なくとも近親者以外の他人との関係を制限するであろう。損傷を受ける以前の社会的機能が高ければ高いほど，その患者の生活における正常な社会的人間関係の喪失は，より劇的なものになるであろう。

当然，社会的行動における最も弊害のある変化は，前述した情動の異常を伴

っていることが多い。アパシーの患者は，その障害によって，社会的接触を回避する。抑うつの患者も，そのうつ病が損傷の直接的結果であれ，認知機能不全に伴う二次的なものであれ，同様の症状を呈する。

しかしながら，前頭前野損傷のなかで，前頭葉眼窩部損傷ほど，社会的行動に大きな影響を及ぼす部位はない。上に述べた通り，前頭前野損傷は通常，いくつかの点でアパシー，およびうつ病とは反対である多幸を引き起こす。本能的欲動が解放，あるいは病的に賦活されるかもしれない。摂食もそれらのうちの一つである。眼窩前頭損傷を有する患者は，明らかに満たされることのない空腹を満たそうとする欲動にかられて，過剰に食べる傾向を示す場合がある(Hofstatter et al., 1945; Kirschbaum, 1951; Erb et al., 1989)。再度いっておくが，いくつかの動物研究（第4章）の結果がこのことと一致していることも明らかである。性的欲動もまた，前頭前野，特に眼窩部損傷でその抑制が高率に障害されるようである (Jarvie, 1954; Hafner, 1957; Lauber, 1958; Hecaen, 1964; Erb et al., 1988)。それに伴い，患者は明らかな性愛的傾向（eroticism）と性的亢進を呈するかもしれない。

眼窩前頭患者における本能的欲動の脱抑制は，随伴する慣習的道徳的制約からの解放，および他者との社会的人間関係において自らの行動の影響を判断する能力の喪失によって，より促進されるように見える。眼窩前頭患者における性格変化，およびその社会的行動に及ぼす影響に関しては，Phineas Gageの症例（Damasio et al., 1994）に言及したHarlow（1868）を初めとして，多くの著者によって広く記述されてきた。それらについては，眼窩部症候群として，以下にもう少し述べることとする。

前頭前野症候群

ヒトの前頭前皮質のように広大で混成の皮質領域の損傷が，一定の容易に確認できる症候群を生みだすとアプリオリに期待できるかは，大変疑わしいことである。その領域の結合性の多様性（第2章）を単純に考えて，そのどれかの損傷が単独であれ組み合わせであれ，「前頭前野症候群」と呼ぶことのできる臨床像に帰結するとは信じ難い。事実，これからそうした特異な症候群は存在

しないことを知ることになる。
　存在しているのは，損傷の位置と規模に依存する症状の一連の集まりであり，これが複数であるとき初めて前頭前野症候群と呼びうる。微細なレベルの分析により，あらゆる前頭前野の損傷は，限定されたものであっても，様々な症状のセットを産出すると仮定することは可能である。しかし，個体間や損傷部位間の多様性により，こうした臨床像の細かな定義付けが妨げられることもある。にも関わらず，これまでの節で見てきたように，大まかな局所的境界標識によって限定された特定の前頭前野領域の損傷は，他の領域の損傷よりも高頻度に一定の症状発現を引き起こす。
　前頭前皮質の肉眼的解剖学的に限定された三つの主要な領域——背外側部，眼窩部，内側部——における損傷は，三つの異なる症候群，もしくは症状の集合を生みだす傾向にある。これらは以下に概説されており，それら三つの領域の損傷に通常関連する症状を，損傷部位と症状とが常に合致すると暗示することなしに簡単に再び述べる。このように以下に述べるのはこの章で既に述べられた観察の要約であり，これから前頭前野の領域ごとに，加えて半球間の差異や症状間の関連性にも着眼して分類する。

背外側部

　背外側前頭前皮質は，外側前頭前凸面（図6.5）の皮質である。それは，8野，9野，10野，そして46野の一部もしくは全体を構成する。これらの領域のどれか，もしくは全ての損傷は，背外側症候群へとつながる。それは，外傷，腫瘍，血管障害，また他の疾患の過程で引き起こされることもある。
　注意障害は通常背外側症候群の前景となっている。この障害は，しかし，前頭部の障害により阻害された注意の特定の局面に由来する一定の特徴を有し，その特徴はある程度は傷害部位にも由来する。注意は二つの主要な側面を有する。一つは集中や選択（intensive and selective）と呼ばれる面であろう。それは，意識清明であることに由来し，特定の感覚器官もしくは内的経験に集中したり焦点を合わせたりする注意である。他方は除外的（exclusionary）と呼ばれる面であろう。それは，その時点で集中している事象と干渉しうる感覚，もしくは内的経験を抑制する能力である。

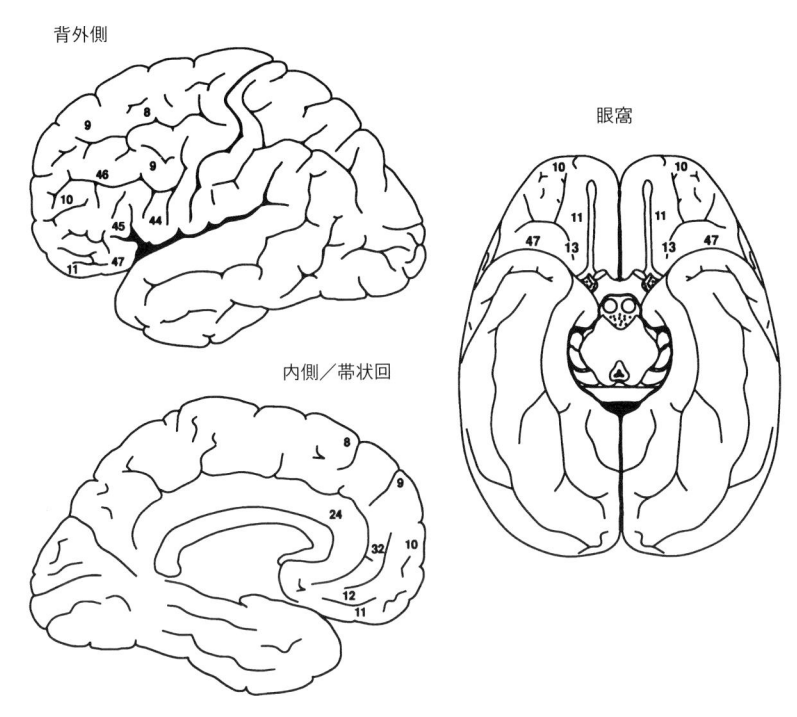

図 6.5. 前頭前野領域のうちどの部位の損傷が三つの主要な前頭前野症候群に繋がるかを解説するための皮質外側,腹側(眼窩部),そして内側の概観(ブロードマンの前頭領域における細胞構築学的標示)。

　背外側症候群において通常阻害されるのは,注意の前者の側面,集中と選択である。その基礎には欲動と関心の欠如が存在するようである。患者はアパセティック(apathetic)で,自己や周囲の環境に無頓着である。多くの前頭性無視はこうした状況に由来する。これには損傷が8野を侵している場合に,注視の異常に伴う視空間性の無視である可能性が含まれる。アパシーは,右半球であれ左半球であれ,背外側が障害された状態ではある程度は存在するようであり,前頭凸面の広汎な両側性損傷後に最も明らかとなる。興味をひかれることがないと患者は干渉に影響されやすくなり,これは他の要因と共に保続へと繋がる。保続もまた頻度の高い背外側症状である。

注意障害は，他の全ての前頭認知機能，特に実行機能を支える機能に及ぶ。注意障害とプランニング障害とが中核を成す「実行機能障害症候群」（dysexecutive syndrome）は，基本的に背外側症候群である。患者は，自発的かつ計画的な行動を起こす能力を奪われるだけでなく，それまでは起こすことのできた行動の目標に到達する能力も奪われる。

　プランニングや短期記憶における障害は，背外側損傷でよく見られる症状であり行動における時間的統合の障害の原因となり，ある程度は内的表象に対する注意を維持する障害を反映する。双方とも右側の損傷よりは左側の損傷で多く見られるが，視覚，非言語，作働記憶については例外的で，これらは右側損傷後により多く認められるようである。

　背外側前頭前野症候群は，話し言葉の障害によっても特徴付けられる。こうした障害の一部は，既に述べた欲動と注意の障害に引き続いて起きるものである。そうした言語の障害，すなわち，発語の流暢さ，および前頭前失語症（Luriaの前頭力動性失語症）は，時間的統合の障害に最も直接的に帰するものであり，左側の損傷に特に多く見られる。

　最後に，背外側前頭前野に障害を受けた患者は，はっきりしないがかなりの割合で，うつ症状を経験している。ある患者ではうつ症状は認知障害に二次的であり，他の患者では原発性のようで内因性うつ病と区別がつきにくい。それは左半球の損傷に特に多く見られるようである。

眼窩部

　眼窩前頭皮質は前頭葉の腹側にある皮質であり（図6.5参照），主に11野と13野に相当している。眼窩前頭前野症候群は，腫瘍や前交通動脈の動脈瘤を含む様々な疾患でおこりうる。

　注意は，主にその排除的な側面が障害される。患者は外的な刺激や内的な傾向による干渉を抑制することができなくなる。他人の物真似や，使用行動―ただそこにあるというだけで興味をひく対象や道具を使ってしまうという強迫行為―は，この干渉制御が出来ないことと関連した症状だろう（Lhermitte et al., 1986）。もう一つの症状は保続であり，一部の患者で認められる。また，眼窩前頭性の多動は，背外側および内側部の障害によるアパシー症候群の寡動や自

発性欠如と対をなすものである。動機自体の少なさにもかかわらず，患者は過剰に反応し，結果として，果てることのないエネルギーと衝動につきうごかされる如くに見え，これは睡眠のような通常の生理学的機能にさえ悪影響を及ぼす事がある。患者の基調感情は多幸であることが多く，しばしば焦燥感と好訴性，パラノイア的な構えを示す（Cummings, 1985）。本能は解放され，道徳的判断は損なわれる。眼窩前頭葉患者は，その行動において，もっとも基本的な倫理的原則をすら公然と無視することがある。概して，眼窩前頭症候群は躁状態と区別がつかなくなることがしばしばある。

触法的社会病質者は，いくらかの点において眼窩前頭症候群類似の精神医学的な状態像を呈する。眼窩前頭症候群の患者の社会的行動特性と社会病質者，あるいは精神病質者のそれとは類似しているため，いくつかの研究において精神病質者の前頭前皮質機能の神経心理学的指標が計測されている。その目的はこれらの個々の症例において前頭前皮質の異常を見つける事だった。このうち，少なくとも二つの研究において（Gorenstein, 1982; Lapierre et al., 1995），眼窩前頭葉の病理と一致するテスト成績の低下が示されている。

しかしながら，もう一つ臨床的に重要な類似は，眼窩症候群と多動児における注意欠陥障害（ADD）との間に認められる。これは以下の「発達と退縮」の章において議論する。

眼窩患者の人格や心理社会的行動を特徴付ける感情および本能の障害は，Damasioらにより広範囲に研究され記述されている（Damasio et al., 1991; Damasio, 1995）。確かに，これらの中で，彼らは腹内側前頭前皮質の障害の結果について言及しており，眼窩皮質の障害は内側皮質の障害にまで及んでいたり，その逆であったりする。しかしながら，彼らは上述したような古典的眼窩前頭皮質症候群のほとんど全ての項目について記載している。

内側部／帯状回

内側前頭前皮質は8野から10野，および12野，24野，そして32野（図6.5参照）に相当する。このうち後二者は前部帯状回皮質を構成している。

内側前頭皮質の大部分は注意や身体的運動性に関与しているが，どのような方法によるのかは，完全には理解されていない。この理由は内側部の障害が，

ここを含むより広範な障害の症例以外ではほとんど確認されていないからである（Cummings, 1985, 1993）。6野（SMA）や8野における内側部の障害では，しばしば四肢や眼球の運動，または発語の開始や遂行に困難を来すようになる。前部帯状回皮質の障害では，一般にその障害の規模に応じて寡動や無動にいたる（Meador et al., 1986; Verfaellie and Heilman, 1987）。無言無動症は通常広範な両側性の障害でおこる。この時，しばしば重篤な自律神経系の障害を伴う。

　前部帯状回皮質の障害患者ではカタプレキシーを呈することが示されている（Ethelberg, 1950）。これは一般には強い感情に誘発される発作性で全身性の筋肉の脱力である（Levin, 1953）。これは十分に覚醒した状態で起こる。例えば，ある患者ではスポーツ中継の緊張の一瞬にカタプレキシーの発作をおこして床の上に倒れ，火の点いたタバコがカーペットの上でくすぶっているのを見ながらも，それに手を伸ばせないでいるような事がおこりうる。筆者は前部帯状回皮質障害による全身性の無力症は24野の刺激に由来すると仮定した（Fuster, 1955）。24野は前頭葉と辺縁系を結ぶ交叉路（第2章）にあると同時に，いわゆる「抑制野」（suppressor areas）といわれる刺激に基づき全身の筋肉の緊張を低下させる領域の一つである（Smith, 1945）。しかしながら，今日にいたるまで前頭性カタプレキシーの病因論は推論の域を出ない。

　一方，アパシーは内側前頭部傷害で最も頻度が高い情動障害であり，特に傷害領域が大きいとき，一層顕著である。この点において内側前頭皮質傷害患者は背外側前頭患者に似ている。周囲の全ての事物や人物については熟慮しても，広範な内側前頭患者は彼ら自身の状況について全く無自覚であるかのような印象を受ける（Nielsen and Jacobs, 1951; Barris and Schumann, 1953）。

発達と退縮

　第2章で記したように，前頭前皮質は個体発生の過程のなかで構造学的発達の最終点に達するのが最も遅い皮質の一つである。ある種の基準（例えば髄鞘形成）によれば，その構造学的な完全な成熟は青年期に達してはじめて完成されるのである。入手できる証拠によれば，前頭前野機能は構造的発達と並行して発達するものである。この節ではこの証拠につき概観する。

前頭前皮質は目的指向性の行動の時間的統合に必須のものである。第8章で時間的統合というこの上位機能は三つの認知機能によって支えられていると筆者は主張した。注意，短期記憶，そして運動セット（ヒトの次元では，プランニング）である。これら三つのものは相互に関連しあい，かつ脳内に広く分布している。よって局在性自体が無い。しかしながら，この三つともに予期的行動を支える前頭前野機能構成要素である。この目的論的予期的条件を備えているということによって，この三つの機能的構成要素は前頭前野機能になっているのである。ここでわれわれは，その機能がそれぞれある時は独立して，またある時は共同して時間的統合に作用する，この三つのそれぞれの発達についての知見を展望する。

　前頭前皮質の標準的な機能的発達について述べる前に，またこの章のテーマに沿って話を進めるためにも，前頭葉損傷がその発達を障害すると何がおきるかを概観しておくのがよいだろう。ここに互いに矛盾しているように見え，しばしば患者の予後を予期しにくくする二つの原則がある。一つは，成人に起きた皮質損傷は，小児期に起きた場合よりも障害はより重篤でその影響はより長期にわたって持続するという一般原則である。これはよく知られた原則であり，第4章でみたように，前頭葉動物にも当てはまる。5才以前に広範な左側半球損傷（半側皮質切除）を受けても言語発達には最小限の障害しかおきないか，あるいは障害は全くおきないことが観察されてきた（Lennberg, 1967; Dennis and Whitaker, 1976）。

　一方，発育早期におきた前頭葉障害は，それが散在性のものであっても，損傷直後には明らかでないが後になって発達上の問題を起こすという証拠がある。これらの問題としては，なかでも，学習障害，推理障害，衝動性，情緒不安定，道徳的判断力欠如，そして触法行為がある（Welsh and Pennington, 1988; Price et al., 1990; Marlowe, 1992）。

　「前頭前機能の発達のタイムテーブルとはどんなものなのだろうか？」この問いに対する解答は各年令毎に認知機能をテストすることによって理論的には得られる。たぶん，Piaget（1952, 1954）がそれを行った最初の人で，それを彼以上に巧妙に行った人はいなかった。しかし彼の意図は特に前頭葉機能の探求にあったわけではなかった。彼が公にした業績のなかには，小児の発達に関

する価値ある洞察と独特の観察がぎっしり詰まっていて，それらはわれわれの興味を引く機能を扱っている。注意，短期記憶等である。しかしながら，彼の主たる関心はこれらの機能自体にあったのではなくて知覚，推論そして抽象的思考にあった。おそらくそのために，彼の業績は前頭葉を対象とする神経心理学者から，当然うけてもよいはずの注意をはらわれることがなかった（一つ例外があって，それについて以下に記す）。Piagetからわれわれが学んだことは多いが，そのうちの一つに，論理的推論，いいかえれば前頭前皮質の基本的認知機能に基礎を置いているものであるが，それは12歳になるまで十分には発達しないというものがある。この年令は前頭皮質が構造的に十分に成熟する年令でもある。

　注意の二つの構成要素，すなわち選択と排除は徐々に発達し12歳頃にその成熟の頂点に達する。その発達の最盛期は6〜9歳である（Hummphrey, 1982; Passler et al., 1985; Miller and Weiss, 1981, 1982; Tipper et al., 1989）。排除的注意，すなわち干渉（撹乱）の抑制は，運動注意に基づく知覚と運動の巧緻性の獲得と並行して進む（Chadwick and Rutter, 1983; Becker et al., 1987）。運動注意（セット）とは現在と未来の行動についての持続性の注意であり，また干渉を起こす運動傾向の抑制機能でもある（Fuster, 1995）。

　選択と排除という機能を具有する知覚性ならびに運動性の注意の成熟は，もっぱら前頭前野でおきる過程であることから考えて，それが小児期に障害されれば理論的には前頭前皮質の正常な発達が阻害されるであろうと予測される。多動（あるいは多反応性）を部分症状として持つ「注意欠陥障害」（ADD）は神経発達の欠損，なかでも前頭前皮質発達障害によるという結論に多くの研究者が達したのには充分な根拠があったのである（Kinsbourne, 1973a; Satterfield et al., 1974; Stamm and Kreder, 1979; Rosenthal and Allen, 1978; Mattes, 1980; Chelune et al., 1986）。Gorensteinら（1989）は注意欠陥性—多動児に一連の前頭前野機能テストを行うことによって，この仮説を直接的に検証した，そのテストにはWCST，記銘力テスト，逆唱テストとストループテストが含まれていた。予想通り，被検者はこれらの全てのテストで欠陥を示したのである。

　前頭前皮質のよく知られた機能である作働記憶に焦点をあててみると，遅延課題遂行能力の発達を調べるのが理にかなっている。この件についてはヒト以

外の霊長類から得られたデータが豊富にあるので，ヒトの幼児とサルの幼児を遅延課題においていかに比較するかということがまず問題となる。Diamond (1985, 1990) はヒトに遅延反応と本質的に同様のテストを行ってこの問いに答えようとした。このテストはもともとは Piaget によって考案されたもので A-not-B 課題の形式を持っている。このテストは本質的には 0〜10 秒の記憶の保持を試すものであって，報酬の位置（右か左）を観てとり，試行ごとに検査者がその位置を変えるというものである。位置変えの必要があるにもかかわらず，幼児は一度報酬にありつくと，その位置を繰り返すものである（「A-not-B エラー」）。7 ヵ月のはじめ頃には，幼児は 1 秒の遅延には誤り無く行うことができる。機能年齢が進むに従って，より長い遅延に耐えることができるようになる（図 6.6）。かくしてヒトの幼児は，サルが 1.5 から 4 ヵ月で達する水準に 7.5 から 12 ヵ月の間に達するということが明らかになった (Diamond and Goldman-Rakic, 1989)。同様のことが古典的遅延反応課題でも明らかになった (Diamond and Doar, 1989)。しかしながら，遅延の長さは遅延課題のただ一つのパラメータにすぎない。その他の因子として手がかりの複雑さ，言語的負荷，特徴等がある。これらのパラメータが調べられれば，遅延課題を遂行する能力が充分に発達するための，より長期に渡るタイムテーブルがおそらく導き出せるであろう。

作働記憶をテストすることに加えて，遅延課題は内的干渉を抑制する能力をテストすることができる。このように，遅延課題を遂行する能力の発達は注意機能の発達も反映する（前述）。同じことが，作働記憶や，より一般的には実行機能をテストするとされる WCST (Chelune and Baer, 1986; Welsh et al., 1991)，ハノイの塔 (Welsh et al., 1991)，あるいは時間順序課題 (Becker et al., 1987) など他のいくつかの課題遂行における発達にもいえる。それらすべての課題の成績において，こどもは IQ に関係なく，10〜12 歳で成熟したレベルに到達する。

プランニングと運動記憶は同様の時間経過で発達するようであり，おそらく 6〜9 歳の間に急速に発達するという点でも同様である。この点に関して興味深いのは，複雑な一続きの動作の内的表象を形成する能力を，こどもはどのように発達させるのかということである。Meltzoff らの研究がこの点を明らかに

遅延（秒）

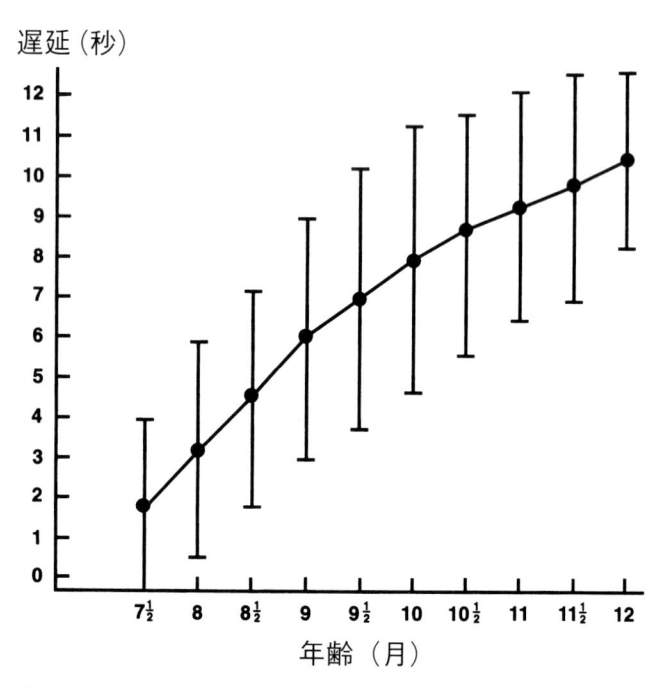

図 6.6. 幼児が誤りなく A-not-B 課題を遂行できる遅延時間の最大値（本文参照）。
(Diamond, 1985 より許可を得て転載)

している。生後 6 週の乳児は成人の動作を 24 時間後に再び出会ったときまねることができる（Meltzoff and Moore, 1994）。このことはあきらかにこの年齢で運動パターンが形成され保持されることを示している。複雑な運動記憶を形成，保持する能力は，複雑な知覚記憶と同様，疑いなく年齢と共に向上する。生後 18 ヵ月のこどもはおとなが複雑な一続きの動作を行うのを見て，それをまねるだけでなく，おとなが意図したことを完遂するのに必要な一続きの動作をまるで直感したかのように予測し，新たに行うことができる（Meltzoff, 1995）。もしゴールがはっきり設定されていれば，6 歳までのこどもでも複雑な計画を立てることができる（Klahr and Robinson, 1981）。

　読みは時間的統合を要する活動のなかでも，もっとも上位に位置する活動で

ある。黙読でさえも注意，作働記憶，そして高度に複雑な運動記憶の再活性化を必要とする。このため，読みの障害のなかに前頭前皮質の発達障害があるだろうと推論することは理にかなっている。Kellyらによる研究（1989）はこの推論を裏づけている。12歳の読書障害の患者たちは，同年齢の読書障害を持たない正常対照者にくらべて高い頻度で時間的統合の障害を呈していた（すなわち，選択的注意，干渉のコントロール，音韻産生などの定量的障害）。

　まとめると，発達に関する文献の概観において明らかになったのは（Stuss, 1992も参照），実際，前頭前皮質の注意，記憶，プランニングといった時間的統合機能はその構造的成熟と一致して発達すること，そしてそれら機能は徐々に発達し，5から10歳で急成長し，約12歳頃完成するということである。

　前頭前皮質は，系統発生的，および個体発生的発達においてもっとも最後に構造的に成熟する新皮質領域である。にもかかわらず，加齢による機能低下を最初に来す領域であるようだ。しかしながら，前頭前皮質の加齢性変化の時間経過と帰結について定義することは，前頭前皮質の発達に比べてずっと難しい。その理由は明らかである。第一に，皮質の退縮は皮質の発達に較べてより個人差の影響が大きい。第二に，それらは加齢に特に関連するある種の心理社会的要因の影響を受ける。第三に，それらは成長している個体に比べ高齢者においてより一般的な医学的疾患の影響を受ける。

　これらの困難にもかかわらず，正常加齢における認知機能障害の一般的特徴とその中で前頭前皮質の退縮が果たす役割を見分けることは可能である。正常加齢について議論した後，前頭葉に多かれ少なかれ選択的に影響するような，高齢者の神経疾患について短くふれたい。

　ここでまた，注意障害が前面に登場する。概して，正常加齢は注意機能，自己と世界への興味，そしてその限られた側面に焦点をあてる能力の緩徐な低下を伴う。この幅広い注意の低下は，ある人では軽く，ある人では重い。この低下の始まりは個人間でかなり異なり，たいていは60から70歳代に生じる。その進行は大部分正常な気分の小変動とは独立している。

　選択的注意の低下は前頭前皮質の退縮の兆候だろうか。この議論は以下の二つの点によっている。1) 注意の障害は現象学的に前頭前皮質損傷（前述）の結果に似ている，ただし，それは損傷に較べてより軽微であるが。2) その障

害は，他の実行機能や時間的統合機能と相関している。その相関は，実際，原因と結果という関係なのかもしれない。なぜなら，内的表象へ向けられた注意としての作働短期記憶をはじめとして，それら機能の多くは注意に依存しているからである。

心理社会的要因と退縮による要因との相互作用の解析により強調されるのは，高齢者のその他の認知機能障害において注意障害が果たす中心的役割である。この分析により明らかなのは，環境が欲動や注意を維持するのに果たす決定的な役割と，それゆえ高齢者の認知機能低下を予防する役割があるということである（Arbuckle et al., 1986）。Winocur らは（Winocur et al., 1987; Winocur and Moscovitch, 1990b）入所中の高齢者と地域に暮らす高齢者の認知機能を比較した。この二つのグループの対象者は年齢，健康状態，IQ をマッチされており，短期記憶を含む前頭葉機能の検査が行われた。予想に一致して，地域生活の高齢者は施設入所者にくらべ成績が良かった。この結果は，興味と自立を促進し，それにより，注意障害を予防するような環境が，動機付けがなく個人に周囲への働きかけを失わせるような環境にくらべ，高い認知機能をもたらすことを示している。

注意の集中や選択といった側面の障害が，おそらく，高齢者における作働記憶の障害において中心的な役割を果たしている。これらは時間順序課題（Kinsbourne, 1973b; Daigneault and Braun, 1993; Parkin et al., 1995），自由想起（Craik and Byrd, 1982; Craik, 1986; Parkin and Lawrence, 1994）そして，新近性判定（McCormack, 1982）などの課題における能力の障害によって例証される。干渉の抑制性制御に伴う困難も作働記憶の障害に寄与している。これらはその制御が必須となる WCST（Benton et al., 1981）やストループテスト（Comalli et al., 1962; Cohn et al., 1984）などの課題の障害によって示される。全体として，注意の障害は，動作の時間的統合を支えるプランニングや動作のセッティング，そして他の前頭前野機能の障害に間違いなく寄与しているのと同様に，高齢者の記憶の障害にも部分的に寄与している。これら機能も加齢に伴い同様に低下していくが，これらの低下についてはあまりよく記載されていない。

高齢者における長期記憶とその想起は，前頭前皮質以外の脳構造がおかされる病的加齢が存在する場合を除いては（後述），短期記憶（包括的総説として

は Moscovitch and Winocur, 1995 を参照）に比べるとあまり影響を受けない。定着した記憶に頼るようなテストの能力は障害されない（Moscovitch, 1982; Light and Singh, 1987; Light and Albertson, 1989; Mitchell, 1989）。

文献を広範に再調査した後で，West（1996）は認知の加齢には，かなりの程度，前頭前皮質の退縮が関与していると考えて矛盾がないと結論している。私の前頭前野機能に関する神経心理学的モデルのいくつもの側面と一致して，彼は，加齢と関係した時間的統合の全般的機能の障害と，時間的統合によって支えられる短期記憶（前向き，後向きの両方）と抑制性制御の過程の障害を強調している。彼は，眼窩皮質に加えて，背外側前頭前野皮質が後者に関与するという説に賛成している。

最後に，前頭前皮質を，時に最初にそして最も，主に障害する加齢に伴う変性疾患がある。一つはピック病である。ピック病は通常，前頭葉と側頭葉の両方を侵し，ある特徴的な封入体を伴う皮質神経細胞—ピック細胞（Constantinidis et al., 1974）—の存在により神経病理学的に鑑別される。これは Alzheimer（1911）によって最初に記載された認知症の一つである。この疾患は比較的まれであるために，その神経心理学的特徴は系統的に調査されたり記載されたりしてこなかった。

現在，大きな神経病理学的な項目（萎縮）でピック病と類似するものの，特有の顕微鏡的所見（Brun, 1987; Gustafson, 1987; Neary et al., 1988）を欠く，その他の前頭側頭変性疾患がよりよく知られている。この疾患は「前頭側頭型認知症（frontotemporal dementia: FTD）」と名づけられてきた（Neary and Snowden, 1991; Neary, 1995）。その頻度は Alzheimer 病の 1/4 であり，発症年齢は 45 歳から 65 歳である。強い遺伝負因を持っている。FTD の臨床像は症例により多様である。症状のいくつかは，自発性欠如や，関心の欠如，微細な人格変化や社会的態度の喪失など，非特異的で一般的なものである。他の症状は最も障害される前頭前野領域の機能と関係しているように見える。これらは，これまでの項で記述してきたものと類似した症候群に分けられるようである。
(a) アパシー，感情鈍麻，活動性欠如，保続，発話の貧困，洞察の欠如，短期記憶の障害，(b) 多幸，多動，易刺激性，衝動性，転導性亢進，不自然さ，自己モニタリングの欠如，不眠，(c) 不活発，無動，無言。もちろん，ほとんど

の症例ではこれらの症状が混在する。なぜなら，通常，その病理は前頭前皮質の解剖学的に定義された領域に限局しないからである。

アルツハイマー病はさらに広い病理をもつ。前頭前皮質に加えて嗅内野，側頭，頭頂領域が障害される。前頭前皮質は，疾患の経過において，おそらく最初に障害される部位ではない。このようにアルツハイマー病の症候は通常，広範で，FTD（Neary and Snowden, 1991）の症候に比して，特徴的に前頭葉的ではない。アルツハイマー病患者は，通常，より重度の注意と記憶の障害を有しており，場所と時間の見当識が侵され，健忘的である。患者の情動は不安定である。前方型と後方型の両方の失語がアルツハイマー病では一般的である。前節で列挙したような前頭葉症状は—FTDに関しては—病気が前頭前皮質を侵すために現れるのだろう。

まとめ

ヒトの前頭前野障害の結果に関する主なデータは，前頭葉の前方を個別に侵すような疾患や外傷から得られる。前頭葉の精神外科的手術の症例も有用である。前頭前野障害による神経心理学的影響は障害の部位や広がりによって非常に異なる。この章ではこれらの影響について述べた。まず機能の変化について個別に論じ，次に症候群，すなわち前頭前野の主な領域別に障害された場合に見られる一群の症状について論じた。

注意制御の異常はどのような種類の前頭前野障害でも共通して見られる。それらは全般的領識の障害，感覚無視，転導性の亢進，眼球運動制御の障害，注意維持の困難，内的干渉，運動セット（運動注意）の欠陥といった多くの形で現れうる。注意障害は二つの大きなカテゴリーに分類できる。(a) 知覚注意の焦点を合わせたり集中したりすることの障害や運動注意の障害および，(b) 外的もしくは内的干渉の抑制の障害である。この2種類の障害は互いに共存し，相乗的に作用しうる。しかしながら前者は前頭前野背外側もしくは内側の障害で，後者は眼窩前頭皮質の障害でよく見られる。どちらの障害も部分的には他の認知機能（例えば記憶や動作のプランニング）や，それらの検査課題の成績に見られる障害の原因となりうる。知覚のある種の異常は，前頭葉患者が運動

により予期される結果にあわせて感覚器を調節する時に—それは中央で統御する過程でもあるのだが—示すコントロールの悪さから生じるようである。

　前頭葉を障害された患者は，特に前頭前皮質の背外側や内側に障害が及ぶ場合は発動性や自発的な運動の欠如（寡動）が見られる。一方，眼窩前頭葉患者は多動と外的刺激に対する過剰な，もしくは不適切な運動反応を示す。多くの患者は保続的になりがちである。つまり必要でも適切でもない動作を繰り返す。保続は退行症状であると解釈することができ，新しい適切な行動の遂行の失敗による。

　前頭前野の損傷は，通常長期記憶を障害することはないが，短期活動記憶—もしくは作働記憶という言い方もあるが—をほぼ間違いなく障害する。この障害は遅延課題やWCSTを含む様々なテストで明らかになりうる。しかしながらこれら課題の成績は，注意の障害の影響を受ける。この注意の障害は，明らかに干渉の抑制性制御の障害によるものであり，これらの障害自体，前頭葉損傷の結果である。干渉の破壊的効果は特に眼窩損傷で顕著である。それでもなお，作働記憶，すなわちこれから起こる運動や心的操作に使われる情報の記憶において中核的な障害があり，これは背外側前頭前野損傷で常に見られる。損傷が左側なら言語的情報の記憶が特に障害される。

　前頭前野損傷を有する患者は，特に損傷が左背外側皮質にある場合は，動作の心的プラン（スキーマ）を構成し，それらを実行する能力に特徴的な障害を示す。この障害はいくつかの神経心理学的テストで客観的に評価できる。運動記憶や運動注意は感覚記憶や感覚注意と同様，干渉に対して脆弱である。このように，もう一つの前頭前野障害である干渉制御能力の欠如の結果，プランを組織立てて実行することができなくなる。

　適切な検査を用いれば，一部の前頭葉損傷患者では知能が障害されていることを示すことができる。このような障害は主に左側損傷の後に生じるが，他の認知機能の障害に比べて軽微で不釣合いなことが普通である。

　前頭葉患者の大半は，障害側に関係なく，目的指向的な順序だった行動を開始し成し遂げることができない。これは要約すると，いわゆる実行機能の障害ということになる。その中核にあるのはおそらくプランニング，短期記憶，干渉制御を含む注意の障害から引き起こされる時間的統合の障害である。誤った

時間的統合の結果，時間の領域で認知的および行動的動作を組織立てることができなくなる．このことは話し言葉の面でも明白である．

背外側および内側の前頭葉，特に左側あるいは優位半球が損傷されると，通常話し言葉の障害を引き起こす．前頭前野失語は，発話における自発性の消失，言語表出の貧困化，そして言語流暢性の喪失によって特徴づけられる．前頭葉損傷によるすべての言語障害は，言語の時間的統合における障害を反映する（統語的性質（syntagmatic properties））．ブローカ野の損傷における障害が最も重篤であり，前頭前野前方の障害では障害は軽度である．運動前野（そしてSMA）の損傷では中程度の統語的障害が起こる．

背外側および内側領域の広範な損傷では，アパシーと感情鈍麻が起こる．この状態はうつ病と見誤られるかもしれない．一方で，真のうつ病が左側極部の損傷で起こりうる．多幸はいずれの側の眼窩前頭皮質を取り巻く部位が損傷されても，しばしばみられる症状である．前頭前野損傷によって起こるこれらの感情障害，特に多幸は患者の社会的および情動的生活における変化を伴っている．眼窩前頭葉患者の心理社会的変化はとりわけ深刻である．それは主に脱抑制，衝動性，そして道徳的判断の乏しさに由来する．

三つの主な前頭前野領域が損傷を受けると，一般的に三つの異なる症候群が起こる．背外側症候群は主に，注意の集中と維持の困難，発動性と決断能力の欠如，プランニングとその実行の障害，作働記憶の障害，そして言語流暢性の障害によって特徴付けられる．アパシーとうつ病はよくみられる感情障害である．すべての障害は，損傷が右側よりも左側の背外側皮質に及ぶとき，より高頻度で重篤なものとなる．

眼窩症候群は主に，衝動性，多動，転導性，本能の脱抑制，落ち着きのなさ，多幸，保続，そして道徳的自制の欠如によって特徴付けられる．内側／前部帯状回症候群は主に，発動性の欠如，寡動あるいは無動，アパシー，そして無言が特徴的である．

こどもでは，前頭前野によって司られていると推測される認知機能は，その構造的成熟と明らかに同調して発達する．すべての機能は12歳ごろに完全に成熟するようである．注意の集中的（焦点合わせ），そして排除的（抑制的）側面の両方もまた，6歳から9歳の間に比較的加速度的に発達した後に，12歳

ごろに成熟に達する。この過程の発達遅延あるいは障害が，注意欠陥障害（ADD）と多動であると思われる。

　作働記憶とプランニング（運動記憶と共に）は，同じ速さで，同じ到達点（12歳ごろ）に向かって発達するようにみえるが，これは部分的には，これらが注意機能，特に干渉抑制能力に依存するからである。注意，記憶，プランニングの三つすべてに依存する時間的統合についてもまた，同様のことが言える。読字障害のようなある種の障害は，この主要な統合的機能が完全に発達しないことに原因があると思われる。

　前頭前皮質は，正常加齢においてまず最初に退縮の起きる新皮質領域の一つである。注意はその退縮により影響を受ける最初の認知機能である。いつ始まるかは個人差が大きいが，高齢者は若いときよりも興味を喪失し，注意を払わなくなる。興味と注意の喪失は，心理社会的要素に敏感であり，かつ注意に依存する他の前頭前野認知機能の低下率に大きく関係する。

　作働記憶は，前頭前野の退縮に伴い正常加齢で低下するこれらの機能の一つである。この記憶低下は正規の検査によってよく立証される。しかしながら，前頭前野機能に依存することのより少ない長期記憶に関しては，通常，正常加齢によって影響を受けることはない。

　前頭前野の退縮によるすべての認知機能低下は，複合的で，前頭前野に影響を及ぼす病理学的プロセスによって促進される。このことは，前頭葉と側頭葉が病初期に（premature）萎縮することによって特徴付けられる前頭側頭型認知症（FTD）において実証される。前頭側頭型認知症の患者は，人格変化，認知障害，そして前頭前野障害に典型的な感情障害を呈する。この症候群はおそらく，どの部位の前頭前野領域が最も強く影響を受けたかによって変化する。

第7章

ニューロイメージング

　19世紀末,RoyとSherrington (1890) は,脳構造の機能的活動と,それらが必要とするエネルギーと,それらへの血流は,互いに密接に直接的に関連していると仮定した。今日に至るまで,基礎的な機序のいくつかは不明なままであるが,そうした関連は実質的にはよく実証されている。この仮説は,一つの変数を変化させた時に,他の変数に測定可能な変化が見られることが実証されて,妥当なものであると今日では考えられるようになっている。これは,脳の小さな領域における変化についても正しい。これにより,神経電位を直接記録することが実際的ではない時や部位において,神経活動の変化を局所的血流や代謝率の変化から推測することができる。非侵襲的手法を用いることにより,現在では局所脳血流 (rCBF) や代謝を評価することが可能であり,これによりヒトの脳の深部における神経活動の程度も評価できる。

　重要な進歩は,放射線撮影による撮像法の出現と発達の結果得られた (Ingvar and Lassen, 1975; Phelps et al., 1982)。放射性同位元素 (^{133}Xe, ^{15}O, ^{11}C, ^{77}Kr, ^{18}F 等) によって標識された化合物の全身投与に引き続き,撮像することによって多くの神経領域で同時に血流や代謝を視覚化することができる。陽電子放射断層撮影 (PET) の最新技術を駆使することで,放射性トレーサーの密度,すなわち神経活動における変化や差異をミリ単位で識別することが可能である。半減期の短い放射性同位元素 (例, ^{15}O, 約2分) は,外的変数 (例,刺激) を繰り返し呈示すること—そして神経賦活の測定を繰り返すこと—を可能とし,被験者の被曝のリスクも最小限に留めることができる。

　更なる進歩は,磁気共鳴画像 (MRI) の近年の発達によってもたらされた。

MRIは，神経構造の研究のためにPET以前に導入され使用されてきた技法である。MRIは，脳構造の化学成分の原子核粒子を強い磁場の中で共鳴させることにより放射する電磁気の量を撮像する（Oldendorf, 1984）。構造画像では，MRIの鮮明度に勝るものは無い。ここ数年，画像の時間分解能が大幅に改善され，MRIは，局所脳血流の急激な変化を解析するために用いられるようになった。機能的MRI（fMRI）は，こうして生体内神経組織の一過性の賦活を画像化する最も有望な手段となった。様々なニューロイメージングの技術的側面について，簡略で非常に有益な論評に興味をお持ちの読者は，PosnerとRaichleによる専門書（1994）に当たって頂きたい。

　日下のところ，ニューロイメージングの分野は急速な技術革新の最中にある。ここでは，利用可能な，あるいは現在発達中の様々なイメージング技術について，その長所や短所を云々することはしない。しかしながら，脳構造の機能的研究，特に認知における前頭前皮質の役割に関してニューロイメージングの応用を議論する前に，その方法論的問題を指摘する必要がある。これらの問題の多くは，まだまだ制約の多い技術と逆に抑制を欠く行動的方法論に由来する。前者は技術的必然性によるものであろうが，後者は仮説が誤っていることによる。技術と方法論の間のそうした不均衡は，我々が認知機能の神経基盤の探究をより進歩させるためには克服されなければならない。ここでは，特定の問題や研究を後で議論するための参考として，そうした問題を列挙し短く明確化するに留めることとする。

1. 局所脳血流の神経基盤（神経血管カップリング）

　未解決の問題のひとつに血流量，神経発火，そしてエネルギー代謝の間の生理学的な関連についての理解が未だに不十分であるという事があげられる。特に厄介なのは，これら三つの変数の相関が，時間的側面においては不明確であるという事である。もう一つの混乱させられる問題は神経抑制の問題（時間的側面）である。活動している時には，たとえ抑制的な構造や神経細胞の集合でも，おそらく他のすべて（興奮性構造や神経細胞等）と同様，局所脳血流や代謝量が増加しているかもしれない。しかし，局所脳血流の相対的な減少が意味しているものは一体何か，活性化がより少ないという事を直接に示しているの

か，それとも他の構造からの抑制の結果であるのか，（あるいは抑制された状態ではなく）静止期の基調活動自体なのか，という問題がある。この問題はわれわれにとっても，身近な問題である。なぜなら前頭前皮質こそは抑制的な成分をもっているからである。

2. 空間分解能

可能な限り最高の空間分解能，つまり脳の最も詳細で鮮明な画像を得ることは画像技術の主な目的であった。人間の脳の1ないし2ミリにいたるまでの構造的分解能を可能にすることで，MRIは確かに臨床家の要求を満たしてきた。しかしながら，認知神経科学者の要求を満足させる機能画像となると，「文字通り」画像は低SN比（signal-to-noise ratio）とばらつきの多さ（各個人間での，あるいは個人内での）によるより複雑なものになる。PETにおいては，これらばらつきのために統計学的な正規化や平均化といった特別な技術を要する。しかし，個々の画像が高分解能であるという利点はこのように統計学的な処理の過程でしばしば失われる。これはfMRIではあまり問題とならない。なぜならば平均化がなされるとしても，被験者内で行われるからである。

3. 時間分解能

われわれの興味をひく（知覚，記銘，活動的記憶，記憶再生，運動セット等）認知的な操作は通常数百ミリ秒から数秒間の短時間の現象であり，たいていの画像技術にとっては，算出された画像のセットを提示するのに要する時間にくらべてあまりにも短い。^{15}Oとf MRIにより，われわれはより時間的一致に近づいたが，しかしながら，そこでも結局，低SN比とばらつきの多さに取り組まざるを得なかった（Cohen and Bookheimer, 1994）。現在，問題となっているのはわれわれが測定していると考えているものの時間的ばらつきである。

4. ばらつきの多さ

問題となるばらつきの最初の源は，個々人の頭や脳の構造のサイズや形の不一致である。このため個々人を通じての局所脳血流の平均化がしばしば必要であり，画像の解剖学的正規化と位置ずれの補正のための複雑な計算が必要になる。PETにおいては，位置ずれ補正は通常PETとMRI画像とを照らし合わせる事によって初めて可能となる。もちろん，fMRIでは，その手続きは不要である。個人内（テストを繰り返す事による）でも，各個人の間でも，ほとんど

の認知機能の実験において関心のある脳賦活は，わずかでばらつきが多い。この理由はおそらく活性化された神経細胞のネットワークの拡散性と多様性によるものであろう。連合野の活性化された記憶のネットワークの形態は多分，ばらつきが多く，個人に特有なものであろう（Fuster, 1995）。このため，平均化は有用ではあるが，その結果がしばしば誤解を導くものになる事がある。なぜなら，それは実際よりも，もっとばらばらで局在化した賦活を示唆する可能性があるためである。PETやfMRIの画像においてさえ，出現する小さな断片的な賦活は，アーチファクトか，あるいは機能的に活性化しているものの，見る事が出来ないより広い領域やネットワークの統計学的に構成された一種の焦点（氷山の一角）のようなものなのかもしれない。

5. 認知機能の相互依存性

この問題は長年に渡り神経生理学の難問であった。記憶は注意に，知覚は記憶に，作働記憶は長期記憶に，そして動作は運動セットに依存している。それらのうち一つを研究していても，実際に観察するものは，他の一つ，あるいは複数のものの計測不可能な変化を反映しているのかもしれないのだ。この機能の相互依存性により，一方の影響を観察するために他方の変数を一定に保つという実験の手続きが，しばしば困難なものになる。それが脳損傷の影響を明らかにする場合であっても，神経構造の賦活を明らかにする場合であっても同様である。この問題に対する一つの解決法はRaichleによってセントルイスで開発されたサブトラクション法である。それは（1）個々の対象を，「標的条件」とその「対照条件」の二つの課題において実験する方法である。この二つの条件は調査対象となる変数，または機能（「標的条件」において最大となっている）の点のみ異なる。そして，（2）「対照条件」課題中に得られた画像を「標的条件」課題中の画像から差し引く。最後に，（3）複数の被験者の画像間における差異を平均化する，ことからなっている。結果として関連する機能による共通で相対的な賦活を脳の各部位について示すことができる。しかしながら，この方法もまた上述した制約を受け，この制約を最小限にするには課題の注意深い選択（可能なら二つ以上の）が不可欠である。

6. 交絡因子

起こりうる交絡因子として考えられるものは，テストされる機能と無関係と

思われる認知機能もさることながら，それ以上に標的課題によって負荷される認知機能そのものである。このことはいかなる前頭前野賦活の観察の場合にも関連して来る。この本の見解が正しければ，時間的に統合された行動（すべての記憶課題はそうであるが）を必要とする全ての課題（例えば短期記憶課題）は少なくとも三つの認知機能を活動させることになるであろう。すなわち，記憶，セットそして抑制性制御である。これらの機能は全て標的課題によって負荷されるものであって，サブトラクトされた前頭葉イメージでは，一つの機能は他の機能と並行して活動しているのである。もう一つの交絡因子は，努力とか覚醒度といった一般的で非特異的なものであろう。これらは標的課題が与えられることにより通常以上に必要とされるものである。前頭前皮質においては，衝動や動機と関連した皮質下からの入力が多く送られてくるので，この種の因子も無視することはできない。最後に，検査者が要求する課題についての些細な関与や，その他の前頭皮質を扱う際の関連事項について配慮しこれらを制御するよう試みることが必要である。課題が，ボタンを押す，一定の方向に目を動かす，あるいは意味的な練習後に言語で質問に答える，といったことであっても，課題は行為なのである。これらのうちどの行為を行うにせよ，検査者から与えられる一連の指示に従うものであって，被験者はこれらを記憶し，行為の準備をし，干渉的な影響を排除しなければならないのである。これら三つの機能はどれも前頭前野機能なのである。かくして，奇妙にも前頭葉を検査する者はハイゼンベルク的苦境とでも言うべき立場に立たされることになる。すなわち，被験者に与えるちょっとした指示でも，検査者がテストしようと意図した認知機能の状態を変化させてしまうのである。要約すれば，認知機能においては，前頭前皮質には非常に多彩なことが交絡因子として関与するのであって，このことは最近のイメージングに関する文献のなかにも示されている。それらの文献をこれから概観していこう。

認知における前頭前野賦活

　認知過程に関する脳血流と代謝の研究の最初の試みの一つはSokoloffらによっておこなわれた（1955）。彼らは酸素取り込み量と脳血流を安静時と暗算を

している状態の被験者について測定した。この種の精神活動では酸素消費にも脳血流にも総平均に変化は出ない事を彼らは見出した。今になって振りかえって考えると，このネガティブな結果が出た理由の一つには，計算によって生じる脳の変化が当時の方法で検出するにはあまりにも小さすぎたということも考えられる。さらに，安静時に検出された測定値が，首の血管の穿刺を含む手技により不安を引き起こすことになり，そのためにかなり高いものとなったということも考えられる。Ingvarらは，後になってこのことに気づき，彼ら独自の実験方法に関する理論的根拠を発展させた論文を発表した（Ingvar and Risberg, 1967; Risberg and Ingvar, 1973; Ingwar and Schwarz, 1974; Ingvar, 1975）。これらの実験は^{133}Xeを動脈注射して局所脳血流を測定し，そのクリアランスを脳のさまざまな個所で同時に決定するという測定法に基づくものであった（Lassen and Ingvar, 1963）。測定は頭の周囲の外部検出器によって放射線を測定することによってなされ，個々の検出器は脳の限局された部位を撮像するように設定されていた。これらの実験が行われた頃に，局所脳血流と部位別代謝率との直接的相関が確立された（Reivich, 1974; Raichle et al., 1976）。しかしながら，上述したように，その相関の厳密な性質はなお未知のままである。

　放射性同位元素を吸入させて投与する（Obrist et al., 1975; Risberg, 1980）といった技術的改良により，スカンジナビアの研究者たちは前頭前野の認知処理における代謝に関しての，はじめての重要な観察を行った。それらの観察から得られた知見のひとつに，被験者が覚醒した状態でリラックスして感覚刺激を与えられずにいる安静時には，前頭葉の灰白質の脳血流は相対的高値であることがある。その状態では，前頭葉，すなわちローランド溝前方の皮質の活動は半球全体の平均に比べ20％以上高かった，一方で中心溝より後部の領域や側頭葉皮質ではそれと同程度に平均に比べ低かった（Risberg and Ingvar, 1973; Ingvar and Lassen, 1975; Roland and Larsen, 1976; Ingvar, 1978, 1979）。この現象は「ハイパーフロンタリティ」と名づけられた。Ingvar (1979) はこれを，安静時には感覚入力がないために後部脳は低活動であり，一方，前頭葉の「出力」（運動）領域は内的な生成の準備や行動のプログラミングに従事しているため高活動であることの証拠であると解釈した。もうひとつの説明は単純で，最優先すべき感覚や運動の処理がない場合，前頭領域のような内的入力に関す

る神経線維が分布し,内的入力を受け取る皮質領域における活動が優勢となる,というものだ。単に覚醒しているというだけでそれらの皮質領域に,他の皮質領域は受け取らない脳幹や辺縁系由来の大量の入力が注がれることになる。「ハイパーフロンタリティ」は,しかしながら,その発生頻度や程度の点でやや一貫性のない現象である。おそらく,これには「安静」を保つことの難しさが一部関係しているのだろう。この一貫性のなさは断層像でも明らかである (Duara et al., 1984)。

注意と知覚

感覚刺激により,新皮質の表面の脳血流は複雑なパターンをとる。単一様態の刺激(視覚,聴覚,体性感覚)では,その刺激の様態に対応する一次感覚野と,加えてその周囲の連合野における局所脳血流の増加がたいていの場合観察される。もうひとつの明らかに一定して見られる所見は,それに付随して生じる前頭領域中の一定の限られた前頭前皮質の一部分における脳血流の増加である (Roland and Larsen, 1976; Roland, 1981; Roland and Skinhoj, 1981; Roland et al., 1981; Nishizawa et al., 1982; Risberg and Prohovnik, 1983; Roland, 1984a)。単純な言語刺激を聴く場合(例えば擬声語),側頭葉の聴覚領域のみならず,前頭前皮質の賦活が惹起される (Nishizawa et al., 1982)。これらの賦活は左半球で右半球よりも強い。一方,非言語音ではその反対になる (Roland et al., 1981)。上前頭前野領域は,ほぼ上前頭回に一致し,8野および9野の主な部分を占めるのだが,視覚,聴覚,そして体性感覚という三つの様態の感覚刺激によりもっとも一貫して賦活される前頭前野領域である。さらに,Zatorreら (1992b) は,PETを用いて眼窩前頭皮質の一次嗅覚領域を同定したのだが,嗅覚刺激により右側領域が左に較べ,より賦活されている。これは神経解剖のデータとよく合致する(第2章)。

第2章を思い出していただきたいのだが,霊長類の脳は一次感覚皮質から分かれた三つの主な皮質経路のそれぞれが一連の互いに連絡した領域を構成しており,それぞれ前頭皮質に投射している。三つの経路すべてが最終的に前頭前皮質に到達していることもまた覚えておく必要があるだろう。感覚刺激により引き起こされた代謝賦活の前頭葉における焦点は,その刺激の様態に相当する

皮質経路からの入力を集約している部位なのだろう。

　前頭葉における焦点の場所と形状は，時に一次感覚野の焦点よりも広い（Ingver, 1978; Nishizawa et al., 1982）が，それは刺激の様態に依存し，さらに重要なことは，その呈示の方法に依存するということである。これら刺激形式は同様に，刺激によって引き起こされる前頭賦活の程度も決定するようだ。実験状況のふたつの側面，すなわち，注意と動作を起こすために刺激に含まれる情報を用いる必要があることは，この点に関して重要である。

　すでにより以前の局所脳血流を測定する方法によって，刺激に向ける被験者の注意が大きければ大きいほど，それによって賦活される前頭前領域の活動が大きいことが示されている。これは，被験者に以下のように指示することによって観察される。(i) 感覚中枢のある部分への刺激を期待あるいはイメージすること（たとえば，人差し指の先への刺激を感知する―Roland, 1981），(ii) 刺激に注意を向ける，あるいは無視すること（Risberg and Prohovnik, 1981），(iii) ある刺激を他の刺激と弁別すること（Roland and Larsen, 1976; Roland, 1981; Roland and Skinhoj, 1981; Roland et al., 1981）あるいは，(iv) 注意をあるひとつの刺激の様態から他の刺激の様態にきりかえること（Roland, 1982）などである。注意を向けることと注意を切り替えることは，一般的に，刺激が視覚的なものであれば，前頭眼野を含んだ，背外側前頭前野凸面の極部，上部，後方など様々な部分の賦活と関係しているように見える（部位の詳細についてはRoland, 1984aを参照）。賦活の左右差も同様に観察される。それは注意が向けられる刺激の性状が言語的（左優位）か，非言語的（右優位）かに，主に依存しているようにみえるが，完全に排他的というわけではない。

　PETとサブトラクションを用いることで，注意の集中を要する刺激同定，記憶の符号化あるいは再生のいずれの課題も，知覚に特殊化された後方の皮質部位に加えて，前頭前皮質の外側および内側の領域を賦活することが明らかになってきている（Kosslyn, 1988; Posner et al., 1988; Pardo et al., 1991; Dupont et al., 1993; Grady et al., 1994; Kapur et al., 1994; Raichle, 1994; Tulving et al., 1994a; Buckner et al., 1995）。もし，刺激と反応の両方，あるいはいずれかが言語的であれば，左の前頭前皮質が主に賦活される。課題に要する注意が大きければ大きいほど賦活も大きい。

注意による前頭前野の賦活は「前方注意系（anterior attentional system）」の概念につながる（Posner and Petersen, 1990）。その系の一部分であり，注意集中においてもっとも一致して賦活される前頭前領域は前部帯状回である（Posner et al., 1988; Raichle, 1994）。この部位はストループ課題の遂行中に強く賦活される（Pardo et al., 1990）。この課題では，被験者は異なった色を示す文字（例えば赤で印刷された「緑」の文字）の色を制限時間の中で読まなければならない。その他の刺激反応一致—および対立—課題においても，Taylerら（1994）によって前部帯状回とSMAの賦活が観察されている。ある意味想起課題では前部帯状回皮質が左背外側前頭前皮質と共に賦活される（Petersen et al., 1989, 1990; Reichle et al., 1994）。その課題では，被験者は名詞を提示され，関係する動詞を答えなければならない（たとえば「鳥」—「飛ぶ」）。前頭注意系と推定される領域はWCSTやロンドン塔テスト，Porteus迷路などの課題の遂行で賦活されるのが観察されてきた（Rezai et al., 1993）。

　これらすべての課題は遂行に努力を必要とし賦活の程度はその努力と相関するように見えることから，Posnerら（1988）とPardoら（1990）は，前頭注意系は「動作への注意（attention for action）」に寄与する皮質領域からなっていると指摘をしている。この考えは，もちろん，私が本書で採用したように，前頭前皮質を「運動皮質」とみなす一般的な視点に完全に一致するものである。その概念は，帯状回の賦活が，課題で求められる反応の性状—眼球運動，手指運動あるいは音声（Paus et al., 1993）—に依存してその賦活部位（somatotopy）の違いが明確になるという発見によってより確かなものとなる。ここで扱っている運動注意の側面はいまだ明確にはなっていないが，それは期待される動作の促進，不適切な動作の抑制，あるいはその両方であるかもしれない。この点について下記でさらに議論する。

作働記憶
　RisbergとIngvar（1973）は最初に活動記憶を直接局所脳血流研究のテーマとした。彼らの課題では，被験者は読み上げられた数列を覚えて再生すること（逆さに）を求められる。遂行中に，側頭聴覚領域の血流増加が観察され，加えて，背外側前頭前皮質のほとんど（ここの血流増加が最大であったのだが）

を含む広い前頭葉領域に血流増加が見られた。

　ここで，付け加えになるが，これまでにあげた多くの初期の研究に用いられている感覚刺激と感覚弁別のテストもある程度活動的短期記憶を必要とすることを注記しておくことは重要であろう。作働記憶はこれら研究の主なテーマではないが，それらの研究で用いられた課題には，感覚刺激と言語，あるいは手をつかった反応の間に遅延がしばしば挟み込まれていることから，作働記憶をテストする課題となっている。この遅延は指示や先行刺激からそれぞれの被験者の反応までに経過する時間からなるか，あるいは，単に二つの刺激を同時に比較することが物理的に困難であるということにより決定づけられている。ともかく，それは時間を超えた随伴性の媒介を必要とする時間的不連続性である。このように，意図したわけではないが，ニューロイメージングの多くの研究者が作働記憶をテストしてきた。

　この事実と，そして，この章のはじめの注意点5，6に気を付けてみると，サブトラクション法の恩恵に浴していない初期の研究で観察された感覚賦活のうちいくらかは，ある程度テスト状況の作働記憶の面によるものもあると結論付けることができる。これにより，少なくとも部分的には，体性感覚（Roland and Larsen, 1976; Roland, 1982），視覚（Roland and Skinhøj, 1981; Roland, 1982），そして聴覚（Mazziotta et al., 1982; Roland et al., 1981; Roland, 1982）刺激課題，あるいはテストにより，感覚領域と外側前頭前野領域が同時に賦活されたことを説明できるかもしれない。特に，聴覚刺激の影響をテストする課題は短期記憶の研究に用いられたもの，すなわち，聴覚性の遅延照合課題と明らかに似ている。被験者は最初の刺激（一連の音，あるいは，コード）を呈示され，遅延の後，二番目の刺激を呈示される。そして，頭の中で最初の刺激と比較し，同じかどうかを決めなければならない。明らかに，最小限の短期記憶がこのような課題を正しく遂行するには必要とされる。したがって，遂行中前頭前皮質の活動には増加が見られる。

　より複雑な形の聴覚刺激を用いることで（例えば，ストーリーを読み聞かせ，後で再生するために保持しておくよう求めるといった），Mazziottaと共同研究者は（1982），糖代謝の前頭前皮質における賦活を，PETを用いて観察した。繰り返すが，これは活動的聴覚記憶に前頭前皮質が関わっていることをもっと

も示唆するものである。この課題は作働記憶に二重に負荷をかけることに注意しよう。すなわち，言語的要素のそれぞれの部分について，ストーリーの後ろの部分を理解するためと，後でそれを物語るか，それに関する質問に答えるためにも，覚えておく必要がある。

　最近，作働記憶による前頭前皮質の賦活について，より明確にとりあげた研究が多く発表されている。すべて，標的となる記憶課題とほとんど同じだが記憶の必要性がない対照課題を用いたサブトラクション法により行われている。サルの損傷脳研究から得られた知見があることから，空間的手がかりを用いた記憶課題を遂行している間の前頭葉賦活を描出することが最も多く試みられた。このような試みの中には，サルそのものにおけるオートラジオグラフィー法によるものもある。Friedman と Goldman-Rakic（1994）は，課題遂行中に放射線標識したグルコースにより処理した動物の脳切片を調べることで，空間的作働記憶を用いた間，後部頭頂皮質（7野）と共に主溝皮質においてグルコースの利用が高まることを観察した。

　ヒトを対象とした PET 研究（Jonides et al., 1993; Petrides et al., 1993a; Goldberg et al., 1996; Sweeney et al., 1996）により，視覚手がかりを用いた空間的作働記憶では，背外側前頭前皮質の主に右側が賦活されることが証明された。加えてすべての研究で，運動前野と頭頂領域があわせて賦活されることが示された。fMRI 研究（McCarthy et al., 1994）でも，空間的作働記憶により中外側領域（おそらく46野）が賦活されることが示された。Berman ら（1995）は，PET を用いて，WCST 遂行中に背外側前頭前皮質が賦活されることを示し，かれらはこれを視覚性作働記憶の賦活によると説明している。

　私と共同研究者たちは（Swartz et al., 1994, 1995），PET（2-FDG）を使って，視覚的な手がかり（抽象的な絵）を用いた非空間的短期記憶課題を遂行中の皮質のブドウ糖消費について調べた。われわれの目的は，背外側前頭前皮質は空間的な情報だけでなく非空間的情報に関する作働記憶についても重要であるという単一細胞記録を用いたわれわれの結果を（第5章），ヒトにおいて実証することであった。被験者は二つの課題を遂行するが，そのうちの一つは記憶課題（標的課題）で，もう一つは非記憶課題（対照課題）である（図7.1）。被験者は記憶課題（遅延標本照合課題）では各試行ごとに，その後の照合のために

S₂

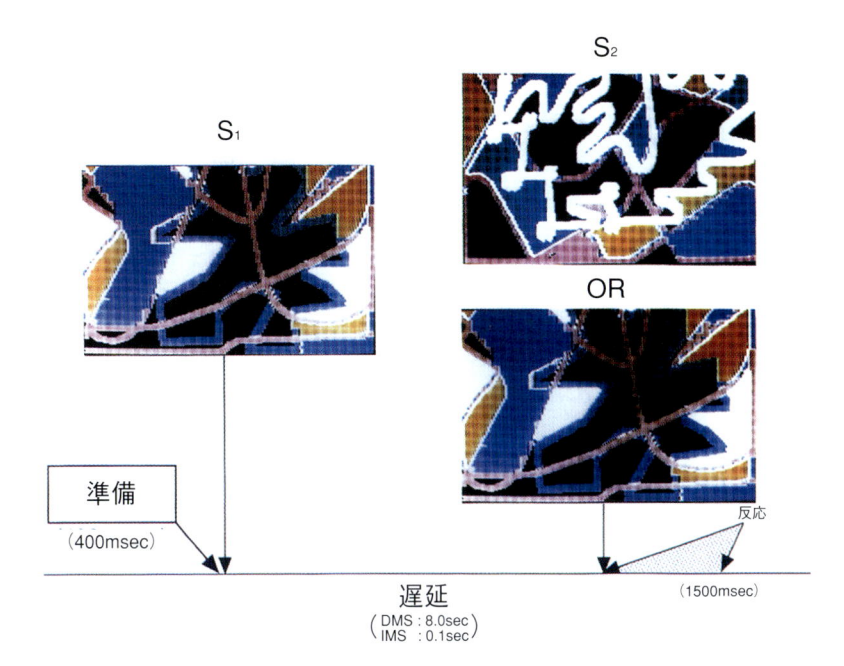

S₁

OR

準備
(400msec)

遅延
(DMS : 8.0sec)
(IMS : 0.1sec)

反応
(1500msec)

図7.1. FDG-PETによる非空間的作働記憶の研究のための，抽象的図版を用いた遅延標本照合課題の模式図。各試行は聴覚的予告信号で始まり，その後にスクリーンに絵が提示される。8秒間の遅延（記憶期間）の後，最初の絵と同じ，もしくは異なる2枚目の絵が提示される。2枚の絵が合致すれば被験者はある一方のボタンを，もし異なれば別のボタンを押さなければならない。絵は各試行毎にランダムに変更される。コントロール課題，すなわち参照課題，非記憶課題では，記憶課題と同様だが遅延はない。いずれかの課題の試行およびFDGの取り込みの間に撮像を行う。得られた画像について，サブトラクションを行った（記憶課題の賦活分からコントロール課題の賦活分をサブトラクションする）。(Swartz et al., 1995より許可を得て転載)

抽象的な絵を8秒間覚えていなくてはならない。コントロール課題では，照合は直後に行われるので記憶は必ずしも必要ではない。結果は，記憶課題により前頭前野領域の9，10，46野が両側性に強く賦活されるというものであった（図7.2）。興味深いことには，運動前野や運動野も賦活されていた（次節参照）。Cohenら（1994）はfMRIを用いて，非空間的視覚的作働記憶課題（文字列のパターン再認）を遂行中の被験者で前頭前野（中および下前頭回，特に左側）の

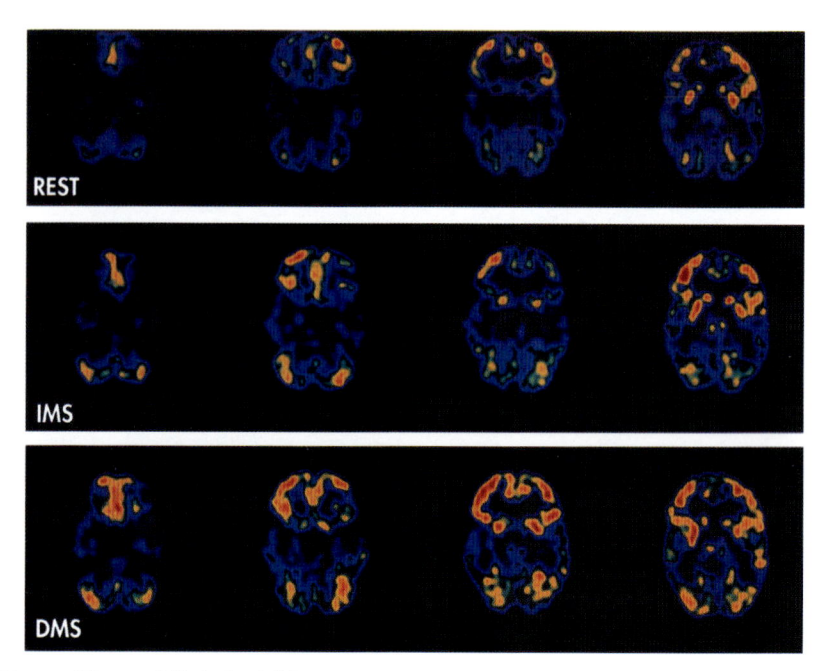

図7.2. 図7.1の安静時（最上段），IMS課題後（中段），DMS課題後（下段）の撮像から得られた4枚の断層写真（^{18}F-fluorodeoxyglucose PET）（向かって右が画像の左となる）。カラースケールは30（黒）から256（赤）までである。一番上のスライスに見られる前頭前野領域の賦活に注意せよ。特に記憶課題（DMS）の遂行の結果，強い賦活が示されている。

賦活が見られることも示している。

PETを用いた研究で，言語的作働記憶により左背外側前頭前野が賦活されることが示されている（Paulesu et al., 1993; Petrides et al., 1993b; Andreasen et al., 1995; Fiez et al., 1996b; Smith et al., 1996）。縁上回（40野）やブローカ野も同時に活性化されることから，Paulesuと共同研究者たち（1993）は，音韻ループ—Baddeley（1992）によると作働記憶の本質的構成要素とされる—の神経基盤を同定したと主張している。

にもかかわらず，背外側前頭前野における異なる種類の作働記憶の分離を試みたイメージング研究は，ほどほどの成功を収めてきたに過ぎない（Smith et al., 1995; Owen et al., 1996; Courtney et al., 1996）。サルでの単一神経細胞研究

(Fuster et al., 1982; Wilson et al., 1993) が示唆する空間・非空間の分離は，PETでははっきりと立証することができない。この試みの一つとして，Courtney et al. (1996) は二つの標的課題を使用した。一つは顔に対する作働記憶，もう一つは空間的配置に関するもので，感覚運動課題を対照としている。彼らは後部皮質において顔と配置に明らかな違いを見出したが，前頭葉では違いはわずかで分離できなかった。しかもそれは統計学的なもので，印刷された画像でははっきりしなかった。

　異なる型の作働記憶に関して，前頭前野領域でのはっきりした局在化を示す結果を得る事が難しいのは，問題解決ストラテジー，そして／あるいは皮質ネットワークにおける個々の多様性を反映しているのかもしれない。このばらつきはfMRIによって明らかとなる（PETはその平均値に依存する部分が大きく，この問題をよりわかりにくくする）。D'Esposito et al. (1995) によるfMRI研究では，被験者に二つの記憶課題（一つは意味記憶，もう一つは視覚記憶）を遂行させ，二つの課題を同時遂行中，背外側前頭前野に賦活が見られることを示したが，一方で前頭前野の賦活領域が個々によりかなりばらつきがあることも示されている。fMRI画像を掲載した研究（McCarthy et al., 1996）では，空間および視覚の2種類の作働記憶による背外側前頭葉の賦活には半球間で差があることが指摘されている（図7.3）。

運動セット（motor set）とコントロール

　これまで，行動の時間的統合を行う上での二つの重要な機能，すなわち注意と作働記憶に関与する前頭前皮質を見てきた。運動セットと，意図的で計画的な思考に関するニューロイメージングの知見もまた見ていく必要がある。後者は言い換えるならば，Shallice (1988) と他の研究者が前頭葉「実行システム」と称してきたものの賦活に関する知見である。この節では，このうちのいくつかをとりあげる。

　実験において被験者がある複雑さを伴う随意的運動を反復的に遂行する場合（例えば交互に指を合わせる場合），一次運動野と同時に，通常内側前頭葉の補足運動野においてもまた，局所脳血流増加がみられる（Orgogozo and Larsen, 1979; Roland et al., 1980a,b,c, 1982; Roland 1984b, 1985; Petit et al., 1996)。単一

248　第7章　ニューロイメージング

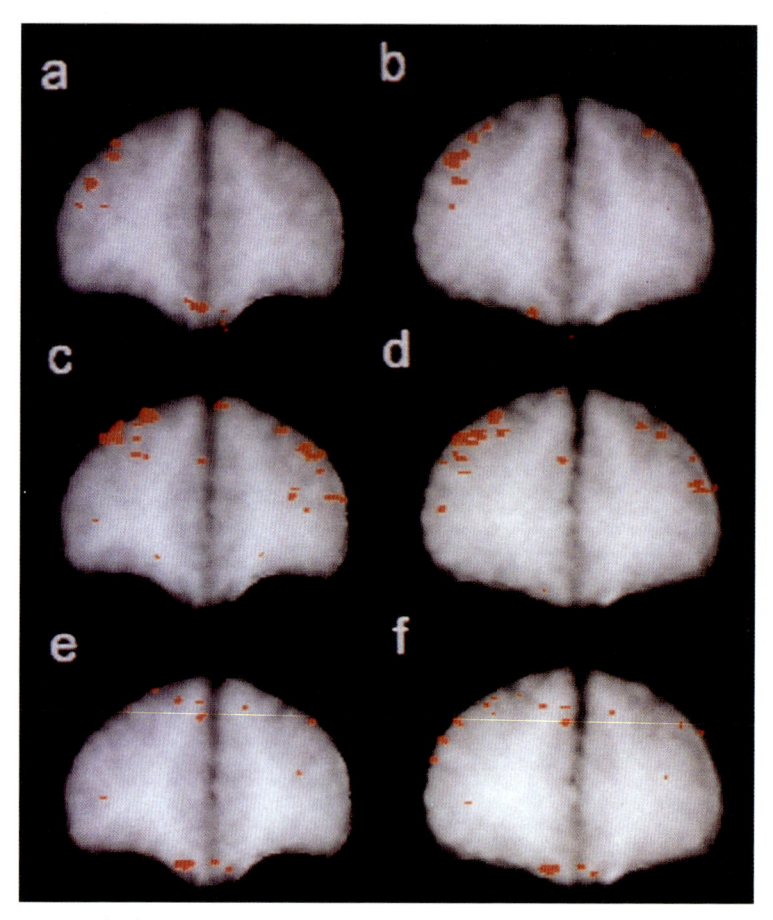

図 7.3. 場所（a,b），形（c,d）についての作働記憶課題および単純な同定課題（e,f）の試行中に見られた前頭皮質の著明な賦活（赤いピクセルの部分）を示す前額断画像。両半球の画像は左右反転している（McCarthy et al., 1996 より許可を得て転載）。

の手足の運動であれば単に対側の一次運動野が賦活され，そうでなければ（例えば舌や口唇の運動）両側が賦活される。左側に側性化される話し言葉の場合を除き，SMAの賦活はすべての場合両側性である。運動前野もまた局所脳血流増加を示すかもしれず，これは特にその運動が感覚に導かれるときはそうで

ある (Roland and Larsen, 1976; Roland, 1981, 1982, 1984b)。もし運動が反復的だが単純なときや等尺的な時は，局所脳血流増加は一次運動野皮質に限られ，あるいは運動前野のごく僅かな増加を伴うかもしれない (Roland, 1985)。しかしながら，運動がもし複雑で，習熟した運動行為を連続的に組織立てることが要求されるならば，一次運動野や運動前野のみならず，前頭前野領域，特に上部前頭前野領域が賦活される (Roland et al., 1980a,b,c; Roland, 1984b, 1985; Iacobini et al., 1996)。たった一つの前頭前野領域，すなわち前頭眼野だけが，自発眼球運動においてもっぱら賦活され，これは共同眼球運動でもそうである (Melamed and Larsen, 1979; Muri et al., 1996)。しかしながら，連続的眼球運動の遂行では，前頭眼野に加えて，他の前頭葉領域もまた賦活される (Petit et al., 1996)。

このように，連続する運動の複雑さに対応した代謝の活性化の階層が前頭葉に存在するようであり，基本的に一次運動皮質に始まり，次第に運動前および前頭前野領域を巻き込む。自動的で単純な運動（眼球運動を除く）は，運動皮質のみを発火させる。運動が複雑になるにつれ，何より運動がプランニングや時間的統合を必要とするのに伴い，運動前野及び前頭前野は明らかに活動を始める。代謝賦活が徐々に展開することは，運動階層のより高い段階が順次関与することを反映するが，逆にもちろん，われわれが第5章で論じ，次章でより深く論じる，動作へ向けた神経過程の下位への流れをも反映している。

イメージング研究のデータを階層的見地から見ることについては，動作が伴わなくてもプランニングやプログラミングが行われているとき，運動皮質は活動しないが運動前及び前頭前皮質が活動するという知見からも支持される。実際のところ，単に一連の運動のプランニングや観念化を行う間 (Ingvar and Philipson, 1977; Roland et al., 1980a; Baker et al., 1996)，もしくは内言語を使用する間 (Larsen et al., 1978; Lassen and Larsen, 1980)，局所脳血流の増加は，運動皮質ではなく運動前野および前頭前野領域で観察された。予想通り，被験者の心の中で時間的に離れた情報を検索したり統合したりする必要がある心的操作を行う間，前頭前野の代謝賦活は特に強く，実に運動前野の賦活を上回った。例えば，被験者が，暗算や，詩句の二番目の言葉ごとに黙読で拾い読みすることや，色々な場所を次々と移動することを想像することを求められた場合

(Roland, 1985; Roland and Friberg, 1985) が，こうした事例である。もちろん，自発的な連続的動作が想像だけではなく実行に移されると，前頭前皮質，特に背外側面（46野）が，著明に賦活され，機能的に関与するようである（Seitz et al., 1990; Frith et al., 1991a）。

しかしながら，この運動賦活を階層的見地から見ることは，階層的に組織化された構造で順に処理されることのみを意味するわけではないということは，再び強調されるべきだろう。動作を実行する過程で，それが皮質構造の階層的組織の中で発生するものであろうがなかろうが，並行する過程が豊富に存在することを指し示す充分な証拠が，イメージング研究の分野からすら報告されている（Bookheimer et al., 1995）。

より新しい研究では，前頭皮質が複雑なシークエンスの学習，言い換えれば，運動記憶の獲得（Grafton at al., 1991, 1992; Jenkins et al., 1994）に関与していることが示唆されている。Jenkins らは，ヒトを被験者として運動シークエンスの実行について調べた（聴覚的フィードバックを伴うキー押し）。被験者らは三つの条件下で検査された。すなわち，シークエンス学習中，シークエンス学習後，そして安静時である。前頭前皮質は，新しいシークエンスを学習する間しか賦活されなかった。SMAを含む運動前皮質は，既に学習したシークエンスを実行する際にも賦活された。小脳と被殻は，共に全てのシークエンスの実行で賦活された。Reichle ら（1994）は，言語スキル（動詞の想起，下記参照）の学習における左背外側前頭前野の賦活を観察している。全ての前頭運動領域（運動，運動前，前頭前野領域）は，少なくとも運動学習の初期の段階で，練習するにつれ順次賦活されることが観察されている（Iacoboni et al., 1996）。背外側及び前部帯状回の賦活は，一連の事象の時間的順序を評価する必要がある課題の実行で報告されてきた（Partiot et al., 1996）。しかしながら，評価に値するほどの前頭前野の賦活は，実質的に時間的統合を必要としない心的操作の実行では観察されないかもしれない（De Jong et al., 1996）。前頭前皮質は，時間を超えた随伴性を要する場合にしか賦活されないようである。

前頭前野の作働記憶への関与を示したので，もうひとつの時間的に対称となる機能である運動セット，つまり「運動注意」への関与を検証しなければならない。精巧で複雑なシークエンスを形成するのに必要な時間を超えた随伴性を

媒介するために要求される順序だっていない随伴事象間の調整には双方の機能が必要である。すでに私は動作の心的プランニングにおける前頭前野賦活に関する初期の知見について言及した（Ingvar and Philipson, 1977; Roland et al., 1980a）。さらに最近では運動プランニングに特異的な知見が PET や様々な手法により得られている。Morris ら（1993）と Baker ら（1996）は，Shallice（1982）により開発されたプランニング能力をテストするためのパズルのようなテストである，ロンドン塔課題（6章）を遂行中の被験者をテストした。被験者が課題を遂行中，左背外側前頭前野の局所脳血流増加が観察された。この部位の増加は課題が特に難しいと感じたり，実行に時間がかかったりする被験者でより大きかった。

　プランニングについてすでに述べたことと同様，前頭領域は動作の実行だけでなく意味の喚起によっても賦活される。これは最近の PET 研究（Martin et al., 1996）による興味深い報告により代表される。動物の絵を見るときは後頭葉皮質の賦活が導き出されるが，道具（動作する対象）を見るときには運動前野が賦活される。

　もう一つの PET 研究（Partiot et al., 1995）では被験者は二つの状況を想像し行動のプランを立てることを要求される。一つは強い情動を伴う状況，もう一つはそれがないもの。二つの心的操作では異なる皮質領域が賦活された。情動的なプランニングは前頭前野内側面と前部側頭皮質であり，非情動的プランニングは後部側頭皮質に加えて背外側および前頭極部前頭前野。この結果はこの本では神経心理学的な意味をもつ。しかしながら，彼らが推測しているように，この結果は二つのプランニングについて前頭前野をきれいに二分できると考えるより，プランニングの認知的側面には背外側領域が，情動的側面には内側面が関与することを支持しているように見える。

　運動セットまたは運動注意の役割は，運動遂行のプランニングより一段階運動に近くなっているわけであるが，運動を長引かせたり複雑な言語行為を要求したりする課題によりむしろよりうまく示されてきた。そのヒントはすでに作働記憶のテストで示されていた。非空間的記憶課題を使ったわれわれの実験（Swartz et al., 1994, 1995）（図7.1および7.2参照）において，その後の動作のために抽象的な絵を記憶することが要求される課題により外側前頭前皮質が賦

活されたのが思い出される。それと共に，記憶課題と対照（非記憶）課題で要求される運動は同一であるのに，運動前野と運動野も同様に賦活された。これは，被験者が記憶課題では対照課題に比べ，作働記憶だけではなく運動（遅延の終了までどちらの指示が出るかわからない腕の運動）の準備のためにより長い時間を使うためであると説明できる。このように前頭前野の記憶による賦活は簡単には運動セットによる賦活からは分離できないが，後者（運動セットの賦活）の存在は皮質における運動の階層の下位の構造の賦活と共に生じる。

与えられた名詞に関連した動詞を繰り返し想起することを求められると，相当の左前頭前野の賦活がみられる（Petersen et al., 1989, 1990; Frith et al., 1991b; Raichle et al., 1994; Fiez et al., 1996a)。重要なことは，すでに注目されていたことだが，前部帯状回に強い賦活が見られるということである。これも言及されていたことだが，この賦活はおそらく運動注意，われわれの言うところの運動セットに関係する。それゆえ，その領域から開始信号が，おそらく体性支配にしたがって（Paus et al., 1993）短期間に動員されるべき運動装置の領域に流れ出すという可能性がある。もう一つの可能性は，ある前部帯状回の部分，特に24野は運動抑制の中心（第6章）とされているので，その効果は抑制的なものであるということである。この二番目の解釈が正しいとするなら，われわれは前部帯状回を私や他の研究者（第4章）が，妨害や干渉に対する抑制性制御や抑圧に関与していると仮定している眼窩内側前頭前野の一部と考えることができる。

結論としては，前頭前皮質の代謝率や局所脳血流は前頭前野が行動の時間的系列化だけでなく，そのような組織化を可能にする認知過程に参加していることを反映しているように見える。こうしてヒトにおけるイメージング研究により，生理学的，神経心理学的研究がこれまでの章で示してきたような効果器の機能の神経的，代謝的基盤が明らかになっている。この章のはじめに述べた方法論的な限界があるので，すでに述べた以上の前頭前野機能のより詳細な局在の同定はニューロイメージング単独では困難である。

言語

話し言葉は時間的に組織化された行動の特別なケースである（ヒトに特別に

みられる)。このため，ここまでに見てきた前頭前野領域を賦活するすべての認知過程および機能を必要とする。言葉の並びがより複雑で新奇なものであるほど，前頭前皮質の実行的で時間的な統合機能を必要とし，前頭前皮質の賦活も強くなる。

　PET 以前の初期の研究で，すでに話すことにより，運動皮質（口部─咽頭領域），運動前皮質（特に SMA），そして前頭前皮質，特にブローカ領域に局所脳血流の増加がみられることが示されている（Ingvar and Schwartz, 1974; Larsen et al., 1978; Ingvar, 1983; Roland, 1985）。それらの増加は，一般的に非優位半球に比べ優位半球で大きい。運動前および前頭前皮質の賦活は意味内容の乏しい自動的な発話では小さく，物語を声に出して読むといった，意味的に複雑な発話では大きい。

　それら初期の研究で示唆されたことは，より新しい PET や fMRI という画像技術の出現により確かめられ，より洗練されたものとされてきた。しかしながら，これらの技術をもってしても，言語を扱うときに特に障害となる古くからのいくつかの技術的問題から逃れられないことは注意しておく必要があるだろう（Démonet et al., 1993; Frackowiak, 1994）。機能局在を明らかにするにあたって最も障害となるのは，言語と他の認知機能，特に記憶が密接に結びついていることである。明らかに，言語刺激や反応を用いた課題において，広く分散した特異的表現法を持つ記憶ネットワークが賦活されることを避けることはできない。これらネットワークの賦活は前頭前皮質に様々なコントロールしがたい影響を与える。このように，課題あるいはテストにおいて刺激，および反応が必要とされ，階層的に上位の意味記憶やエピソード記憶に関連するため，言語における前頭前皮質の関与を評価することはより複雑となる。同様に，適切に文献を評価することも難しい。

　単純な単語の音韻構造の弁別により，左前頭前皮質（ブローカ領域）が賦活されるが（Zatorre et al., 1992a），一方，音の調子の弁別やメロディーの記憶では，右外側前頭前皮質が賦活される（Zatorre et al., 1994）。単語や意味記憶の心的操作により，受動的に聞くのとは異なり，小脳と上側頭皮質に加えて，前頭前皮質（一般的にはブローカ領域（44 野，45 野），46，47，9，10 野，前部帯状回，そして SMA（ペンフィールドの発話領域）のすべて，あるいは一部

を含む）が賦活される（Frith et al., 1991a; Wise et al., 1991; Kapur et al., 1994; McCarthy et al., 1994; Posner and Raichle, 1994; Raichle et al., 1994; Shallice et al., 1994; Tulving et al., 1994b; Bookheimer et al., 1995; Buckner et al., 1995; Menard et al., 1996; Price et al., 1996）（図7.4）。実際にはこの関連の研究に用いられたすべてのテストにおいて，検者から与えられた題材（テストの教示を含む）と再生された意味的内容を時間的に統合する必要がある程度あり，そのゲシュタルトが潜在的であるか顕在的であるかを問わず，被験者はある種の言語的ゲシュタルトを構成することが必要であるということを注記しておく必要があるだろう。したがって，言語による賦活は，古典的な図式による言語領域から予測される領域を超えて広がっている。

いずれにせよ，言語構造が複雑になるにつれて，記銘であれ再生であれ，記憶過程に負荷がかかり，前頭前野の賦活は両側性になるかまたは右側優位となる（Squire et al., 1992; Grasby et al., 1994; Shallice et al., 1994; Tulving et al.,

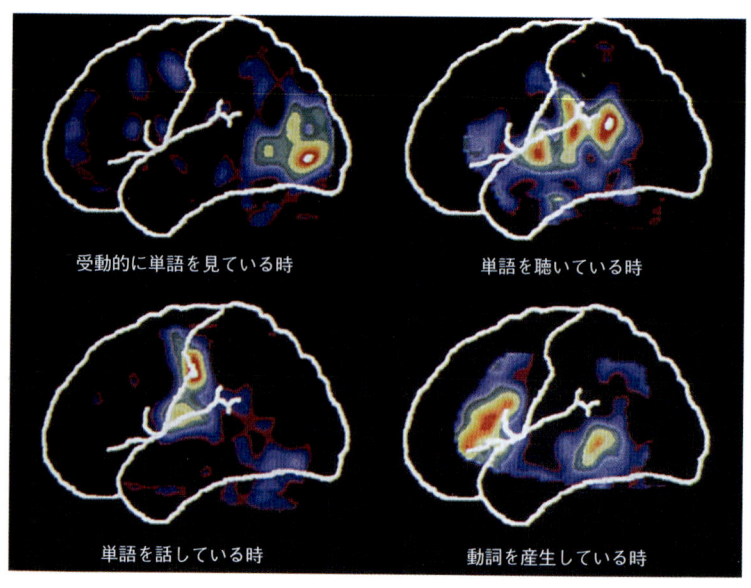

図7.4. 四つの言語的課題の間の左半球皮質の賦活（PET）（Posner and Raichle, 1944 より許可を得て転載）。

1994a, b; Buckner et al., 1995)。ここに引用した研究は意味記憶，あるいはエピソード記憶（前者は一般的知識からなり，後者は検査前に呈示した情報からなる）の記銘あるいは再生において，前頭前皮質が賦活されることに焦点をあてたものである。サブトラクション法によって決定された記憶の二つのタイプの過程によって引き起こされる前頭前野の賦活に半球間で相対的差異があることにもとづいて，Tulvinng，Buckerと共同研究者たちは，左前頭前領域が意味記憶の記銘／再生に主として関係し，一方，右側領域はエピソード記憶の再生に関与するという提案をした（Kapure et al., 1994, 1995; Tulving et al., 1994a, b; Bucker et al., 1995)。ここで提案された説明的モデルはHERAと呼ばれており，これはhemispheric encoding / retrieval asymmetryの略称である。少なくとも部分的には追試され同様の結果が得られた（Demb et al., 1955; Fletcher et al., 1955）ことを考慮すると，この提案には妥当性があるように思われる。しかしながら，意味記憶とエピソード記憶を実験的に分離するということは非常に難しいことである。いかなる「あたらしい」情報も古い情報の文脈のなかに記銘されるのであるし，いかなるエピソード記憶も意味記憶の文脈のなかに記銘されるのである。ここで観察された左右の機能的二分化は意味—エピソード分離によるものであるだけでなく，テストがどの程度言語的，あるいは非言語的記憶過程に負荷を及ぼしたかという量的差異にも基づいていると考えることもできる。この意味記憶とエピソード記憶の分離，およびそれについてのわれわれの仮説と一致して，一過性全健忘の期間中右側の前頭前野低代謝が認められたという知見がある（Baron et al., 1994）。

既に述べたように，前部帯状回領域が，意味記憶再生課題である動詞想起課題において顕著に賦活されるということが観察されている（Peterson et al., 1989; Raichle et al., 1994)。この賦活の原因として，注意という要素が強く示唆されてきた。Raichleと共同研究者らはこの仮説が正しいことを実証した。すなわち彼らは，他の研究者ら（Demb et al., 1995）と同様に，被験者が課題遂行に習熟してくるにつれてこの賦活が弱まることを観察したのである（図7.5）。動詞課題に慣れてくれば，運動課題にも慣れてくるわけで，最初のときよりもセットや記憶への負荷はより少なくなるのである。さらに次のように考えてもよいであろう，すなわち一連の動作が過剰学習されかつ自動的なものになると

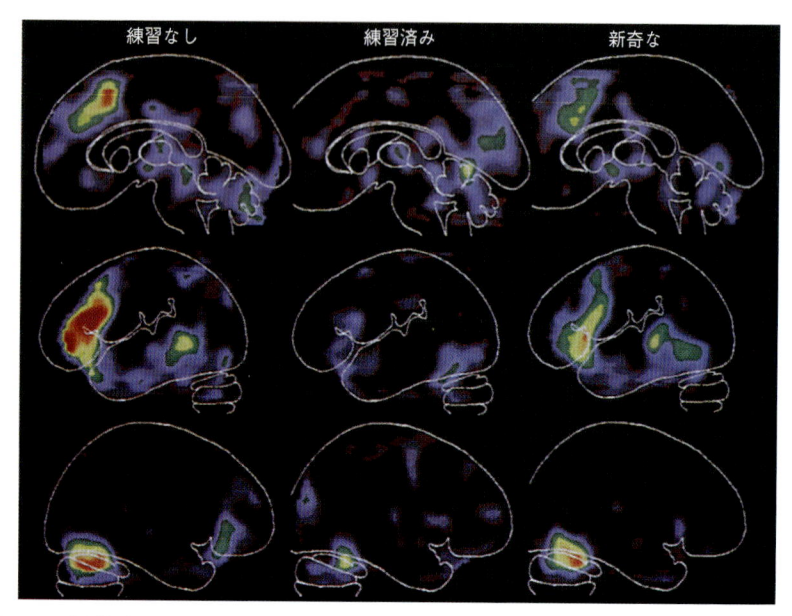

図7.5. 動詞想起課題実行中のPET賦活。被験者は検査者により一連の名詞を与えられ、その各々の名詞に応じた動詞を答える。対照課題はTV画面に現れた名詞を単純に音読するだけのもの。三つの異なった状態における三つの脳断面サブトラクション像を示す（左から右へ）；初心者の実行中像，同一の名詞シリーズに習熟した被験者，右端は新しい名詞シリーズを与えられた被験者のもの。(Posner and Raichle, 1994より許可を得て転載)。

きはいつもそうであるが，動詞課題に慣れてくると賦活の部位は前頭前皮質を離れて知覚-動作サイクルのより階層の低い部位に移っていくのである（第5および8章）。

精神疾患における前頭前野の賦活

統合失調症

初期の局所脳血流研究では，安静時に見られる前頭領域の正常な過活動である「ハイパーフロンタリティ」が慢性の統合失調症患者で見られないことが示された（Ingvar and Franzen, 1974; Franzen and Ingvar, 1975）。この異常は特に

高齢患者で顕著に見られ，前頭葉の局所脳血流低下だけでなく後頭から側頭領域での血流増加が特徴的である。さらに注目すべきことに，それらの患者では視覚，あるいは有害刺激で通常見られる前頭領域の賦活が見られない (Franzen and Ingvar, 1975; Ingvar, 1980)。一般に，思考の貧困，発動性の低下，感情の平板化，活動性低下，そしてカタトニアなどのいわゆる統合失調症の陰性症状と前頭葉の血流低下は相関する。一方で，幻覚，妄想やある種の思考障害といった「陽性症状」は後部大脳皮質の血流増加に相関する。

統合失調症における「ハイポフロンタリティー」の問題はいまだ議論が続いている。その後の脳血流，PET 研究によって，若年統合失調症患者でも明らかに前頭葉機能障害があることが証明されている（Buchsbaum et al., 1982; Ariel et al., 1983; Buchsbaum et al., 1984a; Farkas et al., 1984; DeLisi et al., 1985; Wolkin et al., 1985)。しかしながら，他の研究ではそれを裏付けることができなかった（Mathew et al., 1982; Gur et al., 1983, 1985, 1987; Sheppard et al., 1983)。おそらく，この研究間の結果の食い違いはいくつかの理由によるものであろう。もっとも重要と思われるのは以下の点である。(a) 一定した「安静状態」を定義し確認することの困難さ (b) 統合失調症症候群の多様性 (c) 統合失調症の診断基準（DSM-IV の規定（American Psychiatric Association, 1995) を含む）の信頼性が低いこと (d) 研究間の技術的，方法論的違い（解像度，解析手法など）そして，(e) 抗精神病薬による影響。

Weinberger ら（Berman et al., 1986; Weinberger et al., 1986）はそれ以前の研究に比べより信頼性のある神経心理学的な根拠に基づいてこの問題に取り組んだ。統合失調症を背外側前頭前皮質の機能障害と仮定し，この部位を損傷した患者が WCST（第6章）の遂行において障害を示すことから，自動化された WCST 遂行中の統合失調症患者の局所脳血流（^{133}Xe 吸入法）を測定した。彼らは安静時局所脳血流がすべての皮質領域で正常であったとしても，WCST 遂行中健常者で見られる背外側前頭前野の局所脳血流の増加が患者では認められないことを見出した。さらに彼らは，適切な対照群を置くことで，統合失調症患者の前頭前野が賦活されないことが投薬や課題に集中できないことによるものではないということも示した。統合失調症患者と健常者の主な違いは比較的小さく，ばらつきにより目立たないが，十分有意である。この所見から彼らは

統合失調症患者の背外側前頭前皮質は機能的に障害されていると結論付けている。なぜなら，課題を負荷しても健常者のように代謝的に反応することがないからである。

統合失調症患者の前頭葉における局所脳血流の低下（PET）はロンドン塔テストや，その他のプランニングを必要とする前頭前野機能検査の遂行においても報告されている（Andreasen et al., 1992）。統合失調症症候群あるいはその機能異常を左右の大脳半球どちらかに位置付ける画像研究の試みは，これまでのところ結論が出ていない。機能低下に側性が見られるものはすべてそれぞれの患者の臨床像に関係付けることができるようだ（Berman and Weinberger, 1990; Dolan et al., 1993）。たとえば，言語表現の乏しい患者では，左前頭前野の障害を認める傾向がある。

統合失調症の病因という点から見て，報告されている代謝や局所脳血流の障害が特異的であるのか，障害された重要な領域そしてそれらの障害を明らかにするために用いられた心理学的課題についていまだ答えの出ていない多くの疑問がある。ともかく，それらの障害は統合失調症における認知機能の異常（Kolb and Whishaw, 1983; Levin, 1984b; Nuechterlein and Dawson, 1984; Taylor and Abrams, 1984; Goldberg et al., 1987）や，眼球運動の異常（Mialet and Pichot, 1981; Levin, 1984a）について知られている事柄と一致する。これらの異常は注意，短期記憶，思考そして追跡眼球運動の障害を含めすべて背外側前頭前皮質の機能障害に一致する。実際，統合失調症においてもっとも重要な特徴的症状のひとつに思考過程における連合の弛緩，もしくは分裂がある。統合失調症は論理的に一貫した思考，従って会話や行動の時間的配置（ゲシュタルト）を構成することの障害，という点で臨床的に区別することができる。時間的ゲシュタルトを形成する能力というのは私の意見では前頭前野機能の本質であると思う。

一般的に，統合失調症で観察される代謝の異常は，ここで短く概観するように，前頭前皮質もその一部を構成する神経伝達物質システムのバランスの崩れという概念に合致する。明らかに，最もはっきりと関与しているのは，第3章で議論したように，前頭前皮質のDAシステムである。それらのシステムの障害により，この疾患の陰性症状だけでなく，少なくとも陽性症状のいくつかも

同様に説明することが出来る。陽性症状と陰性症状は共に，前頭前皮質と皮質下および辺縁系の構造物との連結の障害の結果として説明することができる（Bannon and Roth, 1983）。前頭前皮質におけるDA調節障害のひとつの現れが，PET研究により明らかになった基底核でのDA受容体のD2タイプの過形成，あるいは産生過剰である（Wong et al., 1986）。もうひとつが統合失調症患者においてPETにより示された，DAシステムの化学的操作（アポモルヒネによる）に対する前部帯状回皮質の感受性の異常である（Dolan et al., 1995）。

統合失調症における前頭前皮質機能の障害は，また，この疾患に罹患した患者において前頭前皮質の形態的異常が見られることとも合致する。何年にもわたって，このような異常が医学的文献の中でときどき報告されてきた。さまざまな理由から，それらの報告はマイナーで一貫せず，非特異的だと一般的に考えられてきた（Weinberger et al., 1983）。近年，しかしながら，技術的進歩により，この問題は新たに注目を浴びることとなった。電子顕微鏡的神経病理学的変化が，統合失調症患者の前頭前皮質の灰白質で見られることが報告された（Miyakawa et al., 1983）。特別な顕微鏡の探査法を用いて，このような患者において前部帯状回皮質の神経細胞の密度と樹状突起の異常が報告されている（Benes et al., 1986, 1987; Benes and Bird, 1987）。新しい画像技術を用いて，何人かの研究者が，統合失調症患者において前頭前皮質領域に特に顕著な様々な程度の萎縮性の形成異常があることを示した（Weinberger et al., 1979; Nasrallah et al., 1983; Oxenstierna et al., 1984; Breier et al., 1992; Raine et al., 1992; Andreasen et al., 1986, 1994）。この異常は陰性症状中心の男性患者に特によく見られる（Andreasen et al., 1990a, b）。

強迫性障害

Baxterと共同研究者たちが（1987, 1988, 1989），最初に強迫性障害の患者においてPETを用いて糖代謝を測定した。健常対照者や単極性うつ病の患者と比較して，強迫性障害の患者では，眼窩前頭前皮質領域で代謝が著明に増加していた。この知見はその後まもなく他の研究者によって再確認された（Nordahl et al., 1989; Swedo et al., 1989）が，一つの研究では見られなかった（Benkelfat et al., 1990）。強迫性障害患者では，Swedoと共同研究者ら（1989）

が，両側の前部帯状回皮質においても過活動を見出した。

強迫性障害において眼窩前頭皮質と前部帯状回の過活動が観察されたことで，前頭前皮質の機能とこの疾患の原因について興味深い理論的な問題が提起された。良く知られているように，強迫性障害は，非常にしつこく考えや行動のパターンが持続し，それは患者にはコントロールできないことと，一般的に強い不安を伴うことが特徴である。このような場合，患者の認知機能と行動は，過剰に焦点化された注意のために人質になっているようなものといえるだろう。患者は注意散乱の反対，すなわち過剰な注意に苦しめられている。

これらの臨床的事実は，ニューロイメージングの知見と合わせて，強迫性障害においては，われわれが注意機構にとって明らかに重要な領域と認めた前頭前皮質の内側眼窩領域が過活動であることを示唆している。これらの領域の過活動は，正常では時間的統合をサポートし，内側眼窩損傷の動物やヒトでは失われる，干渉防御機能の病的亢進を反映しているのだろうか。眼窩前頭皮質の病的変化は前頭前皮質と基底核を結ぶ神経回路を巻き込むより広い範囲の病態を反映しているのだろうか (Baxter et al., 1996)。これらの疑問に答えるにはさらに研究が必要である。しかしながら，前部帯状回の異常な活動は，強迫性障害患者で過剰に浪費される不安と努力を反映している可能性がある。この疾患の一部の症例で眼窩前頭皮質と前部帯状回の精神外科的手術により，良い結果が得られることの説明となるだろう (Pippard, 1955; Knight, 1969; Bridges et al., 1973; Rees, 1973)。

眼窩と内側前頭前皮質領域の過活動が強迫性障害と不安状態の特徴のようだが，それらの低活動は反社会的行動に伴うことが多い衝動性の抑制障害の特徴かもしれない（第6章）。この見地から，暴力犯罪者において内側眼窩皮質の低活動が見られるとの報告を理解することが出来る (Raine et al., 1994)。

うつ病

うつ病は様々な病因と病像から成る精神医学上の症候群である。内因性もしくは「体質性」のうつ病は，外因性もしくは「反応性」のうつ病と異なって遺伝的要素や未治療の場合の臨床経過の特徴的パターンが広く認識されている。しかしながら統合失調症と同様に，うつ病の症候学も，いかなる型であれ患者

によって明らかに異なっている。例えば，不安が抑うつ気分に伴うこともあれば伴わないこともあるし，抑うつ気分が正反対の気分である躁的感情と混合して現れることもあり，強迫症状と同時に現れることもある。重症のうつ病の患者では精神病的症状が現れることもある。要約すると「純粋の」うつ病は比較的稀である。うつ病のニューロイメージングに関する文献に見られる結果の不一致について考える前に，次のような前置きが必要なようだ。すなわち，うつ病の臨床的特性により，このような不一致のいくつかは説明できるようだということである。

FDG-PETを用いた研究により，大うつ病は単極性であれ双極性であれ，前頭葉の代謝低下（ハイポフロンタリティ）もしくは脳全体の代謝低下を伴っていることが明らかになっている（Buchsbaum et al., 1984b, 1986; Baxter et al., 1985, 1989; Cohen et al., 1989; Martinot et al., 1990）。この状況は統合失調症の状況に似ている（Cohen et al., 1989）。しかしながらうつ病の患者では，前頭前野の機能低下がみられてもウィスコンシンカード分類テスト（WCST）において低代謝反応を示すという結果には結びつかないので，Bermanら（1993）はこれら二つの症候群は異なる前頭葉の病態生理学的基盤に基づくに違いないと論じた。

しかしながらDrevetsら（1992）は，純粋な家族性の単極性うつ病の患者群で異なる結果を得ている。この研究者らは，大脳の関心領域を前もって選択している他の多くの研究者と異なり，最初の患者群から得られたデータにより関心領域—すなわち関心容量volumes of interest, VOIs—を決定していることに注意することが大切である。彼らはこの方法により，常に対照群より代謝の活性化を示す前頭前野の皮質領域を発見して，その領域の境界線を明らかにし，データにより裏付けたのである。この領域は左前頭前皮質の腹外側部から前部凸面を通り，内側面へと広がっている。さらに左扁桃体も活性化を示していた。活性化領域は同じ症候群で臨床的に寛解期にある患者群では認められなかった。この研究者らは彼らの研究結果と他の研究者らの結果との相違について，彼らの研究で対象となったうつ病患者群の際立った同質性とVOIsを選択する手法の点から説明している。他に二つの研究でも，うつ病で前頭葉内側部，眼窩部，側頭葉前部の活性化がみられることが示されている（Pardo et al., 1993;

George et al., 1995)。

　文献を詳細に検討すると，この2通りの結果は当初思われたほど矛盾するものではない。Drevetsら（1992）が指摘しているように，初期の研究者ら（Buchsbaum et al., 1986; Baxter et al., 1987）は上記のさらに広範な活動性低下に加えて，少なくともDrevetsらの領域と部分的には重なる眼窩領域の活性化を認めている。

　しかしながらいずれの知見の流れが重要かはいまだはっきりとはしていない。多くの研究者が報告しているより広い前頭前野の代謝低下は，重症のうつで通常見られる精神運動の緩慢という臨床像に確かに合致する。うつ病患者は全ての活動領域での自発性欠如に苦しめられるのに加えて，思考，会話，運動の緻密な構造を構成することが確かにできない。これらの構成には前頭前皮質（特に背外側部）が必要とされるのである。一方，扁桃体や，関連する傍辺縁皮質・前頭前皮質の腹側領域の過活動は不安や，患者によっては世界で一番ひどい痛みだという，うつの「痛み」に影響する可能性もある。

認知症

　イメージング手法は，老年期のあらゆる認知症の診断に革命的変化をもたらした。以前用いられていたものより，より正確で侵襲の少ない方法を用いることによって，神経心理学的評価のみに基づいて暫定的に行われることの多かった診断を確定もしくは否定することが可能となった。その新しい手法によって，早期の，より信頼性の高い診断が可能となる。とはいっても，こと病因の問題に関しては，進歩は遅かった。

　形態学的に，アルツハイマー病や他の関連する認知症性疾患の患者では，正常老化にしばしば合併する皮質変化が促進されているのがみられる。第2および第3章で言及したように，これらの病理学的変化および随伴する神経伝達物質の減少は，通常前頭葉において顕著である。同じことが代謝の変化についてもいえるかもしれない。前頭前野領域において起こることがわかっている正常加齢に伴う代謝の低下は（Kuhl et al., 1982; Pantano et al., 1984; Shaw et al., 1984; Smith, 1984; Martin et al., 1991），アルツハイマー病（Benson et al., 1983）そして，老年期に多く，同様に前頭前皮質に重篤な影響を及ぼしがちな脳血管

障害 (Mamo et al., 1983; Shaw et al., 1984) において促進され，目立つ。しかしながら，代謝に関する研究から判断すると，これらの病態でみられる前頭前野の病理学的変化が，必ずしも他の新皮質の変化に先行しているというわけではないかもしれない (Benson et al., 1983; Haxby et al., 1986)。

まとめ

　コンピューター撮像法と断層撮影法により，神経活動に関する局所脳血流と代謝の変化が視覚的に捉えられるようになった。こうしてニューロイメージングにより，様々な脳の部位において同時に全体的な神経細胞放電を間接的に記録することが可能となり，脳の機能的マップがわかるようになった。すべてのニューロイメージングは，神経発火とイメージされた変数，特に血流との不明確な関係（神経血管カップリング）に基本的に起因する，未解決の方法論的問題に未だ直面している。これらの問題にもかかわらず，ヒトの前頭前野の機能と機能不全を非侵襲的方法で解明することに関しては，過去25年間に目覚ましい進歩が見られている。

　前頭前皮質の認知機能が互いに密接に関係しあっているので，最近主流となっている二つのニューロイメージング，すなわちPETとfMRIのいずれを用いても，それらの空間的（局所的）そして時間的分布を決定する事は困難であった。一般的かつ効果的な方法はサブトラクション法である。この手法では，問題となる認知機能以外のすべての点において条件が一致する二つの課題遂行中の活性が測定される。すなわち，一つはある認知機能を必要とし，もう一つはそれを必要としない課題である。それぞれの課題遂行中の局所的活性のサブトラクションにより，その機能に関する妥当な測定が可能となる。

　様々な様態の感覚刺激中のニューロイメージングにより，解剖学的な研究や生理学的研究が示すとおり，内容による特異性をある程度持ちながら，皮質の感覚経路が前頭前皮質へ収斂することが実証された。この賦活とその分布は，被験者がその刺激にどの程度注意を払っているかに依存する。ストループ課題や動詞産生課題のような注意を高める必要のある課題では，内側─前部帯状回と背外側前頭前皮質の領域が賦活され，それゆえこれらの領域は「前方注意シ

ステム」(anterior attention system) に理論的に割り付けられている。この機構はとりわけ動作への注意に関与しているとされている。

　どんな動作を遂行するための作働記憶であっても，それは視覚であっても聴覚であっても，空間的であっても非空間的であっても，背外側前頭前皮質の一部が賦活される。ある程度，その部位は記憶の内容や様態によりばらつきがある。記憶内容が言語であるときには，もっとも顕著に，まったく左側のみが賦活される。

　動作の概念化やプランニングにより，前頭葉が賦活される。この賦活は動作を実行しようと準備するとき（運動セット，あるいは運動注意）強くなる。その動作が複雑で順序だったものならば，賦活は背外側前頭前皮質までひろがる。ここでも，その動作が発話の場合は主に左側である。前頭領域の賦活は，動作が実行されると共に増加する。前頭葉のより高次の領域が，運動が複雑になるにつれて関与するということは，前頭葉皮質が階層構造をとっていることを支持するが，そのことは並列処理が行われていることを排除するものではない。

　時間的に組織化された行動の一つの特殊な例として，複雑な発話により背外側前頭前皮質の特に左側が賦活されることがあげられる。しかしながら，意味という活動には長期記憶の大きな皮質ネットワークが関与しており，言語のどんな配列の生成でも，たいてい両側の広範な後部皮質領域もまた賦活される。エピソード記憶の再生では，比較的右側に強い背外側前頭前皮質の賦活が見られる。

　統合失調症患者の前頭前皮質では，代謝活動が低い傾向が見られる（「ハイポフロンタリティー」）。この傾向は，前頭前皮質を必要とする認知課題を負荷した時にもっとも明らかになるようだ。WCSTのような時間的統合課題や動作を計画する能力を必要とする課題（ロンドン塔課題）を遂行している時がそのようなケースにあたる。

　強迫性障害患者は眼窩および前部帯状回前頭前皮質において高い代謝を呈する。この知見は，これらの患者が経験する病的な認知，行動パターンの融通の利かなさや不安と関係している可能性がある。うつ病では，背外側前頭前皮質の低活性と，前部帯状回などの内側前頭前皮質領域の高活性を伴う。この二つは，おそらく，それぞれうつ病症状の精神運動遅滞と不安を反映しているのだ

ろう。
　脳の病的な老化は，アルツハイマー型認知症のように，連合皮質領域の異常低活性を伴う。この異常は，たいてい前頭前皮質で著明に見られ，正常な加齢性の皮質代謝と神経活動の減少が加速されたものとなって現れる。

第8章

前頭前皮質機能の総括：行動の時間的統合

　この章では，これまでの章で検討してきた素材の理論的統合に進みたいと思う。すでに読者は当然気がついていると思うが，これまで，できる限り様々な前頭前皮質に関する事実や観察を，一連の検討の中で徐々に明らかになってきている概念的モデルの中に置くように努めてきた。このモデルが今あるデータを解釈するためだけでなく今後の研究のガイドとして有用だと思う。この最後の章でさらなる定式化を試みる。

　前頭前皮質が持つ機能は一つだけかそれとも複数かということについては何度も議論されてきた。この皮質は機能的に均一なのか異質なのか？どちらの説も解析の種類によっては正しいので，この議論は無意味である。神経解剖学からいえば，前頭前野の幅広い結合から，異なる機能を果たすことが示唆される。これまでの章で見たとおり，神経心理学的分析と電気生理学からは明らかに同様の結論が導かれる。しかしながら，これらが示す機能は時間的に統合された目的指向的行動の上位にある前頭前野機能の一種，または一部としても無理がない。脳領域の特異性は特定の行動および運動ドメインのレベルで生じる。同様に特定の認知機能に関しても特異性がある。実際，前頭前野機能は眼球運動から発話や論理的思考にわたる運動や認知活動の広い範囲に適用されているが，すべての例で，ゴールが何であれそれに向かう系列行動を順序だてる目的に用いられる。この意味で前頭前皮質は他の前頭葉と同様「運動野」である(Fuster, 1981)。

　前頭前皮質の役割が行動の時間的統合にあるとする考えは新しいものではない。あまり詳しく研究されることはなかったが，様々な形で他の研究者により

検討されてきた (Jacobsen, 1935; Finan, 1939; Pribram and Tubbs, 1967; Batuev, 1969; Tubbs, 1969; Brody and Pribram, 1978; Kolb, 1984; Milner and Petrides, 1984)。ここでこれをさらにはっきり示し，より広い実験的基礎を与え，その生理学的実体をより研究に利用しやすいものにすることを試みる。

　私の基本的な立場は前頭前皮質は行動の時間的統合という基本的役割を担っているというものである。なぜなら，それ（前頭前皮質）は時系列や動作のゲシュタルトになくてはならない三つの認知機能である（1）短期記憶（作動記憶）（2）運動注意または運動セット，および（3）干渉への抑制性制御に神経学的基盤を提供しているからである。前頭前皮質は他の脳構造との緊密な協調のもとでこれらの機能を支えている。三つの機能へ前頭前野が関与するということがすなわち組織された動作の本質である。それらは行動の時間的組織化に役立つが故に，そして役立つ限りにおいて前頭前皮質の機能なのである。

　しかしながら，前頭前皮質の機能を十分に理解し，そこから実験的証拠を論理的に引き出すために，この皮質をより広く前頭葉やさらにそれを超えて全大脳皮質との関係の中で見ていく必要がある。われわれは前頭皮質，特に前頭前野という場所を有機体の生物学の中で考える必要がある。このため，この章の中ではじめにこの大きな問題を扱う。次に随意運動の開始や制御と同様に運動記憶における前頭皮質の役割を扱う。そして，その中での前頭葉の統合的役割を強調するために基本的な生物学の原理—知覚動作サイクル—を検討する。このことで前頭前皮質とその行動の時間的統合における役割が明らかになる。最後に実験的証拠から導き出されてきた生理学的原理を補うために，いくつかの妥当な前頭前野機能の理論的モデルを検討する。

　この章の議論は霊長類の前頭前皮質に集中しているが，以下に述べられた基本的機能の原理は他の種の哺乳類にも適用されるのは当然である。しかしながら，解剖学的に異なり，相同性も確かでなく行動もある程度種特異的（第2, 4章）であるので，様々な前頭葉機能は異なった種に等しくあてはまるわけではないと推定される。

前頭葉の神経生物学

　全ての哺乳動物において，神経軸は縦断的に大きく二分されており，それぞれが基本的生物機能に専従している。後半部分は感覚に，前半部分は運動に専従している。この二分法は，最下層の脊髄に始まる全ての階層に広く当てはまる。最初に Betz によって指摘された（第2章）通り，この二分法は上方へと伸展して大脳皮質へと至り，霊長類の大脳皮質では，中心溝（ローランド溝）の後方は感覚に専従し，中心溝の前方の領域は運動に専従している。これは認知機能にも当てはまり，前頭葉の皮質が運動や運動記憶を支える一方で，後頭葉，頭頂葉，側頭葉が主として感覚や感覚記憶を支えている。実際，前頭皮質は非常に広い意味で「運動皮質」といえる。それは，生物の全ての運動とそれを調整する認知的操作を支える。すなわち，骨格領域，眼球運動領域，内臓領域，言語領域の運動，そして論理的推論の領域の動作をも支えているのである。

知覚と動作のための皮質階層

　われわれの行動のほとんどは経験に基づいている。その多くは学習された習慣や，内的，外的刺激に対する多少なりとも自動的な一連の反応である。その一部は，人類に最も特徴的であるが，習慣だけでなく教育された選択に依り，環境の中での新しい変化や，われわれ自身と環境との新しい関係性の目的指向的な創造へと導くものである。こうした行動や行動の一部を選択することを熟慮と呼ぶが，それは適切なことであり，なぜなら，それは選択肢について認知的に熟慮を払い，目的についても熟慮を払った結果導かれるものだからである。最も確実なことは，それには大脳皮質の適切な機能を必要とすることである。なぜなら，個々の感覚的経験や行動的運動の表象が存在しているのは大脳皮質だからである（この節の残りの部分の詳細や，これら一般的事実の証拠については，Fuster, 1995 を参照）。

　ヒトと他の霊長類において，中心溝より後部の皮質領域は，外界の像や構造の表象，また知覚に基づく記憶やその処理過程に大きく貢献している。現在では，記憶の貯蔵と知覚の処理過程は，後方の皮質神経細胞の相互に連絡する大

規模なネットワークの機能であるとする充分な証拠が存在している。こうしたネットワークは解剖学的領域や機能単位を超越することもあるが，全体的には階層的に組織されている。ここで私が意味するのは，知覚記憶は，その感覚内容，複雑性，抽象性の程度に応じて，相互に連絡する領域の整然とした階層の様々なレベルにある神経ネットワークによって表象されるということである。こうした表象は，感覚皮質を底辺として始まり，順次上位の連合皮質に至る（第2章）。

　一つのネットワークが一つの記憶—もしくは知識の一項目—を表象する。そのネットワークは，同時に発生し，その記憶の属性と関連を持つに至った様々な入力を表象する神経細胞からなっている。入力の一部は感覚刺激に由来し，他はそうした刺激が再活性化させた長期記憶のネットワークに由来する。このように，新しい記憶，新しいネットワークは，古いものが発展したものである。機序は未だ不明な点が多いが，海馬が連合皮質との接続を通して，記憶の形成過程に重要な役割を果たしているようである。

　古い記憶の上に新しい記憶（ネットワーク）を形成すると，より抽象的で，よりカテゴリカルな知識，そして階層的に上位の後部皮質にある，記憶を表象するより広い範囲のネットワークが導かれる。こうして，その階層では，単様態の感覚記憶は底部の一次感覚野の近くに沈み，続いてより上位のレベルには，多種感覚の記憶，エピソード記憶，意味記憶，そして概念記憶が存在することになる。

　知覚と記憶は，大部分同じネットワークを共有する。こうして，知覚はすでに確立された記憶ネットワークを通して処理される。これは，知覚と記憶の密接な関係の神経学的基礎である。すなわち，われわれは世界を，学んだ見方通りに見るのである（Helmholtz, 1925; Hayek, 1952; Bruner, 1973）。記憶ネットワークが連合により形成されるのと同様，知覚における記憶再生は連合的現象である。その根本にあるのは，階層的に並んだ後部皮質領域とそれらが含む神経ネットワーク（記憶）を通して感覚情報を処理することである。

　ある種の知覚が過去の経験から結びつく行為の表象を呼び起こす。動作は感覚刺激や刺激のグループといったその他の関連する性質と同様に，皮質ネットワークの表象の一部になる。これは，おそらく知覚記憶を形成するco-occurrenceとシナプス増強といった過程と基本的に同じ過程を通して作られる連合結合により形作られるのだろう。しかしながら，知覚記憶が後部皮質に主に存在するのに対して，運動記憶—すなわち，動作の表象—には，大脳皮質の前部領域も関係する。知覚ネットワークが動作を表象するよう拡大されたのは，側副路と終末結合により，後部皮質領域からの神経インパルスが前頭領域の神経に届き，それを駆動するようになったときだろう。感覚の解析に関与する領域が知覚表象にも関与している後部皮質と同様，前頭領域は動作の表象，そして組織化と実行にも関与している。

　後部皮質領域と同様，前頭領域は結合と発生の勾配に沿って階層的に組織されている（第2章）。動作の表象と処理のための前頭階層のもっとも低いステージが，一次運動皮質である。その上には運動前野，6aと6b野，そして，補足運動野がある。前頭運動階層において，これらの上には，前頭前皮質の背外側領域が存在する。この章の後で見るように，運動記憶もまた，知覚記憶のように階層的であり，そして，運動記憶は前頭運動領域の階層に順番に表象されている。さらに，知覚が後部皮質領域で階層的に処理されるのと同様の形式で，動作は前頭領域で処理される。運動動作の実行は，大部分前頭皮質にある運動記憶の再生と，再実行のために運動器官を準備する役割の結果として生じる。

　上で述べたような類似性がある一方で，知覚と動作をそれぞれ司る後部と前部の二つの皮質階層には興味深い相違が見られる。後部皮質では結合の流れが，知覚処理階層のもっとも低次の皮質段階である一次（感覚）処理領域から出発し，連合領野へと進むのに対して，前頭皮質ではその流れは逆方向に進む。ここでは，結合の流れは運動処理階層のもっとも高次の皮質段階である連合野（前頭前野）から出発し，運動前野を通って一次（運動）処理領域に向かう。もちろん，両方の経路には共に，それらを構成する隣接した段階間にある双方向性のフィードバック結合が含まれている。これは，実際に適切な処理のため必要である。

　広い意味では，しかしながら，前頭階層は後部階層の鏡像であるといえる。霊長類の脳において中心溝を境に二分したときに両側が機能的に対称であるということは，おそらく生物学的に深い意義を持つのだろう。ヒトにおいてこの二つの解剖学的に対称な左右皮質半球が機能的に違いを持つということより

も，前後の機能が対称であるということのほうがずっと古い系統発生的起源を持っていることは確かである。後部皮質で前頭皮質同様に常により高次の連合領域へと進化発展したことは，より多くの抽象的（すなわち象徴的）な知覚や，洗練され計画的な目的指向的行為が可能になったことを反映している。これらの可能性はヒトにおいて最大に達した（あえていうなら無限大に）。一つは後部，そしてもう一つは前頭前皮質の二つの新しい連合領域の発達により，論理的推論や言語理解，および表出のための皮質基盤が与えられた。

前頭動作ドメインと運動記憶

　前頭階層は均質に組み立てられたものではない。そうではなくて，第2，4，6，7章で概観してきた知見からいえることは，前頭階層が動作の種類により異なるドメインに分かれているということである。それぞれが異なる動きのカテゴリーの表象と処理の神経基盤に相当する。このように動作ドメインが分かれているということが，明らかに前頭領域の機能的特異性を生む一つの要素になっている。この分割はしかしながら完全ではないようだ。ある特定の領域は異なるドメインで共有されているようであるが，このことはドメイン間の機能的相互作用を示唆するものである。とにかく，それらドメイン間をはっきりと線引きすることは現在の知見からは不可能である。

　にもかかわらず，一般的なやり方でいくつかの前頭領域を特定の動作ドメインに位置付けることは可能である。さらに，それぞれの階層内で情報の流れを支えている領域間，領域内の神経結合をたどることもできる。第2，4，7章であげた知見に基づき，大雑把にまとめる形ではあるが，三つの異なる動作ドメイン，そして階層をヒト大脳皮質のブロードマン・マップで略述したい（図8.1）。

　一つは骨格筋の動きを司るドメインである。これは中心前回の一次運動皮質（M1）である4野に基盤を持ち，この皮質は頭部，体幹，四肢の動きに対する解剖学的基盤を構成している。この皮質のすぐ上位に，階層の中では骨格の動きの表象，処理に位置付けられている運動前野（6野）がある。さらにその上には前頭前野領域の8，9，10そして46野がある。

　眼球運動を司るドメインおよび階層はM1には基盤を持っていないように見える（おそらく基盤はより原始的な皮質相同部位である上丘にあるのであろ

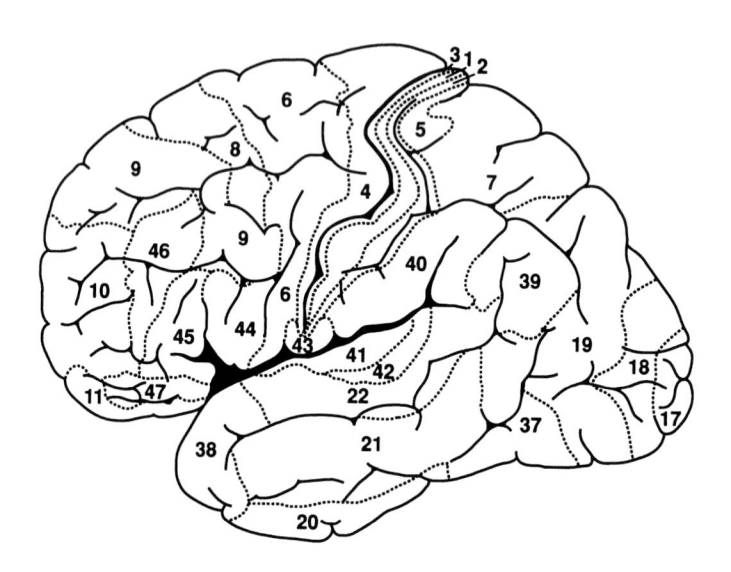

図 8.1. ヒト大脳皮質のブロードマン細胞構築図，側面像

う)。眼球運動を司るもっとも下位の前頭領域は8野と6野（眼球運動SMA）にある。これらのことから考えると，眼球運動を司る階層と結合はより上位の9野とそしておそらくは46野にも及ぶのであろう。

言語表出を処理する前頭階層はM1の中咽頭亜野に基盤をもつ。その上位には，順序ははっきりしないものの左半球でブローカ野を形成する44野と45野，および特定の運動前野（SMAを含む）がある。くりかえし言うが，前頭前野（46，9，10野）は言語階層の上位段階を内包しながら，上位に位置している。

どの動作ドメインにおいても，行為のより特異的で具象的側面は前頭階層の低いレベルで表象されている。したがって，4野は要素的な筋運動を表象している。この領域における神経ネットワークは，種の運動記憶，言い換えると，私が系統発生記憶（phyletic memory）(Fuster, 1995) と呼ぶところの運動構成要素を蓄えているということができる。これは要素的運動の皮質表象の集合体である。それは種がその進化の過程で，おそらく個体の記憶形成をもたらすのと同様の，類似したメカニズムによって発展させてきたものであり，ただそれ

が非常に長い時間軸の上でなされただけのことである。系統発生記憶は「記憶」(memory) と呼ぶことができる。なぜなら，種がそれ自身について，そして，その世界とのかかわりにおいて求めた情報の蓄積だからである。それは同様に，個体の記憶のように生物の適応的ニーズを満たすよう「想起」(recall) される。

　個体が生後に行うことを学ぶような，より複雑な動作は前頭皮質の階層のより上位の領域によって表象される。これらは，もはや要素的運動によっては規定されず，それまでの経過や目的によって規定される。いくつかは時間的に拡張される。それらは連続的である。第4，5，6章の知見から，その一連の運動が骨格筋運動であれ眼球運動であれ，それらを運動前皮質，および前頭前皮質に位置付けることができる。

　話し言葉のドメインについても同じことがいえる。音素と形態素（訳注：意味を担う最小の言語単位）はおそらく一次運動皮質とブローカ野で表象されているが，一連の発話は，何らかの形で，ある場合には運動前皮質か前頭前皮質によって表象されている。これは，発話の構成においてこれら皮質が明らかに役割を果たしていることから推測される（第6，7章）。

　一般的にいって，霊長類においては，行為のより複雑で包括的な側面は，さまざまな動作ドメインの前頭階層の上位段階にある前頭皮質の前背外側領域で表象されていると結論づけることができる。くり返すと，このことは皮質のこれら領域の病変によって，時間的に拡張された行動プログラムが欠落したり，うまく機能しなくなったりするという知見により支持される（第4，6章）。加えて，これらの皮質領域においては，これらの行動構成のすべてを時間的に拡張するという役割を担っていることを示す神経活動パターンの電気生理学的知見がある（第5章）。ヒトにおいては（第6章），背外側前頭前皮質領域の病変によって，計画の困難と同様に，行動構成の全般的な狭窄と具象化が生じるという知見もある。さらに，われわれが見てきたように（第7章），複雑な運動行為を概念的に計画するときには，前頭前野において代謝活動が増加することが示されている。

　行動概念のすべてではないにしろ，長く複雑なものは前頭前皮質に表象されている。もちろん，繰り返される本能的日常動作も違うし，自動的に行われる良く習熟した連続動作も違う。前頭前皮質を持たない動物でもこの両方の動作

を行える。こういった日常動作や連続動作は前頭前皮質では表象されない。第4章では，前頭前野に損傷を持つ動物は遅延課題を学習することは困難であるが最終的にはこれを学習できるものの，試行内に長い遅延があった場合には決してこれを実行できないということをみてきた。動物がこのような課題を学習できるという事実は，課題の基本的概念，つまりその手続き記憶は前頭前皮質ではなく別の部分に貯蔵されている事を示す。事実，ニューロイメージングで得られた知見（第7章）からは，前頭前皮質は連続的課題においてその最初の学習段階の間のみ，その表象と実行を仲介することが示されている。こうして他の構造がその後を引き継ぐという仮定にいたった。課題の記憶痕跡，すなわちその手続き記憶はどこか階層的に下級の構造（運動前皮質や基底核）に移っていくように思える。

　それゆえ前頭前野領域において表象されるように思えるのは，どの領域であっても，新奇な動作構造である。この構造の新奇性は，環境とこれに適応する必要性によって賦課され，あるいは個体が新しい動作プログラムとプランの心的イメージを創造する際に生成される。その点で前頭葉の役割は創造性にあるといえる。しかしながら留意すべきは，前頭前皮質の働きにより形成され，おそらくここで表象される行動に関わる構造は全てが新奇のものである必要はないということである。事実，行動を構成する要素のたいていは古いレパートリーの断片である。これを新奇なものにし，かつ前頭前皮質の支配下に置くのはこの構造が含む新しい随伴性と不確実性である。その構成要素は古く馴染みのあるものであっても，これにより有機体は動作構造を新しいものとして扱う。

　動作構造とは旋律のごとき時間的ゲシュタルトである。時間的ゲシュタルトは空間的ゲシュタルトを制御するのと同じ法則に従う（Koffka, 1935; Wertheimer, 1967）。そのひとつは接近の法則である。接近もしくは隣接する要素は同じ配列の構成部分として扱われるが，離れている要素同士はそうではない。ここで，動作のゲシュタルトを結合するのは，これを構成する個々の行動の時間的接近だけでなく，これらの到達目標にもよる。さらにわれわれの扱う時間的ゲシュタルトは運動的動作と同様，感覚的知覚の複合体である。感覚的，そして運動的動作は，知覚動作サイクル（下記参照）において絡み合い，共にゲシュタルトを形成するに至る。

動作のゲシュタルトの中心的な表象は私も含めて多くの研究者がスキーマと呼んでいる物と等価である。スキーマは動作の計画やプログラムを表すが、その要素や段階全てを表すわけではない。それはその計画なりプログラムなりの要約され抽象化された表象であって、その要素の一部を含むかもしれず、またある意味ではそのゴールを含むことも間違いない。ここでいうスキーマはPiagetの言う「シェーマ」(Schema)(1952) もしくはNeisserの言う「予期的スキーマ」(anticipatory schema)(1976) とほぼ同一である。これは一部の認知心理学者が「スクリプト」もしくは「記憶構成単位」(memory organization packet) と呼んできたものである (Schank, 1982; Grafman et al., 1995)。
　このように、われわれは動作の新しいスキーマが前頭前皮質で表象されると仮定している。さらに、スキーマは行為をゴールへ導くはずのものなので、その前頭前野での表象はスキーマを実現化するための必須条件であると仮定している。しかしながら動作のスキーマが神経にどのようにして担われているかは明らかになっていない。個々の運動記憶・手続き記憶が大脳外套のその部分にどのように貯蔵されているのかは明らかでない。
　第6章で述べたようにLuriaは、前頭前皮質に位置してそこから行動を調整する言語的命令もしくは統合 (presynthesis) によりスキーマが構成されると考えた (Luria and Homskaya, 1964; Luria, 1966, 1970, 1973)。もちろんこの考えは、言語の持つ象徴的で抽象的な力をスキーマに帰するものであり、ヒトでは考えられるが動物では考えられないものである。
　どんな計画でもそのゴールでも様々な感覚的・運動的要素を含んでいるから、様々な動作ドメインを超えて絡み合っている前頭前皮質のネットワークによってスキーマが表象されると仮定するのはもっともなことである。ヒトでは確かに、それは言語ドメインに入るかもしれない。何らかの方法で、順番に関連するいくつかの要素がそのネットワークによってある程度抽象化されて符号化されるのかもしれない。特筆すべきは、おそらく空間的な神経符号（活性化ネットワークの局在）が運動の時間的順序の中で実現され、運動をゴールへと導くのだろうということである。これについては後の節で議論する。

動作の開始と実行における前頭皮質

　この節では動作を構成する際の前頭葉の役割について広く論じる。それは二つの理由からである。第1の理由は，前頭前皮質は他の前頭領域と同一の認知・運動機能を分け持っており，ただ階層の水準が異なるだけだからである。第2の理由は前頭前野領域の機能は他の前頭領域の機能と密接に絡み合っており，それらと一緒に考えることで最もよく理解できるからである。

注意と意図

　行動の時間的構造をそのゴールに向けて開始し導くために，前頭葉皮質は基本的欲動（drive）として最も特徴付けられうる神経エネルギーの蓄えを利用する。欲動は覚醒度，いいかえるなら汎性注意と，外界および内界への興味の源となるものであり，背外側および内側前頭葉皮質に損傷を持つ患者に欠けているようにみえるのはまさにこれらなのである（第6章）。欲動は，有機体が行動構造を形成する際にイニシアチブをとったり強さを決定したりする。それは，前頭葉に結合経路を有する皮質下，そして辺縁系からの調節的な刺激という形で前頭葉に供給される。これらは中脳の網様体，扁桃体，視床下部を含んでいる。これらの脳構造に起始する刺激の流れのいくらかは，視床の背内側核を通して，前頭葉皮質に伝えられるのかもしれない。

　確かなことは，すべての随意的で熟慮された行動は，単純で自動的な動作，古い慣習，そして慣れ親しんだ知覚からなっているということである。しかしながら，もし行動が新しいものであるなら，その最も重要な構成要素は，重要な手がかりの探索において環境に「探り」を入れる注意を伴う行動，意図的で精巧な動き，持続的な関連情報のモニタリングと更新，そしてその情報を動作のスキーマとゴールに照らし合わせることである。前頭前皮質はこれらの操作の背後にある活発な原動力であり，これが「脳の実行部」（the executive of the brain）（Pribram, 1973）と呼ばれる理由でもある。これらの作業が，前頭葉，そしてより特定するとしたら前頭前皮質の実行機能として特徴付けられてきたものなのである。その一つが注意である。

　それゆえ注意は基本的欲動の特殊化されたものであるといえる。しかしなが

ら，前部帯状回皮質の代謝的賦活は，動作のいくつかのドメインにおいて努力感を伴う動作により引き起こされ（第7章），「前方注意システム」（anterior attentional system）（Posner and Petersen, 1990）の賦活に寄与するのだが，前頭葉における基本的欲動の非特異的発現を担っている可能性がある。帯状回の賦活は，前頭葉皮質の動作ドメインにおける選択的注意に関連した神経興奮の源となっているのであろう。

第6章で述べたように，注意は二つの補足的な構成要素，すなわち集中的および選択的な要素と，排他的な要素を有している。前者は，動作の開始と実行に適用され，主として背外側前頭皮質に基盤を置くように見える。これは，Shallice（1988）が「管理的注意システム」（supervisory attentional system）と呼んだものと同等のものだろう（下記参照：前頭前野機能のその他のモデル）。注意の排他的な要素については，干渉の抑制性制御機能と同義であり，後に議論される前頭前野の統合的な機能の一つである。

注意のような認知機能を特定の脳の構造に限局して想定するのは難しい。選択的な注意は，操作における前頭葉ネットワークの特性と解釈することができる。注意は，異なるネットワークまたはネットワークの一部同士が互いに興奮し，知覚動作サイクル（下記）の中へ組み入れられるように，ひとつの動作ドメインから他のドメインに移る。しかし，この回路における操作が，目的遂行の順序や優先性を確保する監視，記憶，セットといった内的メカニズムを必要とするのも事実である。これらのメカニズムが，集合体として，「管理的注意システム」と考えられる。結局，作働記憶とは近い過去（知覚および運動）の内的表象に向けられ，かつ焦点が絞られた注意のことであり，準備セットは本質的に運動注意のことである。

意図が時間的にセットまたは運動注意より先立つように見えるが，セットまたは運動注意から動作の意図が生じる。動作を遂行する意識的な意図は，一連の動作の始まりであれその途中であれ，動作のための運動器官の準備セットに事実上先立つであろう。しかし，行動構造の背景となる神経活動の中で，準備セットは，意図の前あるいは意図なしでも生じうる。すなわち，Libet（第5章）が実験で示したように，動こうという意図の数百ミリ秒前に前頭葉の「準備電位」が始まるのである。意識される操作は一般的に神経活動の次に派生す

る。この観点において，ある動作を遂行するという意図の前に神経活動が始まるということは，より一般化すると，与えられた動作計画の実行の決断についても当てはまる。

意思決定（decision making）

　欲動（drive）は，また意思決定を可能にする。しかし，どのような決定を選択するかという事は，取り揃えられた記憶と動機（motive）の細目を分析し，評価した後に，前頭皮質で行われる，一つの注意行動（an attentive act）でもある。それらのほとんど，あるいは全てが無自覚に行われるのだろう。ただ純粋に解剖学的に考察するだけでも，一つの意思決定自体，多面的に決められた事柄であり，仮説上の「決定の中心」（center of decision）や，ましてや「意志の中心」（center of will）などからやってくるものではない，という事は容易に確信できる。しかしながら，そのような「中心」説には神経学的な根拠の一片も無いという事は別としても，時に前方前頭皮質がそう呼ばれるように，「中央実行機関」（central executive）こそが，全ての新皮質領域と最もよく結合しているという事は考慮しなければならない（第2章）。前方前頭皮質のさまざまな部位をめがけて，直接間接的に，事実上脳のすべての領域からの情報入力がやってくる。脳幹や間脳からの入力は内的な環境の情報を運び，また辺縁系からは感情的な状態や動機としての重要性に関する情報が，そして皮質の無数の部位からは，過去の記憶と経験の情報が，というように。

　このような入力の豊かさがあってこそ，いかなる決定をも無数の動機や内外の情報細目間の競合や葛藤の解決の結果による，集中する神経的入力を収束させた一つのベクトルと見なすがことが妥当となる。その解決は当然のことながら，ある種の選択を含んでいる。そして，この選択とは，神経系においては選択的な促進と，それ以外の抑制を意味している。更にいうならば，動機や二者択一的決定が無自覚である限り，決定することに「自由である」と感じる。また決定の多くがより高い価値にもとづいてなされる，という事も付け加えなければならない。その価値とは，教育や手本の産物であり，おそらく未知の皮質ネットワークに表象されている。これら高いレベルの「手続き記憶」は，疑いなく，われわれの決定の，無自覚な呼び水となっている。結論として，主要な

点は，一つの「中央実行機関」としての，上位の決定部位というものは，おそらく存在しないし，前頭葉をふくめ，脳の他のどの部位においても必要ではないという事だ。そのような単一の部位を前頭葉に想定しようとしても，その試みはさらにそこに情報を送り込む，ひとつ手前の部位へ，際限なく遡ってゆくだけに終わる。全ての，いわゆる実行機能は，前頭葉の神経ネットワークでの過程で起こる現象にすぎない。このことは他の実行機能と同様，意思決定にも当てはまる。それにもかかわらず，このような構成概念は，前頭葉機能の神経学的メカニズムを充分に理解できていない現状では，更なる探索のために有用である。さて，このメカニズムについて，これまでに実際に理解されていることへ戻ってみよう。

前頭皮質における階層的処理（hierarchical processing）

　霊長類の脳において，前頭前野から運動前野へさらにそれが一次運動野へという順序だった結合の流れが存在することが明らかになった（第2章）。皮質の回路において広く認められる交互作用の原理に従えば，この結合の流れは，逆方向へ向かう線維の逆流（counterflow）によりやり取りされている。さらに，前頭皮質の結合様式のきわだった特徴は，前頭皮質に起始し，皮質下構造を通った後に同部位へ帰ってくる線維による回路の存在である（図8.2）。解剖学的な図式はなお不完全であるが，すでに各動作ドメインで同定した階層の領域は線維の配列と皮質下ループにより相互に結合している。最後に，対応する階層の位が必ずしも相互連絡しているという証拠はないのだが，異なる動作ドメインは様々なレベルで相互に連絡しているように見える。

　前頭前野を頂点とし，線維の流れを下方向に運動系に向けて書くというこの結合の図はほとんど不可避的に神経の「命令」というアイデアを持ち出すことになり，私はそれを取り除こうとしているのだが，上位に前頭前野の実行系があるという誤った概念を強めてしまう。この概念は，現代の神経科学で一般的に行われている階層的な機構から直列処理を推定するという誤りによりさらに強められてしまう。しかしながら，明らかに動作のすべての処理が頂点から始まるわけではない。自動的な行為，以前から行っている連続動作や習慣動作は後（知覚動作サイクル）で見るように階層の低位のレベルで処理され前頭前野

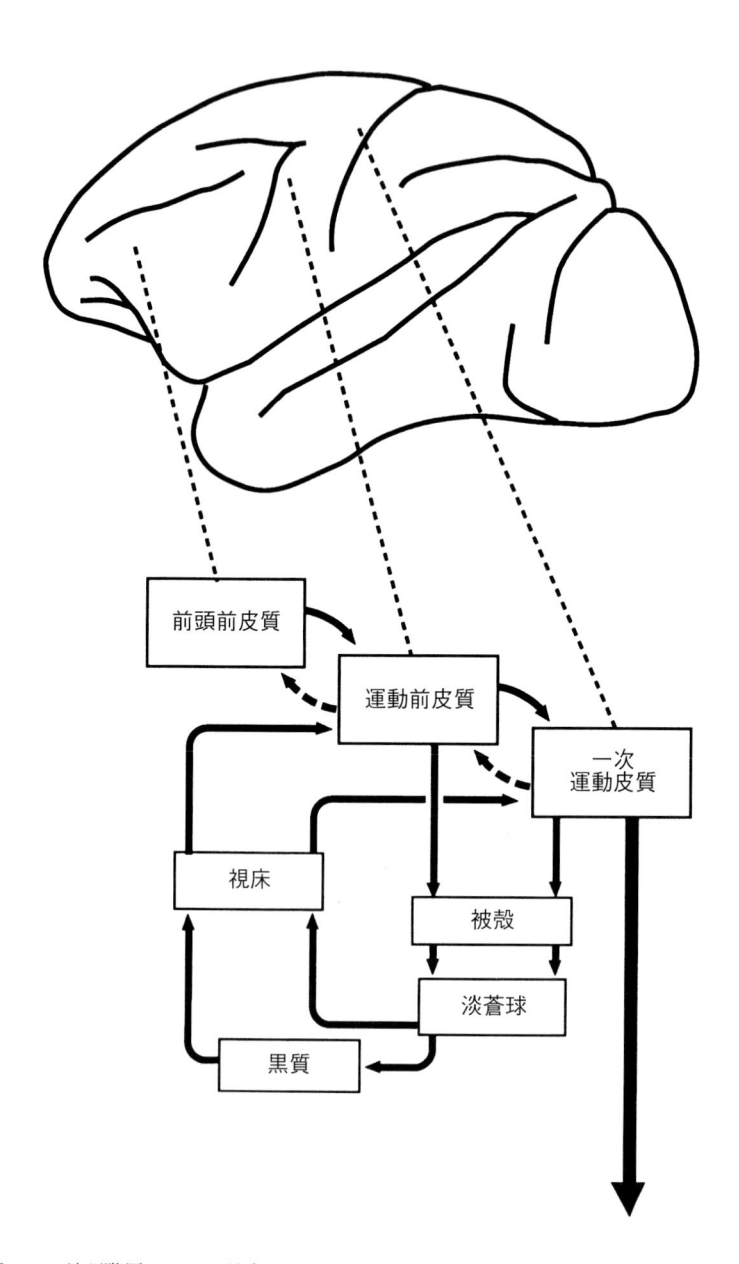

図 8.2. 前頭階層における結合の下位への流れと皮質下の結合ループを単純化した図

は全く関与しない。さらに，知覚系（Van Essen, 1985）と同様に運動系（Alexander et al., 1992）でもかなりの量の並行処理が階層的神経機構の中で行われているという証拠が多数示されてきている。

要約すると，霊長類の前頭葉の背外側皮質には豊富で並行的な前から後ろへの（一部は皮質下を経由するが）結合の流れがあり，次第に下位の運動記憶の貯蔵へ向かっている。すなわち，前頭前野から運動前野を通って，一次運動皮質へと。こうしてすでに行った検討から，結合の流れは運動の最も抽象的で新奇なスキーマを表象している領域から古くてより具体的なスキーマを表象する領域を経て一次運動領域へ下り，動作の基本的なブロックを表象することになる。

単一の神経から電場電位の記録に至るまで，動物やヒトの電気生理学的なデータ（第5章）により，行動の構造における前頭葉処理の一般的な方向を明らかにすることができる。このように前頭皮質における階層的運動処理の概念は解剖学的，神経心理学的そして生理学的証拠により支持される。さて，問題はいかにして運動記憶の階層的に組織されたネットワークの賦活が，単純な習慣動作から精巧な言語の構造にいたる，非常に変化のある複雑さを持つ動作の開始や実行を導きうるのかということである。これに答えようとするために基本的な生物学的原理，知覚動作サイクルに立ちかえり，前頭葉の生理学に適用しなければならない。しかし，まずはじめに，階層的に構造化されていないように見え，明らかに前頭葉腹側面の皮質から何らかの支配を受けている適応行動について少し検討してみよう。

情動行動

前頭葉の眼窩部及び内側皮質は，辺縁系の構造，特に扁桃体と密接に関連している（第2章）。事実，そうした皮質の細胞構造の多くは，六層構造や顆粒細胞型から外れている。こうした理由や，その大脳辺縁系との近接性や関連性ゆえに，それは「傍辺縁」（paralimbic）皮質と呼ばれてきた。

扁桃体，視床下部，そして視床背内側核の大細胞部を通じて，腹内側前頭皮質は，体内からの情報，すなわち，多くは自律神経系を通じて脳へと到達する体液や内臓由来の情報を受け取る（第2, 5章）。さらに，腹内側前頭皮質が，そうした構造からの入力に対して出力していることが知られている。眼窩前頭

前皮質が，こうした出力により，内臓に強い影響を与え，様々な情動行動を調節していることを示すに充分な電気生理学的証拠が存在している（第5章）。

ここでの論点は，情動行動の前頭葉による調節だけでなく，前頭葉による開始や統合についてである。上述したように，既に情動や動機が意志決定に関与するという事実に言及した。それらは，背外側領域が動作を開始する基礎となる神経情報の重要な情報源の一つを構成している。調整のための連絡は，おそらく辺縁系や眼窩前頭前皮質からそれらの領域に及ぶのだろう（第2章）。

しかしながら，一連の行動を構築する認知の過程において背外側皮質が果たす役割と並行して，情動行動の遂行における腹内側前頭前皮質の役割を，さらにその基底に仮定しても良さそうである。腹内側部の役割は，三つの証拠の系列から十分に推測できる。(a) 腹内側皮質と扁桃体基底外側核及び視床下部との相互の連絡性（第2章）。双方とも情動行動において主たる受容器であり効果器である。(b) 腹内側部の損傷患者における情動の障害（第6章）。そして(c) 情動行動が強く障害されるある種の精神障害（例，OCD）における眼窩部皮質の異常な代謝亢進である（第7章）。

もちろん，情動行動にはさまざまな変化に富んだ種類があり，現在のところ前頭野にそれぞれ異なった情動ドメインを指定できるだけの証拠はない。動作ドメインについて背外側皮質で行ったようなわけにはいかないのである。しかしながら，上記の三つの証拠の系列から，情動の分野においても神経的操作は，認知の分野においてわれわれが発展させた一定の原則とあまり変わらない原則に拠っていると推測される。またこれらの原則によって，この章の以下の部分で議論を発展させていくこともできるのである。

まず前頭皮質の腹内側部が，おそらく扁桃核や他の辺縁系と共に，情動記憶の貯蔵庫であるということ（Le Doux, 1993）を前提として論を進める。情動記憶はDamasio（1994）が「身体的標識」（somatic markers）と呼んだような形で前頭葉のネットワークに蓄えることができるのであろう。この標識は情動の構成要素である自律神経的，内分泌的また内臓的な要素の神経指標として仮定されたものである。彼によれば，身体的標識は意思決定において重大な役割を果たしている。これは前章での私の見解と一致するものである。

前頭葉眼窩部に符号化された情動記憶は，背外側皮質の運動記憶痕跡と同様

に意思決定を行い行動を導き出すのであろう。そしておそらくこの両者は共同して働くのであろう。情動的行動は内界においても外界においても変化を導き出すものであり，この変化が新たな入口そして新しい「標識」？を眼窩皮質にもたらし，有機体の情動反応は順次修飾されていき，これが続いていく。これこそが，二匹の動物あるいは二人のヒト相互の間に情動的反応を形成する循環的交換なのではないだろうか？

　まさに，情動の領域に現れるのは知覚動作サイクルなのであり，これは背側前頭皮質が決定的役割を果たす行動の構成の原則と同じものなのである（下記参照）。私は，眼窩皮質は背側皮質が認知的サイクルを調節するように情動的サイクルを調節していると提唱したい。この二つは並行してまた相互に緊密な相互作用を保ちながら有機体をその生物学的また認知的ゴールに導くのである。

知覚動作サイクル（perception-action cycle）

　行動のすべての形式において，もっとも自動的なものからもっとも意図的なものまで，運動動作は感覚信号により開始あるいは起動されるだけでなく，動作そのものが外的環境に引き起こす変化により産生される感覚フィードバックにより制御される。このようにして，行動における影響が円環状のパターンをとって動き出す。すなわち，環境から有機体への感覚受容器を通した影響と有機体から環境への運動出力器を通した影響，そして再び環境から有機体への感覚受容器を通した影響，等など。生物学者のUexküll（1926）がはじめてこの円環状のパターンを，下等な種において定式化した（図8.3A）。それは後年「ゲシュタルトサイクル」(Gestalt cycle)（ゲシュタルトクライス（Gestaltkreis））とVictor von Weizsäcker（1950）により呼ばれた。彼は神経学者でその回路の中に神経系における知覚と動きの不可分の結合体に関する原則があると認識していた。

　より最近の研究では，この原則とその運用の面に関しては「動作知覚サイクル」（action-perception cycle）(Arbib, 1981, 1985)，あるいは運動行動には認知ほど力点がおかれていないが，単に「知覚サイクル」（perception cycle）(Neisser, 1976) として特徴付けられている。それをあらわすためにどのよう

な用語が用いられようと，この原則が生物学的に重大な意義を持つことは疑いない。それは，神経サイバネティックスやロボット工学の基礎となる，精神生理学や知覚—運動相互作用の神経機構を扱った膨大な文献において表立った，あるいはかくれた主題となっている。

高等な有機体の神経系において，その回路にはUexküllがすでに指摘していたある特徴がある（図8.3B）。すなわち，出力器から受容器への内的なフィードバックである。このことは，現在の動作の表象が感覚器に対してフィードバックされ次の感覚入力を調節するということを意味している。明らかにこれは，より高次の神経段階では「遠心性コピー」（efferent copies）（McCloskey, 1981）やコロラリー放電（corollary discharge）（Teuber, 1964, 1972）と呼ばれているものの根本である。

ジャクソン主義の概念を中枢神経系の結合的構造やその受容的，運動的機能について知られていることに適用すると，知覚動作サイクルは感覚性の知覚と動きのためにあるすべての段階の神経階層において認められることになる。どの階層におけるどの段階においても，他の階層の対応する段階を通して環境との連絡が見られる。この結合性の順序は皮質にも拡大して当てはめられる。すなわち，皮質においては先に論じたように知覚と動作のために二つの皮質階層が双方向性の結合によりつながれている。

知覚動作サイクルの皮質解剖

図8.4は霊長類における知覚動作サイクルの解剖学的結合を示している。この図式は，ほとんどは第2章で記述した新皮質領域間の神経結合に関する入手可能な知見をもとに作られている。

感覚および運動階層という中心溝のそれぞれの側にある二つの階層の対応する領域は，双方向性の結合により結びつけられている。体性感覚，視覚，そして聴覚の三つの主な感覚様態の後部皮質経路における連続した領域のそれぞれから「側副」（collateral）出力系の結合が漸進的により吻側の前頭領域に対して出ている。そして，このような結合はすべて他から逆方向にも結合を受け，双方向性になっている。

こうして，より高次の段階の知覚記憶や処理は漸進的により高次の段階の運

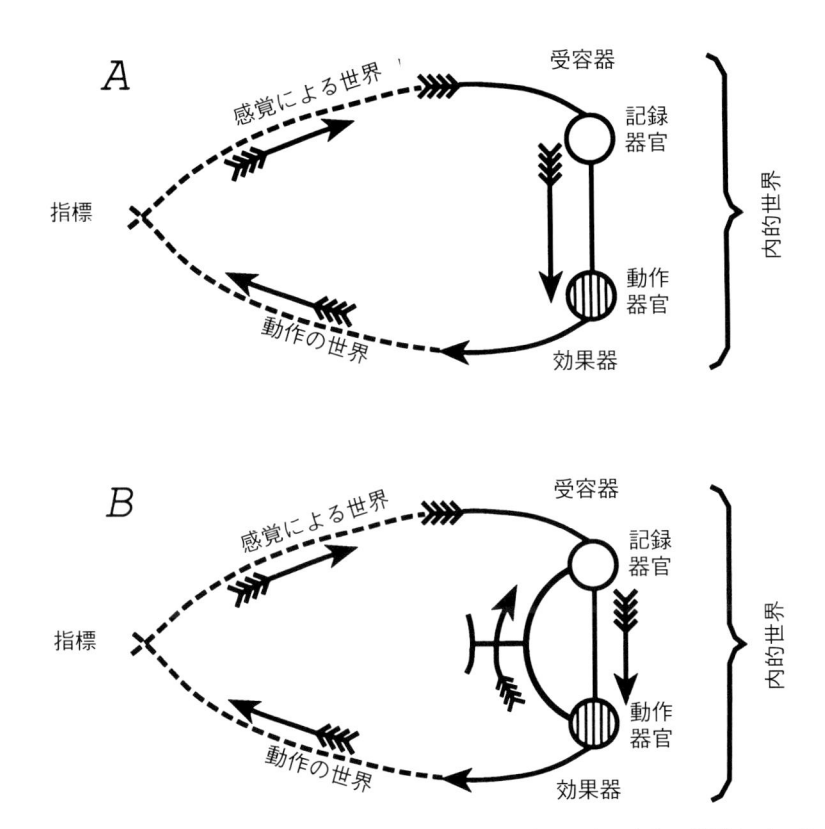

図 8.3. Uexküll の有機体の環境との関係に関する図式。彼は，次のように説明している。(A)「図が示すように，内的世界は二つの部分に分割されている。一つは影響を受けるのだが，感覚された世界（world-as-sensed）に向いている。もう一つは，効果を分配するのだが，動作の世界（world of action）に向いている。」(B)「しかしながら，もっとも高等な動物では，その生物自身の動作規則が感覚された世界に深く浸透しており，方向付けと制御を行っている。新しい回路は動物自身の中心的器官（central organ）の中に外的な機能回路を補助するために導入される。そしてこれは動作器官（action organ）を記録器官（mark organ）と結合する。

動記憶や処理に届くことになる。そして，その逆，すなわち運動から知覚階層へも同様である。すなわち，知覚動作サイクルの皮質装置はすべての階層段階

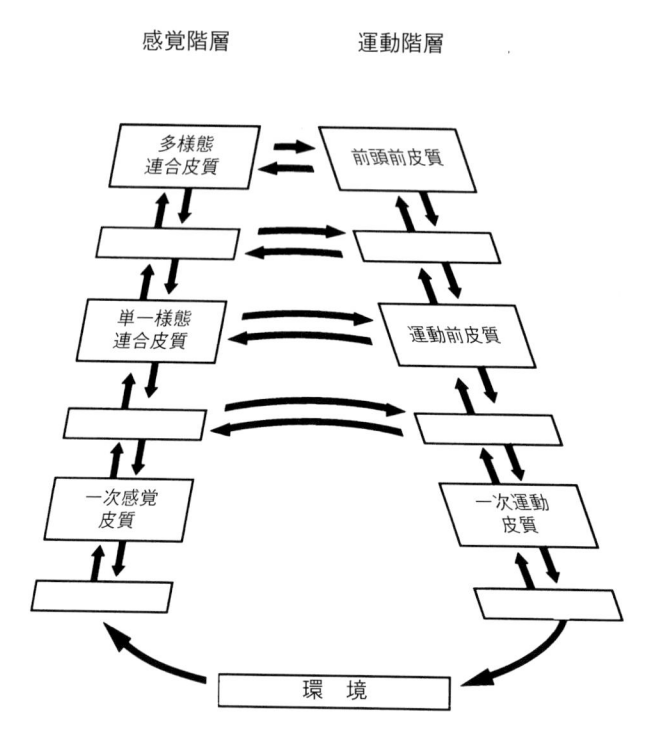

図 8.4. 知覚動作サイクルに含まれる皮質領域間の線維結合の流れ。空白の長斜方形は名前の入った領域の中間領域，あるいは副領域に位置している。

において双方向性に完成されている。そのもっとも高次の段階では，この回路は後部皮質の連合領域と背外側前頭前皮質との結合により完結する。これらの結合は，新奇で時間的に広がりを持つ行動のシークエンスを実行するときに知覚と動作の間の相互作用を仲介する。どのようにしてこのようなことが可能となっているかは次の節で論じる。ここでは，一般的にいって，それらの結合は前頭皮質が感覚と動作の認知的要素間に時間を超えて橋渡しする，換言すると，知覚動作サイクルに時間的な不連続がある時にそれを埋める役割を果たすために不可欠であろうと繰り返すだけで満足するべきであろう。

知覚動作サイクルの皮質生理

　行動を組み立てたり，新たに生成したりするといった前頭皮質の機能や，その知覚動作サイクルにおける役割をよりよく理解するためには，すべての行動を感覚と動作の構造化された単位の階層的順列として概念化することが役立つ。中枢神経系にこの順列を適用すると，これまでに説明してきた回路の偏心的な要素の階層が，それぞれ感覚といくつかの段階の動作表象を結び付け，そしてすべては根底で環境により完結している。

　もっとも単純な行動の単位の定義については議論を要するが，われわれの議論に不可欠というわけではない。反射による動作は環境との相互作用の基本的な神経サイバネティックの単位としての役割に適しているだろう。それは生物学的に適応的であり，系統発生的記憶に根ざし，そして条件付け可能である。すなわち，経験により修正可能である。脊髄反射弓は知覚動作サイクルのもっとも下級の段階である。

　反射弓をこえて，より高次の神経段階では，学習された行動の表象が概ね複雑さが増し，有機体がそれら表象と共に保持する経験の量が減少する順序に積み重ねられている。系統発生的記憶に属するが，間脳の段階には，複雑な本能的シークエンスがあり，これは経験やより高次の段階からの影響により修正することも可能である。基底核，および小脳では，学習され自動化された動作の表象が見られる。これは，一度は大脳皮質に依存していたが現在はこれら低次の段階の感覚－運動統合に委ねられている。それらの実行では，いったん学習されれば，その回路はわきにおかれ，以前より低い段階に閉じ込められる。

　大脳皮質に達すると，感覚（今や知覚となるが）の表象および関連する動作はより複雑になり，新しい計画や最近の経験により依存するようになる。この段階で統合される動作は自動化されている度合いが低く，熟慮や選択を受ける度合いが高い。運動野から運動前野，前頭前野へと前頭階層性の上の段階へ進むにつれて，この傾向は増大する。この階層性に沿って上の段階へ上がっていくと，行動のゴールは（ゴールも階層性に組織化されているが）時間的により先の見通しを立てるものとなり，段階的により多くの付随的な動作や下位ゴールに依存するようになる。しかしながら高次のレベルでは，前頭前皮質において，動作はその複雑性や細部にわたるまで必ずしも表象されているわけではな

い。前述のように,複雑で新しいシークエンス(下記)を実際に遂行するとき以外はスキーマや行動のシークエンスのゴールだけが抽象的な形で前頭前皮質にあれば十分で,他の細目は一時的に表象されるだけである。

このように,目的の階層に応じて,時間的な広がりと複雑性が増大する行動の階層がある。これらの行動の遂行を表象し支持しているのは,知覚動作サイクルの様々な段階で連結され結び付けられている神経構造物の対応する階層性である。

運動階層性の全ての段階で,動作を表象するのと同じネットワークがその動作の遂行を担っている。そして,その動作の遂行が他の段階のネットワークと連動しているのかもしれない。今にも遂行されようとしている行動の構造を表象している前頭ネットワークは,考えられるいくつかの入力源からの求心性の入力に反応して活性化されるのかもしれない。活性化を起こすのは,基本的な欲動や有機体の状態に関連する情報を運んでくる脳幹や辺縁系からの入力かもしれない。入力は後方皮質の知覚ネットワーク,すなわちこの回路の感覚の部分,またはより高次の他の前頭ネットワークからも来ている可能性がある。より低次のネットワークはより高次の構造を果たすために必要な動作(そして下位ゴール)を表象しているのかもしれない。つまり低次の構造は高次の構造の中に入れ子のように入っているのかもしれない。

ある興奮の閾値に達したネットワークはそれが表象する動作の処理に入るのだろう(Fuster, 1995)。このように,いったん行動の構造の口火が切られると,その構造の要素となっている動作を表象する一連のネットワークが連続的に活性化されるのだろう。この流れは一般的に下向きで,低次のネットワークを次々に活性化させてゆく。このように,前頭前皮質の動作スキーマから始まったとすれば活性化は運動前野から一次運動野へと進んでゆく。一次運動野では動作の微小生成(microgenesis)(Brown, 1987)が起こるのである(第5章および本章の上記参照)。

しかしながら,処理過程は一般的に下向きでフィードフォワードであるが,それぞれの領域からその前の段階へと継続的なフィードバックも必要である。このフィードバックによって動作の高次の段階による下の段階のモニタリングが可能となり,その結果,動作はスキーマとゴールに合致したものになりうる

のである。このフィードバックにより，予期される動作に合うように知覚領域および感覚を司る構造を調整することができるのである（コロラリー放電）。また，これによって，動作を導く感覚情報の痕跡の維持が可能になる（作働記憶）。おそらくこれがこの回路における内的フィードバックの生理学的意味なのだろう。

　言語は知覚動作サイクルの最も分化した形の例であるが，二つの新皮質領域が重要である（第6章）。一つは中心溝よりも後部（左角回のウェルニッケ領野）で，もう一つは中心溝よりも前部（左下前頭回のブローカ領野）である。しかしながら今やわれわれは複雑な言語活動には高次の前頭領域も必要であることを知っている。前頭前皮質は時間を超えた新しい随伴性の成立に明らかに重要であることから，数学や論理的思考のような命題的言語活動においては少なからず重要な役割を果たすようである（下記参照）。

　言語や推理のようなこれら高次の統合的活動全てにおいて，後方皮質と前頭皮質の相互作用は疑いなく，中心溝の下を通って互いにこれらを結合している弓状束の線維を通じて起こっている。ヒトにおいては，この線維は，この回路の皮質における模式図（図8.4参照）で，水平方向の矢印であらわされている。

時間を超えた随伴性（Cross-Temporal Contingency）

　前頭前皮質は，動作の新しいスキーマと計画を表象するのみならず，それらの遂行を助ける。私が述べてきた視点に従うならば，行動の構造のスキーマ，すなわち広く大まかな計画とプログラムは，前頭前皮質の神経集合体において表象されるであろう。感覚あるいは知覚の表象の場合と同様，行動の構造は，前頭前皮質における興奮可能な相互連絡のある神経ネットワークの空間的パターンによって規定される。そのネットワークは，行動の構造の最も一般的でスキーマ的な側面を表しているだろう。その賦活の源が何であれ，動作スキーマの表象は行為の調節同様，その開始においても必要なものであろう。

　ひとたび行動の構造が実行に移されると，個々の行為を適切に選択し，順序立てるために，あるメカニズムが運用されなければならない。構造の成立には時間がかかるものであり，そしてその構成要素のいくつかは必然的に，過去・

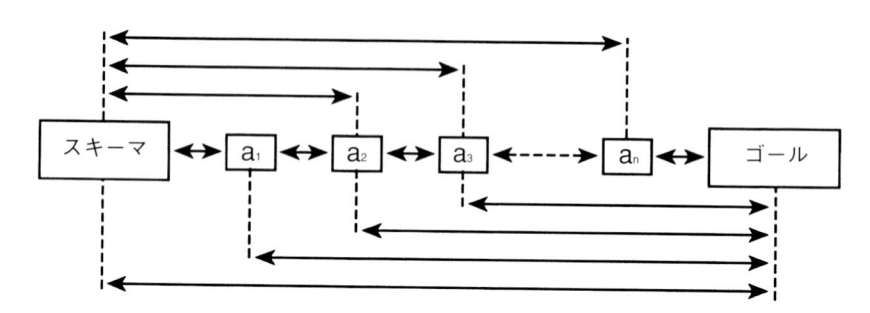

図 8.5. 行動構造または計画を構成する一連の行為。時間を超えた随伴性は双方向性の矢印で示される。あるものは相互に個々の行為を結合し，他は個々の行為をスキーマまたは構造のゴールに結合させる。さらにスキーマとゴールを結びつけるものもある。

未来を問わずそれらから時間的に隔たった事象によって決定される。それらは計画のスキーマに随伴しており，もう一方で，前頭前皮質，あるいはそれに結合する神経構造において表象されている予期されたゴールに随伴している（図8.5）。さらには，それらが感覚刺激であろうと他の行為であろうと，以前の，あるいは予期された事象に随伴している行為もある。行動の時間的構成における神経の関与に関し，これらの随伴性を仲介するメカニズムなしに理解するのは困難である。私が他所でも論じてきたように（Fuster, 1985a,b,c），そのようなメカニズムは，時間的に隔たった動作と感覚の要素を橋渡しするのに必要である。

サルとヒトの前頭前皮質にそのようなメカニズムがあることは，第4章から第7章で概説した知見から明らかである。いまだ明らかになっていないことは，これらのメカニズムがどの程度正確に，時間を超えた随伴性を仲介し，そして時間の局面において行動，言語，思考を組み立てるのを援助するか，ということである。前頭前野の電気生理学は，これらの理解に有用である。この分野におけるデータに基づき，そして一部は神経心理学的データにも基づいて，次に述べる時間的統合機能を用いることによって，前頭前野神経細胞が時間を超えた随伴性を仲介しているという事を推測できる。

しかしながら，この議論に入る前に，時系列の基礎の一つとしての，行為と

スキーマとの間の随伴性の仲介を強調しておくことが重要である。「行動における連続的系列の問題」というタイトルの古典的文献において，Lashley (1951) は理論的に，いかに有機体が時間の局面において行動を統合するかという問題について言及しており，この際言語を「動作シンタクス」(action syntax) の代表的な例として使用している。刺激反応の連関と連鎖について批判的に論じた上で，動作を調節し，それに順序と意味を与える中心的「スキーマ」が必要であると主張している。そのスキーマは恐らく大脳皮質に存在すると彼は結論付ける。

もちろん，私が前頭前皮質に置いたスキーマは，動作の時間的ゲシュタルトの表象のことであるが，これはLashlyの仮定したものと同じ構成概念である。私は，知覚動作サイクルのフィードバック機構の一つについて，スキーマとゴールとに動作を参照させることによって動作を監視するものである，と上に述べた。しかし，その参照の背景にある細胞メカニズムを理解するにはまだほど遠い。

結論として，前頭前皮質は有機体に，最高レベルの行動構造を構成させ，またそれらに内在する時間的な随伴性を仲介して成り立たせる。「統合的役割」とは，ゴールの達成が，新奇で複雑な動作の連続に依存したり，その連続がその中に長い隔たりを含む場合，非常に重要である。それゆえに，前頭前皮質の基本的な機能は将来の出来事の実現を根拠づけており，それらの出来事が将来に向け計画される時にはいっそう必要になる。したがって，それらの機能は根本的に目的論的である。それらを研究するには，時間的な随伴性の原理に基づく古典的な条件付け概念は有用ではない。例えばトレース条件付けのような，条件づけ概念から派生した概念でさえ，意図的な行動の時間的な次元に真剣に取り組むよう試みてはいるが，有用ではない。

ゲシュタルト概念は，有用であるだけではなく，適切である。実際に，前頭前皮質が非常に重要となるような行動構造は，新奇で，通常複雑な，時間的ゲシュタルトである。空間的であれ時間的であれ，すべてのゲシュタルトの生物学的な意味も，その構成要素の中ではなく，要素間の相互関係に存在する。時間的ゲシュタルトの場合には順序とタイミングを含む。私の見解は，空間的構成の代わりに時間的構成を強調するというだけでなく，多くの古典的ゲシュタ

ルト理論を支える生得説の必要がほとんどないという点において，ゲシュタルト心理学とは異なる。有機体は，単に時間的ゲシュタルトを経験しているだけではなく，それらを行動構造の形に形成するのである。私の立場としては，有機体がそうするにあたって，前頭前皮質が不可欠であると考えている。

遅延課題：ゲシュタルトと時間を超えた随伴性

　前頭前皮質の障害によって，遅延課題が非常に損なわれやすいのは，この課題が，時間を超えた随伴性を伴う行動ゲシュタルトの実行を，実験動物に要求するからである。動物の行動レパートリーのなかで，いかに不自然に見えても，遅延課題の一回の試行ほど，他のいかなる心理学的テスト以上に，時間を超えた随伴性の原則を，典型的に示しているものはない。この試行は，少なくとも一つの内的な随伴性を含み，それは試行を非自動的で，また時間的統合に依存したものにしている。この随伴性とは，手がかり刺激と，それとは時間的に離れた反応との関連性である。必要とされる時間的統合，つまり時間を超えた橋渡しを論理的に表現するならば，本質的に以下の二つの命題によって表現される。つまり「もし，今がこれなら，その後にはあれを」，そして「もし先にあれであれば，今はこれを」。この論理は，時間的に隔てられた情報を内的に転送する動的な過程を要求する。次の節でどのように前頭前野が，このようなことを可能にしているかを議論しよう。

　しかしながら，ある行動構造が前頭前皮質の範囲内にあるための一つの条件として，新奇性を強調したとすると，「しかし，動物が二つの色円盤や左右選択の繰り返しを強制されるといった，制限された単調な世界の中に，なにがしか新しいものがあるだろうか？」という批判を受けるかもしれない。これに対する答えは，個々の試行の中にある。遅延課題では手がかりと報酬の配置が無作為に変化し，個々の試行は，偶然のレベル以上に報酬を得るには，実験動物にとって個別に違ったもので，先行する試行とは独立したものであるべく工夫されている。ゲーム自体は目新しくなくとも，個々のプレイは新鮮ということになる。以前に同じプレイが何度も起こったということは問題にならない。そのような特殊な場合でも，全ての実際的な目的，つまり報酬を得るためには，プレイは実際には新たなものとなるからである。

このように，遅延課題を構成する，よく経験された活動の単調な継続においても，試行のひとつひとつは，遅延時間をもつ別々の新しい形状の事象となる。多くの行動的分析は，悲しいかな，この点を間違えている。それらは遅延課題を，動物が学びうるもう一つの習性としか考えていないか，あるいは，個々の活動や事柄の瑣末な細分化に陥っているかであり，それによって，それぞれの試行がそうであり，またそのために前頭前皮質が要求されるところの時間的ゲシュタルトのユニークで，単純化できない本質を見失っている。

　実際には，短い遅延時間の課題を試行する場合に，前頭前皮質が必要とされない時もある。繰り返し指摘したように，よく訓練された動物においては，課題の手続き記憶は，もはやこの皮質にはない可能性があるからだ。しかしながら，もし，遅延が長ければこの皮質は，個々の試行を動作のゲシュタルトとする時間的ギャップの橋渡しをするために，必ず介在している。このことから，遅延課題はこのような行動の形成についての一般的，かつ基本的な原則をテストし，その背後にある脳の動態を研究するのに非常に有用となっている。

時間的統合における前頭前皮質

　前章にみた知見から前頭前皮質は時間を超えた随伴性を調節する必要のある三つの認知機能を支持することが示される。つまり短期記憶という時間的追想機能，予期セットまたは準備といった時間的予期機能，干渉に対する抑制性制御という保護機能である。これらの認知機能の基底にある神経機構により，時間的に広がりを持つ行動構造の中で首尾一貫性と目的が確保される。この節では前章で示された機能と機構に対するいくつかの知見に焦点をあてる。

活動的短期記憶（作働記憶）

　霊長類では，時間的な統合と合成にとって基本的と考えられる，時間的に対称な二つの機能，短期記憶と運動セットが背外側前頭前野に由来しているようだ。動物とヒトの神経心理学（第4，6章），電気生理学（第5章），ニューロイメージング（第7章）からその根拠は得られる。これら二つの機能は，いわば背外側前頭前野に一般的であるが，すべての方法論で，背外側前頭前皮質内

の動作ドメインに依存したある程度の感覚または運動特異的領域が示されている。ここでは両機能とも一般的なものとして扱う。

　第一の機能，時間的な逆行機能は活動的短期記憶である。それはスキーマの記憶であり，次の行為のために保持されたに違いない最近の感覚および運動事象の記憶である。それはオペラント記憶または予測記憶と呼ばれる（本書第1版, 1980）。それはヒトの認知心理学で作働記憶（Baddely, 1995）として知られているものと概念的に類似しているので，その特徴は動物の神経心理学における短期記憶にも適用されてきた。しかしながら忘れてはならないのは，作働記憶の概念はヒトの認知機能を記述するために発展し，理論的に精密化される過程で言語的下位機能，たとえば動物は同様のものを持たない「音韻ループ」（phonological loop）を含むに至ったということである。しかしながら作働記憶という用語は短期記憶の操作的定義として用いうるし，それゆえヒトと同じく動物でも記憶課題の実行や問題の解決に適用できるのである（Fuster, 1995）。

　いずれにしても，行為に関連した情報の一次的な保持に対する短期（short-term）という修飾語はいくぶん混乱している。一方では，「オンライン」の記憶保持の最も際立った特徴はそのタイミングと期間であることからそれは適切な修飾語である。しかし他方では，この修飾語は永久の（長期）記憶になる前の様々な新しい事象の記憶にも慣習的に適用される。例えばその内容が新しい動作に関連したものであるなど，二つの形の短期記憶が一致することはあるし，またそれら二つがほぼ同様の減衰時間（秒または分）をもつとしても，それらを概念的に区別することは必要である。

　短期記憶の内容は，現在の動作に関連して，新たなタイミングと期間を与えられた古い記憶素材であるかもしれない。ゴールの達成と共に，短期記憶の内容は，その有用性を失い，破棄されなければならない。その寿命は尽きるのである。実際，それがその瞬間を越えて保持されると，引き続いて起こる行動の前段階で干渉してしまう。期限切れの記憶痕跡（現在の動作にとって期限切れ）からの影響を抑制することは，干渉を抑制する役割の一部であり，第三の前頭前野機能である（下記）。こうした考察により，短期記憶もしくは作働記憶の操作上のその場限りという性質は，その内容の特異性や存続期間よりも，その定義にとって重要である。

作働記憶における前頭前皮質の役割の証拠となるものは三種ある。(1) 前頭前野の損傷が，遅延課題，時間順序課題，そして他の多くの時間を超えた随伴性を要する課題の遂行において引き起こす障害（第4，6章）。霊長類では，そうした障害は，主として背外側皮質の損傷によって引き起こされる。(2) 遅延課題の遅延期間に際し，感覚情報が活動的に保持される間の，この皮質における神経群の活性化の持続（第5章）。特に証拠となるのは，遅延の間に記憶と特異的に関連し，時間と共に活性が減衰する神経細胞である。そして (3) ヒトにおける，短期記憶課題遂行中の，背外側前頭前皮質の代謝賦活（第7章）。

　活動的短期記憶に伴い前頭前野細胞が持続的に発火することは，この形あるいはむしろこの状態の記憶が，前頭前野のネットワークに依存することを示している。こうした観察結果は，活動的記憶は活動的神経ネットワークに存在するという一般概念を確かに支持する (Fuster, 1995)。前頭前野のネットワークは，それらが表象する記憶と同様に活性化される。ただし，それらの記憶は，混成された多様なものである。

　前頭前野の細胞の一部とそのネットワークは，動物が予期的動作のために保持しなければならない感覚刺激の表象に明らかに関与している。それらは，動作を要求しない同種の刺激には反応しない (Yajeya et al., 1988)。それら前頭前皮質における感覚対応記憶細胞は，後頭皮質の連合野に始まり，同様の様態の知覚を記憶として表象するより大きなネットワークの一部であることに疑いはない。後頭葉のネットワークは，前頭前皮質にまで伸張する。なぜなら，それらが表象する記憶は動作と関連しているからである。現在，後頭領域に感覚特異的記憶細胞が含まれていることが判明している (Fuster and Jervey, 1982; Zhou and Fuster, 1996)。したがって，記憶課題における感覚的手がかりの短期記憶は，後方ネットワークを感覚面で賦活し，前頭前野のネットワークを運動面で賦活する。つまり，それが予期的動作と関連しているからである。

　そして，運動面を表象する，前頭前野記憶神経細胞が存在する。それらは，短期記憶の中で活性化する。なぜなら，記憶課題（例，遅延課題）における感覚的手がかりが，前頭葉の運動ネットワークを賦活させているからである。これら運動対応記憶細胞は，動作のスキーマ，また他に動作そのものを表象するネットワークに属しているのかもしれない。現在，こういった運動器官を運動

のために準備する運動セットもしくは運動注意（Fuster, 1995, 次節）に関与するものが，同一の細胞やネットワークであると考えるに足る根拠が得られている。

　ネットワークが何を表象していようと，ネットワークの中もしくは外に短期記憶において表象を保持している間活性化を続けるような機構が存在するはずである。ネットワーク内のインパルスの反響が，そのような機構の一つであると推測されてきた（Hebb, 1949）。そういった反響が生じるには，ネットワークの神経細胞は再帰性回路の一部である必要がある。もちろん，これは皮質やその他の構造物の細胞構築に共通の特徴である。前頭前野細胞は互いに，そして他の脳構造と結合ループや双方向性の結合で結ばれている（第2章）。

　それゆえ，前頭前野細胞が作働記憶において持続的に活性化されることが，すくなくとも一部は，それが前頭前皮質内であろうと，前頭前皮質外の構造物を通るものであろうと再帰性回路を通して再活性化され続ける結果であると考えるのは合理的である。後でモデルの節で見ていくように，活動的短期記憶における皮質神経細胞の持続的な発火は，学習により事前に確立されたシナプスの重みづけを持つ活性化されたネットワークにおける再帰性の現象であると説明することが可能である。

　再帰性という概念は，少なくとも長い回路に適用する限り，記憶細胞が結合している前頭前皮質を冷却したり，逆に記憶細胞が存在する構造物を冷却したりしてその影響を調べることにより得られた実験結果から支持されている（第5章）。前頭前皮質の冷却により視床背内側核（Alexander and Fuster, 1973）と下側頭皮質（Fuster et al., 1985）の神経細胞の視覚記憶による活性化を抑制する。下側頭皮質の冷却（Fuster et al., 1985），あるいは頭頂葉後部の冷却（Quintana et al., 1989）により，短期記憶における前頭前皮質神経細胞の発火が抑制，または修飾される。細胞レベルの変化と一致して，その実験動物は短期記憶における行動の障害が見られ，それはその脳構造が機能的に抑制された場合と同様である。

　まとめると，前頭前皮質と他の脳構造を結ぶ再帰性ループを妨害すると，前頭前皮質細胞が関与している記憶ネットワークが正常に活性化されないという影響が出ることを，これら知見は示唆している。結果として，短期的に活動的

記憶を保持するネットワークの機能が障害される。作働記憶が，皮質ネットワークの中で反響的活動を通して保持されると考えるのは合理的である。そこでは，将来の動作を統合するために記憶が用いられる場合に前頭前皮質神経細胞が関与している。

セット

セットは慣習的には動作の準備として理解されてきた。いくつかの点で，セットは短期記憶の反対語である。後者は後ろ向きなのに対して，セットは前向きである。すなわち，セットは時間的に先のことを見ている。短期記憶の内容が主に感覚であるのに対して，セットの内容は主に運動である。作働記憶が内的表象に対する注意と定義付けられる一方，セットは先の動作に対する注意と定義付けられている。すなわち，それは運動注意（motor attention）である。さらに，ここでいう「運動」は骨格筋であろうとそれ以外であろうと動きだけでなく，それ以上のものを意味している。すなわち，発話や内的な動作，論理的思考も含めている。それらはすべて，適切な順序とタイミングのためにセットを必要とする。

作働記憶と，いわば作働セットは，時間的統合という同じコインの二つの面である。それらは，互いに補い合い，時間を超えた随伴性を媒介するのを助ける。このような随伴性の基礎にある二つの論理的な命題について再び考えてみよう。すなわち，「もし今これなら，後であれを。」と「もし前があれであったなら，今はこれを。」である。それらは，記憶とセットを要する。共に，前頭前皮質の時間的統合機能なのである。

前頭前皮質におけるセットに関しては，電気生理学（第5章），ヒトの神経心理学（第6章），そして，ニューロイメージング（第7章）から知見が得られている。背外側前頭前皮質には，運動反応の前の遅延期間に，反応が生じるまで発火を促進させる細胞が存在する。さらに，発火の促進はたいていの場合反応の方向（例えば右か左か）に関連している，そして，さらには，その促進の勾配は動物が次の方向を予測できる正確性と比例している (Quintana and Fuster, 1992)。細胞はある程度の特異性で反応を予期するので，それらが反応をコードし，そのための運動システムの低次の段階での準備に関わっている。

ヒトやサルといった霊長類の背外側前頭前皮質の表面からは，随伴性陰性変動（CNV）が記録される。この緩徐陰性電位は感覚信号の後に出現し，たいていは運動反応の予期かその信号に随伴する認知的決断で振幅が増大する（図5.3参照）。それはまた，「期待波」とも呼ばれ，反応の直前の最後の要素は，「準備電位」と呼ばれてきた。明らかに，これらの電場電位は，時間を超えた随伴性と動作の準備における前頭前皮質の神経の役割を反映する現象としてもっともよく理解できる。

ヒトでは，しかしながら，セットはこれらの実験的現象よりさらに長い時間単位で持続する。それは，個々の動作の準備だけでなく，それらの順序，言い換えると，計画の実行の準備，動作の順序を含む。さらに，その実行の過程では，時間を超えた随伴性は比較的近接した動作と知覚の間だけでなく，計画の離れた要素（すなわち，スキーマ，ゴール，個々の行為）同士にも存在する。すなわち，随伴性の多くは時間だけでなく，行為も超える（図8.5参照）。前頭前皮質がその種のセット（計画のための）に関与するという知見は，ヒトの神経心理学とニューロイメージングから得られる（第6，7章）。

ヒトにおける背外側前頭前皮質の損傷では，計画を立てることの障害だけでなく，その実行の障害も引き起こす。このことの大きな原因は，これまでに見てきたように，患者の欲動や興味の減退である。もうひとつの原因は，測定することは同様に難しいが，計画と個々の要素を実行するために準備をすることの障害，言い換えると，前向性の運動注意の障害である。

この点でさらに有用なのはニューロイメージングである。計画の実行の際，またプランニングをテストするような課題（例えばロンドン塔課題）の遂行の際に，前頭前皮質の代謝が賦活されることがこれまでによく証明されてきている。運動プランニングの際や，心的プランニングの際にさえも特に活性化されるのは前部帯状回である。このことから，第7章ではこの皮質が運動注意において重要な役割を担うとした。本章では基本的欲動に前頭前皮質が関与しているとしたが，運動注意とは，この役割を特殊化したものである。これら二つの機能は単に両立するだけでなく明らかに関連している。一方は他方から，すなわち運動注意は欲動から生じるのである。

セットのメカニズムについてきわめて重大な疑問が二つ未解決のままとなっ

ている。一つは動作を予期している長い間，どうやって前頭前皮質の細胞の活動を維持しているのかという疑問である。ここでは作働記憶の場合と同様，基本的なメカニズムは再帰性回路，すなわち背外側前頭前皮質を他の前頭領域や基底核と結んでいる連結回路（第2章および上記参照）という解剖学的土台を持つ再帰性回路だろうと推測するしかない。

　もう一つの疑問は前頭前皮質が動作のためにどうやって他の運動構造物を準備しているのか，またどのようにして感覚構造物をその動作とその結果のために準備しているのかというものである（上記，知覚動作サイクルの節参照）。準備には感覚および運動装置をこれらの事象の前に調整し，それから刺激の受容を最適化して予期された運動に向けて効果システムをセットすることが含まれる。このことによって動作は正確でスキーマに合致したものとなる。感覚器官は適切な情報が最適に受け取られるように調整され，感覚システムは受容と運動双方の直前に調節される。前頭眼野の機能は，行動の構造を構築する際の前頭前皮質の予期的機能の縮図である。この機能は視覚注意に関係しており（Crowne, 1983），その後に起こる運動という結果を準備する際の，視覚系へのコロラリー放電の源におそらくなっているのだろう。

　運動面では，準備過程は認知的にも，またおそらく神経的にも感覚注意の準備過程と同一である。このために私はセットを運動注意と同一視している。活性化されると知覚ネットワークが感覚と知覚記憶の一部を選ぶのと同様に，活性化された運動ネットワークは他の運動ネットワークを準備と出力のために選ぶ。おそらくこのようにして，前頭前皮質は進行中の同じ行動構造の一部であるその後の行為へ向けて運動装置を準備するのだろう。しかしながら，どのようにして前頭前皮質のネットワークが運動セットに寄与するのかは明らかでない。これらネットワークが前頭葉の運動階層のより低次の段階へ，最終的には運動皮質へ―部分的には皮質下回路も通じて―促進的な影響を及ぼすことによって寄与していることが最も可能性として高いようである。小脳を経由する連結回路（Rispal-Padel, 1993）も，とっさの動作には重要かもしれない。全体として，前頭前皮質の作用により動作の予期において運動装置が準備されることが一番ありうることである。それは，たとえ動作の細部についての，最終的な実行はその後にもたらされた一つあるいはそれ以上の感覚情報で決定されるか

もしれなくてもである。

　前頭前皮質からの準備的影響のいくらかは，頭部や眼球，あるいは四肢の探索的な運動をコントロールしている脳構造に向かって発せられているのかもしれない。再度強調するが，前頭前皮質からの，そのような運動の統合に関与している後部頭頂葉皮質への連絡が重要な働きをしているかもしれない。このような前部から後部への皮質のフィードバックは，最近の重要な情報の保持のみならず，次にくる情報に対し感覚受容器を準備することにとっても重要であるかもしれない。もちろんそのような準備的機能は，Teuberもまた前頭前皮質によるとした「コロラリー放電」の機能に，全く同じとはいえないまでも，よく似ている (Teuber, 1964, 1972)。

　運動注意は，感覚注意と同様に，排他的な要素を持っている。それは運動干渉の抑制を含んでいる。すなわちそれは，次に議論する抑制性制御の全般的機能に密接に関係し，役立っている。抑制により制御されるべき運動干渉の一つとなるのは，まさしく今の動作と競合するような運動動作の内的表象である (Brashers-Krug et al., 1996)。

　結論として，前頭前皮質における時間的統合の二つの機能である，短期記憶とセットは，過去と未来を一致させることにおいて共に働く。行動構造の感覚的・運動的要素間の時間の架け橋をすることで，頂上で知覚動作サイクルを閉じる。その統合のいくらかはおそらく，前頭前皮質自体で起こり，そこではその二つの機能を司る細胞群が極めて近接して発見される。(Fuster et al., 1982) 記憶とセットによる統合は，しかしながら，前頭前野と後部皮質との相互作用によっても達成される。どの皮質領域が関与しているかは，短期記憶における情報の様態と，その様態が影響を及ぼす特定の動作ドメインによる。図8.6は，二つの遅延課題遂行中の知覚動作サイクルにおける皮質階層の関与と，それらにおける皮質間結合の役割を図示している。

抑制性制御

　前頭前皮質の三番目の統合的な機能，干渉の抑制性制御は，防御的な役割を果たす。それは，外界または内界からの干渉的な影響が，行動・言語・思考の構造に矛盾し，また道に迷わせようとするのを防御する。この機能は記憶とセ

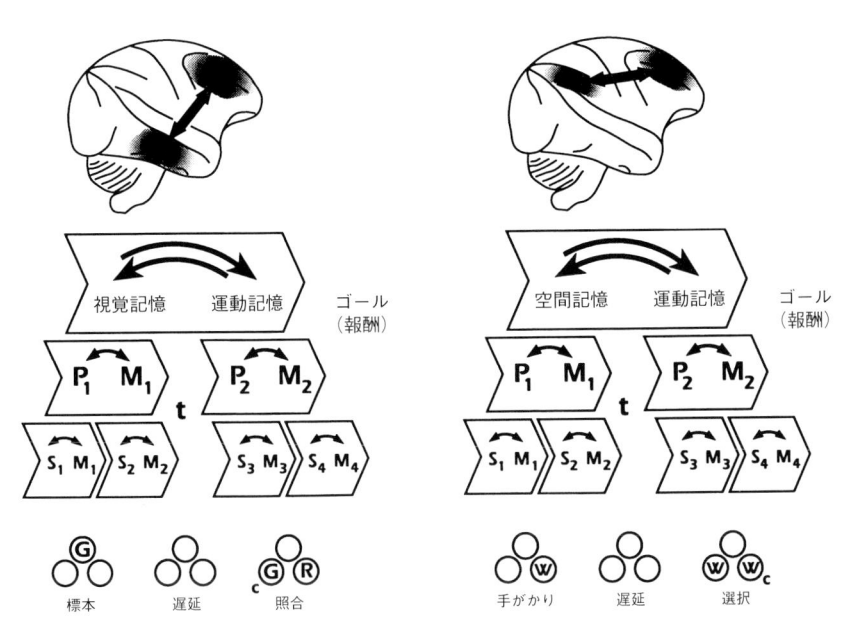

図 8.6. 二つの遅延課題，すなわち一つは視覚的な手がかり（左），もう一つは空間的な手がかり（右）における知覚動作サイクルの操作。上の図，脳の図は双方向性の結合による相互作用に関与する最も重要な皮質領域を示している（両方向性の矢印）。その下，各々の課題にとっての，一つの試行における行動構造の階層的模式図（最下段は試行の順序）。試行の全体的構造は前頭前野及び後部脳の皮質間の相互作用により表象され仲介される。これらの皮質における記憶と運動表象の相互作用が時間遅延（t）を超えた随伴性を仲介し，その時間遅延は試行の基本的構造間，すなわち遅延前後の事象間にある。これらの基礎構造は知覚運動（P-M）そして感覚運動（S-M）の相互作用からなっており，これらは頂上の時間の架け橋のように円環で双方向性である。略語：G，緑；R，赤；W，白；c，正解

ットの統合的な機能を補完することから，前頭前皮質の統合的な機能と見なしてもよいであろう。それはこの皮質の眼窩内側面に基盤を置く。抑制性制御およびその皮質分布に関する知見は，ほとんどすべてが動物とヒトの神経心理学（第4，6章）に由来し，一部は電気生理学（第5章）およびニューロイメージング（第7章）にも由来する。この機能が操作する行動条件や，その解剖学およびそのメカニズムについて少しふれたい。

様々な干渉要素は，進行中の行動構造を崩壊させる可能性がある。干渉は外的または内的でありうる。どちらも，構造を支持する短期記憶または運動セットの機能を混乱させる可能性がある。外部からの感覚刺激は，現在活動中の記憶または準備中の動作から，動物の注意をそらす可能性がある。予期しない刺激，または類似はするが課題に使用される刺激と同等でない刺激は，作働記憶と競合し，課題をゆがめ妨げる可能性がある。遅延反応，または遅延照合試行における手がかりの記憶は，遅延し保持される期間，外的な干渉に対し最も脆弱である。注意をそらすものは，準備的運動セットに干渉し，それゆえ運動注意にも干渉しうる。

　内的な影響は，外的なものと同様，記憶またはセットに干渉しうる。動物がよく馴染んだ以前の行動構造の記憶による痕跡で，現在進行している行動に悪影響を及ぼしゆがめうるものが，このカテゴリーに含まれる。古い習慣もまた，それと競合しうる。特に，混乱を起こさせるのは，類似した特徴と，現在の文脈において現在の刺激および反応と同様に発生する見込みがある，刺激と運動反応の中心的な表象である。例えば，左側の手がかりが左側の反応を求める空間的遅延反応試行において，干渉は右側の手がかりやそれに対応する右側の反応の表象から生じる可能性がある。不適切な刺激や反応は，適切なものと類似し，また同じようにもっともらしいので，前者は後者に干渉することがある。類似性と蓋然性は協力して混乱を産出する。以前の記憶の痕跡は，現在の記憶に干渉する（賦活前干渉）。最後に，即時的な満足に向かう衝動により，それは干渉のもう一つの内的要素であるが，行動の時間的な統合は，完了前のいつでも中止させられる可能性がある。

　認知論的な見地のみから見ても，これらすべての種類の干渉抑制には，一つの機能が必要であることが分かる。その機能とは，注意の排除的な役割と全く同一のものであり，注意が撹乱を抑制するのと同様に，活動的記憶と記憶再生はともに選択的注意（内的表象への注意）の形態のひとつで，抑制的な保護を必要とする（Anderson and Spellmann, 1995）。この種の機能は，今まさに行われている行動構築に密接には関係しない行動や認知の諸要素からの影響を抑制する必要を理論上満たしている。このような抑制的機能は撹乱的な刺激や不適切な表象・運動傾向の影響を除去することにより，有機体がどのような行動的

ゲシュタルトでも指向できるよう，注意を高め，研ぎ澄ましている。

　最後の四つの章で論評した知見は，前頭前皮質が行動の構造を脅かすような干渉的影響を防ぐ決定的役割を演じていることを明確に示している。さらに言えば，干渉の統制は眼窩野と，おそらくは内側前頭前皮質においても生じる抑制的な相互作用によって行われているという確固たる証拠もある。このように，記憶に関するならば，眼窩内側皮質は背外側皮質のそれとは全く逆で，かつ相補的な機能を担っていると考えられる。行動の構築に関連する要素の記憶の保持は背外側皮質の役割であるが，記憶の相互干渉を抑える眼窩内側皮質野の役割により補完される。私は，記憶に関する，この双方向的作用を前頭前皮質のレヴァデアの法則と呼びたい。（レヴァデアでは，トロポーニオスの信託所に入る前，来訪者は隣接した二つの泉から奇跡の水を飲まなければならない。まず，過去を忘れるために忘却の泉レーテから，そして与えられつつある啓示を覚えるために回想の泉のムネモシュネから，というように）。

　すでに述べたように，運動注意，または運動準備セットもそれぞれ相応に抑制性制御を受けている。そしてこのことは，内側前頭前皮質の前部帯状回領域に由来しているようである（第7章）。繰り返すならば，ここで述べたのは，背外側皮質の注意に関する選択的および集中的役割を補完する，眼窩内側皮質の注意に関する排除的な役割である。これらは，ともに動物が行動順序の適切な実行を指向し，維持するのを助ける。

　脳損傷による前頭葉眼窩面の機能不全により，ある行動はすべてではないにせよ本質的に障害される。なぜなら内的干渉の抑制性制御が欠如するためである。その例は逆転課題（reversal task），遅延変換（delayed alternation）——いわば場所の逆転である——，継続的弁別（successive discrimination）である。これらにおいて，前頭前野損傷により最も障害を受けるのは，似てはいるが不適切な構造や衝動によりゆがめられたり，先取りされたりする行動の時間的構造である。通常行動の断片化と構成要素のうちの一つの行為の保続が結果として生じる（Mishkin, 1964）。課題の実行以外にも，抑制性制御の欠如により，その他多くの症状が生じる。第4章と第6章で見たように，動物でもヒトでも前頭前野，特に眼窩面の損傷により外的及び内的な影響に対する制御の低下として，転導性亢進，多動性，そして衝動性の傾向が見られる。

干渉の原因となりうるものは有機体の内からのものや外からのものなど多数あり，それらは皮質や皮質下のさまざまな部位で表象されている。現在，前頭前皮質がそれらからの干渉を制御する機構を詳細に見極めることは不可能である。しかし，われわれは前頭前野の抑制的役割は実行中の行動を妨害する神経的表象への側方抑制であろうと考えている。背外側前頭前野は実行中の行動連鎖が要求する短期記憶や準備セットに関連して活動し，内側眼窩前頭前皮質は無関係であったり妨害したりするものを表象する神経構造の抑制に関連して活動する。

前頭前皮質が抑制するに違いないと考えられるような雑多な内容（感覚，運動，記憶，動機など）を抑制する内側眼窩皮質の単一の抑制領域が存在すると想定するのは困難である。そのためわれわれは神経心理学的証拠から推論できる以上に前頭前皮質には部位に応じた特異性があると考えなければならない。抑制の標的としては，干渉する感覚刺激や記憶表象は眼窩前頭抑制発射が後方皮質領域に対しておそらく視床内側（第5章）を通じて抑制するのだろう。運動表象については運動相応性抑制発射が皮質または皮質下運動構造，特に基底核に対して抑制するのだろう。ほかの内的影響や欲動は内側眼窩前頭前皮質から視床下部や他の辺縁系各部への抑制性出力により抑制されるのだろう。

前頭前野機能のその他のモデル

私が本書においてこれまで示してきた前頭前野機能のモデルは神経生物学に基礎を置いたものである。それは神経ネットワークモデルであり，前頭葉皮質の構造，生理学と神経心理学についてある程度確かであると私が考えているもの全てに基づくモデルである。しかしながら，未知のことも多く残されているためにこのモデルは未完成の状態にある。前頭前皮質を特徴づけているそのすべての回路機構とその操作のコンピューター的性格についての説明的また予測的モデルを用意することは未だできない。そうはいっても，これらの操作に関する特殊な仮説について，コンピューター用語を使用するという条件つきではあるが，仮説を吟味するに足る構造および機能の両面にわたる十分に詳細なモデルを本書は提供できるものと私は確信している。

近年神経心理学者や情報理論学者のなかに、コンピューター的明確さを様々な程度に応用して前頭前野機能の別のモデルを組み立てようとする試みをする者が現れている。これらのモデルはほとんどヒトの前頭葉障害の影響に基礎を置くものであるが、行動神経生理学から得られる操作的結果も組み込んだもののようである。私が知っている前頭前野モデルは全ていくつかの点で私のモデルと共通点を持っている、しかしながら、これらのモデルのさらに特異的な予測性について神経科学的な検証を行える段階には到底至っていない。

前頭葉のモデルの総説型として二種類のものがある。その一つは認知型である。このタイプの説は基本的にモジュール説（Fodor, 1983）に基づくものであって、前頭葉ないしそれと関連をもつ構造に存在する神経モジュール、ないしユニットを仮定し、この仮定されたものの内部に限局しそこで営まれるある種の認知的諸機能（例えば情報処理機能）の相互関係に基づいて前頭皮質の機能は生ずるという考えに拠っている。この説によれば、前頭葉損傷として知られている現象の多くが説明されるだけでなく、これらの機能単位のうちの一つが損傷された場合に生ずる現象も特異的に予測できる。

もう一つのモデルはネットワークモデルである。このモデルは、すべての神経機能は相互に結合しあう神経細胞または神経細胞群のネットワークの内部ないしその相互関係から生ずるものであるという考えに拠っている。これらの神経細胞ないし神経細胞群、すなわちネットワークの結節（nodes）をなすものは、知覚性のことも運動性のこともあるが、ネットワークによって表象される知覚または行動の全空間時間的ゲシュタルトの部分像を表象するとしている。このタイプのモデルは本質的にはコネクショニストモデル（connectionist models）である（Feldman, 1981; Ballard, 1986）。

いくつかの議論はあるものの（cf. Fodor and Pylyshyn, 1988; Changeux and Dehaene, 1933; Levine et al., 1933）、モデルは二つのタイプに分けることができ、この二つはかなりの程度まで相互に一致するところもありかつ相補的関係にある。モデルのうち主要なものは、私の説もそうであるが、階層説である。私はこれらの学説について簡単に解説したいと思う。しかしながら、これまで述べてきた神経生物学的モデルとの一致点と相違点については明らかにするつもりである。

認知モデル

NormanとShallice (1986) は初めて前頭葉の包括的認知モデルを発展させた。彼らの意図は、Luria (1966) の前頭皮質は行動のプログラミング、調節、そして確認に不可欠であるという主張を認知科学の中に定着させることにあった。Luriaが行ったように、彼らはこれらの複雑な機能が前頭皮質（特に前頭前皮質）の注意の制御と振り分けという役割に基づくとした。

したがって、彼らのモデル（図8.7）は階層的であり、その一番上のレベルに前頭前皮質にある管理的注意システム（Supervisory Attentional System; SAS）がある。このシステムは出力システムへの知覚入力のアクセスを調整する機能を受け持つ。管理的注意システムは自由に使える幅広いプログラム、すなわち自発的で計画された行為や思考の「ソーススキーマ」(source schemas)、を持っている。これらのプログラムはわれわれのいうスキーマや、「スクリプト」、あるいはSchankらの「運動組織パケット」(motor organization packets; MOPs) に本質的に相当する (Schank and Abelson, 1977; Schank, 1982; Grafman et al., 1995)。

階層のより下位レベルで、管理的注意システムにより調節される（決定ではない）のが、競合的スケジューリング（Contention Scheduling）のシステムである。このシステムには、ルーチーンの動作や思考の "schemata" があり、それらは自動的に選択され、必要なかじとり（賦活あるいは抑制）とエラーの訂正以外には、管理システムの注意（文字通り）を喚起することなく実行される。

明らかに、NormanとShalliceによるモデルは、われわれがこの本で説明してきた動作のための神経階層にかなり良く当てはまる。そのモデルはおおざっぱではあるが適切にその主な構成要素の障害により生ずる結果を予測できる。管理的システムが前頭前皮質に存在し、競合的スケジューリングシステムが前頭階層のより下位のレベル（と基底核）に存在すると想定すると、そのモデルは間違いなく神経学的に妥当である。

そのモデルはしかしながら、いくつかの問題を、特にその頂点に抱えている。注意による管理を自律的な神経の機関に帰してしまうと、われわれが "central

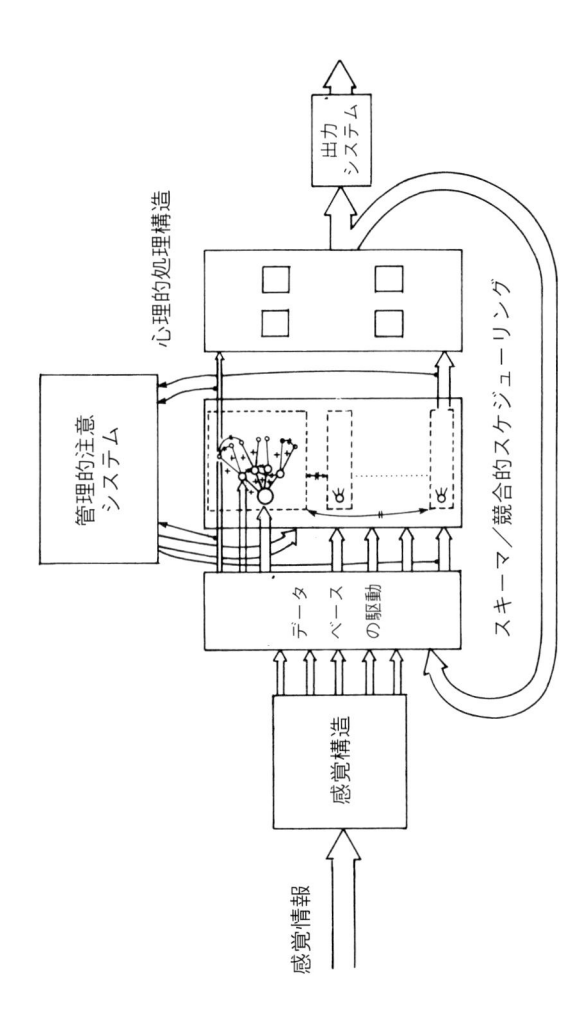

図 8.7. NormanとShalliceによる前頭葉の認知制御機能モデル (Shallice, 1988 より許可を得て転載)

executive"に関して議論した問題に陥ってしまう。それは，その機関を支配しているのは何か，あるいはその前の段階は何かといった疑問を提起する。注意は，われわれが繰り返し述べているように，動作，記憶，あるいは知覚ができないのと同様，皮質の個別領域に位置づけることはできない。これらの認知機能は，神経構造における神経処理の，上部現象でないにしても，共同現象なのである。

神経構造が特殊化するにつれて，それらが抱える認知機能も特殊化する。それゆえ，前頭前皮質には骨格筋動作のための注意，発話のための注意，視覚注意などが，動作ドメインごとに分かれて存在する。注意の上部機関は説明することが難しく，また必要もない。これらの問題にShallice（1988, p.350）は気づいており，自分自身，管理的システムの単一あるいは多要素的な性質について問いを投げかけているが，答えは出していない。われわれの様々な前頭前野領域を通る知覚動作サイクルの神経モデルは，入力と動作ドメインに依存しているのだが，管理システムの多要素性を示唆するだろう。その管理システムはそれらのドメインに分散しており，そこでは注意が機関そのものにより担われている。結論として，管理は必要ない。

とにかく，NormanとShalliceが提唱したモデルには確かに発見的な価値がある。管理システムの「罷免」を認めると，このモデルは認知の枠組みの中で運動と思考，およびこれらの過程に対する選択的注意の分配の機構について説明するのに役立つものとなるだろう。

KimbergとFarah（1993）は，前頭前皮質の他の認知機能，すなわち作働記憶に焦点をあてたコンピューターシミュレーションモデルを開発した。NormanとShalliceのモデルとは異なり，このモデルは中央実行機構を仮定していない。このモデルは刺激に対してその刺激が加えられた文脈に応じて異なった反応をするように構築されている。この文脈は，一連の随伴性の論理的陳述によって互いに結び付けられた一連の作働記憶の要素（working memory elements; WMEs）によって規定される。文脈の記述を変えると，このモデルを用いて前頭葉の機能不全に対して鋭敏な四つの課題のシミュレーションを行うことができる。この四つの課題とは，運動シークエンス（motor sequencing），ストループ課題，ウィスコンシンカード分類検査，そして特異的な文脈記憶課

題（specific context memory task）である。いずれの課題でも，WMEs間の連合が弱まると成績の低下につながる。共通の障害は作働記憶の障害であり，全てのテスト課題の遂行に影響する。

ネットワーク的なものを想定してはいるがコンピューター的ではなく，特定の認知機能を前頭前皮質に位置付けているために認知的と呼びうるようなモデルもいくつかある。その中で二つのモデルが際立っている。一つはGoldman-Rakic（1987, 1995）が提唱したものだが，彼女は，われわれが見てきたように，サルから得た解剖学的・神経心理学的・神経生理学的証拠に基づいて背外側前頭前皮質を作働記憶の焦点として同定した。さらに，彼女は主溝よりも背側の領域を空間記憶に特異的な領域，主溝よりも腹側の領域を視覚記憶に特異的な領域として区別している。これら領域は，作働記憶の中で前頭前皮質を他の構造と機能的に結びつける多くの「隷属システム」（slave system）のうちで，二つの平行した系の前頭前皮質における構成要素なのだろう。もうひとつのモデルはPosnerとDehaene（1994）によるもので，彼らは二つの注意システムを同定した。一つは後方の頭頂皮質に存在し，もう一つは背外側前頭皮質に存在する。二つのシステムは共同して機能し，広範な皮質領域での活動を制御する。どちらのモデルも，記憶と注意の両機能があちこちに分布しているという性質を認めている。そして，いずれのモデルも，どちらの機能についても中央実行機構を想定していない。

最後にMoscovitch（1992）が提唱した認知機能の「モジュール」（modular）モデルについても言及しておくべきだろう。このモデルは脳の大部分を含むのだが，前頭葉に関して活動的短期記憶に関連して述べていることについてはここで述べていることと関連している。このモデルによると，前頭皮質はどこか他の場所にある記憶の貯蔵庫の活性化と制御を通じて，「戦略的」で「ルールにしばられた」課題の遂行に必須であるとされている。このように，このモデルでは作働記憶（working memory）を分散し，「記憶と共に働く」（working-with-memory）と名付けられた機能を前頭葉に割り当てている。この概念は，上記のように，作働記憶の時間的構造化における前頭前野作働記憶の役割を明らかに特徴付けている。

ネットワークモデル

この本で私が提案するモデルは,これまで大規模な皮質ネットワークのモデルと呼ばれてきたものの範疇に属する (Bressler, 1995; Fuster, 1995)。そのなかで認知機能は,皮質の広範な部位での神経の集合を結びつける皮質ネットワークに広く分布している。注意,記憶,あるいは知覚といった認知機能は,そのネットワークの情報処理過程を伴っていたり,あるいはそれから起こってくる。認知機能はそれらに局在するのではない。前頭前皮質の認知機能は,動作の組織化におけるそのネットワークの機能と密接に関係している。

ネットワークが情報を処理しているときは,シナプスを越えて空間的・時間的にひろがるネットワークの構造及びその履歴,すなわち記憶に依存した興奮・抑制に関するある原則に従って作動している。しかしながら,前頭葉のネットワークの働きに関する原則についてほとんど知られていない。前頭葉皮質のコンピューター的ネットワークモデルの主目的は,(1) 前頭葉損傷に鋭敏であることが知られている課題遂行における,そして (2) われわれが前頭葉皮質に基づくと考えている,短期記憶,プランニング,そして抑制性制御といった認知機能における,これらの原則を明確にすることである。ほとんどのモデルは,その成功の程度がどうであれ,両方を試みる。成功であるかどうかは,あるモデルがどの程度正確に実験的データに合致するかによって評価される。

この議論に進む前に強調しておくべきことは,今議論中の原則が,必ずしも前頭葉皮質のみで行われるのではないということだ。広範なネットワークの構成要素としてのこの皮質に影響する原則は,定義からいって,この皮質に特異的なものではない。例えば,多くの人が,認知機能における大きなネットワークの働きが,基本的にその皮質領域を越えるその構成要素の発火の相関に基づくということを提唱してきた(Von der Malsburg, 1985; Gray and Singer, 1989; Bressler, 1995; Fuster, 1995)。反対に,局所的レベルにおいては,認知機能における前頭前野ネットワークメカニズムは,他の領域と同じかもしれない。例えば,前頭前皮質における運動記憶の構造と操作は,一次運動野におけるそれと質的に同じものかもしれない (Georgopoulos et al., 1993; Lukashin et al., 1994)。

ほとんどのネットワークモデルの構造は,いくらかは,並列分散処理モデルの基本的特徴を取り入れている (Rumelhart and McClelland, 1986)。その主な

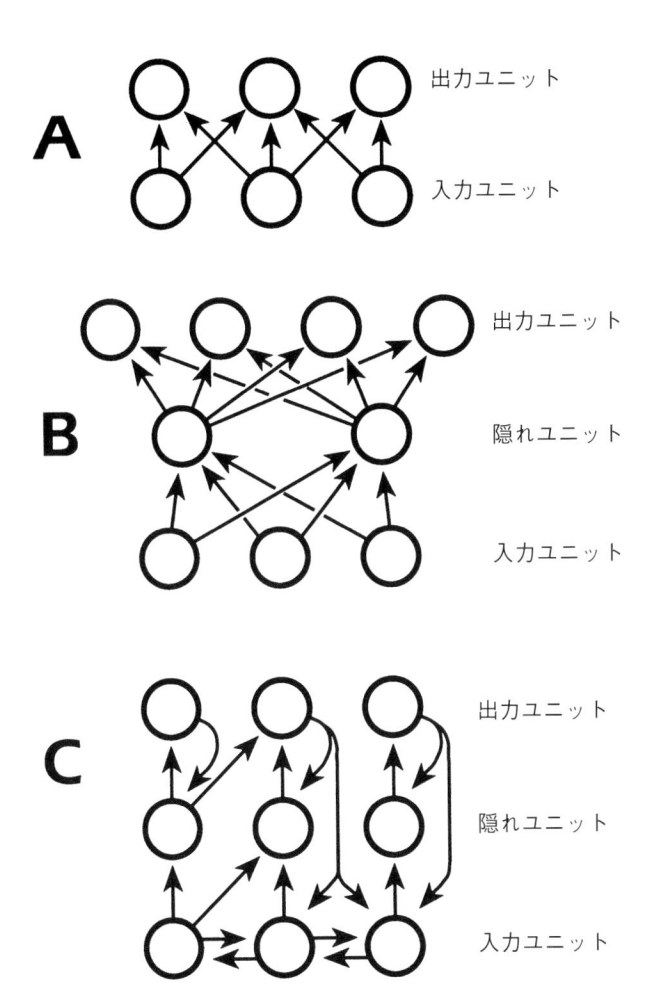

図 8.8. 並列分散処理ネットワーク（PDP）の例。(A) 入力と出力ユニットを含んだ二つの層のネットワーク。(B) 隠れユニットの層を持つ，複数の層のネットワーク。(C) 帰還的なネットワーク。

特徴は図 8.8 に示されている。すなわち，入力から出力への連絡，階層化（layering），そして再帰（reentry）あるいは帰還（recurrence）である。三つの要素は脳の神経回路の普遍的特徴である。階層化は，早期のモデルでは入力と出

力の間に位置付けられていたとしても，階層的組織化に欠かすことのできないものであり，この階層的組織化は，解剖学的に感覚領域から前頭前皮質に，そしてこの皮質からより低次の一次運動野へとトレースすることができる。並列する結合と再入に関しては，皮質の階層の層内，そして層と層の間に起こりうるものであり，ほとんどのモデルは大きくこの二つのモデルを取り入れている。

　LevenとLevine（1987）が，最初にウィスコンシンカード分類検査（WCST）のコンピューターネットワークモデルを展開した。このモデルは，Levineと彼の同僚ら（Levine and Prueitt, 1989; Levine et al., 1993; Bapi and Levine, 1994; Levine, 1995）によって展開されたもの全てと同様に，根本的にGrossberg（1969）のembedding field theoryに基づいている。この理論では，神経細胞をコンピューターのユニットを構成するようには想定していないが，この機能を，統合的な機能を実行することができる回路を，細胞の他のグループと共に構成する神経細胞の集団ないしネットワークの結節に与えている。さらに，Levineらは，彼らのモデリングを，連合学習，神経調節，側方抑制，そしてフィードバックまたは再入のような，学習理論と神経結合の，ある基本原理によって導こうとした。図8.9は，WCSTの彼らのモデルを図解している。前頭葉の損傷をシミュレートすると（ある結節での信号変換の増幅率を減少させること），前頭葉障害を持つ患者に非常によく似た形のエラーが導かれる。

　同じ研究所の研究者達は，首尾よく彼らのモデルを言語流暢性（Levine et al., 1993）と連続課題の実行（Bapi and Levine, 1994）に拡大した。後者は，われわれが行動の時間的な構成について前頭前皮質に仮定する役割から見て，特に適切である。BapiとLevineは，彼らの連続モデルを，Grossberg（1978）のavalanche modelを修正することで発展させた。そのモデルは，入力－出力ユニットの連続からなる。このユニットはユニット内のシナプスにおける時間的な遅延を伴い，鎖状につながっているものである。連続課題が実行されると，再入を経由して順次ユニットにフィードバックする外界の変化が引き起こされる。他のモデル（例えば，Jordan, 1986; Wolpet et al., 1995）でも見られるように，再入は，連続課題において重要な役割を与えられている。従って，環境からの順次の再入の助けによって，入力の空間時間的なパターンは，行動の空間時間的なパターンに変化させられる。読者は，まちがいなく，このモデルに知

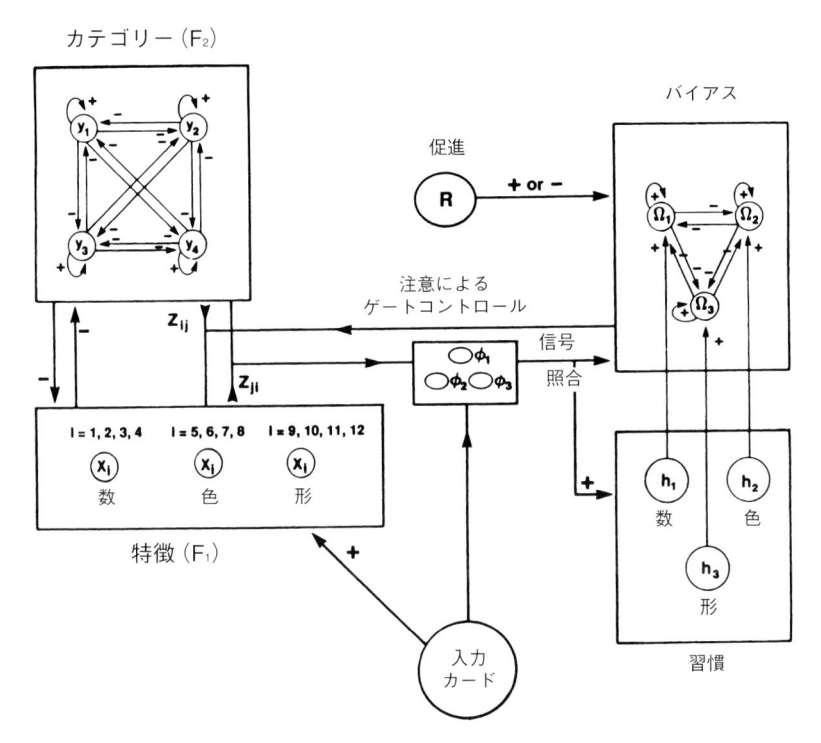

図 8.9. Leven と Levine による，WCST のネットワークモデル。(図 6.2 参照)(Levine et al., 1993 より許可を得て転載)

覚動作サイクルを認めるだろう。
　これらのモデルがどれだけ前頭前皮質をシミュレートできているかは，どれだけこの皮質がそれら実行する課題に特異的であるかに依存している。注意すべきことが二つある。一つは，ある状況下では，前頭葉に障害のない患者でも，WCST を失敗するという証拠(第6章)である。Levine ら (1993) は，そのことに気付き，WCST が前頭前皮質に限定された課題であると主張してはいない。二つ目は，時間的構成における前頭前皮質の完全な役割を模倣するために，連続モデルが適切であるかという (Dominey et al., 1995 も参照) 問題である。われわれがすでにわれわれのモデルに関して，また Lashley の見解に留意するた

めに述べたように,動作のシンタックスは,連合によって関連付けられた低いレベルでのユニットをつないでいくだけではない。もし,動作が複雑で時間を超えた随伴性を含む場合,順序だった連続動作は,スキーマの先導と短期記憶を必要とする—たとえヒトが,もし連続させるストラテジーを代わりに使用して,短期記憶を節約する傾向があるとしても (Ballard et al., 1995)。

　DehaeneとChangeuxは,また前頭前野課題と,その失敗をシミュレーションするためにデザインされたネットワークモデルを開発した (Dehaene and Changeux, 1989, 1991)。彼らのモデルは階層的で二つのレベルからなっている(図8.10)。レベル1は感覚—運動ループからできており,レベル2は記憶やル

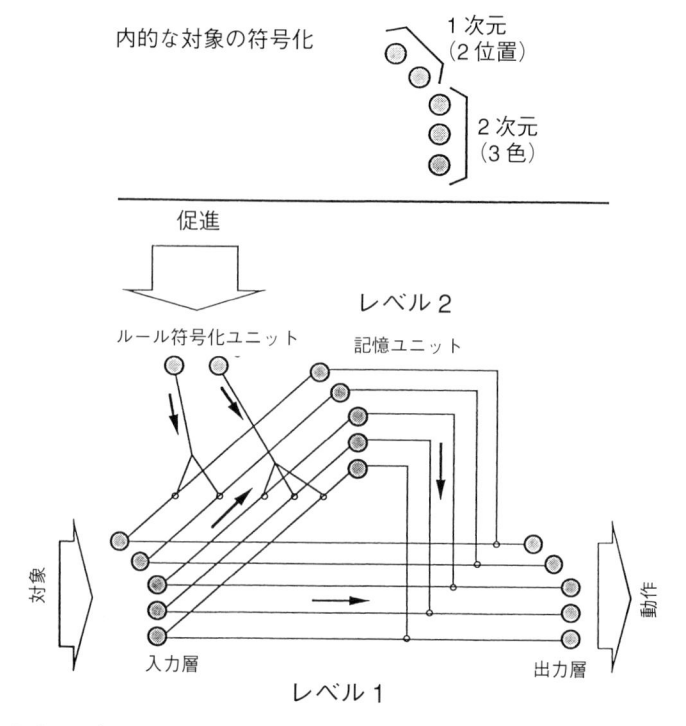

図8.10. DehaeneとChangeuxによるモデル。本文参照。(Changeux and Dehaene, 1993 より許可を得て転載)

ールコーディングユニット（rule-coding unit）を含んでおり，レベル1を制御している。強化（報酬）の見込み（probability）に誘導されながら，モデルは強化を最大限にする特別な状態（ルール）を見つけて，それを記憶するために，ルールコーディングの様々な状態を隅々まで探索しつつ学習してゆく。この「有機体」は，レベル1だけでは前頭前野課題を学ぶことはできず，あたかも7ヵ月から9ヵ月程の幼児のように振る舞う（第6章）。レベル2があることで，はじめてモデルは遅延反応や遅延照合，数種の様々なWCST，およびシークエンス課題を学ぶことが可能になる。加えて，モデルはひとつの課題から別の課題へ，速やかに切り換えることができる。

　WCST仕様の彼らのモデルにおいて，DehaeneとChangeuxは，強化とルールコーディングユニットの間に，「エラークラスター」，あるいはエラー評価層を介在させている。フィードバックループ（「自動評価」ループ）が出力回路とエラークラスターを結びつけて回路を形成している。エラークラスターに「障害をおこさせる」と，課題遂行の失敗につながり，それは前頭葉障害患者と相同である（Dehaene and Changeux, 1991）。実際に，障害されたモデルは前頭葉が障害された被験者や実験動物の示す反応曲線と際立った正確性をもって類似している。それにもかかわらず，WCSTに関しては，Levineのモデルの時と同様のただし書きがここにおいても必要であろう。DehaeneとChangeuxのモデル（1989, 1991）において，一つ興味深い特徴は，このモデルの記憶ユニットが，遅延課題遂行中の神経細胞の発火が示すある特性と類似の特性を示すということである。この問題について，より下段にて，活動的記憶（active memory）における細胞モデルのために特別にデザインされた別のモデル（Zipser et al., 1993）を参照しながら，議論することにしよう。行動における前頭前皮質の機能を理解することを求めて，Cohenら（1990）はストループ課題と，その中で推定される抑制性制御についての役割のモデルをデザインした。彼らのモデルは並行処理に関するコネクショニストの原則に基づいている。それは入出力のモジュール，および入出力比較を行うためにある介在モジュールの一連の交差点から構成されている。ネットワークの結節点，つまりこれらの交差点は課題の概念を表している（色の名前や書字の色）。該当，および非該当は逆伝播（backpropagation）により学ばれて行く（下記参照）。抑

制はこのモデルの内的な力動の重要な特性であり,これにより干渉的影響を抑えることが可能になる。

前頭前皮質において,ドーパミンのレベルが減少することが,統合失調症(第3章)の病因における鍵となる要素であるという仮説や,この疾患において,彼らが「文脈記憶(context memory)」と呼ぶものの機能不全がおこるという仮説にもとづいて,CohenとServan-Schreiber(1992)は,彼らのモデルを統合失調症の行動学的病理をシミュレーションするために改変した。彼らによれば,文脈記憶(context memory)とは,関連した情報についての活動的記憶や干渉しあう情報の制御の複合的機能である(われわれの説では前述の機能の1と3にあたる)。この二つは,ともに行動の計画を明確に決定し(機能の2にあたる),有機体をそのゴールへと導く。このモデルは注意のドーパミン調節が失敗したとき,これは実際に統合失調症でもあることだが,うまく機能しなくなる—この二つの構成要素は,包括的にも排除的にも(前述の通り),活動的記憶や抑制性制御をそれぞれに支えている。

Zipserらとともにわれわれ(1993)は活動的短期記憶時の皮質細胞のふるまいを説明する神経ネットワークのコンピューターモデルを作成した。われわれは下側頭細胞を意識していた(Fuster and Jervey, 1982; Fuster, 1990)のだが,他の皮質領域,特に前頭前皮質の神経細胞活動もうまく予測していることが判明した。その構築は本質的に再帰的であり,すべてのユニットが再入によってその他すべてと結合している(図8.11)。

われわれのモデルでは入力と出力の値は発火確率に相当する(Amit, 1990)。われわれのモデルは逆伝播(backpropagation)アルゴリズムにより作られる(Rumelhart et al., 1986)。これは最適化と誤差減少の方法であり,ネットワークにおいて入力を何度も変えることによりシナプス加重を調節し,特定の入出力関係を産出する。周期的な読み込み信号は関門として機能する。それが開いているときはネットワークは入力値を受け入れ記憶内に保つ。こうしてネットは入力値の抽出と保存により調整され,その重みづけが入出力関係を最もうまく説明できるように調節される。調整が終了した後,シナプス荷重(結合強度)は固定される。

十分に調整されたネットワークでは,記憶課題(遅延照合など)は入力値

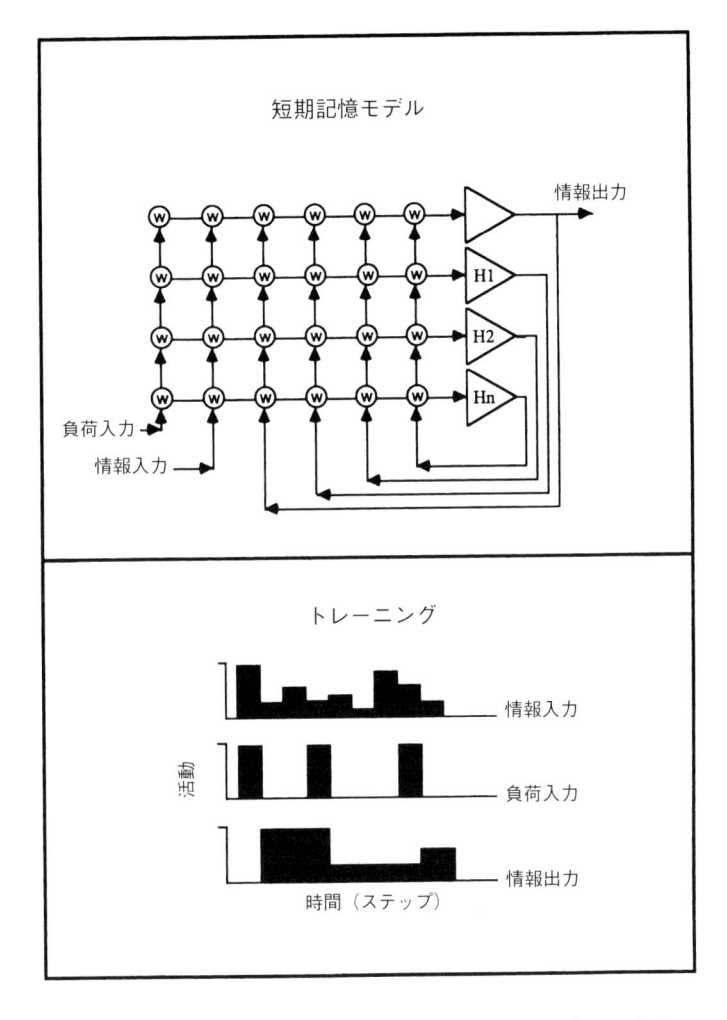

図 8.11. 上：短期活動的記憶のコンピューターモデルの基本構築。右の三角形はモデルのユニットの細胞体。それぞれ入力樹状突起を持つ。左は何らかの強さまたは荷重（w）を持つシナプス接合の列を示している。空白の三角形は出力ユニット（上，右）を示す。隠れユニット（H1, H2, Hn）はネットワーク内の興奮性を調節しその出力（Info-out）を決定する。その出力は内部読み込み信号（Load-in）により短期記憶内に蓄えられ，すでに行われた調整により固定された結合強度を持つシナプスを通して刺激が再入することでネットワーク内に維持されている入力（Info-in）に依存している。下：ネットワークの調整パラダイム。
(Zipser et al., 1993, 許可を得て転載)

(記憶内容)を読み込み,遅延または記憶期間の間は関門を開放しておく(ゼロ信号)ことでシミュレーションできる。遅延の終わりには新しい入力値をなしにして新しい読み込み信号により関門は閉じられる。それから出力ユニットは入力値を再生する。この操作は特に注目すべきものではない,なぜならネットワークは正確にできるよう調整されているのだから。注目すべきは,遅延中に中間ユニットすなわち,隠れユニットが,現実の遅延課題中におこる下側頭細胞や前頭前野細胞のパターンに非常によく似た発火パターンを示していることである(図8.12)。

このモデルは活動的短期記憶中の皮質細胞の発火パターンが,シナプス荷重を固定された再帰ネットワーク内で互いに関連している細胞の活動の表現として説明されうることを示している。これはこの本の中で呈示した前頭前野細胞の力学の考えと一致している。

まとめ

この章の理論的検討はこれまでの章で見てきた知見に基づいておこなわれるものであり,主としてヒトとヒト以外の霊長類の前頭前皮質を扱う。以下に要約される前頭前皮質の基本的機能は全ての哺乳類に共通のものと思われる。

霊長類の両半球の大脳皮質は中心溝(ローランド溝)によって二つの主要な部分に分割される。後部は知覚,感覚と感覚記憶のためにあり,一方前頭部は動作と運動記憶を中心に扱う。後部と前頭部という二つの皮質領域は,発生,線維結合,それぞれが貯蔵する感覚および運動記憶,そして感覚と運動情報の処理という面において階層的に構成されている。

行動的動作は前頭葉の皮質の比較的限局された領域において表象される。前頭皮質の背側部と外側部には骨格筋運動のための動作ドメインがあり,その他の部位は眼球運動のための領域である。これとは別に発語のためのドメインがある。それぞれが階層的に構成されている。それぞれの皮質領域において動作は複雑さと新奇性が漸次段階的に増していくにつれて順次より高次の領域においてまた相互連携領域において表象されるようになる。動作が自動的かつ習慣的になると運動階層の低いレベルで表象される。内側眼窩前頭皮質においては

モデル　　　実験

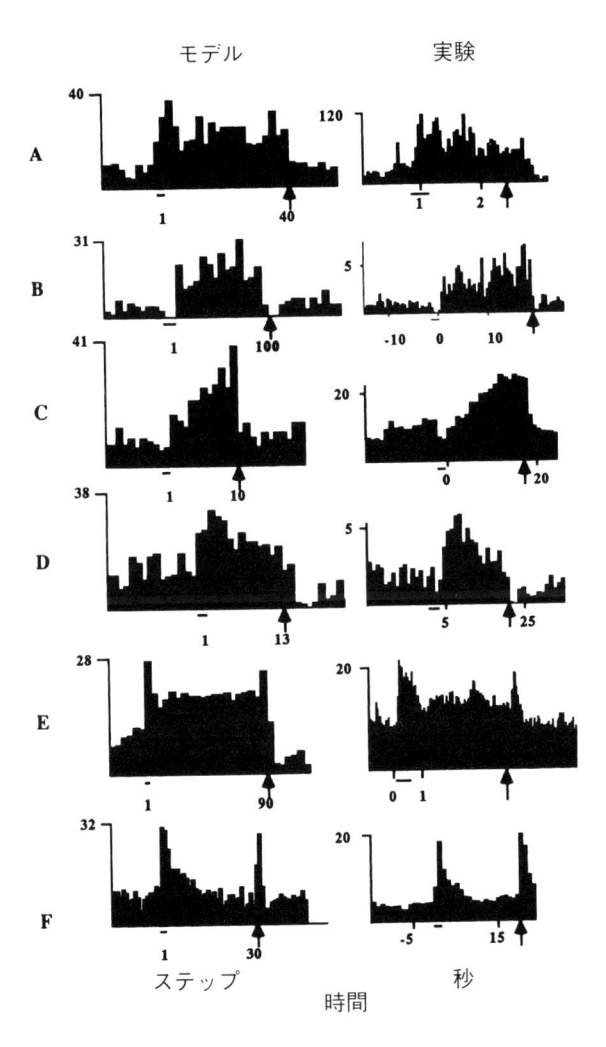

ステップ　　　秒
時間

図 8.12. 図 8.11 で調整済みのモデルによりシミュレートされた記憶細胞の発火。右はサルが遅延課題を行っているときの実際の皮質細胞の発火ヒストグラムで文献内に示されたもの。すべての細胞が遅延（記憶）期間の間賦活されている。左はそのモデルによる模倣。入力と読み込みパラメータの調節をした，モデルの隠れユニットの任意の時間における発火。(Zipser et al., 1993, 許可を得て転載)

動作ドメインは情動行動とそれに応じた内臓徴候に特殊化されている．全ての動作領域は前頭前皮質へと前方に広がり，そこではより複雑で新奇な動作が表象される．

　前頭葉の皮質は意図的な動作の開始と実行に関与する．それはいわゆる実行機能とよばれる役割，とくに意思決定，注意や作動記憶によるものだとこれまで考えられてきた．しかしながら，これらの機能の大部分は神経的処理現象であり，前頭皮質にもあるいは他のどこにもそれらの固有の領域を持たないものなのである．

　動作の過程を開始する決定は多面的決定様式をもつ（multidetermined）現象，すなわち前頭皮質に一定の時期に他の脳の領域より集中する数多くの多彩な神経的影響のベクトルなのである．これらの影響のうち最も重要なものは有機体の基本的欲動と動機であり，それらは間脳と辺縁系より前頭皮質にもたらされる．その他の情報は知覚受容器や後部（感覚）皮質より入力される．

　注意の神経基盤，すなわち感覚的入力と動作を選択しそれ以外のものは抑制するという能力は前頭皮質に広く分散している．背外側野は注意の選択的側面を担い，眼窩野は排除ないし抑制的側面を担う．

　前頭前皮質は新奇な計画や行動構造の定式化や実行に不可欠である．これらの動作のゲシュタルトは，そのゴールと共に，この皮質の神経ネットワークの中に抽象的なスキーマの形で表象されている．それらの動作構造のより単純な構成要素は前頭葉や皮質下ネットワークのより低次の運動階層に表象されている．

　秩序だって配置された線維連絡により，背外側前頭皮質における運動階層のさまざまな段階が，動作計画の実行をサポートするために結び付けられている．その結合性は，一般に前頭前から運動前，そして運動皮質へと下流へ向かって流れる．それぞれの動作ドメインにおけるすべての段階は，双方向性に連結されており，加えて，基底核を通る皮質下のループを通して互いに連結されている．一連の動作を処理する中で，直列的処理だけでなく並列的処理が動作ドメイン内，および動作ドメイン間で起こっている．

　眼窩内側前頭前皮質は情動行動の開始および統合に関与している．それは，内的環境についての辺縁系由来の情報を背側皮質へ伝達し，そして，それによ

り意思決定において役割を果たす。加えて，眼窩内側皮質は情動記憶の重要な貯蔵庫である。

認知的，および情動的行動のシークエンスにおいて，相互作用リンクの円環状の流れにより，有機体はその環境に結び付けられており，すなわちそれが知覚動作サイクルである。感覚処理と引き続いて起こる環境に対する動作のサイクルは，次に新しい感覚入力を導くのだが，こうした様式は神経システムとその感覚と運動階層のすべての段階にあてはまる。最上級の段階では，サイクルは後部の連合野と前頭前皮質の双方向性結合により完結する。それらにより，前頭前皮質が時間を超えた随伴性を媒介すること，すなわち，行動構造における時間のギャップに架橋することが可能となる。

新奇な連続的行動を実行する場合，前頭前皮質の動作ドメインは連続した感覚と動作のユニットを統合する。すなわち，新しい構造の一部を構成するいくつかの決まった作業は，その構造の中におさまっているのだが，より低い階層に表象されている。前頭前皮質はそれらを適切なタイミングでその構造に組み入れ，動作とスキーマとゴールの間の随伴性を含む，その中のすべての時間的随伴性と一致させる。

より下位の自動的な動作を新しい行動構造の中に統合することは，おそらく前頭前皮質からより下位の運動レベルへと連結している結合ループを通して媒介される。時間を超えた随伴性は，一部は前頭前皮質と後部皮質領域の双方向性の結合により媒介されている。これらの結合を通して，おそらく皮質下核を通しても，前頭前皮質はその時間的統合の機能を発揮する。これらの機能は遅延課題によりうまく検査，研究することができる，なぜなら，これらの課題におけるそれぞれの試行は，実験的に統制可能な時間を超えた随伴性を持つ新奇な行動構造だからである。

前頭前皮質の時間的統合機能は基本的に三つである。

1. 活動的短期記憶あるいは作働記憶

この機能は次の動作のための一時的な情報の保持である。その内容は，感覚であるかもしれないし，あるいは運動であるかもしれない，また，古い記憶のその場限りの一時的活性化により成り立っているのかもしれない。この種の短期記憶，あるいは　記憶の状態は，主に背外側前頭前皮質の動作ドメインの機

能である．それは，再帰性回路を通した反響により神経ネットワークの中で活性を維持する．

2. セット，あるいは運動注意

それは，ある特定の運動行為を選択すること，そして，感覚と運動システムをそのために準備することにより成り立っている．その選択は，運動記憶の確立されたレパートリーの中からなされる．この機能は，計画の実行に不可欠であり（時間的に拡大されたセット），そしてまた，おそらく前内側皮質の影響下にはあるが，背外側前頭前皮質に基礎を置いている．

3. 抑制性の制御

この機能により行動構造は，外的および内的干渉から守られている．干渉の重要な源は，現在の動作と似ているが不適切な感覚と運動の記憶である．妨害を抑制することで，この機能は注意の排除的役割を果たしている．抑制性制御は主に眼窩内側前頭前皮質に基礎を置き，多様な皮質と皮質下領域に影響を及ぼす．

まとめると，この章で私は行動の時間的組織化における，三つの下位機能，すなわち短期記憶，セット，そして抑制性制御により支えられている前頭前皮質の非常に重要な機能を概説してきた．それらにより，ゴールに向かって新奇な行動構造を順序だって，目的にかなうように実行することができる．すなわち，言いかえると，それにより新しい動作の「シンタックス」が確保される（発話においては文字通り）．概説したモデルはいくつかの方法論から得られたデータと一致している．それはまた，前頭前野機能の認知とネットワークモデルや章の最後で議論した機能障害とも一致する．

訳者あとがき

　本書は The Prefrontal Cortex : Anatomy, Physiology, and Neuropsychology of the Frontal Lobe（Third Edition）/ Joaquín M. Fuster, Lippincott-Raven, Philadelphia, 1997 の全訳である。本書はすでに数多くの文献に引用されてきた定評のある前頭前皮質に関する包括的なテキストである。また著者の Fuster 教授は，前頭前皮質の認知機能の機構につき主として電気生理学の分野で数々の業績を発表し続けておられる神経科学の分野における世界的碩学である。1980 年に本書と同名の書を初版されて以後改訂を重ねた第三版が本書の原本である。翻訳には京都府立医科大学精神医学教室の高次脳機能勉強会に参加した者のうち有志のグループが当たった。また同教室福居顯二教授の御監修をいただいた。

　長年にわたる著者自身の研究と，19-20 世紀の前頭葉・前頭前野に関する膨大な文献と業績を渉猟し，これらを適切に整理してわれわれに提供されていることにまず驚かされる。その範囲は解剖・生理学・生化学・薬理学から臨床医学，心理学，動物とヒトの神経心理学と行動学，また最新の画像撮像法や情報科学の分野にまで及んでいる。そして何よりも，本書の眼目は多彩で多重的な前頭前皮質の機能を，一つの概念モデルによって統一的かつ包括的に説明しようする趣旨によって一貫されているところにあると思われる。過去に積み重ねられてきた広範な分野に渡る業績は，前頭前皮質機能の統一的概念，即ち情報と記憶の時間的統合（temporal organization）という機能を裏付けるために集約されて行く。その統一的概念形成にはあくまで実証的な科学的研究が基礎となり，臨床神経学・精神医学・神経心理学等の 100 年以上の知見の積み重ねを情報科学理論で周辺を補強するという構成で，本書は成り立っている。

　著者は，スペインのバルセロナ生まれで，現在カリフォルニア大学ロサンゼルス校の医学部，精神医学・生物行動科学の教授の職にある（Professor of Psychiatry and Biobehavioral Sciences, Neuropsychiatric Institute and Brain Research Institute）。単一神経細胞活動を記録することによる前頭前皮質機能の研究を中心とする業績により 1960 年以降米国と欧州において数々の賞を受

け，American Psychiatric Association，American Association for the Advancement of Science，European Neuroscience Association 等に所属し活躍を続けている。1970年代に動物の遅延反応課題テストの遅延期に自発的活動を続ける前頭前皮質細胞を "provisional memory cell" と名づけ，現在作働記憶と呼ばれている機能を担う細胞と位置づけた。教授は遅延期の間に放電を持続する細胞の種類を分類し，一部は手がかり情報を記憶しそれを保持し続ける記憶を担い，他のものは回答を示し報酬を獲得するための動作準備を構成する行動準備の機能を持つものであると考えた。この実験結果は本書の初版に記載され，その際の説明図は本書にも引き継がれている。この生理学的現象を発展させ，本書に詳説されているような前頭前皮質，新皮質，基底核，辺縁系を含む脳全体を，環境に即した最良の行動の選択を決断するための階層的機能機構として考える説を展開するに到っている。特に，新奇な（novel）問題の解決のためには，作働記憶，運動注意そして抑制性制御が不可欠であることが強調され，これらの機能を担う領域と前頭前皮質，なかでも背外側皮質との反響的な相互機能関係について広範な事実が提示されている。これらの現象を統一して説明するために，文章はしばしばかなり長文となり，翻訳に難渋させられたのも正直なところである。また，著者はいくつかの独自の術語を新しい概念の説明に使用している。Cross temporal contingency はその一例であって，私たちは，電気生理学においてすでに CNV の訳語として使用されている例にならって「時間を超えた随伴性」と訳した。前述した temporal organization という術語とならんで著者の説を説明するキーワードとなっている。他に perception-action cycle（知覚動作サイクル），motor attention（運動注意）も著者独自の概念語である。また著者は working memory（Baddeley による）をヒトのみに限定される機能として使用されているとして，この機能はヒト以外の霊長類にも認められる機能であることから，active short-term memory（活動的短期記憶）という術語を用いている。

　本書は八章よりなり，序章である第一章に続き第二，三章で解剖と生化学・神経伝達，第四章で動物の神経心理学を扱った後に第五章で前頭前皮質細胞の神経生理学が詳細に紹介され，多くの日本人研究者の業績が引用されている。第六章は主として前頭前皮質損傷の臨床例の特異的症状分析が展望されてい

る。第七章にニューロイメージングによる前頭前皮質の機能解析がなされた後，最終章でこれまで述べられてきた資料が temporal organization of behavior という概念のもとに統括される。広範な文献渉猟と長年にわたる著者の研究の総括がここに提示されていて，他者の追随を許さない貴重なテキストとなっている。

　本書を上梓するに当たっては福居教授に多大のご尽力とご助言を頂きかつ監修をいただいた。ここに訳者一同深甚なる謝意を申し上げたい。また，出版社との連絡には上田，成本が，索引作成と語句の統一には成本と福島が業務を担当してくれた。訳者一同その労を多としているところである。

　末尾ながら，発行を承諾いただきお世話いただいた新興医学出版社編集部と服部治夫氏に厚く御礼申し上げる。

訳者一同を代表して
佐藤能史
2006年11月

文　献

Abbie, A.A. (1940): Cortical lamination in the Monotremata. *J. Comp. Neurol.*, 72:428–467.
Abbie, A.A. (1942): Cortical lamination in a polyprotodont marsupial, *Perameles nassuta*. *J. Comp. Neurol.*, 76:509–536.
Abplanalp, J.M. and Mirsky, A.F. (1973): Electroencephalographic correlates of delayed-alternations and visual discrimination learning in rhesus monkeys. *J. Comp. Physiol. Psychol.*, 85:123–131.
Ackerly, S.S. (1964): A case of paranatal bilateral frontal lobe defect observed for thirty years. In: *Frontal Granular Cortex and Behavior*, edited by J.M. Warren and K. Akert, pp. 192–218. McGraw-Hill, New York.
Ackerly, S.S. and Benton, A.L. (1947): Report of case of bilateral frontal lobe defect. *Res. Publ. Ass. Nerv. Ment. Dis.*, 27:479–504.
Adey, W.R. (1974): Biophysical and metabolic bases of cooling effects on cortical membrane potentials in the cat. *Exp. Neurol.*, 42:113–140.
Adey, W.R. and Meyer, M. (1952): An experimental study of hippocampal afferent pathways from prefrontal and cingulate areas in the monkey. *J. Anat.*, 86:58–74.
Adey, W.R., Walter, D.O., and Lindsley, D.F. (1962): Subthalamic lesions: Effects on learned behavior and correlated hippocampal and subcortical slow-wave activity. *Arch. Neurol.*, 6:194–207.
Adolfsson, R., Gottfries, C.G., Roos, B.E., and Winblad, B. (1979): Changes in the brain catecholamines in patients with dementia of Alzheimer type. *Brit. J. Psychiat.*, 135:216–223.
Adrianov, O.S. (1978): Projection and association levels of cortical integration. In: *Architectonics of the Cerebral Cortex*, edited by M.A.B. Brazier and H. Petsche, pp. 411–426. Raven Press, New York.
Adrianov, O.S. and Mering, T.A. (1959): *Atlas of Canine Brain*. Medgiz, Moscow.
Aggleton, J.P., Neave, N., Nagle, S., and Sahgal, A. (1995): A comparison of the effects of medial prefrontal, cingulate cortex, and cingulum bundle lesions on tests of spatial memory: Evidence of a double dissociation between frontal and cingulum bundle contributions. *J. Neurosci.*, 15:7270–7281.
Ajuriaguerra, J. and Hécaen, H. (1960): *Le Cortex Cerebral*. Masson, Paris.
Akbarian, S., Kim, J.J., Potkin, S.G., Hagman, J.O., Tafazzoli, A., Bunney, W.E., Jr., and Jones, E.G. (1995): Gene expression for glutamic acid decarboxylase is reduced without loss of neurons in prefrontal cortex of schizophrenics. *Arch. Gen. Psychiatry*, 52:258–266.
Akert, K. (1964): Comparative anatomy of frontal cortex and thalamofrontal connections. In: *The Frontal Granular Cortex and Behavior*, edited by J.M. Warren and K. Akert, pp. 372–396. McGraw-Hill, New York.
Akert, K., Orth, O.S., Harlow, H.F., and Schiltz, K.A. (1960): Learned behavior of rhesus monkeys following neocortical bilateral prefrontal lobotomy. *Science*, 132:1944–1945.
Albert, M.L., Goodglass, H., Helm, N.A., Rubens, A.B., and Alexander, M.P. (1981): *Clinical Aspects of Dysphasia*. Springer, New York.
Alexander, G.E. (1982): Functional development of frontal association cortex in monkeys: Behavioral and electrophysiological studies. *Neurosciences Res. Prog. Bull.*, 20:471–479.
Alexander, G.E. and Crutcher, M.D. (1990a): Neural representations of the target (goal) of visually guided arm movements in three motor areas of the monkey. *J. Neurophysiol.*, 64:164–178.
Alexander, G.E. and Crutcher, M.D. (1990b): Preparation for movement: Neural representations of intended direction in three motor areas of the monkey. *J. Neurophysiol.*, 64:133–150.

Alexander, G.E., DeLong, M.R., and Crutcher, M.D. (1992): Do cortical and basal ganglia motor areas use 'motor programs' to control movement? *Behav. Brain Sci.*, 15:656–665.

Alexander, G.E. and Fuster, J.M. (1973): Effects of cooling prefrontal cortex on cell firing in the nucleus medialis dorsalis. *Brain Res.*, 61:93–105.

Alexander, G.E. and Goldman, P.S. (1978): Functional development of the dorsolateral prefrontal cortex: An analysis utilizing reversible cryogenic depression. *Brain Res.*, 143:233–249.

Alexander, G.E., Newman, J.D., and Symmes, D. (1976): Convergence of prefrontal and acoustic inputs upon neurons in the superior temporal gyrus of the awake squirrel monkey. *Brain Res.*, 116:334–338.

Allen, W.F. (1940): Effect of ablating the frontal lobes, hippocampi, and occipito-parieto-temporal (excepting pyriform areas) lobes on positive and negative olfactory conditioned reflexes. *Am. J. Physiol.*, 128:754–771.

Allen, W.F. (1943): Results of prefrontal lobectomy on acquired and on acquiring correct conditioned differential responses with auditory, general cutaneous and optic stimuli. *Am. J. Physiol.*, 139:525–531.

Alnaes, E., Kaada, B.R., and Wester, K. (1973): EEG synchronization and sleep induced by stimulation of the medial and orbital frontal cortex in cat. *Acta Physiol. Scand.*, 87:96–104.

Alzheimer, A. (1911): Über eigenartige Krankheitsfälle des späteren Alters. *Z. Gesamte Neurol. Psychiatr.*, 4:356–385.

Amaral, D.G. (1987): Memory: Anatomical organization of candidate brain regions. In: *Handbook of Physiology; Nervous System, Vol. V: Higher Functions of the Brain, Part 1*, edited by F. Plum, pp. 211–294. Amer. Physiol. Soc., Bethesda.

Amaral, D.G. and Price, J.L. (1984): Amygdalo-cortical projections in the monkey *(Macaca fascicularis)*. *J. Comp. Neurol.*, 230:465–496.

American Psychiatric Association (1994): *Diagnostic and Statistical Manual of Mental Disorders (DSM-IV)*, Washington, DC.

Amit, D.J. (1990): Attractor neural networks and biological reality: associative memory and learning. *Future Generation Comput. Sys.*, 6:111–119.

Anand, B.K. and Brobeck, J.R. (1951): Hypothalamic control of food intake in rats and cats. *Yale Journal of Biology and Medicine*, 24:123–140.

Anand, B.K., Dua, S., and Chhina, G.S. (1958): Higher nervous control over food intake. *Ind. Jour. Med. Res.*, 46:277–287.

Andersen, R.A., Asanuma, C., and Cowan, W.M. (1985): Callosal and prefrontal associational projecting cell populations in area 7A of the macaque monkey: A study using retrogradely transported fluorescent dyes. *J. Comp. Neurol.*, 232:443–455.

Anderson, M.C. and Spellman, B.A. (1995): On the status of inhibitory mechanisms in cognition: Memory retrieval as a model case. *Psychological Review*, 102:68–100.

Anderson, R.M., Hunt, S.C., Stoep, A.V., and Pribram, K.H. (1976): Object permanency and delayed response as spatial context in monkeys with frontal lesions. *Neuropsychologia*, 14:481–490.

Anderson, S.W., Damasio, H., Jones, R.D., and Tranel, D. (1991): Wisconsin Card Sorting Test performance as a measure of frontal lobe damage. *J. Clin. Exp. Neuropsychol.*, 13:909–922.

Andreasen, N., Nasrallah, H.A., Dunn, V., Olson, S.C., Grove, W.M., Ehrhardt, J.C., Coffman, J.A., and Crossett, J.H.W. (1986): Structural abnormalities in the frontal system in schizophrenia. *Arch. Gen. Psychiatry*, 43:136–144.

Andreasen, N.C., Ehrhardt, J.C., Swayze, V.W. II., Alliger, R.J., Yuh, W.T.C., Cohen, G., and Ziebell, S. (1990a): Magnetic resonance imaging of the brain in schizophrenia. *Arch. Gen. Psychiatry*, 47:35–44.

Andreasen, N.C., Swayze, V.W. II., Flaum, M., Yates, W.R., Arndt, S., and McChesney, C. (1990b): Ventricular enlargement in schizophrenia evaluated with computed tomographic scanning. *Arch. Gen. Psychiatry*, 47:1008–1015.

Andreasen, N.C., Flashman, L., Flaum, M., Arndt, S., Swayze, V.W. II., O'Leary, D.S., Ehrhardt, J.C., and Yuh, W.T.C. (1994): Regional brain abnormalities in schizophrenia measured with magnetic resonance imaging. *JAMA*, 272:1763–1769.

Andreasen, N.C., O'Leary, D.S., Arndt, S., Cizadlo, T., Hurtig, R., Rezai, K., Watkins, G.L., Boles Ponto, L.L., and Hichwa, R.D. (1995): Short-term and long-term verbal memory: A positron emission tomography study. *Proc. Natl. Acad. Sci. USA*, 92:5111–5115.

Andreasen, N.C., Rezai, K., Alliger, R., Swayze, V.W., II., Flaum, M., Kirchner, P., Cohen, G., and O'Leary, D.S. (1992): Hypofrontality in neuroleptic-naive patients and in patients with chronic schizophrenia. *Arch. Gen. Psychiatry*, 49:943–958.

Angelergues, R., Hécaen, H., and Ajuriaguerra, J. (1955): Les troubles mentaux au cours des tumeurs du lobe frontal. *Ann. Med. Psychol.*, 113:577–642.
Angevine, J.B. (1970): Critical cellular events in the shaping of neural centers. In: *The Neurosciences: Second Study Program*, edited by F.O. Schmitt, pp. 62–72. Rockefeller University Press, New York.
Arbib, M.A. (1981): Perceptual structures and distributed motor control. In: *Handbook of Physiology; Nervous System, Vol. II*, edited by V.B. Brooks, pp. 1448–1480. Amer. Physiol. Soc., Bethesda.
Arbib, M.A. (1985): Schemas for the temporal organization of behaviour. *Hum. Neurobiology*, 4:63–72.
Arbuckle, T.Y., Gold, D., and Andres, D. (1986): Cognitive functioning of older people in relation to social and personality variables. *J. Psychol. Aging*, 1:55–62.
Ariel, R.N., Golden, C.J., Berg, R.A., Quaife, M.A., Dirksen, J.W., Forsell, T., Wilson, J., and Graber, B. (1983): Regional cerebral blood flow in schizophrenics. *Arch. Gen. Psychiatry*, 40:258–263.
Ariëns Kappers, C.N., Huber, G., and Crosby, E.C. (1960): *The Comparative Anatomy of the Nervous System of Vertebrates, Including Man*. Hafner, New York.
Arikuni, T. and Kubota, K. (1986): The organization of prefrontocaudate projections and their laminar origin in the Macaque monkey: A retrograde study using HRP-gel. *J. Comp. Neurol.*, 244:492–510.
Armstrong, D.M., Saper, C.B., Levey, A.I., Wainer, B.H., and Terry, R.D. (1983): Distribution of cholinergic neurons in rat brain: Demonstrated by the immunocytochemical localization of choline acetyltransferase. *J. Comp. Neurol.*, 216:53–68.
Arnsten, A.F.T. and Goldman-Rakic, P.S. (1984): Selective prefrontal cortical projections to the region of the locus coeruleus and raphe nuclei in the rhesus monkey. *Brain Res.*, 306:9–18.
Arnsten, A.F.T. and Goldman-Rakic, P.S. (1985): 2-Adrenergic mechanisms in prefrontal cortex associated with cognitive decline in aged nonhuman primates. *Science*, 230:1273–1276.
Asanuma, C., Thach, W.T., and Jones, E.G. (1983): Distribution of cerebellar terminations and their relation to other afferent terminations in the ventral lateral thalamic region of the monkey. *Brain Res. Reviews*, 5:237–265.
Asanuma, H. (1975): Recent developments in the study of the columnar arrangement of neurons within the motor cortex. *Physiol. Rev.*, 55:143–156.
Astruc, J. (1971): Corticofugal connections of area 8 (frontal eye field) in *Macaca mulatta*. *Brain Res.*, 33:241–256.
Auer, J. (1956): Terminal degeneration in the diencephalon after ablation of the frontal cortex in the cat. *J. Anat.*, 90:30–41.
Auleytner, B. and Brutkowski, S. (1960): Effects of bilateral prefrontal lobectomy on the classical (type I) defensive conditioned reflexes and some other responses related to defensive behavior in dogs. *Acta Biol. Exp. (Warsaw)*, 20:243–262.
Azuma, M. and Suzuki, H. (1984): Properties and distribution of auditory neurons in the dorsolateral prefrontal cortex of the alert monkey. *Brain Res.*, 298:343–346.
Bachevalier, J., Landis, L.S., Walker, L.C., Brickson, M., Mishkin, M., Price, D.L., and Cork, L.C. (1991): Aged monkeys exhibit behavioral deficits indicative of widespread cerebral dysfunction. *Neurobiol. Aging*, 12:99–111.
Bachevalier, J. and Mishkin, M. (1986): Visual recognition impairment follows ventromedial but not dorsolateral prefrontal lesions in monkeys. *Behav. Brain Res.*, 20:249–261.
Baddeley, A. (1986): *Working Memory*. Clarendon Press, Oxford.
Baddeley, A. (1992): Working memory. *Science*, 255:556–559.
Baddeley, A. (1995): Working memory. In: *The Cognitive Neurosciences*, edited by M.S. Gazzaniga et al., pp. 755–764. MIT Press, Cambridge, MA.
Bahmanyar, S., Higgins, G.A., Goldgaber, D., Lewis, D.A., Morrison, J.H., Wilson, M.C., Shankar, S.K., and Gajdusek, D.C. (1987): Localization of amyloid protein messenger RNA in brains from patients with Alzheimer's disease. *Science*, 237:77–80.
Bailey, P. and Bonin, G. von (1951): *The Isocortex of Man*. University of Illinois Press, Urbana.
Bailey, P., Bonin, G. von, Davis, E.W., Garol, H.W., and McCulloch, W.S. (1944): Further observations on the associational pathways in the brain of Macaca mulatta. *J. Neuropathol. Exp. Neurol.*, 3:413–415.
Bailey, P., Bonin, G. von, and McCulloch, W.B. (1950): *The Isocortex of the Chimpanzee*. University of Illinois Press, Urbana.
Bailey, P. and Bremer, F. (1938): A sensory cortical representation of the vagus nerve. *J. Neurophysiol.*, 1:405–412.
Bailey, P. and Sweet, W.H. (1940): Effects on respiration, blood pressure and gastric motility of stimulation of orbital surface of frontal lobe. *J. Neurophysiol.*, 3:276–281.

Baker, S.C., Rogers, R.D., Owen, A.M., Frith, C.D., Dolan, R.J., Frackowiak, R.S.J., and Robbins, T.W. (1996): Neural systems engaged by planning: A PET study of the Tower of London task. *Neuropsychologia*, 34:515–526.

Ballard, D.H. (1986): Cortical connections and parallel processing: structure and function. *Behav. Brain Sci.*, 9:67–120.

Ballard, D.H., Hayhoe, M.M., and Pelz, J.B. (1995): Memory representations in natural tasks. *J. Cognit. Neurosci.*, 7:66–80.

Ban, T., Shiwa, T., and Kawamura, K. (1991): Cortico-cortical projections from the prefrontal cortex to the superior temporal sulcal area (STs) in the monkey studied by means of HRP method. *Arch. Ital. Biol.*, 129:259–272.

Bannon, M.J. and Roth, R.H. (1983): Pharmacology of mesocortical dopamine neurons. *Pharmacological Reviews*, 35:53–68.

Bapi, R.S. and Levine, D.S. (1994): Modeling the role of frontal lobes in sequential task performance. I. Basic structure and primacy effects. *Neural Networks*, 7:1167–1180.

Barbas, H. (1993): Organization of cortical afferent input to orbitofrontal areas in the rhesus monkey. *Neuroscience*, 56:841–864.

Barbas, H. and De Olmos, J. (1990): Projections from the amygdala to basoventral and mediodorsal prefrontal regions in the rhesus monkey. *J. Comp. Neurol.*, 300:549–571.

Barbas, H., Henion, T.H.H., and Dermon, C.R. (1991): Diverse thalamic projections to the prefrontal cortex in the rhesus monkey. *J. Comp. Neurol.*, 313:65–94.

Barbas, H. and Mesulam, M-M. (1981): Organization of afferent input to subdivisions of area 8 in the rhesus monkey. *J. Comp. Neurol.*, 200:407–431.

Barbas, H. and Mesulam, M-M. (1985): Cortical afferent input to the principalis region of the rhesus monkey. *Neuroscience*, 15:619–637.

Barbas, H. and Pandya, D.N. (1989): Architecture and intrinsic connections of the prefrontal cortex in the rhesus monkey. *J. Comp. Neurol.*, 286:353–375.

Barbizet, J. (1970): *Human Memory and its Pathology*. Freeman, San Francisco.

Barbizet, J., Duizabo, P., and Flavigny, R. (1975): Rôle des lobes frontaux dans le langage. *Rev. Neurol.*, 131:525–544.

Baron, J.C., Petit-Taboué, M.C., LeDoze, F., Desgranges, B., Ravenel, N., and Marchal, G. (1994): Right front cortex hypometabolism in transient global amnesia: A PET study. *Brain*, 117:545–552.

Barone, P. and Joseph, J.-P. (1989a): Prefrontal cortex and spatial sequencing in macaque monkey. *Exp. Brain Res.*, 78:447–464.

Barone, P. and Joseph, J.-P. (1989b): Role of the dorsolateral prefrontal cortex in organizing visually guided behavior. *Brain Behav. Evol.*, 33:132–135.

Barris, R.W. and Schuman, H.R. (1953): Bilateral anterior cingulate gyrus lesions: Syndrome of the anterior cingulate gyri. *Neurology*, 3:44–52.

Bartus, R.T. (1990): Drugs to treat age-related neurodegenerative problems. *J. Am. Geriat. Soc.*, 38:680–695.

Bartus, R.T., Dean, R.L. III, Beer, B., and Lippa, A.S. (1982): The cholinergic hypothesis of geriatric memory dysfunction. *Science*, 217:408–417.

Bartus, R.T., Fleming, D., and Johnson, H.R. (1978): Aging in the rhesus monkey: Debilitating effects on short-term memory. *J. Gerontol.*, 33:858–871.

Bartus, R.T. and Le Vere, T.E. (1977): Frontal decortication in rhesus monkeys: A test of the interference hypothesis. *Brain Res.*, 119:233–248.

Bates, J.F. and Goldman-Rakic, P.S. (1993): Prefrontal connections of medial motor areas in the rhesus monkey. *J. Comp. Neurol.*, 336:211–228.

Bättig, K., Rosvold, H.E., and Mishkin, M. (1960): Comparison of the effects of frontal and caudate lesions on delayed response and alternation in monkeys. *J. Comp. Physiol. Psychol.*, 53:400–404.

Bättig, K., Rosvold, H.E., and Mishkin, M. (1962): Comparison of the effects of frontal and caudate lesions on discrimination learning in monkeys. *J. Comp. Physiol. Psychol.*, 55:458–463.

Batuev, A.S. (1969): The frontal lobes and the processes of synthesis in the brain. *Brain Behav. Evol.*, 2:202–212.

Batuev, A.S. (1994): Two neuronal systems involved in short-term spatial memory in monkeys. *Acta Neurobiol. Exp.*, 54:335–344.

Batuev, A.S., Kursina, N.P., and Shutov, A.P. (1990): Unit activity of the medial wall of the frontal cortex during delayed performance in rats. *Behav. Brain Res.*, 41:95–102.

Batuev, A.S., Orlov, A.A., and Pirogov, A.A. (1981): Short-term spatiotemporal memory and cortical unit reactions in the monkey. *Acta Physiologica Hungarica*, 58:207–216.

Batuev, A.S., Pirogov, A.A., and Orlov, A.A. (1979): Unit activity of the prefrontal cortex during delayed alternation performance in monkey. *Acta Physiologica Hungarica*, 53:345–353.
Bauer, R.H. and Fuster, J.M. (1976): Delayed-matching and delayed-response deficit from cooling dorsolateral prefrontal cortex in monkeys. *J. Comp. Physiol. Psychol.*, 90:293–302.
Bauer, R.H. and Fuster, J.M. (1978): Effects of d-amphetamine and prefrontal cortical cooling on delayed matching-to-sample behavior. *Pharmacol. Biochem. Behav.*, 8:243–249.
Baxter, L.R., Phelps, M.E., Mazziotta, J.C., Guze, B.H., Schwartz, J.M., and Selin, C.E. (1987): Local cerebral glucose metabolic rates in obsessive-compulsive disorder. *Arch. Gen. Psychiatry*, 44:211–218.
Baxter, L.R., Jr., Phelps, M.E., Mazziotta, J.C., Schwartz, J.M., Gerner, R.H., Selin, C.E., and Sumida, R.M. (1985): Cerebral metabolic rates for glucose in mood disorders: Studies with positron emission tomography and fluorodeoxyglucose F 18. *Arch. Gen. Psychiatry*, 42:441–447.
Baxter, L.R., Jr., Saxena, S., Brody, A.L., Ackermann, R.F., Colgan, M., Schwartz, J.M., Allen-Martinez, Z., Fuster, J.M., and Phelps, M.E. (1996): Brain mediation of obsessive-compulsive disorder symptoms: Evidence from functional brain imaging studies in the human and nonhuman primate. *Seminars in Clinical Neuropsychiatry*, 1:32–47.
Baxter, L.R., Jr., Schwartz, J.M., Mazziotta, J.C., Phelps, M.E., Pahl, J.J., Guze, B.H., and Fairbanks, L. (1988): Cerebral glucose metabolic rates in nondepressed patients with obsessive-compulsive disorder. *Am. J. Psychiatry*, 145:1560–1563.
Baxter, L.R., Jr., Schwartz, J.M., Phelps, M.E., Mazziotta, J.C., Guze, B.H., Selin, C.E., Gerner, R.H., and Sumida, R.M. (1989): Reduction of prefrontal cortex glucose metabolism common to three types of depression. *Arch. Gen. Psychiatry*, 46:243–250.
Bechterew, W. (1911): *Die Funktionen der Nervencentra, Vol. 3*. Fischer, Jena.
Becker, M.G., Isaac, W., and Hynd, G.W. (1987): Neuropsychological development of nonverbal behaviors attributed to "frontal lobe" functioning. *Dev. Neuropsychol.*, 3:275–298.
Beckstead, R.M. (1976): Convergent thalamic and mesencephalic projections to the anterior medial cortex in the rat. *J. Comp. Neurol.*, 166:403–416.
Bely, B.I. (1985): Psychic disorders in patients with unilateral frontal tumors. *Z. Nevropatol. Psikhiat.*, 85:224–232.
Bender, M.B. (1955): The eye-centering system: A theoretical consideration. *Arch. Neurol. Psychiatry*, 73:685–699.
Benes, F.M. and Bird, E.D. (1987): An analysis of the arrangement of neurons in the cingulate cortex of schizophrenic patients. *Arch. Gen. Psychiatry*, 44:608–616.
Benes, F.M., Davidson, J., and Bird, E.D. (1986): Quantitative cytoarchitectural studies of the cerebral cortex of schizophrenics. *Arch. Gen. Psychiatry*, 43:31–35.
Benes, F.M., Majocha, R., Bird, E.D., and Marotta, C.A. (1987): Increased vertical axon numbers in cingulate cortex of schizophrenics. *Arch. Gen. Psychiatry*, 44:1017–1021.
Benevento, L.A., and Fallon, J.H. (1975): The projection of occipital cortex to orbital cortex in the rhesus monkey *(Macaca mulatta)*. *Exp. Neurol.*, 46:402–408.
Benevento, L.A., Fallon, J., Davis, B.J., and Rezak, M. (1977): Auditory-visual interaction in single cells in the cortex of the superior temporal sulcus and the orbital frontal cortex of the macaque monkey. *Exp. Neurol.*, 57:849–855.
Benkelfat, C., Nordahl, T.E., Semple, W.E., King, A.C., Murphy, D.L., and Cohen, R.M. (1990): Local cerebral glucose metabolic rates in obsessive-compulsive disorder: Patients treated with clomipramine. *Arch. Gen. Psychiatry*, 47:840–848.
Benson, D.F. and Geschwind, N. (1975): Psychiatric conditions associated with focal lesions of the central nervous system. In: *American Handbook of Psychiatry; Vol. IV*, edited by M.F. Reiser, pp. 208–243. Basic Books, New York.
Benson, D.F., Kuhl, D.E., Hawkins, R.A., Phelps, M.E., Cummings, J.L., and Tsai, S.Y. (1983): The fluorodeoxyglucose 18F scan in Alzheimer's disease and multi-infarct dementia. *Arch. Neurol.*, 40:711–714.
Benton, A.L. (1968): Differential behavioral effects in frontal lobe disease. *Neuropsychologia*, 6:53–60.
Benton, A.L., Eslinger, P.J., and Damasio, A.R. (1981): Normative observations on neuropsychological test performances in old age. *J. Clin. Neuropsychol.*, 3:33–42.
Benton, A.L. and Hamscher, K. (1978): *Multilingual Aphasia Examinations*. University of Iowa Press, Iowa City.
Berger, B., Gaspar, P., and Verney, C. (1991): Dopaminergic innervation of the cerebral cortex: unexpected differences between rodents and primates. *Trends in NeuroSciences*, 14:21–27.

Berger, B., Thierry, A.M., Tassin, J.P., and Moyne, M.A. (1976): Dopaminergic innervation of the rat prefrontal cortex: A fluorescence histochemical study. *Brain Res.*, 106:133–145.
Beritoff, J.S. (1971): *Vertebrate Memory*. Plenum, New York.
Berman, K.F., Doran, A.R., Pickar, D., and Weinberger, D.R. (1993): Is the mechanism of prefrontal hypofunction in depression the same as in schizophrenia? Regional cerebral bloodflow during cognitive activation. *Brit. J. Psychiat.*, 162:183–192.
Berman, K.F., Ostrem, J.L., Randolph, C., Gold, J., Goldberg, T.E., Coppola, R., Carson, R.E., Herscovitch, P., and Weinberger, D.R. (1995): Physiological activation of a cortical network during performance of the Wisconsin Card Sorting Test: A positron emission tomography study. *Neuropsychologia*, 33:1027–1046.
Berman, K.F. and Weinberger, D.R. (1990): Lateralisation of cortical function during cognitive tasks: regional cerebral blood flow studies of normal individuals and patients with schizophrenia. *J. Neurol. Neurosurg. Psychiat.*, 53:150–160.
Berman, K.F., Zec, R.F., and Weinberger, D.R. (1986): Physiologic dysfunction of dorsolateral prefrontal cortex in schizophrenia. II. Role of neuroleptic treatment, attention, and mental effort. *Arch. Gen. Psychiatry*, 43:126–135.
Bertler, A., Carlsson, A., and Rosengren, R. (1958): A method for the fluorimetric determination of adrenaline and noradrenaline in tissues. *Acta Physiol. Scand.*, 44:273–292.
Betz, W. (1874): Anatomischer Nachweis zweier Gehirncentra. *Centralblatt für die medizinische Wissenschaften*, 12:578–580, 595–599.
Bianchi, L. (1895): The functions of the frontal lobes. *Brain*, 18:497–530.
Bianchi, L. (1922): *The Mechanism of the Brain and the Function of the Frontal Lobes*. Livingstone, Edinburgh.
Bignall, K.E. (1969): Bilateral temporofrontal projections in the squirrel monkey: Origin, distribution and pathways. *Brain Res.*, 13:319–327.
Bignall, K.E. and Imbert, M. (1969): Polysensory and cortico-cortical projections to frontal lobe of squirrel and rhesus monkey. *Electroencephalogr. Clin. Neurophysiol.*, 26:206–215.
Bignall, K.E. and Singer, P. (1967): Auditory, somatic and visual input to association and motor cortex of the squirrel monkey. *Exp. Neurol.*, 18:300–312.
Bishop, G.H. (1965): My life among the axons. *Ann. Rev. Physiol.*, 27:1–18.
Bizzi, E. (1968): Discharge of frontal eye field neurons during saccadic and following eye movements in unanesthetized monkeys. *Exp. Brain Res.*, 6:69–80.
Bizzi, E. and Schiller, P.H. (1970): Single unit activity in the frontal eye fields of unanesthetized monkeys during eye and head movement. *Exp. Brain Res.*, 10:151–158.
Björklund, A., Divac, I., and Lindvall, O. (1978): Regional distribution of catecholamines in monkey cerebral cortex, evidence for a dopaminergic innervation of the primate prefrontal cortex. *Neurosci. Lett.*, 7:115–119.
Blake, M., Meyer, D.R., and Meyer, P.M. (1966): Enforced observation in delayed response learning by frontal monkeys. *J. Comp. Physiol. Psychol.*, 61:374–379.
Blum, R.A. (1948): The effect of bilateral removal of the prefrontal granular cortex on delayed response performance and emotionality in chimpanzee. *Am. Psychol.*, 3:237–238.
Blum, R.A. (1952): Effects of subtotal lesions of frontal granular cortex on delayed reaction in monkeys. *Arch. Neurol. Psychiatry*, 67:375–386.
Blumer, D. and Benson, D.F. (1975): Personality changes with frontal and temporal lobe lesions. In: *Psychiatric Aspects of Neurological Disease*, edited by D.F. Benson and D. Blumer, pp. 151–169. Grune & Stratton, New York.
Boch, R.A. and Goldberg, M.E. (1989): Participation of prefrontal neurons in the preparation of visually guided eye movements in the rhesus monkey. *J. Neurophysiol.*, 61:1064–1084.
Bodian, D. (1942): Studies on the diencephalon of the Virginia opposum: III. The thalamo-cortical projection. *J. Comp. Neurol.*, 77:525–575.
Bodner, M., Kroger, J., and Fuster, J.M. (1996): Auditory memory cells in dorsolateral prefrontal cortex. *NeuroReport*, 7:1905–1908.
Bok, S.T. (1959): *Histonomy of the Cerebral Cortex*. Elsevier, Amsterdam.
Bonin, G. von (1948): The frontal lobe of primates: Cytoarchitectural studies. *Res. Publ. Assoc. Res. Nerv. Ment. Dis.*, 27:67–94.
Bonin, G. von (1950): *Essay on the Cerebral Cortex*. Charles C. Thomas, Springfield, Ill.
Bonin, G. von, and Bailey, P. (1947): *The Neocortex of Macaca Mulatta*. University of Illinois Press, Urbana.

Bonin, G. von, and Green, J.R. (1949): Connections between the orbital cortex and diencephalon in the macaque. *J. Comp. Neurol.*, 90:243–254.
Bonin, G. von, and Mehler, W.R. (1971): On columnar arrangement of nerve cells in cerebral cortex. *Brain Res.*, 27:1–9.
Bookheimer, S.Y., Zeffiro, T.A., Blaxton, T., Gaillard, W., and Theodore, W. (1995): Regional cerebral blood flow during object naming and word reading. *Human Brain Map.*, 3:93–106.
Borda, R.P. (1970): The effect of altered drive states on the contingent negative variation (CNV) in rhesus monkeys. *Electroenceph. Clin. Neurophysiol.*, 29:173–180.
Bornstein, R.A. (1986): Contribution of various neuropsychological measures to detection of frontal lobe impairment. *Internat. J. Clin. Neuropsychol.*, 8:18–22.
Bos, J. and Benevento, L.A. (1975): Projections of the medial pulvinar to orbital cortex and frontal eye fields in the rhesus monkey *(Macaca mulatta)*. *Exp. Neurol.*, 49:487–496.
Bouras, C., Magistretti, P.J., and Morrison, J.H. (1986): An immunohistochemical study of six biologically active peptides in the human brain. *Human Neurobiology*, 5:213–226.
Bourgeois, J.P., Goldman-Rakic, P.S., and Rakic, P. (1994): Synaptogenesis in the prefrontal cortex of rhesus monkeys. *Cerebral Cortex*, 4:78–96.
Bourgoin, S., Artaud, F., Adrien, J., Hery, F., Glowinski, J., and Hamon, M. (1977): 5-hydroxytryptamine catabolism in the rat brain during ontogenesis. *J. Neurochem.*, 28:415–422.
Boussaoud, D. and Wise, S.P. (1993): Primate frontal cortex: neuronal activity following attentional versus intentional cues. *Exp. Brain Res.*, 95:15–27.
Bowden, D.M., Goldman, P.S., Rosvold, H.E., and Greenstreet, R.L. (1971): Free behavior of rhesus monkeys following lesions of the dorsolateral and orbital prefrontal cortex in infancy. *Exp. Brain Res.*, 12:265–274.
Bowden, D.M. and McKinney, W.T. (1974): Effects of selective frontal lobe lesions on response to separation in adolescent rhesus monkeys. *Brain Res.*, 75:167–171.
Boyson, S.J., McGonigle, P., and Molinoff, P.B. (1986): Quantitative autoradiographic localization of the D_1 and D_2 subtypes of dopamine receptors in rat brain. *J. Neurosci.*, 6:3177–3188.
Braak, E., Braak, H., Strenge, H., and Muhtaroglu, A.-U. (1980): Age-related alterations in the proximal axon segment in lamina IIIab-pyramidal cells of the human isocortex. A Golgi and fine structural study. *J. Hirnforsch.*, 21:531–535.
Brailowsky, S., Knight, R.T., Blood, K., and Scabini, D. (1986): Gamma-Aminobutyric acid-induced potentiation of cortical hemiplegia. *Brain Res.*, 362:322–330.
Brashers-Krug, T., Shadmehr, R., and Bizzi, E. (1996): Consolidation in human motor memory. *Nature*, 382:252–255.
Breier, A., Buchanan, R.W., Elkashef, A., Munson, R.C., Kirkpatrick, B., and Gellad, F. (1992): Brain morphology and schizophrenia: A magnetic resonance imaging study of limbic, prefrontal cortex, and caudate structures. *Arch. Gen. Psychiatry*, 49:921–926.
Brennan, J.F. and Wisniewski, C. (1982): The efficacy of response prevention on avoidance behavior in young and adult rats with prefrontal cortical injury. *Behav. Brain Res.*, 4:117–131.
Bressler, S.L. (1995): Large-scale cortical networks and cognition. *Brain Res. Reviews*, 20:288–304.
Brickner, R. (1934): An interpretation of frontal lobe function based upon the study of a case of partial bilateral frontal lobectomy. *Res. Publ. Assoc. Res. Nerv. Ment. Dis.*, 13:259–351.
Brickner, R.M. (1936): *The Intellectual Functions of the Frontal Lobes*. Macmillan, New York.
Bridges, P.K., Goktepe, E.O., and Maratos, J. (1973): A comparative review of patients with obsessional neurosis and with depression treated by psychosurgery. *Brit. J. Psychiat.*, 123:663–674.
Brizzee, K.R., Ordy, J.M., and Bartus, R.T. (1980): Localization of cellular changes within multimodal sensory regions in aged monkey brain: Possible implications for age-related cognitive loss. *Neurobiol. Aging*, 1:45–52.
Brobeck, J.R., Tepperman, J., and Long, C.N.H. (1943): Experimental hypothalamic hyperphagia in the albino rat. *Yale Journal of Biology and Medicine*, 15:831–853.
Broca, P. (1861): Remarques sur la siége de la faculté du langage articulé, suivi d'une observation d'aphémie. *Bull. Anat. Soc. (Paris)*, 2:300–357.
Brodal, P. (1971): The corticopontine projection in the cat: I. The projection from the proreate gyrus. *J. Comp. Neurol.*, 142:127–139.
Brodmann, K. (1909): *Vergleichende Lokalisationslehre der Grosshirnrinde in ihren Prinzipien dargestellt auf Grund des Zellenbaues*. Barth, Leipzig.
Brodmann, K. (1912): Neue Ergebnisse über die vergleichende histologische Lokalisation der Grosshirnrinde mit besonderer Berücksichtigung des Stirnhirns. *Anat. Anz. (Suppl.)*, 41:157–216.

Brody, B.A., Kinney, H.C., Kloman, A.S., and Gilles, F.H. (1987): Sequence of central nervous system myelination in human infancy. I. An autopsy study of myelination. *Journal of Neuropathology and Experimental Neurology*, 46:283–301.
Brody, B.A. and Pribram, K.H. (1978): The role of frontal and parietal cortex in cognitive processing. Tests of spatial and sequence functions. *Brain*, 101:607–633.
Brody, B.A., Ungerleider, L.G., and Pribram, K.H. (1977): The effects of instability of the visual display on pattern discrimination learning by monkeys: Dissociation produced after resections of frontal and inferotemporal cortex. *Neuropsychologia*, 15:439–448.
Brody, E.G. and Rosvold, H.E. (1952): Influence of prefrontal lobotomy on social interaction in a monkey group. *Psychosom. Med.*, 14:406–415.
Brody, H. (1955): Organization of the cerebral cortex: III. A study of aging in the human cerebral cortex. *J. Comp. Neurol.*, 102:511–556.
Broersen, L.M. (1995): *Prefrontal cortex, dopamine and behaviour in rats*. Doctoral Thesis. University of Utrecht, The Netherlands.
Broersen, L.M., Heinsbroek, R.P.W., De Bruin, J.P.C., Joosten, R.N.J.M.A., van Hest, A., and Olivier, B. (1994): Effects of local application of dopaminergic drugs into the dorsal part of the medial prefrontal cortex of rats in a delayed matching to position task: comparison with local cholinergic blockade. *Brain Res.*, 645:113–122.
Bromberg, M.B., Penney, J.B., Stephenson, B.S., and Young, A.B. (1981): Evidence for glutamate as the neurotransmitter of corticothalamic and corticoubral pathways. *Brain Res.*, 215:369–374.
Brooks, V.B. (1983): Study of brain function by local, reversible cooling. *Rev. Physiol. Biochem. Pharmacol.*, 95:1–109.
Brown, J. (1977): *Mind, Brain, and Consciousness*. Academic Press, New York.
Brown, J.W. (1987): The microstructure of action. In: *The Frontal Lobes Revisited*, edited by E. Perecman, pp. 250–272. IRBN Press, New York.
Brown, R.M., Crane, A.M., and Goldman, P.S. (1979): Regional distribution of monoamines in the cerebral cortex and subcortical structures of the rhesus monkey: Concentrations and in vivo synthesis rates. *Brain Res.*, 168:133–150.
Brown, R.M. and Goldman, P.S. (1977): Catecholamines in neocortex of rhesus monkeys: Regional distribution and ontogenetic development. *Brain Res.*, 124:576–580.
Brozoski, T.J., Brown, R.M., Rosvold, H.E., and Goldman, P.S. (1979): Cognitive deficit caused by regional depletion of dopamine in prefrontal cortex of rhesus monkey. *Science*, 205:929–931.
Bruce, C.J. and Goldberg, M.E. (1984): Physiology of the frontal eye fields. *Trends in NeuroSciences*, 7:436–441.
Bruce, C.J. and Goldberg, M.E. (1985): Primate frontal eye fields. I. Single neurons discharging before saccades. *J. Neurophysiol.*, 53:603–634.
Bruce, C.J., Goldberg, M.E., Bushnell, M.C., and Stanton, G.B. (1985): Primate frontal eye fields. II. Physiological and anatomical correlates of electrically evoked eye movements. *J. Neurophysiol.*, 54:714–734.
Brucher, J.M. (1964): *L'Aire Oculogyre Frontale du Singe: Ses Fonctions et ses Voies Efférentes*. Arscia, Brussels.
Brun, A. (1987): Frontal lobe degeneration of non-Alzheimer type. I. Neuropathology. *Arch. Gerontol. Geriatr.*, 6:193–208.
Bruner, J.S. (1973): *Beyond the Information Given: Studies in the Psychology of Knowing*. W.W. Norton, New York.
Brunia, C.H.M., Haagh, S.A.V.M., and Scheirs, J.G.M. (1985): Waiting to respond: Electrophysiological measurements in man during preparation for a voluntary movement. In: *Motor Behavior*, edited by H. Heuer, U. Kleinbeck, and K.-H. Schmidt, Springer, New York.
Brush, E.S., Mishkin, M., and Rosvold, H.E. (1961): Effects of object preferences and aversions on discrimination learning in monkeys with frontal lesions. *J. Comp. Physiol. Psychol.*, 54:319–325.
Brutkowski, S. (1964): Prefrontal cortex and drive inhibition. In: *The Frontal Granular Cortex and Behavior*, edited by J.M. Warren and K. Akert, pp. 242–270. McGraw-Hill, New York.
Brutkowski, S. (1965): Functions of prefrontal cortex in animals. *Physiol. Rev.*, 45:721–746.
Brutkowski, S. and Dabrowska, J. (1963): Disinhibition after prefrontal lesions as a function of duration of intertrial intervals. *Science*, 139:505–506.
Brutkowski, S., Fonberg, E., and Mempel, E. (1961): Angry behaviour in dogs following bilateral lesions in the genual portion of the rostal cingulate gyrus. *Acta Biol. Exp. (Warsaw)*, 21:199–205.
Brutkowski, S., Konorski, J., Lawicka, W., Stepien, I., and Stepien, L. (1956): The effect of the removal of frontal poles of the cerebral cortex on motor conditioned reflexes in dogs. *Acta Biol. Exp. (Warsaw)*, 17:167–188.

Brutkowski, S. and Mempel, E. (1961): Disinhibition of inhibitory conditioned responses following selective brain lesions in dogs. *Science*, 134:2040–2041.
Brutkowski, S., Mishkin, M., and Rosvold, H.E. (1963): Positive and inhibitory motor CRs in monkeys after ablation of orbital or dorsolateral surface of the frontal cortex. In: *Central and Peripheral Mechanisms of Motor Functions*, edited by E. Gutman, pp. 133–141. Czechoslovakian Academy of Sciences, Prague.
Buchanan, S.L., Thompson, R.H., Maxwell, B.L., and Powell, D.A. (1994): Efferent connections of the medial prefrontal cortex in the rabbit. *Exp. Brain Res.*, 100:469–483.
Buchsbaum, M.S., Cappelletti, J., Ball, R., Hazlett, E., King, A.C., Johnson, J., Wu, J., and DeLisi, L.E. (1984a): Positron emission tomographic image measurement in schizophrenia and affective disorders. *Ann. Neurol.*, 15 (Suppl.):S157–S165.
Buchsbaum, M.S., DeLisi, L.E., Holcomb, H.H., Cappelletti, J., King, A.C., Johnson, J., Hazlett, E., Dowling-Zimmerman, S., Post, R.M., Morihisa, J., Carpenter, W., Cohen, R., Pickar, D., Weinberger, D.R., Margolin, R., and Kessler, R.M. (1984b): Anteroposterior gradients in cerebral glucose use in schizophrenia and affective disorders. *Arch. Gen. Psychiatry*, 41:1159–1166.
Buchsbaum, M.S., Ingvar, D.H., Kessler, R., Waters, R.N., Cappelletti, J., Van Kammen, D.P., King, A.C., Johnson, J.L., Manning, R.G., and Flynn, R.W. (1982): Cerebral glucography with positron tomography. *Arch. Gen. Psychiatry*, 39:251–259.
Buchsbaum, M.S., Wu, J., DeLisi, L.E., Holcomb, H., Kessler, R., Johnson, J., King, A.C., Hazlett, F., Langston, K., and Post, R.M. (1986): Frontal cortex and basal ganglia metabolic rates assessed by positron emission tomography with [^{18}F]2-deoxyglucose in affective illness. *J. Affect. Disord.*, 10:137–152.
Buckner, R.L., Petersen, S.E., Ojemann, J.G., Miezin, F.M., Squire, L.R., and Raichle, M.E. (1995): Functional anatomical studies of explicit and implicit memory retrieval tasks. *J. Neurosci.*, 15:12–29.
Buffery, A.W.H. (1967): Learning and memory in baboons with bilateral lesions of frontal or inferotemporal cortex. *Nature*, 214:1054–1056.
Bugbee, N.M. and Goldman-Rakic, P.S. (1981): Functional 2-deoxyglucose mapping in association cortex: Prefrontal activation in monkeys performing a cognitive task. *Soc. Neurosci. Abstracts*, 7:239.
Bugbee, N.M. and Goldman-Rakic, P.S. (1983): Columnar organization of corticortical projections in squirrel and rhesus monkeys: Similarity of column width in species differing in cortical volume. *J. Comp. Neurol.*, 220:355–364.
Bullier, J., Schall, J.D., and Morel, A. (1996): Functional streams in occipito-frontal connections in the monkey. *Behav. Brain Res.*, 76:89–97.
Bunney, B.S. and Aghajanian, G.K. (1976): Dopamine and norepinephrine innervated cells in the rat prefrontal cortex: Pharmacological differentiation using microiontophoretic techniques. *Life Sciences*, 19:1783–1792.
Bunney, B.S. and Chiodo, L.A. (1984): Mesocortical dopamine systems: Further electrophysiological and pharmacological characteristics. In: *Monoamine Innervation of Cerebral Cortex*, edited by L. Descarries, T.R. Reader, and H.H. Jasper, pp. 263–277. Alan R. Liss, New York.
Burgess, P.W. and Shallice, T. (1996): Response suppression, initiation and strategy use following frontal lobe lesions. *Neuropsychologia*, 34:263–273.
Buser, P. and Bignall, K.E. (1968): Nonprimary sensory projections on the cat neocortex. *Int. Rev. Neurobiol.*, 10:111–165.
Butter, C.M. (1964): Habituation of responses to novel stimuli in monkeys with selective frontal lesions. *Science*, 144:313–315.
Butter, C.M. (1969): Perseveration in extinction and in discrimination reversal tasks following selective frontal ablations in *Macaca mulatta*. *Physiol. Behav.*, 4:163–171.
Butter, C.M. and Snyder, D.R. (1972): Alterations in aversive and aggressive behaviors following orbital frontal lesions in rhesus monkeys. *Acta Neurobiol. Exp.*, 32:525–565.
Butter, C.M., Snyder, D.R., and McDonald, J.A. (1970): Effects of orbital frontal lesions on aversive and aggressive behaviors in rhesus monkeys. *J. Comp. Physiol. Psychol.*, 72:132–144.
Butters, N., Butter, C., Rosen, J., and Stein, D. (1973): Behavioral effects of sequential and one-stage ablations of orbital prefrontal cortex in the monkey. *Exp. Neurol.*, 39:204–214.
Butters, N. and Pandya, D. (1969): Retention of delayed-alternation: Effect of selective lesions of sulcus principalis. *Science*, 165:1271–1273.
Butters, N., Pandya, D., Sanders, K., and Dye, P. (1971): Behavioral deficits in monkeys after selective lesions within the middle third of sulcus principalis. *J. Comp. Physiol. Psychol.*, 76:8–14.

Butters, N., Pandya, D., Stein, D., and Rosen, J. (1972a): A search for the spatial engram within the frontal lobes of monkeys. *Acta Neurobiol. Exp.*, 32:305–329.

Butters, N., Soeldner, C., and Fedio, P. (1972b): Comparison of parietal and frontal lobe spatial deficits in man: Extrapersonal vs personal (egocentric) space. *Perceptual and Motor Skills*, 34:27–34.

Butters, N., Rosen, J., and Stein, D. (1974): Recovery of behavioral functions after sequential ablation of the frontal lobes of monkeys. In: *Plasticity and Recovery of Function in the Central Nervous System*, edited by D.G. Stein, J.J. Rosen, and N. Butters, pp. 429–466. Academic Press, New York.

Cajal, S. Ramón y (1904): *Textura del Sistema Nervioso del Hombre y de los Vertebrados, Vol. 2.* Moya, Madrid.

Cajal, S. Ramón y (1955): *Histologie du Système Nerveux de l'Homme et des Vertébrés, Vol. 2.* CSIC, Madrid.

Caltagirone, C., Masullo, C., Benedetti, N., and Gainotti, G. (1985): Dementia in Parkinson's disease: Possible specific involvement of the frontal lobes. *Intern. J. Neuroscience*, 26:15–26.

Campbell, A.W. (1905): *Histological Studies on the Localization of Cerebral Function.* Cambridge University Press, Cambridge.

Campbell, C.B.G. (1975): The central nervous system: Its uses and limitations in assessing phylogenetic relationships. In: *Phylogeny of the Primates*, edited by W.P. Luckett and F.S. Szalay, pp. 183–197. Plenum, New York.

Campbell, C.B.G. and Hodos, W. (1970): The concept of homology and the evolution of the nervous system. *Brain Behav. Evol.*, 3:353–367.

Canedo, A. (1982): Subcortical influences upon prefrontal cortex of the cat. *Brain Res.*, 232:449–454.

Caramazza, A. and Berndt, R.S. (1978): Semantic and syntactic processes in aphasia: A review of the literature. *Psychol. Bull.*, 85:898–918.

Carlsson, A. (1981): Aging and brain neurotransmitters. In: *Strategies for the Development of an Effective Treatment for Senile Dementia*, edited by T. Crook and S. Gershon, pp. 93–104. Mark Powley Associates, Inc., New Canaan, Connecticut.

Carmel, P.W. (1970): Efferent projections of the ventral anterior nucleus of the thalamus in the monkey. *Am. J. Anat.*, 128:159–184.

Carmichael, S.T., Clugnet, M.-C., and Price, J.L. (1994): Central olfactory connections in the macaque monkey. *J. Comp. Neurol.*, 346:403–434.

Carmichael, S.T. and Price, J.L. (1994): Architectonic subdivision of the orbital and medial prefrontal cortex in the macaque monkey. *J. Comp. Neurol.*, 346:366–402.

Carter, C.J. and Pycock, C.J. (1980): Behavioural and biochemical effects of dopamine and noradrenaline depletion within the medial prefrontal cortex of the rat. *Brain Res.*, 192:163–176.

Caspers, H. (1959): Über die Beziehungen zwischen Dendritenpotential und Gleichspannung an der Hirnrinde. *Pfluegers Arch.*, 269:157–181.

Caspers, H. (1961): Changes of cortical d.c. potential in the sleep-wakefulness cycle. In: *The Nature of Sleep*, edited by G.E.W. Wolstenholme and C.M. O'Connor, pp. 237–253. Churchill, London.

Cavada, C. and Goldman-Rakic, P.S. (1989a): Posterior parietal cortex in rhesus monkey: I. Parcellation of areas based on distinctive limbic and sensory corticocortical connections. *J. Comp. Neurol.*, 287:393–421.

Cavada, C. and Goldman-Rakic, P.S. (1989b): Posterior parietal cortex in rhesus monkey: II. Evidence for segregated corticocortical networks linking sensory and limbic areas with the frontal lobe. *J. Comp. Neurol.*, 287:422–445.

Cavada, C., Llamas, A., and Reinoso-Suárez, F. (1983): Allocortical afferent connections of the prefrontal cortex in the cat. *Brain Res.*, 260:117–120.

Cavada, C. and Reinoso-Suárez, F. (1981a): Intrahemispheric cortico-cortical afferent connections of the prefrontal cortex in the cat. *Brain Res.*, 223:128–133.

Cavada, C. and Reinoso-Suárez, F. (1981b): Interhemispheric cortico-cortical connections to the prefrontal cortex in the cat. *Neuroscience Letters*, 24:211–214.

Chadwick, O. and Rutter, M. (1983): Neuropsychological assessment. In: *Developmental Neuropsychiatry*, edited by M. Rutter, pp. 181–212. Guilford Press, New York.

Changeux, J.-P. and Dehaene, S. (1993): Formal neuronal models for cognitive functions associated with the prefrontal cortex. In: *Exploring Brain Functions: Models in Neuroscience*, edited by T.A. Poggio and D.A. Glaser, pp. 249–267. John Wiley & Sons, Ltd., New York.

Changeux, J.-P. and Dehaene, S. (1996): Neuronal models of cognitive functions associated with the prefrontal cortex. In: *Neurobiology of Decision-Making*, edited by A.R. Damasio, H. Damasio, and Y. Christen, pp. 125–144. Springer-Verlag, New York.

Chao, L.L. and Knight, R.T. (1995): Human prefrontal lesions increase distractibility to irrelevant sensory inputs. *NeuroReport*, 6:1605–1610.

Chauvel, P., Delgado-Escueta, A.V., Halgren, E., and Bancaud, J., editors (1992): *Frontal Lobe Seizures and Epilepsies*. Raven Press, New York.

Chavis, D.A. and Pandya, D.N. (1976): Further observations on corticofrontal connections in the rhesus monkey. *Brain Res.*, 117:369–386.

Chelune, G.J. and Baer, R.A. (1986): Developmental norms for the Wisconsin Card Sorting Test. *J. Clin. Exp. Neuropsychol.*, 8:219–228.

Chelune, G.J., Ferguson, W., Koon, R., and Dickey, T.O. (1986): Frontal lobe disinhibition in Attention Deficit Disorder. *Child Psychiat. Hum. Develop.*, 16:221–234.

Chen, Y.-C., Thaler, D., Nixon, P.D., Stern, C.E., and Passingham, R.E. (1995): The functions of the medial premotor cortex. II. The timing and selection of learned movements. *Exp. Brain Res.*, 102:461–473.

Chiba, A.A., Kesner, R.P., and Reynolds, A.M. (1994): Memory for spatial location as a function of temporal lag in rats: Role of hippocampus and medial prefrontal cortex. *Behav. Neural Biol.*, 61:123–131.

Chomsky, N. (1965): *Aspects of the Theory of Syntax*. MIT Press, Cambridge, Mass.

Chomsky, N. (1975): *Reflections on Language*. Pantheon Books, New York.

Choroschko, W.K. (1923): Die Stirnlappen des Gehirns in funktioneller Beziehung. *Z. Gesamte Neurol. Psychiatr.*, 18:291–302.

Chorover, S. and Cole, M. (1966): Delayed alternation performance in patients with cerebral lesions. *Neuropsychologia*, 4:1–7.

Chow, K.L. and Hutt, P.J. (1953): The "association cortex" of *Macaca mulatta*: A review of recent contributions to its anatomy and functions. *Brain*, 76:625–677.

Clark, W.E. Le Gros (1930): The thalamus of the Tarsius. *J. Anat.*, 64:371–414.

Clark, W.E. Le Gros (1932): The structure and connections of the thalamus. *Brain*, 55:406–470.

Clark, W.E. Le Gros (1945): Deformation patterns in the cerebral cortex. In: *Essays on Growth and Form*, edited by W.E. Legrosclark, pp. 1–22. Clarendon, Oxford.

Clark, W.E. Le Gros, and Meyer, M. (1950): Anatomical relationships between the cerebral cortex and the hypothalamus. *Br. Med. Bull.*, 6:341–345.

Clemente, C.D. and Sterman, M.B. (1967): Basal forebrain mechanisms for internal inhibition and sleep. *Res. Publ. Assoc. Res. Nerv. Ment. Dis.*, 45:127–147.

Cohen, J.D., Dunbar, K., and McClelland, J.L. (1990): On the control of automatic processes: A parallel distributed processing account of the Stroop effect. *Psychological Review*, 97:332–361.

Cohen, J.D., Forman, S.D., Braver, T.S., Casey, B.J., Servan-Schreiber, D., and Noll, D.C. (1994): Activation of the prefrontal cortex in a nonspatial working memory task with functional MRI. *Human Brain Map.*, 1:293–304.

Cohen, J.D. and Servan-Schreiber, D. (1992): Context, cortex, and dopamine: A connectionist approach to behavior and biology in schizophrenia. *Psychological Review*, 99:45–77.

Cohen, M.S. and Bookheimer, S.Y. (1994): Localization of brain function using magnetic resonance imaging. *Trends in NeuroSciences*, 17:268–277.

Cohen, R.M., Semple, W.E., Gross, M., Nordahl, T.E., King, A.C., Pickar, D., and Post, R.M. (1989): Evidence for common alterations in cerebral glucose metabolism in major affective disorders and schizophrenia. *Neuropsychopharm.*, 2:241–254.

Cohen, S.M. (1972): Electrical stimulation of cortical-caudate pairs during delayed successive visual discrimination in monkeys. *Acta Neurobiol. Exp.*, 32:211–233.

Cohn, N.B., Dustman, R.E., and Bradford, D.C. (1984): Age-related decrements in Stroop Color Test performance. *J. Clin. Psychol.*, 40:1244–1250.

Collin, N.G. and Cowey, A. (1980): The effect of ablation of frontal eye-fields and superior colliculi on visual stability and movement discrimination in rhesus monkeys. *Exp. Brain Res.*, 40:251–260.

Collin, N.G., Cowey, A., Latto, R., and Marzi, C. (1982): The role of frontal eye-fields and superior colliculi in visual search and non-visual search in rhesus monkeys. *Behavioral Brain Research*, 4:177–193.

Comalli, P.E., Jr., Wapner, S., and Werner, H. (1962): Interference effects of Stroop color-word test in childhood, adulthood, and aging. *J. Genet. Psychol.*, 100:47–53.

Condé, F., Audinat, E., Maire-Lepoivre, E., and Crépel, F. (1990): Afferent connections of the medial frontal cortex of the rat. A study using retrograde transport of fluorescent dyes. I. Thalamic afferents. *Brain Res. Bull.*, 24:341–354.

Condé, F., Lund, J.S., Jacobowitz, D.M., Baimbridge, K.G., and Lewis, D.A. (1994): Local circuit neurons immunoreactive for calretinin, calbindin D-28k or parvalbumin in monkey prefrontal cortex: distribution and morphology. *J. Comp. Neurol.*, 341:95–116.
Conel, J.L. (1939): *The Postnatal Development of the Human Cerebral Cortex, Vols. 1–6.* Harvard University Press, Cambridge.
Connell, P.H. (1958): *Amphetamine Psychosis.* Chapman & Hall, London.
Connolly, C.J. (1950): *External Morphology of the Primate Brain.* Charles C. Thomas, Springfield, Ill.
Constantinidis, J., Richard, J., and Tissot, R. (1974): Pick's disease: Histological and clinical correlations. *Europ. Neurol.*, 11:208–217.
Cork, L.C. (1993): Plaques in prefrontal cortex of aged, behaviorally tested rhesus monkeys: incidence, distribution, and relationship to task performance. *Neurobiol. Aging*, 14:675–676.
Corkin, S. (1965): Tactually-guided maze learning in man: Effects of unilateral cortical excisions and bilateral hippocampal lesions. *Neuropsychologia*, 3:339–351.
Cortés, R., Probst, A., Tobler, H.-J., and Palacios, J.M. (1986): Muscarinic cholinergic receptor subtypes in the human brain. II. Quantitative autoradiographic studies. *Brain Res.*, 362:239–253.
Corwin, J.V., Vicedomini, J.P., Nonneman, A.J., and Valentino, L. (1982): Serial lesion effect in rat medial frontal cortex as a function of age. *Neurobiol. Aging*, 3:69–76.
Courtney, S.M., Ungerleider, L.G., Keil, K., and Haxby, J.V. (1996): Object and spatial visual working memory activate separate neural systems in human cortex. *Cerebral Cortex*, 6:39–49.
Coyle, J.T. and Axelrod, J. (1972): Dopamine-hydroxylase in the rat brain: Developmental characteristics. *J. Neurochem.*, 19:449–459.
Cragg, B.G. (1975): The density of synapses and neurons in normal, mentally defective and ageing human brains. *Brain*, 98:81–90.
Craig, A.D., Jr., Wiegand, S.J., and Price, J.L. (1982): The thalamo-cortical projection of the nucleus submedius in the cat. *J. Comp. Neurol.*, 206:28–48.
Craik, F.I.M. (1986): A functional account of age differences in memory. In: *Human Memory and Cognitive Capabilities: Mechanisms and Performances*, edited by F. Klix and H. Hagendorf, pp. 409–422. Elsevier, Amsterdam.
Craik, F.I.M. and Byrd, M. (1982): Aging and cognitive deficits: The role of attentional resources. In: *Aging and Cognitive Processes*, edited by F.I.M. Craik and S. Trehub, pp. 191–211. Plenum Press, New York.
Crawford, M.P., Fulton, J.F., Jacobsen, C.F., and Wolfe, J.B. (1948): Frontal lobe ablation in chimpanzee: A resume of "Becky" and "Lucy." *Res. Publ. Assoc. Nerv. Ment. Dis.*, 27:50–58.
Creese, I., Burt, D.R., and Snyder, S.H. (1976): Dopamine receptor binding predicts clinical and pharmacological potencies of antischizophrenic drugs. *Science*, 192:481–482.
Creutzfeldt, O.D. (1977): Generality of the functional structure of the neocortex. *Naturwissenschaften*, 64:507–517.
Creutzfeldt, O.D. and Kuhnt, U. (1967): The visual evoked potential: Physiological, developmental and clinical aspects. *Electroencephalogr. Clin. Neurophysiol. (Suppl.)*, 26:29–41.
Criado, J.M., Fuente, A.J., Patino, A., Riolobos, A.S., and Yajeya, J. (1992): Electrophysiological influences of the parietal cortex and dorso-medial thalamic nucleus on the prefrontal cortex of the cat. *Exp. Physiol.*, 77:351–355.
Crick, F. (1984): The function of the thalamic reticular complex: The searchlight hypothesis. *Proc. Natl. Acad. Sci. USA*, 81:4586–4590.
Critchley, H.D. and Rolls, E.T. (1996a): Hunger and satiety modify responses of olfactory and visual neurons in the primate orbitofrontal cortex. *J. Neurophysiology*, 75:1673–1686.
Critchley, H.D. and Rolls, E.T. (1996b): Olfactory neuronal responses in the primate orbitofrontal cortex: Analysis in an olfactory discrimination task. *J. Neurophysiology*, 75:1659–1672.
Crosby, E.C. (1917): The forebrain of *Alligator mississippiensis. J. Comp. Neurol.*, 27:325–402.
Crosby, E.C., Humphrey, T., and Lauer, E.W. (1962): *Correlative Anatomy of the Nervous System.* Macmillan, New York.
Crow, T.J., Johnstone, E.C., and McClelland, H.A. (1976): The coincidence of schizophrenia and parkinsonism: Some neurochemical implications. *Psychol. Med.*, 6:227–233.
Crowne, D.P. (1983): The frontal eye field and attention. *Psychological Bulletin*, 93:232–260.
Crowne, D.P., Yeo, C.H., and Russell, I.S. (1981): The effects of unilateral frontal eye field lesions in the monkey: Visual-motor guidance and avoidance behaviour. *Behav. Brain Res.*, 2:165–187.
Cummings, J.L. (1985): *Clinical Neuropsychiatry.* Grune & Stratton, Orlando.
Cummings, J.L. (1993): Frontal-subcortical circuits and human behavior. *Arch. Neurol.*, 50:873–880.

Cupp, C.J. and Uemura, E. (1980): Age-related changes in prefrontal cortex of Macaca mulatta: Quantitative analysis of dendritic branching patterns. *Exp. Neurol.*, 69:143–163.
D'Esposito, M., Detre, J.A., Alsop, D.C., Shin, R.K., Atlas, S., and Grossman, M. (1995): The neural basis of the central executive system of working memory. *Nature*, 378:279–281.
Dabrowska, J. (1971): Dissociation of impairment after lateral and medial prefrontal lesions in dogs. *Science*, 171:1037–1038.
Dabrowska, J. (1972): On the mechanism of go-no go symmetrically reinforced task in dogs. *Acta Neurobiol. Exp.*, 32:345–359.
Dahlstrom, A. and Fuxe, K. (1964): Evidence for the existence of monoamine-containing neurons in the central nervous system. *Acta Physiologica Scand.*, 62 (Suppl.), 232:1–55.
Daigneault, S. and Braun, C.M.J. (1993): Working memory and the self-ordered pointing task: Further evidence of early prefrontal decline in normal aging. *J. Clin. Exp. Neuropsychol.*, 15:881–895.
Damasio, A.R. (1985): The frontal lobes. In: *Clinical Neuropsychology*, edited by K.M. Heilman and E. Valenstein, pp. 339–375. Oxford University Press, New York.
Damasio, A.R. (1992): Aphasia. *New Engl. J. Med.*, 326:531–539.
Damasio, A.R. (1995): On some functions of the human prefrontal cortex. In: *Structure and Functions of the Human Prefrontal Cortex*, edited by J. Grafman, K.J. Holyoak, and F. Boller, pp. 241–251. New York Academy of Sciences, New York.
Damasio, A.R., Damasio, H., and Chui, H.C. (1980): Neglect following damage to frontal lobe or basal ganglia. *Neuropsychologia*, 18:123–132.
Damasio, A.R. and Tranel, D. (1993): Nouns and verbs are retrieved with differently distributed neural systems. *Proc. Natl. Acad. Sci. USA*, 90:4957–4960.
Damasio, A.R., Tranel, D., and Damasio, H.C. (1991): Somatic markers and the guidance of behavior: Theory and preliminary testing. In: *Frontal Lobe Function and Dysfunction*, edited by H.S. Levin, H.M. Eisenberg, and A.L. Benton, pp. 218–229. Oxford University Press, New York.
Damasio, A.R. and Van Hoesen, G.W. (1983): Emotional disturbances associated with focal lesions of the limbic frontal lobe. In: *Neuropsychology of Human Emotion*, edited by K.M. Heilman and P. Satz, pp. 85–110. The Guilford Press, New York.
Damasio, H., Grabowski, T., Frank, R., Galaburda, A.M., and Damasio, A.R. (1994): The return of Phineas Gage: Clues about the brain from the skull of a famous patient. *Science*, 264:1102–1105.
Davis, G.D. (1958): Caudate lesions and spontaneous locomotion in the monkey. *Neurology*, 8:135–139.
De Bruin, J.P.C. (1990a): Social behavior and the prefrontal cortex. In: *The Prefrontal Cortex: Its Structure, Function and Pathology*, edited by H.B.M. Uylings, C.G. Van Eden, J.P.C. De Bruin, M.A. Corner, and M.G.P. Feenstra, pp. 485–497. Elsevier, Amsterdam.
De Bruin, J.P.C. (1990b): Orbital prefrontal cortex, dopamine, and social-agonistic behavior of male Long Evans rats. *Aggress. Behav.*, 16:231–248.
De Bruin, J.P.C., Vanoyen, H.G.M., and Vandepoll, N. (1983): Behavioural changes following lesions of the orbital prefrontal cortex in male rats. *Behav. Brain Res.*, 10:209–232.
Décary, A. and Richer, F. (1995): Response selection deficits in frontal excisions. *Neuropsychologia*, 33:1243–1253.
Decker, M.W. and McGaugh, J.L. (1991): The role of interactions between the cholinergic system and other neuromodulatory systems in learning and memory. *Synapse*, 7:151–168.
Deecke, L., Kornhuber, H.H., Lang, W., Lang, M., and Schreiber, H. (1985): Timing function of the frontal cortex in sequential motor and learning tasks. *Human Neurobiol.*, 4:143–154.
Deecke, L., Scheid, P., and Kornhuber, H.H. (1969): Distribution of readiness potential, pre-motion positivity, and motor potential of the human cerebral cortex preceding voluntary finger movements. *Exp. Brain Res.*, 7:158–168.
Deets, A.C., Harlow, H.F., Singh, S.D., and Blomquist, A.J. (1970): Effects of bilateral lesions of the frontal granular cortex on the social behavior of rhesus monkeys. *J. Comp. Physiol. Psychol.*, 72:452–461.
Dehaene, S. and Changeux, J.-P. (1989): A simple model of prefrontal cortex function in delayed-response tasks. *J. Cognit. Neurosci.*, 1:244–261.
Dehaene, S. and Changeux, J.-P. (1991): The Wisconsin Card Sorting Test: Theoretical analysis and modeling in a neuronal network. *Cerebral Cortex*, 1:62–79.
De Jong, B.M., van Zomeren, A.H., Willemsen, A.T.M., and Paans, A.M.J. (1996): Brain activity related to serial cognitive performance resembles circuitry of higher order motor control. *Exp. Brain Res.*, 109:136–140.

Delacour, J., Libouban, S., and Salmon-Legagneur, A. (1971): Dissociation de certains aspects du syndrome préfrontal chez le Macaque. *C. R. Acad. Sci. (Paris)*, 272:2462–2464.
Delgado, J.M.R. (1960): Circulatory effects of cortical stimulation. *Physiol. Rev. (Suppl. 4)*, 40:146–171.
De Lima, A.D., Voigt, T., and Morrison, J.H. (1990): Morphology of the cells within the inferior temporal gyrus that project to the prefrontal cortex in the macaque monkey. *J. Comp. Neurol.*, 296:159–172.
DeLisi, L.E., Holcomb, H.H., Cohen, R.M., Pickar, D., Carpenter, W., Morihisa, J.M., King, A.C., Kessler, R., and Buchsbaum, M.S. (1985): Positron emission tomography in schizophrenic patients with and without neuroleptic medication. *Journal of Cerebral Blood Flow and Metabolism*, 5:201–206.
Dell, P. and Olson, R. (1951): Projections thalamiques, corticales et cerebelleuses des afferences viscerales vagales. *C. R. Soc. Biol. (Paris)*, 145:1084–1088.
DeLong, M.R. and Georgopoulos, A.P. (1981): Motor functions of the basal ganglia. In: *Handbook of Physiology, Volume II*, edited by V.B. Brooks, pp. 1017–1061. American Physiological Society, Bethesda, Md.
Demb, J.B., Desmond, J.E., Wagner, A.D., Vaidya, C.J., Glover, G.H., and Gabrieli, J.D.E. (1995): Semantic encoding and retrieval in the left inferior prefrontal cortex: A functional MRI study of task difficulty and process specificity. *J. Neurosci.*, 15:5870–5878.
Démonet, J.F., Wise, R., and Frackowiak, R.S.J. (1993): Language functions explored in normal subjects by positron emission tomography: A critical review. *Human Brain Map.*, 1:39–47.
Deniau, J.M., Thierry, A.M., and Feger, J. (1980): Electrophysiological identification of mesencephalic ventrontromedial tegmental (VMT) neurons projecting to the frontal cortex, septum and nucleus accumbens. *Brain Res.*, 189:315–326.
Dennis, M. and Whitaker, H.A. (1976): Language acquisition following hemidecortication: Linguistic superiority of the left over the right hemisphere. *Brain and Language*, 3:404–433.
Denny-Brown, D. (1951): The frontal lobes and their function. In: *Modern Trends in Neurology*, edited by A. Feiling, pp. 13–89. Butterworths, London.
Desiraju, T. (1973): Electrophysiology of the frontal granular cortex: I. Patterns of focal field potentials evoked by stimulations of dorsomedial thalamus in conscious monkey. *Brain Res.*, 58:403–414.
Desiraju, T. (1975): Neural mechanisms of afferent projections in the organization of dorsolateral prefrontal cortex. In: *Symposia of the Fifth Congress of the International Primatological Society*, edited by S. Kondo, M. Kawai, A. Ehara, and S. Kawamura, pp. 423–443. Japan Science Press, Tokyo.
Desiraju, T. (1976): Electrophysiology of the frontal granular cortex: III. The cingulate-prefrontal relation in primate. *Brain Res.*, 109:473–485.
Desmedt, J.E. and Tomberg, C. (1994): Transient phase-locking of 40 Hz electrical oscillations in prefrontal and parietal human cortex reflects the process of conscious somatic perception. *Neurosci. Lett.*, 168:126–129.
Deuel, R. and Mishkin, M. (1977): Limbic and prefrontal contributions to somesthetic learning in monkeys. *Brain Res.*, 132:521–535.
Deuel, R.K. and Collins, R.C. (1984): The functional anatomy of frontal lobe neglect in the monkey: Behavioral and quantitative 2-deoxyglucose studies. *Ann. Neurol.*, 15:521–529.
DeVito, J.L. and Smith, O.A. (1964): Subcortical projections of the prefrontal lobe of the monkey. *J. Comp. Neurol.*, 123:413–424.
Diamond, A. (1985): Development of the ability to use recall to guide action, as indicated by infants' performance on AB. *Child Development*, 56:868–883.
Diamond, A. (1990): The development and neural bases of memory functions as indexed by the AB and delayed response tasks in human infants and infant monkeys. In: *The Development and Neural Bases of Higher Cognitive Functions*, edited by A. Diamond, pp. 267–317. New York Academy of Sciences, New York.
Diamond, A. and Doar, B. (1989): The performance of human infants on a measure of frontal cortex function, the delayed response task. *Dev. Psychobiol.*, 22:271–294.
Diamond, A. and Goldman-Rakic, P.S. (1989): Comparison of human infants and rhesus monkeys on Piaget's AB task: Evidence for dependence on dorsolateral prefrontal cortex. *Exp. Brain Res.*, 74:24–40.
Diamond, I.T. and Hall, W.C. (1969): Evolution of neocortex. *Science*, 164:251–262.
Dias, R., Robbins, T.W., and Roberts, A.C. (1996): Dissociation in prefrontal cortex of affective and attentional shifts. *Nature*, 380:69–72.
Di Mattia, B.V., Posley, K.A., and Fuster, J.M. (1990): Crossmodal short-term memory of haptic and visual information. *Neuropsychologia*, 28:17–33.

Diorio, D., Viau, V., and Meaney, M.J. (1993): The role of the medial prefrontal cortex (cingulate gyrus) in the regulation of the hypothalamic-pituitary-adrenal responses to stress. *J. Neurosci.*, 13:3839–3847.
Di Pellegrino, G. and Wise, S.P. (1991): A neurophysiological comparison of three distinct regions of the primate frontal lobe. *Brain*, 114:951–978.
Divac, I. (1968): Effects of prefrontal and caudate lesions on delayed response in cats. *Acta Biol. Exp. (Warsaw)*, 28:149–167.
Divac, I. (1972a): Delayed alternation in cats with lesions of the prefrontal cortex and the caudate nucleus. *Physiol. Behav.*, 8:519–522.
Divac, I. (1972b): Neostriatum and functions of prefrontal cortex. *Acta Neurobiol. Exp.*, 32:461–477.
Divac, I., Björklund, A., Lindvall, O., and Passingham, R.E. (1978a): Converging projections from the mediodorsal thalamic nucleus and mesencephalic dopaminergic neurons to the neocortex in three species. *J. Comp. Neurol.*, 180:59–72.
Divac, I., Kosmal, A., Bjorklund, A., and Lindvall, O. (1978b): Subcortical projections to the prefrontal cortex in the rat as revealed by the horseradish peroxidase technique. *Neuroscience*, 3:785–796.
Divac, I., Mogensen, J., and Bjorklund, A. (1985): The prefrontal 'cortex' in the pigeon. Biochemical evidence. *Brain Res.*, 332:365–368.
Divac, I., Mogensen, J., Petrovic-Minic, B., Zilles, K., and Regidor, J. (1993): Cortical projections of the thalamic mediodorsal nucleus in the rat. Definition of the prefrontal cortex. *Acta Neurobiol. Exp.*, 53:425–429.
Divac, I., Rosvold, H.E., and Szwarcbart, M.K. (1967): Behavioral effects of selective ablation of the caudate nucleus. *J. Comp. Physiol. Psychol.*, 63:184–190.
Divac, I. and Warren, J.M. (1971): Delayed response by frontal monkeys in the Nencki testing situation. *Neuropsychologia*, 9:209–217.
Dobbs, A.R. and Rule, B.G. (1987): Prospective memory and self-reports of memory abilities in older adults. *Canad. J. Psychol.*, 41:209–222.
Dolan, R.J., Bench, C.J., Liddle, P.F., Friston, K.J., Frith, C.D., Grasby, P.M., and Frackowiak, R.S.J. (1993): Dorsolateral prefrontal cortex dysfunction in the major psychoses; symptom or disease specificity? *J. Neurol. Neurosurg. Psychiat.*, 56:1290–1294.
Dolan, R.J., Fletcher, P., Frith, C.D., Friston, K.J., Frackowiak, R.S.J., and Grasby, P.M. (1995): Dopaminergic modulation of impaired cognitive activation in the anterior cingulate cortex in schizophrenia. *Nature*, 378:180–182.
Dominey, P., Arbib, M., and Joseph, J.-P. (1995): A model of corticostriatal plasticity for learning oculomotor associations and sequences. *J. Cognit. Neurosci.*, 7:311–336.
Donchin, E., Otto, D., Gerbrandt, L.K., and Pribram, K.H. (1971): While a monkey waits: Electrocortical events recorded during the foreperiod of a reaction time study. *Electroencephalogr. Clin. Neurophysiol.*, 31:115–127.
Doyère, V., Burette, F., Negro, C.R.-D., and Laroche, S. (1993): Long-term potentiation of hippocampal afferents and efferents to prefrontal cortex: Implications for associative learning. *Neuropsychologia*, 31:1031–1053.
Drevets, W.C., Videen, T.O., Price, J.L., Preskorn, S.H., Carmichael, S.T., and Raichle, M.E. (1992): A functional anatomical study of unipolar depression. *J. Neurosci.*, 12:3628–3641.
Drewe, E.A. (1974): The effect of type and area of brain lesion on Wisconsin card sorting test performance. *Cortex*, 10:159–170.
Drewe, E.A. (1975a): An experimental investigation of Luria's theory on the effects of frontal lobe lesions in man. *Neuropsychologia*, 13:421–429.
Drewe, E.A. (1975b): Go-no go learning after frontal lobe lesions in humans. *Cortex*, 11:8–16.
Duara, R., Grady, C., Haxby, J., Ingvar, D., Sokoloff, L., Margolin, R.A., Manning, R.G., Cutler, N.R., and Rapoport, S.I. (1984): Human brain glucose utilization and cognitive function in relation to age. *Ann. Neurol.*, 16:702–713.
Dubois, B., Levy, R., Verin, M., Teixeira, C., Agid, Y., and Pillon, B. (1995): Experimental approach to prefrontal functions in humans. In: *Structure and Functions of the Human Prefrontal Cortex*, edited by J. Grafman, K.J. Holyoak, and F. Boller, pp. 41–60. New York Academy of Sciences, New York.
Duncan, J., Burgess, P., and Emslie, H. (1995): Fluid intelligence after frontal lobe lesions. *Neuropsychologia*, 33:261–268.
Duncan, J., Emslie, H., Williams, P., Johnson, R., and Freer, C. (1996): Intelligence and the frontal lobe: The organization of goal-directed behavior. *Cognit. Psychol.*, 30:257–303.
Dunnett, S.B., Evenden, J.L., and Iversen, S.D. (1988): Delay-dependent short-term memory deficits in aged rats. *Psychopharmacology*, 96:174–180.

Dupont, P., Orban, G.A., Vogels, R., Bormans, G., Nuyts, J., Schiepers, C., De Roo, M., and Mortelmans, L. (1993): Different perceptual tasks performed with the same visual stimulus attribute activate different regions of the human brain: A positron emission tomography study. *Proc. Natl. Acad. Sci. USA*, 90:10927–10931.

Dusser de Barenne, J.G. and McCulloch, W.S. (1938): Functional organization in the sensory cortex of the monkey *(Macaca mulatta)*. *J. Neurophysiol.*, 1:69–85.

Dykes, R.W., Landry, P., Metherate, R., and Hicks, T.P. (1984): Functional role of GABA in cat primary somatosensory cortex: Shaping receptive fields of cortical neurons. *J. Neurophysiol.*, 52:1066–1093.

Eacott, M.J. and Gaffan, D. (1992): Inferotemporal-frontal disconnection: The uncinate fascicle and visual associative learning in monkeys. *European J. Neurosci.*, 4:1320–1332.

Ebner, F.F. and Myers, R.E. (1965): Distribution of corpus callosum and anterior commissure in cat and raccoon. *J. Comp. Neurol.*, 124:353–366.

Economo, C.V. (1929): *The Cytoarchitectonics of the Human Cerebral Cortex*. Oxford University Press, London.

Edinger, H.M., Siegel, A., and Troiano, R. (1975): Effect of stimulation of prefrontal cortex and amygdala on diencephalic neurons. *Brain Res.*, 97:17–31.

Eichenbaum, H., Clegg, R.A., and Feeley, A. (1983): Reexamination of functional subdivisions of the rodent prefrontal cortex. *Exper. Neurol.*, 79:434–451.

Elliott Smith, G. (1907): A new topographical survey of the human cerebral cortex. *J. Anat. Physiol.*, 41:237–254.

Elliott Smith, G. (1919): A preliminary note on the morphology of the corpus striatum and the origin of the neopallium. *J. Anat.*, 53:271–291.

Emson, P.C. (1978): Complementary distribution of dopamine, substance P, and acetylcholine in the rat prefrontal cortex and septum. In: *Advances in Biochemical Psychopharmacology, Vol. 19*, edited by P.J. Roberts, G.N. Woodruff, and L.L. Iversen, pp. 397–400. Raven Press, New York.

Emson, P.C. and Lindvall, O. (1979): Distribution of putative neurotransmitters in the neocortex. *Neuroscience*, 4:1–30.

Encabo, H. and Ruarte, A.C. (1967): Non-primary sensory projections of the fronto-orbital cortical area in the cat. *Electroencephalogr. Clin. Neurophysiol.*, 22:210–219.

English, H.B. and English, A.C. (1958): *A Comprehensive Dictionary of Psychological and Psychoanalytic Terms*. Longmans, Green, New York.

Erb, J.S., Gwirtsman, H.E., Fuster, J.M., and Richeimer, S.H. (1989): Bulimia associated with frontal lobe lesions. *Int. J. Eating Disorders*, 8:117–121.

Eslinger, P.J. and Damasio, A.R. (1985): Severe disturbance of higher cognition after bilateral frontal lobe ablation: Patient EVR. *Neurology*, 35:1731–1741.

Ethelberg, S. (1950): Symptomatic "cataplexy" or chalastic fits in cortical lesion of the frontal lobe. *Brain*, 73:499–512.

Ettlinger, G. and Wegener, J. (1958): Somesthetic alternation, discrimination and orientation after frontal and parietal lesions in monkeys. *Q. J. Exp. Psychol.*, 10:177–186.

Euler, U.S. von, and Folkow, B. (1958): The effect of stimulation of autonomic areas in the cerebral cortex upon the adrenaline and noradrenaline secretion from the adrenal gland of the cat. *Acta Physiol. Scand.*, 42:313–320.

Evarts, E.V. (1966): Pyramidal tract activity associated with a conditioned hand movement in the monkey. *J. Neurophysiol.*, 29:1011–1029.

Evarts, E.V. and Nissen, H.W. (1953): Test of the "abstract attitude" in chimpanzees following ablation of prefrontal cortex. *Arch. Neurol. Psychiatry*, 69:323–331.

Falconer, M.A. (1948): Relief of intractable pain of organic origin by frontal lobotomy. *Res. Publ. Ass. Nerv. Ment. Dis.*, 27:706–714.

Fallon, J.H. and Loughlin, S.E. (1987): Monoamine innervation of cerebral cortex and a theory of the role of monoamines in cerebral cortex and basal ganglia. In: *Cerebral Cortex, Vol. VI*, edited by E.G. Jones and A. Peters, pp. 41–127. Plenum Publishing Corporation, New York.

Farkas, T., Wolf, A.P., Jaeger, J., Brodie, J.D., Christman, D.R., and Fowler, J.S. (1984): Regional brain glucose metabolism in chronic schizophrenia. *Arch. Gen. Psychiatry*, 41:293–300.

Farkas-Bargeton, E. and Diebler, M.F. (1978): A topographical study of enzyme maturation in human cerebral neocortex: A histochemical and biochemical study. In: *Architectonics of the Cerebral Cortex*, edited by M.A.B. Brazier and H. Petsche, pp. 175–190. Raven Press, New York.

Feldman, J.A. (1981): A connectionist model of visual memory. In: *Parallel Models of Associative Memory*, edited by G.E. Hinton and J.A. Anderson, pp. 49–81. Lawrence Erlbaum Associates, Hillsdale, NJ.

Felix, D. (1969): Die Lokalisation der Summenaktionspotentiale im Stirnhirn der Katze nach elektrischer Reizung des Nucleus medialis dorsalis thalami. *Schweiz. Arch. Neurol. Psychiatr.*, 103: 209–248.
Felten, D.L. and Sladek, J.R. (1983): Monoamine distribution in primate brain. V. Monoaminergic nuclei: Anatomy, pathways and local organization. *Brain Res. Bull.*, 10:171–284.
Ferino, F., Thierry, A.M., and Glowinski, J. (1987): Anatomical and electrophysiological evidence for a direct projection from Ammon's horn to the medial prefrontal cortex in the rat. *Exp. Brain Res.*, 65:421–426.
Ferrier, D. (1874): The localization of function in the brain. *Proc. R. Soc. Lond. B.*, 22:229–232.
Ferrier, D. (1875): The Croonian Lecture: Experiments on the brain of monkeys. *Philos. Trans. R. Soc. Lond.*, 165:433–488.
Ferrier, D. (1886): *Functions of the Brain*. Smith and Elder, London.
Ferron, A., Thierry, A.M., LeDouarin, C., and Glowinski, J. (1984): Inhibitory influence of the mesocortical dopaminergic system on spontaneous activity or excitatory response induced from the thalamic mediodorsal nucleus in the rat medial prefrontal cortex. *Brain Res.*, 302:257–265.
Feuchtwanger, E. (1923): Die Funktionen des Stirnhirns: Ihre Pathologie und Psychologie. *Monogr. Gesamtgeb. Neurol. Psychiatr. (Berlin)*, 38:4–194.
Fiez, J.A., Raichle, M.E., Balota, D.A., Tallal, P., and Petersen, S.E. (1996a): PET activation of posterior temporal regions during auditory word presentation and verb generation. *Cerebral Cortex*, 6:1–10.
Fiez, J.A., Raife, E.A., Balota, D.A., Schwarz, J.P., Raichle, M.E., and Petersen, S.E. (1996b): A positron emission tomography study of the short-term maintenance of verbal information. *J. Neurosci.*, 16:808–822.
Finan, J.L. (1939): Effects of frontal lobe lesions on temporally organized behavior in monkeys. *J. Neurophysiol.*, 2:208–226.
Finan, J.L. (1942): Delayed response with predelay reinforcement in monkeys after removal of the frontal lobes. *Am. J. Psychol.*, 55:202–214.
Finch, C.E. (1978): Age-related changes in brain catecholamines: A synopsis of findings in C57BL/6J mice and other rodent models. In: *Advances in Experimental Medicine and Biology*, edited by C.E. Finch, D.E. Potter, and A.D. Kenny, pp. 15–39. Plenum Press, New York.
Finch, D.M. (1996): Neurophysiology of converging synaptic inputs from the rat prefrontal cortex, amygdala, midline thalamus and hippocampal formation onto single neurons of the caudate/putamen and nucleus accumbens. *Hippocampus* (In Press)
Fischer, W., Wictorin, K., Björklund, A., Williams, L.R., Varon, S., and Gage, F.H. (1987): Amelioration of cholinergic neuron atrophy and spatial memory impairment in aged rats by nerve growth factor. *Nature*, 329:65–68.
Flechsig, P. (1901): Developmental (myelogenetic) localisation of the cerebral cortex in the human subject. *Lancet*, 2:1027–1029.
Flechsig, P. (1920): *Anatomie des Menschlichen Gehirns und Rückenmarks auf Myelogenetischer Grundlage*. Thieme, Leipzig.
Fleischauer, K. (1978): Cortical architectonics: The last 50 years and some problems of today. In: *Architectonics of the Cerebral Cortex*, edited by M.A.B. Brazier and H. Petsche, pp. 99–117. Raven Press, New York.
Fletcher, H.J. (1965): The delayed response problem. In: *Behavior of Nonhuman Primates, Vol. I*, edited by A.M. Schrier, H.F. Harlow, and F. Stollnitz, pp. 129–165. Academic Press, New York.
Fletcher, P.C., Frith, C.D., Grasby, P.M., Shallice, T., Frackowiak, R.S.J., and Dolan, R.J. (1995): Brain systems for encoding and retrieval of auditory-verbal memory. *Brain*, 118:401–416.
Fodor, J.A. (1983): *The Modularity of Mind*. MIT Press, Cambridge, Massachusetts.
Fodor, J.A. and Pylyshyn, Z.W. (1988): Connectionism and cognitive architecture: a critical analysis. In: *Connections and Symbols*, edited by S. Pinker and J. Mehler, pp. 3–71. MIT Press, Cambridge, Massachusetts.
Fonnum, F., Storm-Mathisen, J., and Divac, I. (1981): Biochemical evidence for glutamate as neurotransmitter in corticostriatal and corticothalamic fibres in rat brain. *Neuroscience*, 6:863–873.
Frackowiak, R.S.J. (1994): Functional mapping of verbal memory and language. *Trends in Neuro-Sciences*, 17:109–118.
Franz, S.I. (1902): On the functions of the cerebrum. I. The frontal lobes in relation to the production and retention of simple sensory-motor habits. *Am. J. Physiol.*, 8:1–22.
Franz, S.I. (1907): On the function of the cerebrum: The frontal lobes. *Arch. Psychol.*, 2:1–64.
Franzen, E.A. and Myers, R.E. (1973a): Age effects of social behavior deficits following prefrontal lesions in monkeys. *Brain Res.*, 54:277–286.

Franzen, E.A. and Myers, R.E. (1973b): Neural control of social behavior: Prefrontal and anterior temporal cortex. *Neuropsychologia*, 11:141–157.
Franzén, G. and Ingvar, D.K. (1975): Abnormal distribution of cerebral activity in chronic schizophrenia. *J. Psychiat. Res.*, 12:199–214.
Freedman, M. and Oscar-Berman, M. (1986): Bilateral frontal lobe disease and selective delayed response deficits in humans. *Behav. Neuroscience*, 100:337–342.
Freeman, W. and Watts, J.W. (1942): *Psychosurgery*. Charles C. Thomas, Springfield, Ill.
Freeman, W. and Watts, J.W. (1948): The thalamic projection to the frontal lobe. *Res. Publ. Assoc. Res. Nerv. Ment. Dis.*, 27:200–209.
Freeman, W. and Watts, J.W. (1950): *Psychosurgery in the Treatment of Mental Disorders and Intractable Pain*. Charles C. Thomas, Springfield, Ill.
French, G.M. (1959a): Locomotor effects of regional ablations of frontal cortex in rhesus monkeys. *J. Comp. Physiol. Psychol.*, 52:18–24.
French, G.M. (1959b): Performance of squirrel monkeys on variants of delayed response. *J. Comp. Physiol. Psychol.*, 52:741–745.
French, G.M. (1962): Spatial discontiguity in monkeys with lesions of the frontal cortex. *Science*, 135:728–729.
French, G.M. (1964): The frontal lobes and association. In: *The Frontal Granular Cortex and Behavior*, edited by J.M. Warren and K. Akert, pp. 56–73. McGraw-Hill, New York.
French, G.M. and Harlow, H.F. (1955): Locomotor reaction decrement in normal and brain-damaged monkeys. *J. Comp. and Physiol. Psychol.*, 48:496–501.
Friedman, H.R. and Goldman-Rakic, P.S. (1994): Coactivation of prefrontal cortex and inferior parietal cortex in working memory tasks revealed by 2DG functional mapping in the rhesus monkey. *J. Neurosci.*, 14:2775–2788.
Frith, C.D., Friston, K., Liddle, P.F., and Frackowiak, R.S.J. (1991a): Willed action and the prefrontal cortex in man: A study with PET. *Proc. R. Soc. Lond. B*, 244:241–246.
Frith, C.D., Friston, K.J., Liddle, P.F., and Frackowiak, R.S.J. (1991b): A PET study of word finding. *Neuropsychologia*, 29:1137–1148.
Fritsch, G. and Hitzig, E. (1870): Über die elektrische Erregbarkeit des Grosshirns. *Arch. Anat. Physiol. Wissensch. Med.*, 37:300–332.
Fulton, J.F. (1951): *Frontal Lobotomy and Affective Behavior*. Norton, New York.
Fulton, J.F. and Ingraham, F.D. (1929): Emotional disturbances following experimental lesions of the base of the brain (prechiasmal). *Am. J. Physiol.*, 90:353.
Fulton, J.F. and Jacobsen, C.F. (1935): The functions of the frontal lobes: A comparative study in monkeys, chimpanzees and man. *Int. Neurol. Congr. (Lond.)*, 2:70–71. (Abstract).
Fulton, J.F., Jacobsen, C.F., and Kennard, M.A. (1932): A note concerning the relation of the frontal lobes to posture and forced grasping in monkeys. *Brain*, 55:524–536.
Funahashi, S., Bruce, C.J., and Goldman-Rakic, P.S. (1989): Mnemonic coding of visual space in the monkey's dorsolateral prefrontal cortex. *J. Neurophysiol.*, 61:331–349.
Funahashi, S., Bruce, C.J., and Goldman-Rakic, P.S. (1990): Visuospatial coding in primate prefrontal neurons revealed by oculomotor paradigms. *J. Neurophysiol.*, 63:814–831.
Funahashi, S., Bruce, C.J., and Goldman-Rakic, P.S. (1991): Neuronal activity related to saccadic eye movements in the monkey's dorsolateral prefrontal cortex. *J. Neurophysiol.*, 65:1464–1483.
Funahashi, S., Chafee, M.V., and Goldman-Rakic, P.S. (1993): Prefrontal neuronal activity in rhesus monkeys performing a delayed anti-saccade task. *Nature*, 365:753–756.
Funahashi, S., Inoue, M., and Kubota, K. (1993): Delay-related activity in the primate prefrontal cortex during sequential reaching tasks with delay. *Neuroscience Res.*, 18:171–175.
Fuster, J.M. (1955): Die Physiopathologie der Kataplexie. *Confin. Neurol.*, 15:360–368.
Fuster, J.M. (1973): Unit activity in prefrontal cortex during delayed-response performance: Neuronal correlates of transient memory. *J. Neurophysiol.*, 36:61–78.
Fuster, J.M. (1975): Cryogenic and microelectrode studies of the prefrontal cortex. In: *Symp. 5th Congr. Int'l. Primatol. Soc*, edited by S. Kondo, M. Kawai, A. Ehara, and S. Kawamura, pp. 445–458. Japan Science Press, Tokyo.
Fuster, J.M. (1981): Prefrontal cortex in motor control. In: *Handbook of Physiology; Nervous System, Vol. II: Motor Control*, edited by V.B. Brooks, pp. 1149–1178. Amer. Physiol. Soc., Bethesda.
Fuster, J.M. (1984a): Behavioral electrophysiology of the prefrontal cortex. *Trends in NeuroSciences*, 7:408–414.
Fuster, J.M. (1984b): The cortical substrate of memory. In: *Neuropsychology of Memory*, edited by L.R. Squire and N. Butters, pp. 25–31. Guilford Press, New York and London.

Fuster, J.M. (1985a): Temporal organization of behavior (Introduction). *Human Neurobiology*, 4:57–60.
Fuster, J.M. (1985b): The prefrontal cortex, mediator of cross-temporal contingencies. *Human Neurobiology*, 4:169–179.
Fuster, J.M. (1985c): The prefrontal cortex and temporal integration. In: *Cerebral Cortex, Vol. 4*, edited by E.G. Jones and A. Peters, pp. 151–177. Plenum Press, New York.
Fuster, J.M. (1990): Inferotemporal units in selective visual attention and short-term memory. *J. Neurophysiol.*, 64:681–697.
Fuster, J.M. (1995): *Memory in the Cerebral Cortex: An Empirical Approach to Neural Networks in the Human and Nonhuman Primate*. MIT Press, Cambridge, MA.
Fuster, J.M. and Alexander, G.E. (1970): Delayed response deficit by cryogenic depression of frontal cortex. *Brain Res.*, 20:85–90.
Fuster, J.M. and Alexander, G.E. (1971): Neuron activity related to short-term memory. *Science*, 173:652–654.
Fuster, J.M. and Alexander, G.E. (1973): Firing changes in cells of the nucleus medialis dorsalis associated with delayed response behavior. *Brain Res.*, 61:79–91.
Fuster, J.M. and Bauer, R.H. (1974): Visual short-term memory deficit from hypothermia of frontal cortex. *Brain Res.*, 81:393–400.
Fuster, J.M., Bauer, R.H., and Jervey, J.P. (1981): Effects of cooling inferotemporal cortex on performance of visual memory tasks. *Exp. Neurol.*, 71:398–409.
Fuster, J.M., Bauer, R.H., and Jervey, J.P. (1982): Cellular discharge in the dorsolateral prefrontal cortex of the monkey in cognitive tasks. *Exp. Neurol.*, 77:679–694.
Fuster, J.M., Bauer, R.H., and Jervey, J.P. (1985): Functional interactions between inferotemporal and prefrontal cortex in a cognitive task. *Brain Res.*, 330:299–307.
Fuster, J.M. and Jervey, J. (1981): Inferotemporal neurons distinguish and retain behaviorally relevant features of visual stimuli. *Science*, 212:952–955.
Fuster, J.M. and Jervey, J.P. (1982): Neuronal firing in the inferotemporal cortex of the monkey in a visual memory task. *J. Neurosci.*, 2:361–375.
Gaffan, D., Murray, E.A., and Fabre-Thorpe, M. (1993): Interaction of the amygdala with the frontal lobe in reward memory. *European J. Neurosci.*, 5:968–975.
Gage, F.H., Dunnett, S.B., and Björklund, A. (1984): Spatial learning and motor deficits in aged rats. *Neurobiol. Aging*, 5:43–48.
Gainotti, G. (1972): Emotional behavior and hemispheric side of the lesion. *Cortex*, 8:41–55.
Gaspar, P., Berger, B., Febvret, A., Vigny, A., and Henry, J.P. (1989): Catecholamine innervation of the human cerebral cortex as revealed by comparative immunohistochemistry of tyrosine hydroxylase and dopamine-beta-hydroxylase. *J. Comp. Neurol.*, 279:249–271.
Gemba, H., Miki, N., and Sasaki, K. (1995): Field potential change in the prefrontal cortex of the left hemisphere during learning processes of reaction time hand movement with complex tone in the monkey. *Neuroscience Letters*, 190:93–96.
Gemba, H. and Sasaki, K. (1984): Studies on cortical field potentials recorded during learning processes of visually initiated hand movements in monkeys. *Exp. Brain Res.*, 55:26–32.
Gemba, H. and Sasaki, K. (1990): Potential related to no-go reaction in go/no-go hand movement with discrimination between tone stimuli of different frequencies in the monkey. *Brain Res.*, 537:340–344.
Gentile, A.M. and Stamm, J.S. (1972): Supplementary cues and delayed-alternation performance of frontal monkeys. *J. Comp. Physiol. Psychol.*, 80:230–237.
George, M.S., Ketter, T.A., Parekh, P.I., Horwitz, B., Herscovitch, P., and Post, R.M. (1995): Brain activity during transient sadness and happiness in healthy women: An in vivo study in humans. *Am. J. Psychiatry*, 152:341–351.
Georgopoulos, A.P., Taira, M., and Lukashin, A. (1993): Cognitive neurophysiology of the motor cortex. *Science*, 260:47–52.
Gerbner, M. and Pásztor, E. (1965): The role of the frontal lobe in conditioned reflex activity. *Acta Physiol. Acad. Sci. Hung.*, 26:89–95.
Gerfen, C.R. and Clavier, R.M. (1981): Intracranial self-stimulation from the sulcal prefrontal cortex in the rat: The effect of 6-hydroxydopamine or kainic acid lesions at the site of stimulation. *Brain Res.*, 224:291–304.
Geschwind, N. (1965): Disconnexion syndromes in animals and man. *Brain*, 88:237–274 and 585.
Geschwind, N. (1970): The organization of language and the brain. *Science*, 170:940–944.
Geula, C. and Mesulam, M.-M. (1996): Systematic regional variations in the loss of cortical cholinergic fibers in Alzheimer's disease. *Cerebral Cortex*, 6:165–177.

Ghent, L., Mishkin, M., and Teuber, H.-L. (1962): Short-term memory after frontal lobe injury in man. *J. Comp. Physiol. Psychol.*, 55:705–709.
Gibson, K.R. (1991): Myelination and behavioral development: a comparative perspective on questions of neoteny, altriciality and intelligence. In: *Brain maturation and cognitive development*, edited by K.R. Gibson and A.C. Petersen, pp. 29–63. Aldine de Gruyter, New York.
Glassman, R.B., Cook, D.E., and Glassman, H.N. (1981): Prefrontal lesions and cutaneous responsiveness of cats: Learned discrimination, delayed-response, orientation-localization, and transfer. *Physiology & Behavior*, 26:107–116.
Gleitman, H., Wilson, W.A., Herman, M.M., and Rescorla, R.A. (1963): Massing and within-delay position as factors in delayed-response performance. *J. Comp. Physiol. Psychol.*, 56:445–451.
Glick, S.D., Goldfarb, T.L., and Jarvik, M.E. (1969): Recovery of delayed matching performance following lateral frontal lesions in monkeys. *Commun. Behav. Biol.*, 3:299–303.
Glickstein, M., Arora, H.A., and Sperry, R.W. (1963): Delayed-response performance following optic tract section, unilateral frontal lesion, and commissurotomy. *J. Comp. Physiol. Psychol.*, 56:11–18.
Glickstein, M., Quigley, D.E., and Stebbins, W.C. (1964): Effect of frontal and parietal lesions on timing behavior in monkeys. *Psychonom. Sci.*, 1:265–266.
Glosser, G. and Goodglass, H. (1990): Disorders in executive control functions among aphasic and other brain-damaged patients. *J. Clin. Exp. Neuropsychol.*, 12:485–501.
Glowinski, J., Tassin, J.P., and Thierry, A.M. (1984): The mesocortico-prefrontal dopaminergic neurons. *Trends in NeuroSciences*, 7:415–418.
Goeders, N.E., Dworkin, S.I., and Smith, J.E. (1986): Neuropharmacological assessment of cocaine self-administration into the medial prefrontal cortex. *Pharmacol. Biochem. Behav.*, 24:1429–1440.
Goel, V. and Grafman, J. (1995): Are the frontal lobes implicated in "planning" functions? Interpreting data from the Tower of Hanoi. *Neuropsychologia*, 33:623–642.
Goldberg, E., Antin, S.P., Bilder, R.M., Gerstman, L.J., Hughes, J.E.O., and Mattis, S. (1981): Retrograde amnesia: Possible role of mesencephalic reticular activation in long-term memory. *Science*, 213:1392–1394.
Goldberg, E., Bilder, R.M., Hughes, J.E.O., Antin, S.P., and Mattis, S. (1989): A reticulo-frontal disconnection syndrome. *Cortex*, 25:687–695.
Goldberg, G., Mayer, N.H. and Toglia, J.U. (1981). Medial frontal cortex infarction and the alien hand sign. *Arch. Neurol.* 38:683–686.
Goldberg, M.E. and Bruce, C.J. (1985): Cerebral cortical activity associated with the orientation of visual attention in the rhesus monkey. *Vision Res.*, 25:471–481.
Goldberg, M.E. and Bruce, C.J. (1986): The role of the arcuate frontal eye fields in the generation of saccadic eye movements. *Progress in Brain Research*, 64:143–154.
Goldberg, M.E. and Bushnell, M.C. (1981): Behavioral enhancement of visual responses in monkey cerebral cortex. II. Modulation in frontal eye fields specifically related to saccades. *J. Neurophysiol.*, 46:773–787.
Goldberg, M.E., Bushnell, M.C., and Bruce, C.J. (1986): The effect of attentive fixation on eye movements evoked by electrical stimulation of the frontal eye fields. *Exp. Brain Res.*, 61:579–584.
Goldberg, R.B. and Fuster, J.M. (1974): Neuronal responses to environmental stimuli of behavioral significance in the thalamus and frontal cortex of the squirrel monkey *(Saimiri sciureus)*. *Program and Abstracts, 4th Annual Meeting. Society for Neuroscience*, Rockville, Md., 231. (Abstract)
Goldberg, R.B., Fuster, J.M., and Álvarez-Peláez, R. (1980): Frontal cell activity during delayed response performance in squirrel monkey *(Saimiri sciureus)*. *Physiol. Behav.*, 25:425–432.
Goldberg, T.E., Berman, K.F., Randolph, C., Gold, J.M., and Weinberger, D.R. (1996): Isolating the mnemonic component in spatial delayed response: A controlled PET O-15 water regional cerebral blood flow study in normal humans. *NeuroImage*, (In Press)
Goldberg, T.E., Weinberger, D.R., Berman, K.F., Pliskin, N.H., and Podd, M.H. (1987): Further evidence for dementia of the prefrontal type in schizophrenia? *Arch. Gen. Psychiatry*, 44:1008–1014.
Goldman, P.S. (1971): Functional development of the prefrontal cortex in early life and the problem of neuronal plasticity. *Exp. Neurol.*, 32:366–387.
Goldman, P.S. (1972): Developmental determinants of cortical plasticity. *Acta Neurobiol. Exp.*, 32:495–511.
Goldman, P.S. (1979): Contralateral projections to the dorsal thalamus from frontal association cortex in the rhesus monkey. *Brain Res.*, 166:166–171.
Goldman, P.S. and Alexander, G.E. (1977): Maturation of prefrontal cortex in the monkey revealed by local reversible cryogenic depression. *Nature*, 267:613–615.

Goldman, P.S. and Galkin, T.W. (1978): Prenatal removal of frontal association cortex in the rhesus monkey: Anatomical and functional consequences in postnatal life. *Brain Res.*, 152:451–485.

Goldman, P.S. and Nauta, W.J.H. (1976): Autoradiographic demonstration of a projection from prefrontal association cortex to the superior colliculus in the rhesus monkey. *Brain Res.*, 116:145–149.

Goldman, P.S. and Nauta, W.J.H. (1977a): An intricately patterned prefrontal-caudate projection in the rhesus monkey. *J. Comp. Neurol.*, 171:369–385.

Goldman, P.S. and Nauta, W.J.H. (1977b): Columnar distribution of cortico-cortical fibers in the frontal association, limbic, and motor cortex of the developing rhesus monkey. *Brain Res.*, 122:393–413.

Goldman, P.S. and Rosvold, H.E. (1970): Localization of function within the dorsolateral prefrontal cortex of the rhesus monkey. *Exp. Neurol.*, 27:291–304.

Goldman, P.S., Rosvold, H.E., and Mishkin, M. (1970a): Evidence for behavioral impairment following prefrontal lobectomy in the infant monkey. *J. Comp. Physiol. Psychol.*, 70:454–463.

Goldman, P.S., Rosvold, H.E., and Mishkin, M. (1970b): Selective sparing of function following prefrontal lobectomy in infant monkeys. *Exp. Neurol.*, 29:221–226.

Goldman, P.S., Rosvold, H.E., Vest, B., and Galkin, T.W. (1971): Analysis of the delayed-alternation deficit produced by dorsolateral prefrontal lesions in the rhesus monkey. *J. Comp. Physiol. Psychol.*, 77:212–220.

Goldman-Rakic, P.S. (1981a): Development and plasticity of primate frontal association cortex. In: *The Organization of the Cerebral Cortex*, edited by E.O. Schmitt, pp. 69–97. MIT Press, Cambridge, Mass.

Goldman-Rakic, P.S. (1981b): Prenatal formation of cortical input and development of cytoarchitectonic compartments in the neostriatum of the rhesus monkey. *J. Neuroscience*, 1:721–735.

Goldman-Rakic, P.S. (1987): Circuitry of primate prefrontal cortex and regulation of behavior by representational memory. In: *Handbook of Physiology: Nervous System. Vol. V: Higher Functions of the Brain*, Part 1, edited by F. Plum, pp. 373–417. American Physiological Society, Bethesda, MD.

Goldman-Rakic, P.S. (1995): Architecture of the prefrontal cortex and the central executive. *Proc. Natl. Acad. Sci. USA*, 769:71–83.

Goldman-Rakic, P.S. and Brown, R.M. (1981): Regional changes of monoamines in cerebral cortex and subcortical structures of aging rhesus monkeys. *Neuroscience*, 6:177–187.

Goldman-Rakic, P.S. and Brown, R.M. (1982): Postnatal development of monoamine content and synthesis in the cerebral cortex of rhesus monkeys. *Develop. Brain Res.*, 4:339–349.

Goldman-Rakic, P.S., Lidow, M.S., and Gallager, D.W. (1990): Overlap of dopaminergic, adrenergic, and serotoninergic receptors and complementarity of their subtypes in primate prefrontal cortex. *J. Neuroscience*, 10:2125–2138.

Goldman-Rakic, P.S., Lidow, M.S., Smiley, J.F., and Williams, M.S. (1992): The anatomy of dopamine in monkey and human prefrontal cortex. *J. Neural Transm.* (Suppl), 36:163–177.

Goldman-Rakic, P.S. and Porrino, L.J. (1985): The primate mediodorsal (MD) nucleus and its projection to the frontal lobe. *J. Comp. Neurol.*, 242:535–560.

Goldman-Rakic, P.S. and Schwartz, M.L. (1982): Interdigitation of contralateral and ipsilateral columnar projections to frontal association cortex in primates. *Science*, 216:755–757.

Goldman-Rakic, P.S., Selemon, L.D., and Schwartz, M.L. (1984): Dual pathways connecting the dorsolateral prefrontal cortex with the hippocampal formation and parahippocampal cortex in the rhesus monkey. *Neuroscience*, 12:719–743.

Goldstein, K. (1942): *Aftereffects of Brain Injuries in War*. Grune & Stratton, New York.

Goldstein, K. (1944): The mental changes due to frontal lobe damage. *J. Psychol.*, 17:187–208.

Goldstein, K. (1948): *Language and Language Disturbances*. Grune & Stratton, New York.

González, C. and Avendaño, C. (1989): Quantitative light-microscopic study of the nucleus medialis dorsalis of the thalamus in the intact cat, and after prefrontal cortical ablations. *J. Hirnforsch.*, 4:437–447.

Gorenstein, E.E. (1982): Frontal lobe functions in psychopaths. *J. Abnorm. Psychol.*, 91:368–379.

Gorenstein, E.E., Mammato, C.A., and Sandy, J.M. (1989): Performance of inattentive-overactive children on selected measures of prefrontal-type function. *J. Clin. Psychol.*, 45:619–632.

Grady, C.L., Maisog, J.M., Horwitz, B., Ungerleider, L.G., Mentis, M.J., Salerno, J.A., Pietrini, P., Wagner, E., and Haxby, J.V. (1994): Age-related changes in cortical blood flow activation during visual processing of faces and location. *J. Neurosci.*, 14:1450–1462.

Grafman, J. (1995): Similarities and distinctions among current models of prefrontal cortical functions. In: *Structure and Functions of the Human Prefrontal Cortex*, edited by J. Grafman, K.J. Holyoak, and F. Boller, pp. 337–368. New York Academy of Sciences, New York.

Grafman, J., Holyoak, K.J., and Boller, F., editors (1995): *Structure and Functions of the Human Prefrontal Cortex*. New York Academy of Sciences, New York.
Grafman, J., Vance, S.C., Weingartner, H., Salazar, A.M., and Amin, D. (1986): The effects of lateralized frontal lesions on mood regulation. *Brain*, 109:1127–1148.
Grafton, S.T., Mazziotta, J.C., Presty, S., Friston, K.J., Frackowiak, R.S.J., and Phelps, M.E. (1992): Functional anatomy of human procedural learning determined with regional cerebral blood flow and PET. *J. Neurosci.*, 12:2542–2548.
Grafton, S.T., Woods, R.P., Mazziotta, J.C., and Phelps, M.E. (1991): Somatotopic mapping of the primary motor cortex in humans: Activation studies with cerebral blood flow and positron emission tomography. *J. Neurophysiol.*, 66:735–743.
Granato, A., Santarelli, M., and Minciacchi, D. (1991): Bihemispheric organization of amygdalo-cortical projections in the rat. *Neurosci. Lett.*, 127:53–56.
Granon, S., Vidal, C., Thinus-Blanc, C., Changeux, J.-P., and Poucet, B. (1994): Working memory, response selection, and effortful processing in rats with medial prefrontal lesions. *Behav. Neuroscience*, 108:883–891.
Grant, D.A. and Berg, E.A. (1948): A behavioral analysis of degree of reinforcement and ease of shifting to new responses in a Weigl-type card-sorting problem. *J. Exp. Psychol.*, 38:404–411.
Grasby, P.M., Frith, C.D., Friston, K.J., Simpson, J., Fletcher, P.C., Frackowiak, R.S.J., and Dolan, R.J. (1994): A graded task approach to the functional mapping of brain areas implicated in auditory-verbal memory. *Brain*, 117:1271–1282.
Gray, C.M. and Singer, W. (1989): Stimulus-specific neuronal oscillations in orientation columns of cat visual cortex. *Proc. Natl. Acad. Sci. USA*, 86:1698–1702.
Greenblatt, M., Arnot, R., and Solomon, H.D., editors (1950): *Studies in Lobotomy*. Grune & Stratton, New York.
Greenblatt, M. and Solomon, H.D. (1953): *Frontal Lobes and Schizophrenia*. Springer, New York.
Gross, C.G. (1963a): Comparison of the effects of partial and total lateral frontal lesions on test performance by monkeys. *J. Comp. Physiol. Psychol.*, 56:41–47.
Gross, C.G. (1963b): Effect of deprivation on delayed response and delayed alternation performance by normal and brain operated monkeys. *J. Comp. Physiol. Psychol.*, 56:48–51.
Gross, C.G. (1963c): Locomotor activity following lateral frontal lesions in rhesus monkeys. *J. Comp. Physiol. Psychol.*, 56:232–236.
Gross, C.G. and Weiskrantz, L. (1962): Evidence of dissociation of impairment on auditory discrimination and delayed response following lateral frontal lesions in monkeys. *Exp. Neurol.*, 5:453–476.
Gross, C.G. and Weiskrantz, L. (1964): Some changes in behavior produced by lateral frontal lesions in the macaque. In: *The Frontal Granular Cortex and Behavior*, edited by J.M. Warren and K. Akert, pp. 74–101. McGraw-Hill, New York.
Grossberg, S. (1969): Embedding fields: A theory of learning with physiological implications. *Journal of Mathematical Psychology*, 6:209–239.
Grossberg, S. (1978): A theory of human memory: Self-organization and performance of sensory-motor codes, maps, and plans. In: *Progress in Theoretical Biology*, edited by R. Rosen and F. Snell, pp. 233–374. Academic Press, Inc., New York.
Grueninger, W.E., Kimble, D.P., Grueninger, J., and Levine, S. (1965): GSR and corticosteriod response in monkeys with frontal ablations. *Neuropsychologia*, 3:205–216.
Grueninger, W.E. and Pribram, K.H. (1969): Effects of spatial and nonspatial distractors on performance latency of monkeys with frontal lesions. *J. Comp. Physiol. Psychol.*, 68:203–209.
Grünbaum, A.S.F. and Sherrington, C. (1903): Observations on the physiology of the cerebral cortex of anthropoid apes. *Proc. R. Soc. Lond.*, 72:152–155.
Grünthal, E. (1948): Zur Frage der Entstehung des Menschenhirns. *Monatsschr. Psychiatr. Neurol.*, 115:129–160.
Guariglia, C., Padovani, A., Pantano, P., and Pizzamiglio, L. (1993): Unilateral neglect restricted to visual imagery. *Nature*, 364:235–237.
Guillery, R.W. (1959): Afferent fibers to the dorsomedial thalamic nucleus in the cat. *J. Anat.*, 93:403–419.
Guitton, D., Buchtel, H.A., and Douglas, R.M. (1985): Frontal lobe lesions in man cause difficulties in suppressing reflexive glances and in generating goal-directed saccades. *Exp. Brain Res.*, 58:455–472.
Guldin, W.O., Pritzel, M., and Markowitsch, H.J. (1981): Prefrontal cortex of the mouse defined as cortical projection area of the thalamic mediodorsal nucleus. *Brain Behav. Evol.*, 19:93–107.
Gur, R.E., Gur, R.C., Skolnick, B.E., Caroff, S., Obrist, W.D., Resnick, S., and Reivich, M. (1985): Brain function in psychiatric disorders. III. Regional cerebral blood flow in unmedicated schizophrenics. *Arch. Gen. Psychiatry*, 42:329–334.

Gur, R.E., Resnick, S.M., Alavi, A., Gur, R.C., Caroff, S., Dann, R., Silver, F.L., Saykin, A.J., Chawluk, J.B., and Kushner, M. (1987): Regional brain function in schizophrenia. I. A positron emission tomography study. *Arch. Gen. Psychiatry*, 44:119–125.

Gur, R.E., Skolnick, B.E., Gur, R.C., Caroff, S., Rieger, W., Obrist, W.D., Younkin, D., and Reivich, M. (1983): Brain function in psychiatric disorders. I. Regional cerebral blood flow in medicated schizophrenics. *Arch. Gen. Psychiatry*, 40:1250–1254.

Gustafson, L. (1987): Frontal lobe degeneration of non-Alzheimer type. II. Clinical picture and differential diagnosis. *Arch. Gerontol. Geriatr.*, 6:209–223.

Gustafson, L., Hagberg, B., and Ingvar, D.H. (1978): Speech disturbances in presenile dementia related to local cerebral blood flow abnormalities in the dominant hemisphere. *Brain and Language*, 5:103–118.

Gutzmann, H. (1984): Frontallappensyndrome bei (pra-)senilen Demenzen vom Alzheimer-Typ: Eine korrelationsstatistische Untersuchung. *Gerontologie*, 17:128–131.

Haber, S.N., Kunishio, K., Mizobuchi, M., and Lynd-Balta, E. (1995): The orbital and medial prefrontal circuit through the primate basal ganglia. *J. Neurosci.*, 15:4851–4867.

Häfner, V.H. (1957): Psychopathologie des Stirnhirns 1939 bis 1955. *Fortschr. Neurol. Psychiat.*, 25:205–252.

Hall, R.E., Livingston, R.B., and Bloor, C.M. (1977): Orbital cortical influences on cardiovascular dynamics and myocardial structure in conscious monkeys. *J. Neurosurg.*, 46:638–647.

Hall, R.E. and Marr, H.B. (1975): Influence of electrical stimulation of posterior orbital cortex upon plasma cortisol levels in unanesthetized sub-human primate. *Brain Res.*, 93:367–371.

Halsband, U. and Passingham, R.E. (1985): Premotor cortex and the conditions for movement in monkeys *(Macaca fascicularis)*. *Behav. Brain Res.*, 18:269–277.

Halstead, W.C. (1947): *Brain and Intelligence: A Quantitative Study of the Frontal Lobes*. University of Chicago Press, Chicago.

Hamlin, R.M. (1970): Intellectual function 14 years after frontal lobe surgery. *Cortex*, 6:299–307.

Hannon, R. and Kamback, M. (1972): Effects of dorsolateral frontal lesions on responsiveness to various stimulus parameters in the pigtail monkey. *Exp. Neurol.*, 37:1–13.

Harlow, H.F. (1949): The formation of learning sets. *Psychol. Rev.*, 56:51–65.

Harlow, H.F., Akert, K., and Schiltz, K.A. (1964): The effects of bilateral prefrontal lesions on learned behavior of neonatal, infant, and preadolescent monkeys. In: *The Frontal Granular Cortex and Behavior*, edited by J.M. Warren and K. Akert, pp. 126–148. McGraw-Hill, New York.

Harlow, H.F. and Dagnon, J. (1943): Problem solution by monkeys following bilateral removal of prefrontal areas: I. Discrimination and discrimination reversal problems. *J. Exp. Psychol.*, 32:351–356.

Harlow, H.F. and Settlage, P. (1948): Effect of extirpation of frontal areas upon learning performance of monkeys. *Res. Publ. Assoc. Nerv. Ment. Dis.*, 27:446–459.

Harlow, H.F., Uehling, H., and Maslow, A.H. (1932): Comparative behavior of primates: I. Delayed reaction tests on primates from the lemur to the orangutan. *J. Comp. Psychol.*, 13:313–343.

Harlow, J.M. (1848): Passage of an iron rod through the head. *Boston Med. Surg. J.*, 39:389–393.

Harlow, J.M. (1868): Recovery from the passage of an iron bar through the head. *Publ. Mass. Med. Soc.*, Boston, 2:327–346.

Harrison, L.M. and Mair, R.G. (1996): A comparison of the effects of frontal cortical and thalamic lesions on measures of spatial learning and memory in the rat. *Behav. Brain Res.*, 75:195–206.

Hashimoto, T., Nishino, N., Nakai, H., and Tanaka, C. (1991): Increase in serotonin 5-HT$_{1A}$ receptors in prefrontal and temporal cortices of brains from patients with chronic schizophrenia. *Life Sciences*, 48:355–363.

Hassler, R. (1959): Anatomy of the thalamus. In: *Introduction to Stereotaxis with an Atlas of the Human Brain*, edited by G. Schaltenbrand and P. Bailey, pp. 230–290. Thieme, Stuttgart.

Haug, H., Barmwater, U., Eggers, R., Fischer, D., Kühl, S., and Sass, N.-L. (1983): Anatomical changes in aging brain: Morphometric analysis of the human prosencephalon. In: *Brain Aging: Neuropathology and Neuropharmacology*, Ed. 21, edited by J. Cervós-Navarro and H.-I. Sarkander, pp. 1–12. Raven Press, New York.

Haug, H., Knebel, G., Mecke, E., Orun, C., and Sass, N.-L. (1981): *Eleventh International Congress of Anatomy: Advances in the Morphology of Cells and Tissues*. Alan R. Liss, New York.

Haxby, J.V., Grady, C.L., Duara, R., Schlageter, N., Berg, G., and Rapoport, S.I. (1986): Neocortical metabolic abnormalities precede nonmemory cognitive defects in early Alzheimer's-type dementia. *Arch. Neurol.*, 43:882–885.

Hayashi, M. and Oshima, K. (1986): Neuropeptides in cerebral cortex of macaque monkey *(Macaca fuscata fuscata)*: Regional distribution and ontogeny. *Brain Res.*, 364:360–368.

Hayek, F.A. (1952): *The Sensory Order*. University of Chicago Press, Chicago.

Heath, C.J. and Jones, E.G. (1971): The anatomical organization of the suprasylvian gyrus of the cat. *Ergeb. Anat. Entwicklungsgesch.*, 45:1–64.
Hebb, D.O. (1939): Intelligence in man after large removals of cerebral tissue: Report of four left frontal lobe cases. *J. Gen. Psychol.*, 21:73–87.
Hebb, D.O. (1945): Man's frontal lobes: A critical review. *Arch. Neurol. Psychiatry*, 54:10–24.
Hebb, D.O. (1949): *The Organization of Behavior*. John Wiley and Sons, New York.
Hécaen, H. (1964): Mental symptoms associated with tumors of the frontal lobe. In: *The Frontal Granular Cortex and Behavior*, edited by J.M. Warren and K. Akert, pp. 335–352. McGraw-Hill, New York.
Hécaen, H. and Albert, M.L. (1975): Disorders of mental functioning related to frontal lobe pathology. In: *Psychiatric Aspects of Neurologic Disease*, edited by D.F. Benson and D. Blumer, pp. 137–149. Grune & Stratton, New York.
Hécaen, H. and Albert, M.L. (1978): *Human Neuropsychology*. John Wiley & Sons, New York.
Hécaen, H. and Ruel, J. (1981): Sièges lésionnels intrafrontaux et déficit au test de "fluence verbale." *Rev. Neurol. (Paris)*, 137:277–284.
Hedreen, J.C., Bacon, S.J., Cork, L.C., Kitt, C.A., Crawford, G.D., Salvaterra, P.M., and Price, D.L. (1983): Immunocytochemical identification of cholinergic neurons in the monkey central nervous system using monoclonal antibodies against choline acetyltransferase. *Neurosci. Lett.*, 43:173–177.
Hedreen, J.C., Struble, R.G., Whitehouse, P.J., and Price, D.L. (1984): Topography of the magnocellular basal forebrain system in human brain. *J. Neuropathol. Exp. Neurol.*, 43:1–21.
Heilman, K.M., Pandya, D.N., Karol, E.A., and Geschwind, N. (1971): Auditory inattention. *Arch. Neurol.*, 24:323–325.
Heilman, K.M. and Valenstein, E. (1972): Frontal lobe neglect in man. *Neurology*, 22:660–664.
Heilman, K.M. and Watson, R.T. (1991): Intentional motor disorders. In: *Frontal Lobe Function and Dysfunction*, edited by H.S. Levin, H.M. Eisenberg, and A.L. Benton, pp. 199–213. Oxford University Press, New York.
Helmholtz, H. von (1925): *Helmholtz's Treatise on Physiological Optics* (translated from German by J.P.C. Southall). The Optical Society of America, G. Banta, Menasha, Wisconsin.
Hendry, S.H.C., Jones, E.G., Defelipe, J., Schmechel, D., Brandon, C., and Emson, P.C. (1984a): Neuropeptide-containing neurons of the cerebral cortex are also GABAergic. *Proc. Natl. Acad. Sci. USA*, 81:6526–6530.
Hendry, S.H.C., Jones, E.G., and Emson, P.C. (1984b): Morphology, distribution, and synaptic relations of somatostatin- and neuropeptide y-immunoreactive neurons in rat and monkey neocortex. *J. Neurosci.*, 4:2497–2517.
Hendry, S.H.C., Schwark, H.D., Jones, E.G., and Yan, J. (1987): Numbers and proportions of GABA-immunoreactive neurons in different areas of monkey cerebral cortex. *J. Neurosci.*, 7:1503–1519.
Henke, P.G. (1982): The telencephalic limbic system and experimental gastric pathology: A review. *Neurosci. Biobehav. Rev.*, 6:381–390.
Hervé, D., Blanc, G., Glowinski, J., and Tassin, J.-P. (1989): Interactions réciproques entre les systèmes noradrénergiques et dopaminergiques dans le cortex préfrontal et l'aire tegmentale ventrale. *L'Encéphale*, 15:133–138.
Hess, W.R. (1943): Teleokinetisches und ereisisches Kraeftesystem in der Biomotorik. *Helv. Physiol. Pharmacol. Acta*, 1:c62:c63.
Hetherington, A.W. and Ranson, S.W. (1940): Hypothalamic lesions and adiposity in the rat. *Anat. Rec.*, 78:149–172.
Hillyard, S.A. (1969): Relationships between the contingent negative variation (CNV) and reaction time. *Physiol. Behav.* 4:351–357.
Hirazawa, K. and Kato, K. (1935): Über die Fasern insbesondere die corticalen extra-pyramidalen aus den Areae 8 und 9 der Grosshirnrinde beim Affen. *Folia Anat. Jap.*, 13:189–217.
Hirsch, H.E. and Robins, F. (1962): Distribution of r-aminobutyric acid in the layers of the cerebral and cerebellar cortex. Implications for its physiological role. *J. Neurochem.*, 9:63–70.
Hitzig, E. (1874): *Untersuchungen über das Gehirn*. Hirschwald, Berlin.
Hodos, W. (1970): Evolutionary interpretation of neural and behavioral studies of living vertebrates. In: *The Neurosciences: Second Study Program*, edited by F.O. Schmidt, pp. 26–39. Rockefeller University Press, New York.
Hof, P.R., Cox, K., and Morrison, J.H. (1990): Quantitative analysis of a vulnerable subset of pyramidal neurons in Alzheimer's Disease: I. Superior frontal and inferior temporal cortex. *J. Comp. Neurol.*, 301:44–54.

Hoff, E.C., Kell, J.F., and Carroll, M.N. (1963): Effects of cortical stimulation and lesions on cardiovascular function. *Physiol. Rev*, 43:68–114.
Hofstatter, L., Smolik, E.A., and Busch, A.K. (1945): Prefrontal lobotomy in treatment of chronic psychoses. *Arch. Neurol. Psychiatry*, 53:125–130.
Holmes, G. (1931): Mental symptoms associated with brain tumours. *Lancet*, 1:408–410.
Houser, C.R., Hendry, S.H.C., Jones, E.G., and Vaughn, J.E. (1983): Morphological diversity of immunocytochemically identified GABA neurons in the monkey sensory-motor cortex. *J. Neurocytology*, 12:617–638.
Hubel, D.H. and Wiesel, T.N. (1968): Receptive fields and functional architecture of monkey striate cortex. *J. Physiol. (London)*, 195:215–243.
Humphrey, M.H. (1982): Children's avoidance of environmental, simple task internal, and complex task internal distractors. *Child Development*, 53:736–745.
Hunter, W.S. (1913): The delayed reaction in animals and children. *Behav. Monogr.*, 2:1–86.
Huttenlocher, P.R. (1979): Synaptic density in human frontal cortex—developmental changes and effects of aging. *Brain Res.*, 163:195–205.
Huttenlocher, P.R. and De Courten, C.H. (1987): The development of synapses in striate cortex of man. *Human Neurobiol.* 6:1–9.
Hutton, E.L. (1943): Results of prefrontal leucotomy. *Lancet*, 1:362–366.
Iacoboni, M., Woods, R.P., and Mazziotta, J.C. (1996): Brain-behavior relationships: Evidence from practice effects in spatial stimulus-response compatibility. *J. Neurophysiol.*, 76:321–331.
Ilinsky, I.A., Jouandet, M.L., and Goldman-Rakic, P.S. (1985): Organization of the nigrothalamocortical system in the rhesus. *J. Comp. Neurol.*, 236:315–330.
Imbert, M.K., Bignall, E., and Buser, P. (1966): Neocortical inter-connections in the cat. *J. Neurophysiol.*, 29:382–395.
Ingram, D.K. (1985): Analysis of age-related impairments in learning and memory in rodent models. In: *Memory Dysfunctions: An Integration of Animal and Human Research From Preclinical and Clinical Perspectives*, edited by D.S. Olton, E. Gamzu, and S. Corkin, pp. 312–331. The New York Academy of Sciences, New York.
Ingvar, D.H. (1975): Patterns of brain activity revealed by measurements of regional cerebral blood flow. In: *Brain Work*, edited by D.H. Ingvar and N.A. Lassen, pp. 397–413. Munksgaard, Copenhagen.
Ingvar, D.H. (1978): Localisation of cortical functions by multiregional measurements of the cerebral blood flow. In: *Architectonics of the Cerebral Cortex*, edited by M.A.B. Brazier and H. Petsche, pp. 235–243. Raven Press, New York.
Ingvar, D.H. (1979): "Hyperfrontal" distribution of the cerebral grey matter flow in resting wakefulness; on the functional anatomy of the conscious state. *Acta Neurol. Scand.*, 12–25.
Ingvar, D.H. (1980): Abnormal distribution of cerebral activity in chronic schizophrenia: A neurophysiological interpretation. In: *Perspectives in Schizophrenia Research*, edited by C. Baxter and T. Melnechuk, pp. 107–125. Raven Press, New York.
Ingvar, D.H. (1983): Serial aspects of language and speech related to prefrontal cortical activity. *Human Neurobiol.*, 2:177–189.
Ingvar, D.H. (1985): "Memory of the future": An essay on the temporal organization of conscious awareness. *Human Neurobiol.*, 4:127–136.
Ingvar, D.H. and Franzén, G. (1974): Abnormalities of cerebral blood flow distribution in patients with chronic schizophrenia. *Acta Psychiat. Scand.*, 50:425–462.
Ingvar, D.H. and Lassen, N.A., editors (1975): *Brain Work*. Munksgaard, Copenhagen.
Ingvar, D.H. and Philipson, L. (1977): Distribution of cerebral blood flow in the dominant hemisphere during motor ideation and motor performance. *Ann. Neurol.*, 2:230–237.
Ingvar, D.H. and Risberg, J. (1967): Increase of regional cerebral blood flow during mental effort in normals and in patients with focal brain disorders. *Exp. Brain Res.*, 3:195–211.
Ingvar, D.H. and Schwartz, M.S. (1974): Blood flow patterns induced in the dominant hemisphere by speech and reading. *Brain*, 97:273–288.
Inoue, M., Oomura, Y., Aou, S., Nishino, H., and Sikdar, S.K. (1985): Reward related neuronal activity in monkey dorsolateral prefrontal cortex during feeding behavior. *Brain Res.*, 326:307–312.
Inoue, M., Oomura, Y., Aou, S., Sikdar, S.K., Hynes, M., Mizuno, Y., and Katubuchi, T. (1983): Cholinergic role in monkey dorsolateral prefrontal cortex during bar-press feeding behavior. *Brain Res.*, 278:185–194.
Irle, E. and Markowitsch, H.J. (1984): Differential effects of prefrontal lesions and combined prefrontal and limbic lesions on subsequent learning performance in the cat. *Behav. Neuroscience*, 98:884–897.

Irwin, D.A., Knott, J.R., McAdam, D.W., and Rebert, C.S. (1966): Motivational determinants of the "contingent negative variation." *Electroencephalogr. Clin. Neurophysiol.*, 21:538–543.
Isaac, W. and DeVito, J.L. (1958): Effect of sensory stimulation on the activity of normal and prefrontal lobectomized monkeys. *J. Comp. Physiol. Psychol.*, 51:172–174.
Isseroff, A., Rosvold, H.E., Galkin, T.W., and Goldman-Rakic, P.S. (1982): Spatial memory impairments following damage to the mediodorsal nucleus of the thalamus in rhesus monkeys. *Brain Res.* 232:97–113.
Isseroff, A., Schwartz, M.L., Dekker, J.J., and Goldman-Rakic, P.S. (1984): Columnar organization of callosal and associational projections from rat frontal cortex. *Brain Res.*, 293:213–223.
Ito, S.-I. (1982): Prefrontal unit activity of macaque monkeys during auditory and visual reaction time tasks. *Brain Res.*, 247:39–47.
Itoh, S., Hsiao, S., and Katsuura, G. (1985): Dopaminergic behavior in frontal decorticated rats. *Physiology & Behavior*, 35:109–112.
Iversen, L.L., Mitchell, J.F., and Srinivasan, V. (1971): The release of aminobutyric acid during inhibition in the cat visual cortex. *J. Physiol. (London)*, 212:519–534.
Iversen, S.D. (1967): Tactile learning and memory in baboons after temporal and frontal lesions. *Exp. Neurol.*, 18:228–238.
Iversen, S.D. (1973): Brain lesions and memory in animals. In: *The Physiological Basis of Memory*, edited by D.A. Deutsch, pp. 305–364. New York.
Iversen, S.D. and Mishkin, M. (1970): Perseverative interference in monkeys following selective lesions of the inferior prefrontal convexity. *Exp. Brain Res.*, 11:376–386.
Iversen, S.D. and Mishkin, M. (1973): Comparison of superior temporal and inferior prefrontal lesions on auditory and nonauditory tasks in rhesus monkeys. *Brain Res.*, 55:355–367.
Jackson, J.H. (1915): On affections of speech from disease of the brain. *Brain*, 38:107–174.
Jacobsen, C.F. (1931): A study of cerebral function in learning: The frontal lobes. *J. Comp. Neurol.*, 52:271–340.
Jacobsen, C.F. (1935): Functions of the frontal association area in primates. *Arch. Neurol. Psychiatry*, 33:558–569.
Jacobsen, C.F. (1936): Studies of cerebral function in primates: I. The functions of the frontal association areas in monkeys. *Comp. Psychol. Monogr.*, 13:3–60.
Jacobsen, C.F. and Nissen, H.W. (1937): Studies of cerebral function in primates. The effects of frontal lobe lesions on the delayed alternation habit in monkeys. *J. Comp. Physiol. Psychol.*, 23:101–112.
Jacobsen, C.F., Wolfe, J.B., and Jackson, T.A. (1935): An experimental analysis of the functions of the frontal association areas in primates. *J. Nerv. Ment. Dis.*, 82:1–14.
Jacobson, S., Butters, N., and Tovsky, N.J. (1978): Afferent and efferent subcortical projections of behaviorally defined sectors of prefrontal granular cortex. *Brain Res.*, 159:279–296.
Jacobson, S. and Trojanowski, J.Q. (1975): Amygdaloid projections to prefrontal granular cortex in rhesus monkey demonstrated with horseradish peroxidase. *Brain Res.*, 100:132–139.
Jacobson, S. and Trojanowski, J.Q. (1977a): Prefrontal granular cortex of the rhesus monkey: II. Interhemispheric cortical afferents. *Brain Res.*, 132:235–246.
Jacobson, S. and Trojanowski, J.Q. (1977b): Prefrontal granular cortex of the rhesus monkey. I. Intrahemispheric cortical afferents. *Brain Res.*, 132:209–233.
Janowsky, J.S., Shimamura, A.P., Kritchevsky, M., and Squire, L.R. (1989a): Cognitive impairment following frontal lobe damage and its relevance to human amnesia. *Behav. Neuroscience*, 103:548–560.
Janowsky, J.S., Shimamura, A.P., and Squire, L.R. (1989b): Source memory impairment in patients with frontal lobe lesions. *Neuropsychologia*, 27:1043–1056.
Jarvie, H.F. (1954): Frontal lobe wounds causing disinhibition. *J. Neurol. Neurosurg. Psychiat.*, 17:14–32.
Järvilehto, T. and Fruhstorfer, H. (1970): Differentiation between slow cortical potentials associated with motor and mental acts in man. *Exp. Brain Res.*, 11:309–317.
Jasper, H., Ajmone-Marsan, C., and Stoll, J. (1952): Corticofugal projections to the brain stem. *Arch. Neurol. Psychiatry*, 67:155–156.
Jasper, H.H. (1954): Functional properties of the thalamic reticular system. In: *Brain Mechanisms and Consciousness*, edited by J.F. Delafresnaye, pp. 374–395. Blackwell, Oxford.
Jasper, H.H., Riggio, S., and Goldman-Rakic, P.S., editors (1995): *Epilepsy and the Functional Anatomy of the Frontal Lobe*. Raven Press, New York.
Jay, T.M. and Witter, M.P. (1991): Distribution of hippocampal CA1 and subicular efferents in the prefrontal cortex of the rat studied by means of anterograde transport of Phaseolus vulgaris-Leucoagglutinin. *J. Comp. Neurol.*, 313:574–586.

Jenkins, I.H., Brooks, D.J., Nixon, P.D., Frackowiak, R.S.J., and Passingham, R.E. (1994): Motor sequence learning: A study with positron emission tomography. *J. Neurosci.*, 14:3775–3790.
Jerison, H.J. (1994): Evolution of the brain. In: *Neuropsychology*, edited by D.W. Zaidel, pp. 53–81. Academic Press, San Diego.
Jetter, W., Poser, U., Freeman, R.B., and Markowitsch, H.J. (1986): A verbal long term memory deficit in frontal lobe damaged patients. *Cortex*, 22:229–242.
Johnson, T.N., Rosvold, H.E., Galkin, T.W., and Goldman, P.S. (1976): Postnatal maturation of subcortical projections from the prefrontal cortex in the rhesus monkey. *J. Comp. Neurol.*, 166:427–443.
Johnson, T.N., Rosvold, H.E., and Mishkin, M. (1968): Projections from behaviorally-defined sectors of the prefrontal cortex to the basal ganglia, septum, and diencephalon of the monkey. *Exp. Neurol.*, 21:20–34.
Johnston, M.V., McKinney, M., and Coyle, J.T. (1979): Evidence for a cholinergic projection to neocortex from neurons in basal forebrain. *Proc. Natl. Acad. Sci. USA*, 76:5392–5396.
Johnston, M.V., McKinney, M., and Coyle, J.T. (1981): Neocortical cholinergic innervation: A description of extrinsic and intrinsic components in the rat. *Exp. Brain Res.*, 43:159–172.
Johnston, M.V., Silverstein, F.S., Reindel, F.O., Penney, J.B., Jr., and Young, A.B. (1985): Muscarinic cholinergic receptors in human infant forebrain: [^{3}H]quinuclidinyl benzilate binding in homogenates and quantitative autoradiography in sections. *Develop. Brain Res.*, 19:195–203.
Johnston, V.S., Hart, M., and Howell, W. (1974): The nature of the medial wall deficit in the rat. *Neuropsychologia*, 12:497–503.
Jones, B. and Mishkin, M. (1972): Limbic lesions and the problem of stimulus-reinforcement associations. *Exp. Neurol.*, 36:362–377.
Jones, E.G. (1969): Interrelationship of parieto-temporal and frontal cortex in the rhesus monkey. *Brain Res.* 13:412–415.
Jones, E.G. (1981): Anatomy of cerebral cortex: Columnar input-output organization. In: *The Organization of the Cerebral Cortex*, edited by F.O. Schmitt, F.G. Worden, G. Adelman, and S.G. Dennis, pp. 199–235. MIT Press, Cambridge.
Jones, E.G., Burton, H., Saper, C.B., and Swanson, L.W. (1976): Midbrain, diencephalic and cortical relationships of the basal nucleus of Meynert and associated structures in primates. *J. Comp. Neurol.*, 167:385–420.
Jones, E.G., Coulter, J.D., and Wise, S.P. (1979): Commissural columns in the sensory-motor cortex of monkeys. *J. Comp. Neurol.*, 188:113–136.
Jones, E.G. and Hendry, S.H.C. (1986): Co-localization of GABA and neuropeptides in neocortical neurons. *Trends in NeuroSciences*, 9:71–76.
Jones, E.G. and Leavitt, R.Y. (1974): Retrograde axonal transport and the demonstration of non-specific projections to the cerebral cortex and striatum from thalamic intralaminar nuclei in the rat, cat and monkey. *J. Comp. Neurol.*, 154:349–378.
Jones, E.G. and Powell, T.P.S. (1969): Connexions of the somatic sensory cortex of the rhesus monkey. *Brain*, 92:477–502.
Jones, E.G. and Powell, T.P.S. (1970): An anatomical study of converging sensory pathways within the cerebral cortex of the monkey. *Brain*, 93:793–820.
Jones-Gotman, M. and Milner, B. (1977): Design fluency: The invention of nonsense drawings after focal cortical lesions. *Neuropsychologia*, 15:653–674.
Jonides, J., Smith, E.E., Koeppe, R.A., Awh, E., Minoshima, S., and Mintun, M.A. (1993): Spatial working memory in humans as revealed by PET. *Nature*, 363:623–625.
Jordan, M.I. (1986): Serial order: A parallel distributed processing approach. In: *Technical Report ICS Report 8604*, Institute for Cognitive Science, UC San Diego.
Joseph, J.-P. and Barone, P. (1987): Prefrontal unit activity during a delayed oculomotor task in the monkey. *Exp. Brain Res.*, 67:460–468.
Juraska, J.M. and Fifkova, E. (1979): A Golgi study of the early postnatal development of the visual cortex of the hooded rat. *J. Comp. Neurol.*, 183:247–256.
Kaada, B.R. (1951): Somato-motor, autonomic and electrocorticographic responses to electrical stimulation of "rhinencephalic" and other structures in primates, cat and dog. *Acta Physiol. Scand. (Suppl. 83)*, 24:1–285.
Kaczmarek, B.L.J. (1984): Neurolinguistic analysis of verbal utterances in patients with focal lesions of frontal lobes. *Brain and Language*, 21:52–58.
Kaes, T. (1907): *Die Grosshirnrinde des Menschen in ihren Massen und in ihrem Fasengehalt*. Fischer, Jena.

Kalischer, O. (1911): Uber die Bedeutung des Stirnteiles des Grosshirns fur die Fresstondressur. *Zentralbl. Physiol.*, 24:716–718.
Kalsbeek, A., Matthijssen, M.A.H., and Uylings, H.B.M. (1989): Morphometric analysis of prefrontal cortical development following neonatal lesioning of the dopaminergic mesocortical projection. *Exp. Brain Res.*, 78:279–289.
Kanai, T. and Szerb, J.C. (1965): Mesencephalic reticular activating system and cortical acetylcholine output. *Nature*, 205:80–82.
Kanki, S. and Ban, T. (1952): Cortico-fugal connections of frontal lobe in man. *Med. J. Osaka Univ.*, 3:201–222.
Kapur, S., Craik, F.I.M., Jones, C., Brown, G.M., Houle, S., and Tulving, E. (1995): Functional role of the prefrontal cortex in retrieval of memories: a PET study. *NeuroReport*, 6:1880–1884.
Kapur, S., Craik, F.I.M., Tulving, E., Wilson, A.A., Houle, S., and Brown, G.M. (1994): Neuroanatomical correlates of encoding in episodic memory: Levels of processing effect. *Proc. Natl. Acad. Sci. USA*, 91:2008–2011.
Karmos, G. and Grastyan, E. (1962): Influence of hippocampal lesions on simple and delayed conditional reflexes. *Acta Physiol. Acad. Sci. Hung.*, 21:215–224.
Karnath, H.O. and Wallesch, C.W. (1992): Inflexibility of mental planning: A characteristic disorder with prefrontal lobe lesions? *Neuropsychologia*, 30:1011–1016.
Karnath, H.O., Wallesch, C.W., and Zimmerman, P. (1991): Mental planning and anticipatory processes with acute and chronic frontal lobe lesions: A comparison of maze performance in routine and nonroutine situations. *Neuropsychologia*, 29:271–290.
Kawahara, H., Yoshida, M., Yokoo, H., Nishi, M., and Tanaka, M. (1993): Psychological stress increases serotonin release in the rat amygdala and prefrontal cortex assessed by in vivo microdialysis. *Neurosci. Lett.*, 162:81–84.
Kawamura, K. and Otani, K. (1970): Corticocortical fiber connections in the cat cerebrum: The frontal region. *J. Comp. Neurol.*, 139:423–448.
Kazakov, V.N., Kravtsov, P.I., and Rassokhin, V.N. (1976): Electro-physiological analysis of cortico-hypothalamic interrelations in the cat. *Neirofiziologiia*, 8:358–365.
Kehr, W., Lindquist, M., and Carlsson, A. (1976): Distribution of dopamine in the rat cerebral cortex. *J. Neural Transm.*, 38:173–180.
Kellogg, C. and Wennerström, G. (1974): An ontogenic study on the effect of catecholamine receptor-stimulating agents on the turnover of noradrenaline and dopamine in the brain. *Brain Res.*, 79:451–464.
Kelly, M.S., Best, C.T., and Kirk, U. (1989): Cognitive processing deficits in reading disabilities: A prefrontal cortical hypothesis. *Brain and Cognition*, 11:275–293.
Kemp, J.M. and Powell, T.P. (1970): The cortico-striate projection in the monkey. *Brain*, 93:525–546.
Kemp, J.M. and Powell, T.P.S. (1971): The connexions of the striatum and globus pallidus: Synthesis and speculations. *Phil. Trans. R. Soc. Lond. B*, 262:441–457.
Kemper, T.L., Caveness, W.F., and Yakovlev, P.I. (1973): The neuronographic and metric study of the dendritic arbours of neurons in the motor cortex of *Macaca mulatta* at birth and at 24 months of age. *Brain*, 96:765–782.
Kennard, M.A. (1939): Alterations in response to visual stimuli following lesions of frontal lobe in monkeys. *Arch. Neurol. Psychiatry*, 41:1153–1165.
Kennard, M.A. (1945): Focal autonomic representation in the cortex and its relation to sham rage. *J. Neuropathol. Exp. Neurol.*, 4:295–304.
Kennard, M.A. and Ectors, L. (1938): Forced circling in monkeys following lesions of the frontal lobes. *J. Neurophysiol.*, 1:45–54.
Kennard, M.A., Spencer, S., and Fountain, G. (1941): Hyperactivity in monkeys following lesions of the frontal lobes. *J. Neurophysiol.*, 4:512–524.
Kertesz, A. (1994): Frontal lesions and function. In: *Localization and Neuroimaging in Neuropsychology*, edited by A. Kertesz, pp. 567–598. Academic Press, New York.
Kesner, R.P. (1989): Retrospective and prospective coding of information: role of the medial prefrontal cortex. *Exp. Brain Res.*, 74:163–167.
Kesner, R.P. (1990): Memory for frequency in rats: role of the hippocampus and medial prefrontal cortex. *Behav. Neural Biol.*, 53:402–410.
Kesner, R.P. (1993): Paired associate learning in the rat: role of hippocampus, medial prefrontal cortex, and parietal cortex. *Psychobiol.*, 21:183–192.
Kesner, R.P., Hopkins, R.O., and Fineman, B. (1994): Item and order dissociation in humans with prefrontal cortex damage. *Neuropsychologia*, 32:881–891.

Kesner, R.P., Hunt, M.E., Williams, J.M., and Long, J.M. (1996): Prefrontal cortex and working memory for spatial response, spatial location, and visual object information in the rat. *Cerebral Cortex*, 6:311–318.

Kesslak, J.P., Brown, L., Streichen, C., and Cotman, C.W. (1986): Adult and embryonic frontal cortex transplants after frontal cortex ablation enhance recovery on a reinforced alternation task. *Exp. Neurol.*, 94:615–626.

Khokhryakova, M. (1979): Structural organization of the prefrontal cortex in cats and its differences from that in monkeys. *Neurosci. and Behav. Physiol.*, 9:103–109.

Kievit, J. and Kuypers, H.G.J.M. (1975a): Basal forebrain and hypothalamic connections to frontal and parietal cortex in the rhesus monkey. *Science*, 187:660–662.

Kievit, J. and Kuypers, H.G.J.M. (1975b): Subcortical afferents to the frontal lobe in the rhesus monkey studied by means of retrograde horseradish peroxidase transport. *Brain Res.*, 85:261–266.

Kievit, J. and Kuypers, H.G.J.M. (1977): Organization of the thalamo-cortical connexions to the frontal lobe in the rhesus monkey. *Exp. Brain Res.*, 29:299–322.

Kiknadze, G.I. (1968): Efferent cortical connections of the dog's proreal gyrus. *Bull. Acad. Sci. Georgian SSR*, 51:775–778.

Kim, J-S., Hassler, R., Haug, P., and Kwang-Se, P. (1977): Effect of frontal cortex ablation on striatal glutamic acid level in rat. *Brain Res.*, 132:370–374.

Kimberg, D.Y. and Farah, M.J. (1993): A unified account of cognitive impairments following frontal lobe damage: The role of working memory in complex, organized behavior. *J. Exp. Psychol.*, 122:411–428.

Kimble, D.P., Bagshaw, M.H., and Pribram, K.H. (1965): The GSR of monkeys during orienting and habituation after selective partial ablations of the cingulate and frontal cortex. *Neuropsychologia*, 3:121–128.

Kimura, H., McGeer, P.L., Peng, J.H., and McGeer, E.G. (1981): The central cholinergic system studied by choline acetyltransferase immunohistochemistry in the cat. *J. Comp. Neurol.*, 200:151–201.

Kinsbourne, M. (1973a): Minimal brain dysfunction as a neurodevelopmental lag. *Ann. N. Y. Acad. Sci.*, 205:268–273.

Kinsbourne, M. (1973b): Age effects on letter span related to rate and sequential dependency. *J. Gerontol.*, 28:317–319.

Kirschbaum, W.R. (1951): Excessive hunger as a symptom of cerebral origin. *J. Nerv. Mental Dis.*, 113:95–114.

Kita, H. (1978): Inhibition and possible transmitter substance from the frontal cortex to the lateral hypothalamic area in the rat. *Fukuoka Acta Med.*, 69:223–234.

Kitai, S.T., Kocsis, J.D., Preston, R.J., and Sugimori, M. (1976): Monosynaptic inputs to caudate neurons identified by intracellular injections of horseradish peroxidase. *Brain Res.*, 109:601–606.

Klages, W. (1954): Frontale und diencephale Antriebsschwäche. *Arch. Psychiatr. Z. Neurol.*, 191:365–387.

Klahr, D. and Robinson, M. (1981): Formal assessment of problem-solving and planning processes in preschool children. *Cognit. Psychol.*, 13:113–148.

Kleist, K. (1934): *Gehirnpathologie.* Barth, Leipzig.

Kling, A. (1976): Frontal and temporal lobe lesions and aggressive behavior. In: *Issues in Brain/Behavior Control*, edited by W.L. Smith and A. Kling, pp. 11–22. Spectrum, New York.

Kling, A. and Mass, R. (1974): Alterations of social behavior with neural lesions in nonhuman primates. In: *Primate Aggression, Territoriality, and Xenophobia*, edited by R.T. Holloway, pp. 361–386. Academic Press, New York.

Kling, A. and Steklis, H.D. (1976): A neural substrate for affiliative behavior in nonhuman primates. *Brain Behav. Evol.*, 13:216–238.

Kling, A. and Tucker, T.J. (1968): Sparing of function following localized brain lesions in neonatal monkeys. In: *The Neuropsychology of Development*, edited by R.L. Isaacson, pp. 121–145. Wiley, New York.

Klüver, H. (1933): *Behavior Mechanisms in Monkeys.* Chicago University Press, Chicago.

Klüver, H. and Bucy, P.C. (1939): Preliminary analysis of functions of the temporal lobes in monkeys. *Arch. Neurol. Psychiatry*, 42:979–1000.

Knight, G.C. (1969): Bi-frontal stereotactic tractotomy: An atraumatic operation of value in the treatment of intractable psychoneurosis. *Br. J. Psychiat.*, 115:257–266.

Knight, R.T., Scabini, D., and Woods, D.L. (1989): Prefrontal cortex gating of auditory transmission in humans. *Brain Res.*, 504:338–342.

Koch, K.W. and Fuster, J.M. (1989): Unit activity in monkey parietal cortex related to haptic perception and temporary memory. *Exp. Brain Res.*, 76:292–306.

Koffka, K. (1935): *Principles of Gestalt Psychology*. Harcourt, Brace and Company, New York.
Kojima, S. (1980): Prefrontal unit activity in the monkey: relation to visual stimuli and movements. *Exp. Neurol.*, 69:110–123.
Kojima, S. and Goldman-Rakic, P.S. (1982): Delay-related activity of prefrontal neurons in rhesus monkeys performing delayed response. *Brain Res.*, 248:43–49.
Kojima, S. and Goldman-Rakic, P.S. (1984): Functional analysis of spatially discriminative neurons in prefrontal cortex of rhesus monkeys. *Brain Res.*, 291:229–240.
Kojima, S., Kojima, M., and Goldman-Rakic, P.S. (1982): Operant behavioral analysis of memory loss in monkeys with prefrontal lesions. *Brain Res.*, 248:51–59.
Kojima, S., Matsumura, M., and Kubota, K. (1981): Prefrontal neuron activity during delayed-response performance without imperative GO signals in the monkey. *Exp. Neurol.*, 74:396–407.
Kolb, B. (1984): Functions of the frontal cortex of the rat: A comparative view. *Brain Res. Reviews*, 8:65–98.
Kolb, B. (1987): Recovery from early cortical damage in rats. I. Differential behavioral and anatomical effects of frontal lesions at different ages of neural maturation. *Behav. Brain Res.*, 25:205–220.
Kolb, B. and Nonneman, A.J. (1976): Functional development of the prefrontal cortex in rats continues into adolescence. *Science*, 193:335–336.
Kolb, B. and Nonneman, A.J. (1978): Sparing of function in rats with early prefrontal cortex lesions. *Brain Res.*, 151:135–148.
Kolb, B., Nonneman, A.J., and Singh, R.K. (1974): Double dissociation of spatial impairments and perservation following selective prefrontal lesions in rats. *J. Comp. Physiol. Psychol.*, 87:772–780.
Kolb, B., Pittman, K., Sutherland, R.J., and Whishaw, I.Q. (1982): Dissociation of the contributions of the prefrontal cortex and dorsomedial thalamic nucleus to spatially guided behavior in the rat. *Behav. Brain Res.*, 6:365–378.
Kolb, B. and Whishaw, I.Q. (1981): Neonatal frontal lesions in the rat: Sparing of learned but not species-typical behavior in the presence of reduced brain weight and cortical thickness. *J. Comp. and Physiol. Psychol.*, 95:863–879.
Kolb, B. and Whishaw, I.Q. (1983): Performance of schizophrenic patients on tests sensitive to left or right frontal, temporal, or parietal function in neurological patients. *J. Nerv. Mental Dis.*, 171:435–443.
Kolb, B. and Whishaw, I.Q. (1985): Neonatal frontal lesions in hamsters impair species-typical behaviors and reduce brain weight and neocortical thickness. *Behav. Neuroscience*, 99:691–706.
Komatsu, H. (1982): Prefrontal unit activity during a color discrimination task with go and no-go responses in the monkey. *Brain Res.*, 244:269–277.
Komatsu, H. and Suzuki, H. (1985): Projections from the functional subdivisions of the frontal eye field to the superior colliculus in the monkey. *Brain Res.*, 327:324–327.
Konorski, J. (1957): On the hyperactivity in animals following lesions of the frontal lobes. In: *Problems of Physiology of the Central Nervous System*, pp. 285–293. U.S.S.R. Academy of Sciences, Moscow.
Konorski, J. (1959): A new method of physiological investigation of recent memory in animals. *Bull. Acad. Pol. Sci.*, 7:115–117.
Konorski, J. (1961a): Disinhibition of inhibitory CRs after prefrontal lesions in dogs. In: *Brain Mechanisms and Learning*, edited by J.F. Delafresnaye, pp. 567–573. Blackwell, Oxford.
Konorski, J. (1961b): The physiological approach to the problem of recent memory. In: *Brain Mechanisms and Learning*, edited by J.F. Delafresnaye, pp. 115–132. Blackwell, Oxford.
Konorski, J. (1967): *Integrative Activity of the Brain*. Chicago University Press, Chicago.
Konorski, J. (1972): Some hypotheses concerning the functional organization of prefrontal cortex. *Acta Neurobiol. Exp.*, 32:595–613.
Konorski, J. (1973): The role of prefrontal control in the programming of motor behavior. In: *Efferent Organization and the Integration of Behavior*, edited by J.D. Maser, pp. 175–201. Academic Press, New York.
Konorski, J. and Lawicka, W. (1964): Analysis of errors of prefrontal animals on the delayed-response test. In: *The Frontal Granular Cortex and Behavior*, edited by J.M. Warren and K. Akert, pp. 271–294. McGraw-Hill, New York.
Konorski, J., Teuber, H.-L., and Zernicki, B., editors (1972): The frontal granular cortex and behavior. *Acta Neurobiol. Exp.* 32:116–656.
Konow, A. and Pribram, K.H. (1970): Error recognition and utilization produced by injury to the frontal cortex of man. *Neuropsychologia*, 8:489–491.
Koridze, M.G. and Oniani, T.N. (1972): Effects of cingulate cortex lesions on emotional behavior and delayed responses in cats. *Acta Neurobiol. Exp.*, 32:10–18.

Kornhuber, H.H. and Deecke, L. (1965): Hirnpotentialänderungen bei Willkürbewegungen und passiven Bewegungen des Menschen: Bereitschaftspotential und reafferent Potentiale. *Pfluegers Arch. Gesamte Physiol.*, 284:1–17.
Kosmal, A. (1981): Subcortical connections of the prefrontal cortex in dogs: Afferents to the proreal gyrus. *Acta Neurobiol. Exp.*, 41:69–85.
Kosmal, A., Stepniewska, I., and Markow, G. (1983): Laminar organization of efferent connections of the prefrontal cortex in the dog. *Acta Neurobiol. Exp.*, 43:115–127.
Kosslyn, S.M. (1988): Aspects of a cognitive neuroscience of mental imagery. *Science*, 240:1621–1626.
Kostovic', I. (1990): Structural and histochemical reorganization of the human prefrontal cortex during perinatal and postnatal life. In: *The Prefrontal Cortex: Its Structure, Function and Pathology*, edited by H.B.M. Uylings, C.G. Van Eden, J.P.C. De Bruin, M.A. Corner, and M.G.P. Feenstra, pp. 223–240. Elsevier, Amsterdam.
Kovner, R. and Stamm, J.S. (1972): Disruption of short-term visual memory by electrical stimulation of inferotemporal cortex in the monkey. *J. Comp. Physiol. Psychol.*, 81:163–172.
Kowalska, D.M., Bachevalier, J., and Mishkin, M. (1991): The role of the inferior prefrontal convexity in performance of delayed nonmatching-to-sample. *Neuropsychologia*, 29:583–600.
Kreiner, J. (1961): The myeloarchitectonics of the frontal cortex of the dog. *J. Comp. Neurol.*, 116:117–134.
Kreiner, J. (1971): The neocortex of the cat. *Acta Neurobiol. Exp.*, 31:151–201.
Krettek, J.E. and Price, J.L. (1974): A direct input from the amygdala to the thalamus and the cerebral cortex. *Brain Res.*, 67:169–174.
Krettek, J.E. and Price, J.L. (1977): The cortical projections of the mediodorsal nucleus and adjacent thalamic nuclei in the rat. *J. Comp. Neurol.*, 171:157–192.
Krieg, W.J.S. (1954): *Connections of the Frontal Cortex of the Monkey*. Thomas, Springfield, Ill.
Krnjevic, K. (1974): Chemical nature of synaptic transmission in vertebrates. *Physiological Reviews*, 54:418–540.
Kruger, L. and Berkowitz, E.C. (1960): The main afferent connections of the reptilian telencephalon as determined by degeneration and electrophysiological methods. *J. Comp. Neurol.*, 115:125–141.
Kruk, M.R., Van der Poel, A.M., and DeVos-Frerichs, T.P. (1979): The induction of aggressive behaviour by electrical stimulation in the hypothalamus of male rats. *Behaviour*, 70:317–321.
Kubota, K. and Funahashi, S. (1982): Direction-specific activities of dorsolateral prefrontal and motor cortex pyramidal tract neurons during visual tracking. *J. Neurophysiol.*, 47:362–376.
Kubota, K., Iwamoto, T., and Suzuki, H. (1974): Visuokinetic activities of primate prefrontal neurons during delayed-response performance. *J. Neurophysiol.*, 37:1197–1212.
Kubota, K. and Komatsu, H. (1985): Neuron activities of monkey prefrontal cortex during the learning of visual discrimination tasks with go/no-go performances. *Neuroscience Res.*, 3:106–129.
Kubota, K. and Niki, H. (1971): Prefrontal cortical unit activity and delayed alternation performance in monkeys. *J. Neurophysiol.*, 34:337–347.
Kubota, K., Tonoike, M., and Mikami, A. (1980): Neuronal activity in the monkey dorsolateral prefrontal cortex during a discrimination task with delay. *Brain Res.*, 183:29–42.
Kuhl, D.E., Metter, E.J., Riege, W.H., and Phelps, M.E. (1982): Effects of human aging on patterns of local cerebral glucose utilization determined by the [18F] fluorodeoxyglucose method. *J. Cerebral Blood Flow and Metabolism*, 2:163–171.
Kuhlenbeck, H. (1927): *Das Zentralnervensystem der Wirbeltiere*. Fischer, Jena.
Kuhlenbeck, H. (1929): Die Grundbestandteile des Endhirns im Lichte der Bauplanlehre. *Anat. Anz.*, 67:1–51.
Kurata, K. and Wise, S.P. (1988): Premotor and supplementary motor cortex in rhesus monkeys: neuronal activity during externally- and internally-instructed motor tasks. *Exp. Brain Res.*, 72:237–248.
Kursina, N.P., Demianenko, G.P., and Batuev, A.S. (1994): Motivation-dependent complex behavioural acts in rats. *J. Higher Nerv. Act.*, 44:499–506.
Kurtzberg, D. and Vaughan, H.G. (1982): Topographic analysis of human cortical potentials preceding self-initiated and visually triggered saccades. *Brain Res.*, 243:1–9.
Kutas, M. and Donchin, E. (1980): Preparation to respond as manifested by movement-related brain potentials. *Brain Res.*, 202:95–115.
Kuypers, H.G.J.M. (1962): Corticospinal connections: Postnatal development in the rhesus monkey. *Science*, 138:678–680.
Kuypers, H.G.J.M. and Lawrence, D.G. (1967): Cortical projections to the red nucleus and the brain stem in the rhesus monkey. *Brain Res.*, 4:151–188.

Kuypers, H.G.J.M., Szwarcbart, M.K., Mishkin, M., and Rosvold, H.E. (1965): Occipitotemporal corticocortical connections in the rhesus monkey. *Exp. Neurol.*, 11:245–262.
Künzle, H. (1978): An autoradiographic analysis of the efferent connections from premotor and adjacent prefrontal regions (areas 6 and 9) in Macaca fascicularis. *Brain Behav. Evol.*, 15:185–234.
Künzle, H. and Akert, K. (1977): Efferent connections of cortical area 8 (frontal eye field) in *Macaca fascicularis:* A reinvestigation using the autoradiographic technique. *Comp. Neurol.*, 173:147–164.
Künzle, H., Akert, K., and Wurtz, R.H. (1976): Projection of area 8 (frontal eye field) to superior colliculus in the monkey: An autoradiographic study. *Brain Res.*, 117:487–492.
Langworthy, O.R. (1933): Development of behavioral patterns and myelination of the nervous system in the human fetus and infant. *Carnegie Inst. Wash. Publ.*, 24:1–57.
Langworthy, O.R. and Richter, C.P. (1939): Increased spontaneous activity produced by frontal lobe lesion in cats. *Am. J. Physiol.*, 126:158–161.
Lapierre, D., Braun, C.M.J., and Hodgins, S. (1995): Ventral frontal deficits in psychopathy: Neuropsychological test findings. *Neuropsychologia*, 33:139–151.
Larroche, J.C. (1966): The development of the central nervous system during intrauterine life. In: *Human Development*, edited by S. Falkner, pp. 257–276. Saunders, Philadelphia.
Larsen, B., Skinhøj, E., and Lassen, N.A. (1978): Variation in regional cortical blood flow in the right and left hemispheres during automatic speech. *Brain*, 101:193–209.
Larsen, J.K. and Divac, I. (1978): Selective ablations within the prefrontal cortex of the rat and performance of delayed alternation. *Physiol. Psychol.*, 6:15–17.
Laruelle, M., Abi-Dargham, A., Casanova, M.F., Toti, R., Weinberger, D.R., and Kleinman, J.E. (1993): Selective abnormalities of prefrontal serotonergic receptors in schizophrenia. *Arch. Gen. Psychiatry*, 50:810–818.
Lashley, K.S. (1948): The mechanism of vision: XVIII. Effects of destroying the visual "associative areas" of the monkey. *Genet. Psychol. Monogr.*, 37:107–166.
Lashley, K.S. (1950): In search of the engram. *Symp. Soc. Exp. Biol.*, 4:454–482.
Lashley, K.S. (1951): The problem of serial order in behavior. In: *Cerebral Mechanisms in Behavior*, edited by L.A. Jeffress, pp. 112–146. John Wiley & Sons, New York.
Lassen, N.A. and Ingvar, D.H. (1963): Regional cerebral blood flow measurement in man. *Neurology* 9:615–622.
Lassen, N.A. and Larsen, B. (1980): Cortical activity in the left and right hemispheres during language-related brain functions. *Phonetica*, 37:27–37.
Latto, R. (1978a): The effects of bilateral frontal eye-field, posterior parietal or superior collicular lesions on visual search in the rhesus monkey. *Brain Res.*, 146:35–50.
Latto, R. (1978b): The effects of bilateral frontal eye-field lesions on the learning of a visual search task by rhesus monkeys. *Brain Res.*, 147:370–376.
Latto, R. and Cowey, A. (1971a): Visual field defect after frontal eye-field lesions in monkeys. *Brain Res.*, 30:1–24.
Latto, R. and Cowey, A. (1971b): Fixation changes after frontal eye-field lesions in monkeys. *Brain Res.*, 30:25–36.
Lauber, H.L. (1958): Sexuelle Enthemmung und Exhibitionismus bei Frontalhirn-verletzten. *Archiv. f. Psychiatrie u. Zeitschrift f. d. ges. Neurologie*, 197:293–306.
Lawicka, W. (1972): Proreal syndrome in dogs. *Acta Neurobiol. Exp.*, 32:261–276.
Lawicka, W. and Konorski, J. (1959): The physiological mechanism of delayed reactions: III. The effects of prefrontal ablations on delayed reactions in dogs. *Acta Biol. Exp. (Warsaw)*, 19:221–231.
Lawicka, W. and Konorski, J. (1961): The effects of prefrontal lobectomies on the delayed response in cats. *Acta Biol. Exp. (Warsaw)*, 21:141–156.
Lawicka, W., Mishkin, M., Kreiner, J., and Brutkowski, S. (1966): Delayed response deficit in dogs after selective ablation of the proreal gyrus. *Acta Biol. Ex. (Warsaw)*, 26:309–322.
Lawicka, W., Mishkin, M., and Rosvold, H.E. (1975): Dissociation of deficits on auditory tasks following partial prefrontal lesions in monkeys. *Acta Neurobiol. Exp.*, 35:581–607.
LeCours, A.R. (1975): Myelogenetic correlates of the development of speech and language. In: *Foundations of Language Development*, edited by E.H. Lenneberg and E. Lanneberg, pp. 121–135. Academic Press, New York.
Le Doux, J.E. (1993): Emotional memory systems in the brain. *Behav. Brain Res.*, 58:69–79.
Lee, T., Seeman, P., Tourtellotte, W.W., Farley, I.J., and Hornykeiwicz, O. (1978): Binding of ^{3}H-neuroleptics and ^{3}H-apomorphine in schizophrenic brains. *Nature*, 274:897–900.
Lehmann, J., Struble, R.G., Antuono, P.G., Coyle, J.T., Cork, L.C., and Price, D.L. (1984): Regional heterogeneity of choline acetyltransferase activity in primate neocortex. *Brain Res.*, 322:361–364.

Leichnetz, G.R. (1980): An anterogradely-labeled prefrontal cortico-oculomotor pathway in the monkey demonstrated with HRP gel and TMB neurohisto-chemistry. *Brain Res.*, 198:440–445.
Leichnetz, G.R. and Astruc, J. (1975a): Efferent connections of the orbitofrontal cortex in the marmoset (Saguinus oedipus). *Brain Res.*, 84:169–180.
Leichnetz, G.R. and Astruc, J. (1975b): Preliminary evidence for a direct projection of the prefrontal cortex to the hippocampus in the squirrel monkey. *Brain Behav. Evol.*, 11:355–364.
Leichnetz, G.R. and Astruc, J. (1976): The efferent projections of the medial prefrontal cortex in the squirrel monkey (Saimiri sciureus). *Brain Res.*, 109:455–472.
Leichnetz, G.R. and Astruc, J. (1977): The course of some prefrontal corticofugals to the pallidum, substantia innominata, and amygdaloid complex in monkeys. *Exp. Neurol.*, 54:104–109.
Leichnetz, G.R., Spencer, R.F., Hardy, S.G.P., and Astruc, J. (1981): The prefrontal corticotectal projection in the monkey: An anterograde and retrograde horseradish peroxidase study. *Neuroscience*, 6:1023–1041.
Le Moal, M., Stinus, L., and Galey, D. (1976). Radiofrequency lesion of the ventral mesencephalic tegmentum: Neurological and behavioral considerations. *Exp. Neurol.* 50:521–535.
Lenneberg, E.H. (1967): *Biological Foundations of Language.* Wiley, New York.
Leonard, C.M. (1969): The prefrontal cortex of the rat: I. Cortical projection of the mediodorsal nucleus. II. Efferent connections. *Brain Res.*, 12:321–343.
Leonard, C.M. (1972): The connections of the dorsomedial nuclei. *Brain Behav. Evol.*, 6:524–541.
Lepage, M. and Richer, F. (1996): Inter-response interference contributes to the sequencing deficit in frontal lobe lesions. *Brain*, 119:1289–1295.
Leven, S.J. and Levine, D.S. (1987): Effects of reinforcement on knowledge retrieval and evaluation. In: *Proceedings of the First International Conference on Neural Networks*, edited by M. Caudill and C. Butler, pp. 269–279. IEEE/ICNN, San Diego.
Levin, H.S., Eisenberg, H.M., and Benton, A.L., editors (1991): *Frontal Lobe Function and Dysfunction.* Oxford University Press, New York.
Levin, M. (1953): Aggression, guilt and cataplexy. *Arch. Neurol. Psychiatry*, 69:224–235.
Levin, P.M. (1936): The efferent fibers of the frontal lobe of the monkey, Macaca mulatta. *J. Comp. Neurol.*, 63:369–419.
Levin, S. (1984a): Frontal lobe dysfunctions in schizophrenia—I. Eye movement impairments. *J. Psychiat. Res.*, 18:27–55.
Levin, S. (1984b): Frontal lobe dysfunctions in schizophrenia—II. Impairments of psychological and brain functions. *J. Psychiat. Res.*, 18:57–72.
Levine, D.S. (1995): Learning and encoding higher order rules in neural networks. *Behavior Research Methods, Instruments & Computers*, 27:178–182.
Levine, D.S., Parks, R.W., and Prueitt, P.S. (1993): Methodological and theoretical issues in neural network models of frontal cognitive functions. *Intern. J. Neuroscience*, 72:209–233.
Levine, D.S. and Prueitt, P.S. (1989): Modeling some effects of frontal lobe damage—novelty and perseveration. *Neural Networks*, 2:103–116.
Levinsohn, G. (1909): Uber die Beziehungen der Grosshirnrinde beim Affen zu den Bewegungen des Augens. *Albrecht von Graefes Arch. Ophthalmol.*, 71:313–378.
Levitt, J.B., Lewis, D.A., Yoshioka, T., and Lund, J.S. (1993): Topography of pyramidal neuron intrinsic connections in macaque monkey prefrontal cortex (areas 9 and 46). *J. Comp. Neurol.*, 338:360–376.
Levitt, P., Rakic, P., and Goldman-Rakic, P. (1984): Region-specific distribution of catecholamine afferents in primate cerebral cortex: A fluorescence histochemical analysis. *J. Comp. Neurol.*, 227:23–36.
Lewinsohn, P.M., Zieler, R.E., Libet, J., Eyeberg, S., and Nielson, G. (1972): Short-term memory: A comparison between frontal and nonfrontal right- and left-hemisphere brain damaged patients. *J. Comp. Physiol. Psychol.*, 81:248–255.
Lewis, D.A. (1991): Distribution of choline acetyltransferase-immunoreactive axons in monkey frontal cortex. *Neuroscience*, 40:363–374.
Lewis, D.A. (1992): The catecholaminergic innervation of primate prefrontal cortex. *J. Neural Transm. (Suppl)*, 36:179–200.
Lewis, D.A., Campbell, M.J., Foote, S.L., Goldstein, M., and Morrison, J.H. (1987): The distribution of tyrosine hydroxylase-immunoreactive fibers in primate neocortex is widespread but regionally specific. *J. Neuroscience*, 7:279–290.
Lewis, D.A., Campbell, M.J., Foote, S.L., and Morrison, J.H. (1986a): The monoaminergic innervation of primate neocortex. *Human Neurobiol.*, 5:181–188.

Lewis, D.A., Campbell, M.J., and Morrison, J.H. (1986b): An immunohistochemical characterization of somatostatin-28 and somatostatin-28-1-12 in monkey prefrontal cortex. *J. Comp. Neurol.*, 248:1–18.

Lewis, D.A., Foote, S.L., Goldstein, M., and Morrison, J.H. (1988): The dopaminergic innervation of monkey prefrontal cortex: a tyrosine hydroxylase immunohistochemical study. *Brain Res.*, 449: 225–243.

Lewis, D.A. and Lund, J.S. (1990): Heterogeneity of chandlier neurons in monkey neocortex: Corticotropin-releasing factor- and Parvalbumin-immunoreactive populations. *J. Comp. Neurol.*, 293: 599–615.

Lewis, D.A. and Morrison, J.H. (1989): Noradrenergic innervation of monkey prefrontal cortex: A dopamine-β-hydroxylase immunohistochemical study. *J. Comp. Neurol.*, 282:317–330.

Lewis, P.R. and Shute, C.C.D. (1967): The cholinergic limbic system: Projections to hippocampal formation, medial cortex, nuclei of the ascending cholinergic reticular system, and the subfornical organ and supra-optic crest. *Brain*, 90:521–540.

Lezak, M.D. (1982): The problem of assessing executive functions. *Int. J. Psychol.*, 17:281–297.

Lezak, M.D. (1983): *Neuropsychological Assessment*. Ed. 2. Oxford University Press, New York.

Lhermitte, F., Deroulsne, J., and Signoret, J.L. (1972): Analyse neuropsychologique du syndrome frontal. *Rev. Neurol.*, 127:415–440.

Lhermitte, F., Pillon, B., and Serdaru, M. (1986): Human autonomy and the frontal lobes. Part I: Imitation and utilization behavior: A neuropsychological study of 75 patients. *Ann. Neurol.*, 19:326–334.

Libet, B., Wright, E.W., and Gleason, C.A. (1982): Readiness-potentials preceding unrestricted 'spontaneous' vs. pre-planned voluntary acts. *Electroenceph. Clin. Neurophysiol.*, 54:322–335.

Libet, B., Wright, E.W., and Gleason, C.A. (1983a): Preparation- or intention-to-act, in relation to pre-event potentials recorded at the vertex. *Electroenceph. Clin. Neurophysiol.*, 56:367–372.

Libet, B., Gleason, C.A., Wright, E.W., and Pearl, D.K. (1983b): Time of conscious intention to act in relation to onset of cerebral activity (readiness-potential): The unconscious initiation of a freely voluntary act. *Brain*, 106:623–642.

Lidov, H.G.W., Rice, F.L., and Molliver, M.E. (1978): The organization of the catecholamine innervation of somatosensory cortex: The barrel field of the mouse. *Brain Res.*, 153:577–584.

Lidow, M.S., Gallager, D.W., Rakic, P., and Goldman-Rakic, P.S. (1989a): Regional differences in the distribution of muscarinic cholinergic receptors in the macaque cerebral cortex. *J. Comp. Neurol.*, 289:247–259.

Lidow, M.S., Goldman-Rakic, P.S., Gallager, D.W., and Rakic, P. (1989b): Quantitative autoradiographic mapping of serotonin 5-HT1 and 5-HT2 receptors and uptake sites in the neocortex of the rhesus monkey. *J. Comp. Neurol.*, 280:27–42.

Lidow, M.S. and Goldman-Rakic, P.S. (1994): A common action of clozapine, haloperidol, and remoxipride on D1- and D2-dopaminergic receptors in the primate cerebral cortex. *Proc. Natl. Acad. Sci.*, 91:4353–4356.

Lidow, M.S. and Rakic, P. (1992): Scheduling of monoaminergic neurotransmitter receptor expression in the primate neocortex during postnatal development. *Cerebral Cortex*, 2:401–416.

Light, L.L. and Albertson, S.A. (1989): Direct and indirect tests of memory for category examplars in young and older adults. *Psychology and Aging*, 4:487–492.

Light, L.L. and Singh, A. (1987): Implicit and explicit memory in young and older adults. *J. Exp. Psychol.*, 13:531–541.

Liles, S.L. (1973): Cortico-striatal evoked potentials in cats. *Electroencephalogr. Clin. Neurophysiol.*, 35:277–285.

Liles, S.L. (1974): Single-unit responses of caudate neurons to stimulation of frontal cortex, substantia nigra and entopeduncular nucleus in cats. *J. Neurophysiol.*, 37:254–265.

Lilly, J.C. (1958): Correlations between neurophysiological activity in the cortex and short-term behavior in the monkey. In: *Biological and Biochemical Bases of Behavior*, edited by H.F. Harlow and C.N. Woolsey, pp. 83–100. University of Wisconsin Press, Madison.

Linck, P. (1965): Effect of frontal lesions on performance of sequential tasks by monkeys. *Exp. Neurol.*, 12:96–107.

Lindsley, D.B., Bowden, J.W., and Magoun, H.W. (1949): Effect upon the EEG of acute injury to the brain stem activating system. *Electroencephalogr. Clin. Neurophysiol.*, 1:475–486.

Lindvall, O., Björklund, A., and Divac, I. (1978): Organization of catecholamine neurons projecting to the frontal cortex in the rat. *Brain Res.*, 142:1–24.

Lishman, W.A. (1968): Brain damage in relation to psychiatric disability after injury. *Br. J. Psychiat.*, 114:373–410.

Livingston, R.B., Fulton, J.F., Delgado, J.M., Sachs, E., Brendler, S.J., and Davis, G.D. (1948): Stimulation and regional ablation of orbital surface of frontal lobe. *Res. Publ. Assoc. Res. Nerv. Ment. Dis.*, 27:405–520.
Llamas, A., Avendaño, C., and Reinoso-Suárez, F. (1977): Amygdaloid projections to prefrontal and motor cortex. *Science*, 195:794–796.
Llamas, A., Clascá, F., and Avendaño, C. (1989): Inervación amigdalina de la corteza frontal en el gato. *Rev. Espan. Fisiol.*, 45 (Suppl.):139–150.
Llamas, A., Reinoso-Suárez, F., and Martínez-Moreno, E. (1975): Projections of the gyrus proreus from the brain stem tegmentum (locus coeruleus, raphe nuclei) in the cat, demonstrated by retrograde transport of horseradish peroxidase. *Brain Res.*, 89:331–336.
Lorente de Nó, R. (1949): Cerebral cortex: Architecture, intracortical connections, motor projections. In: *Physiology of the Nervous System*, edited by J. Fulton, pp. 288–315. University Press, New York.
Loveless, N.E. and Sanford, A.J. (1974): Slow potential correlates of preparatory set. *Biological Psychology*, 1:303–314.
Low, M.D., Borda, R.P., and Kellaway, P. (1966): "Contingent negative variation" in rhesus monkeys: An EEG sign of a specific mental process. *Percept. Mot. Skills*, 22:443–446.
Low, M.D. and McSherry, J.W. (1968): Further observations of psychological factors involved in CNV genesis. *Electroencephologr. Clin. Neurophysiol.*, 5:203–207.
Lu, M.-T., Preston, J.B., and Strick, P.L. (1994): Interconnections between the prefrontal cortex and the premotor areas in the frontal lobe. *J. Comp. Neurol.*, 341:375–392.
Lukashin, A.V., Wilcox, G.L., and Georgopoulos, A.P. (1994): Overlapping neural networks for multiple motor engrams. *Proc. Natl. Acad. Sci. USA*, 91:8651–8654.
Lund, J.S. and Lewis, D.A. (1993): Local circuit neurons of developing and mature macaque prefrontal cortex: Golgi and immunocytochemical characteristics. *J. Comp. Neurol.*, 328:282–312.
Luppino, G., Matelli, M., Camarda, R., and Rizzolatti, G. (1993): Corticocortical connections of area F3 (SMA-proper) and area F6 (Pre-SMA) in the macaque monkey. *J. Comp. Neurol.*, 338:114–140.
Luppino, G., Matelli, M., Camarda, R.M., Gallese, V., and Rizzolatti, G. (1991): Multiple representations of body movements in mesial area 6 and the adjacent cingulate cortex: An intracortical microstimulation study in the macaque monkey. *J. Comp. Neurol.*, 311:463–482.
Luria, A.R. (1966): *Higher Cortical Functions in Man*. Basic Books, New York.
Luria, A.R. (1970): *Traumatic Aphasia*. Mouton, The Hague.
Luria, A.R. (1973): *The Working Brain*. Basic Books, Inc., New York.
Luria, A.R. and Homskaya, E.D. (1964): Disturbance in the regulative role of speech with frontal lobe lesions. In: *The Frontal Granular Cortex and Behavior*, edited by J.M. Warren and K. Akert, pp. 353–371. McGraw-Hill, New York.
Luria, A.R., Karpov, B.A., and Yarbuss, A.L. (1966): Disturbances of active visual perception with lesions of the frontal lobes. *Cortex*, 2:202–212.
Luttenberg, J. (1974a): Heterotopic contralateral projection of neocortical spheres of the cat brain: I. Frontal cortex: A. Interhemispheric association of frontal spheres. *Acta Univ. Carol. Med.*, 20:225–249.
Luttenberg, J. (1974b): Heterotopic contralateral projection of neocortical spheres of the cat brain: I. Frontal cortex: B. Laminar distribution of interhemispheric association fibres in the cat neocortex. *Acta Univ. Carol. Med.*, 20:251–276.
Luttenberg, J. (1980): Association projection of neocortex in the cat. *Acta Universitatis Carolinae Medica*, 26:323–334.
Lynch, J.C. (1987): Frontal eye field lesions in monkeys disrupt visual pursuit. *Exp. Brain Res.*, 68:437–441.
MacKay, A.V.P., Davies, P., Dewar, A.J., and Yates, C.M. (1978): Regional distribution of enzymes associated with neurotransmission by monoamines, acetylcholine and GABA in the human brain. *J. Neurochem.*, 30:827–839.
Macpherson, J.M., Marangoz, C., Miles, T.S., and Wiesendanger, M. (1982): Microstimulation of the supplementary motor area (SMA) in the awake monkey. *Exp. Brain Res.*, 45:410–416.
Malmo, R.B. (1942): Interference factors in delayed response in monkeys after removal of frontal lobes. *J. Neurophysiol.*, 5:295–308.
Malmo, R.B. and Amsel, A. (1948): Anxiety-produced interference in serial rote learning with observations on rote learning after partial frontal lobectomy. *J. Exp. Psychol.*, 38:440–454.
Mamo, H., Meric, P., Luft, A., and Seylaz, J. (1983): Hyperfrontal pattern of human cerebral circulation. *Arch. Neurol.*, 40:626–632.

Mangels, J.A., Gershberg, F.B., Shimamura, A.P., and Knight, R.T. (1996): Impaired retrieval from remote memory in patients with frontal lobe damage. *Neuropsychology*, 10:32–41.
Mann, D.M.A. and Yates, P.O. (1986): Neurotransmitter deficits in Alzheimer's disease and in other dementing disorders. *Human Neurobiol.*, 5:147–158.
Manning, F.J. (1973): Performance under temporal schedules by monkeys with partial ablations of prefrontal cortex. *Physiol. Behav.*, 11:563–569.
Manning, F.J. (1978): Dorsolateral prefrontal cortex lesions and discrimination of movement-produced cues by rhesus monkeys. *Brain Res.*, 149:77–88.
Marín-Padilla, M. (1970): Prenatal and early postnatal ontogenesis of the human motor cortex: A Golgi study: I. The sequential development of the cortical layers. *Brain Res.*, 23:167–183.
Markowitsch, H.J. and Pritzel, M. (1976): Learning and the prefrontal cortex of the cat: Anatomico-behavioral interrelations. *Physiol. Psychol.*, 4:247–261.
Markowitsch, H.J. and Pritzel, M. (1977): Comparative analysis of prefrontal learning functions in rats, cats, and monkeys. *Psychol. Bull.*, 84:817–837.
Markowitsch, H.J. and Pritzel, M. (1978): Single unit activity in cat prefrontal and posterior association cortex during performance of spatial reversal tasks. *Brain Res.*, 149:53–76.
Markowitsch, H.J., Pritzel, M., and Divac, I. (1978): The prefrontal cortex of the cat: Anatomical subdivisions based on retrograde labeling of cells in the mediodorsal thalamic nucleus. *Exp. Brain Res.*, 32:335–344.
Markowitsch, H.J., Pritzel, M., and Petrovic-Minic, B. (1980): Prefrontal cortex of the cat: Paucity of afferent projections from the parietal cortex. *Exp. Brain Res.*, 39:105–112.
Markowitsch, H.J. and Riess, R. (1981): Delayed-alternation performance after selective lesions of the medial and sulcal prefrontal cortex of the guinea pig. *Brain Behav. Evol.*, 18:96–104.
Marlowe, W.B. (1992): The impact of a right prefrontal lesion on the developing brain. *Brain and Cognition*, 20:205–213.
Martin, A., Wiggs, C.L., Ungerleider, L.G., and Haxby, J.V. (1996): Neural correlates of caregory-specific knowledge. *Nature*, 379:649–652.
Martin, A.J., Friston, K.J., Colebatch, J.G., and Frackowiak, R.S.J. (1991): Decreases in regional cerebral blood flow with normal aging. *J. Cerebral Blood Flow and Metabolism*, 11:684–689.
Martínez-Moreno, E. (1972): Proyecciones aferentes a gyrus proreus. *An. Anat.*, 21:513–526.
Martínez-Moreno, E., Llamas, A., Avendaño, C., Renes, E., and Reinoso-Suárez, F. (1987): General plan of the thalamic projections to the prefrontal cortex in the cat. *Brain Res.*, 407:17–26.
Martinot, J.-L., Hardy, P., Feline, A., Huret, J.-D., Mazoyer, B., Attar-Levy, D., Pappata, S., and Syrota, A. (1990): Left prefrontal glucose hypometabolism in the depressed state: A confirmation. *Am. J. Psychiatry*, 147:1313–1317.
Masdeu, J. (1980): Aphasia after infarction of the left supplementary motor area. *Neurology*, 30:359.
Mash, D.C., Flynn, D.D., and Potter, L.T. (1985): Loss of M2 muscarine receptors in the cerebral cortex in Alzheimer's disease and experimental cholinergic denervation. *Science*, 228:1115–1117.
Maskati, H.A.A. and Zbrozyna, A.W. (1989): Stimulation in prefrontal cortex area inhibits cardiovascular and motor components of the defence reaction in rats. *J. Auton. Nerv. Syst.*, 28:117–126.
Maslow, A.H. and Harlow, H.F. (1932): Comparative behavior of primates: II. Delayed reaction tests on primates at the Bronx Park Zoo. *J. Comp. Psychol.*, 14:97–107.
Masterton, B. and Skeen, L.C. (1972): Origins of anthropoid intelligence: Prefrontal system and delayed alternation in hedgehog, tree shrew, and bush baby. *J. Comp. Physiol. Psychol.*, 81:423–433.
Mathew, R.J., Duncan, G.C., Weinman, M.L., and Barr, D.L. (1982): Regional cerebral blood flow in schizophrenia. *Arch. Gen. Psychiatry*, 39:1121–1130.
Matsumura, M., Sawaguchi, T., and Kubota, K. (1992): GABAergic inhibition of neuronal activity in the primate motor and premotor cortex during voluntary movement. *J. Neurophysiol.*, 68:692–702.
Matsunami, K. and Kubota, K. (1983): Radioactive deoxyglucose uptake into the prefrontal cortex during a delayed response task of the monkey. *Neuroscience Letters*, 36:329–333.
Mattes, J.A. (1980): The role of frontal lobe dysfunction in childhood hyperkinesis. *Comprehensive Psychiatry*, 21:358–369.
Matthysse, S. (1974): Schizophrenia: Relationships to dopamine transmission, motor control, and feature extraction. In: *The Neurosciences: Third Study Program*, edited by F.O. Schmitt and F.G. Worden, pp. 733–737. MIT Press, Cambridge, Mass.
Mazziotta, J.C., Phelps, M.E., Carson, R.E., and Kuhl, D.E. (1982): Tomographic mapping of human cerebral metabolism: Auditory stimulation. *Neurology*, 32:921–937.

McCallum, W.C. (1979): Cognitive aspects of slow potential changes. In: *Cognitive Components in Cerebral Event-Related Potentials and Selective Attention*, edited by J.E. Desmedt, pp. 151–171. Karger, Basel.
McCarthy, G., Blamire, A.M., Puce, A., Nobre, A.C., Bloch, G., Hyder, F., Goldman-Rakic, P., and Shulman, R.G. (1994): Functional magnetic resonance imaging of human prefrontal cortex activation during a spatial working memory task. *Proc. Natl. Acad. Sci. USA*, 91:8690–8694.
McCarthy, G., Blamire, A.M., Rothman, D.L., Gruetter, R., and Shulman, R.G. (1993): Echo-planar magnetic resonance imaging studies of frontal cortex activation during word generation in humans. *Proc. Natl. Acad. Sci. USA*, 90:4952–4956.
McCarthy, G., Puce, A., Constable, R.T., Krystal, J.H., Gore, J.C., and Goldman-Rakic, P. (1996): Activation of human prefrontal cortex during spatial and nonspatial working memory tasks measured by functional MRI. *Cerebral Cortex*, 6:600–611.
McClearn, G.E. and Harlow, H.F. (1954): The effect of spatial contiguity on discrimination learning by rhesus monkeys. *J. Comp. Physiol. Psychol.*, 47:391–394.
McCloskey, D.I. (1981): Corollary discharges: motor commands and perception. In: *Handbook of Physiology: Nervous System*, Ed. 2, edited by V.B. Brooks, pp. 1415–1447. Amer. Physiol. Soc., Bethesda.
McCormack, P.D. (1982): Temporal coding and study-phase retrieval in young and elderly adults. *Bull. Psychonom. Soc.*, 20:242–244.
McCulloch, W.S. (1948): Some connections of the frontal lobe established by physiological neuronography. *Res. Publ. Assoc. Nerv. Ment. Dis.*, 27:95–105.
McDonald, A.J. (1991): Organization of amygdaloid projections to the prefrontal cortex and associated striatum in the rat. *Neuroscience*, 44:1–14.
McEnaney, K.W. and Butter, C.M. (1969): Perseveration of responding and nonresponding in monkeys with orbital frontal ablations. *J. Comp. Physiol. Psychol.*, 68:558–561.
McFie, J. and Thompson, J.A. (1972): Picture arrangement: A measure of frontal lobe function? *Brit. J. Psychiatry*, 121:547–552.
McGuire, P.K., Bates, J.F., and Goldman-Rakic, P.S. (1991a): Interhemispheric integration: I. Symmetry and convergence of the corticocortical connections of the left and the right principal sulcus (PS) and the left and the right supplementary motor area (SMA) in the rhesus monkey. *Cerebral Cortex*, 1:390–407.
McGuire, P.K., Bates, J.F., and Goldman-Rakic, P.S. (1991b): Interhemispheric integration: II. Symmetry and convergence of the corticostriatal projections of the left and the right principal sulcus (PS) and the left and the right supplementary motor area (SMA) of the rhesus monkey. *Cerebral Cortex*, 1:408–417.
McLardy, T. (1950): Thalamic projection to frontal cortex in man. *J. Neurol. Neurosurg. Psychiatry*, 13:198–202.
Meacham, J.A. and Leiman, B. (1982): Remembering to perform future actions. In: *Memory Observed: Remembering in Natural Contexts*, edited by U. Neisser, pp. 327–336. W.H. Freeman & Co., San Francisco.
Meador, K.J., Watson, R.T., Bowers, D., and Heilman, K.M. (1986): Hypometria with hemispatial and limb motor neglect. *Brain*, 109:293–305.
Melamed, J.C. and Larsen, B. (1979): Cortical activation pattern during saccadic eye movements in human: Localization by focal cerebral blood flow increases. *Ann. Neurol.*, 5:79–88.
Meltzoff, A.N. (1995): Understanding the intentions of others: Re-enactment of intended acts by 18-month-old children. *Develop. Psychol.*, 31:838–850.
Meltzoff, A.N. and Moore, M.K. (1994): Imitation, memory, and the representation of persons. *Infant Behavior and Development*, 17:83–99.
Menard, M.T., Kosslyn, S.M., Thompson, W.L., Alpert, N.M., and Rauch, S.L. (1996): Encoding words and pictures: A positron emission tomography study. *Neuropsychologia*, 34:185–194.
Meneses, S., Galicia, O., and Brailowsky, S. (1993): Chronic infusions of GABA into the medial prefrontal cortex induce spatial alternation deficits in aged rats. *Behav. Brain Res.*, 57:1–7.
Messerli, P., Seron, X., and Tissot, R. (1979): Quelques aspects des troubles de la programmation dans le syndrome frontal. *Archives Suisses de Neurologie, Neurochirurgie et Psychiatrie*, 125:23–35.
Mesulam, M.-M. (1981): A cortical network for directed attention and unilateral neglect. *Neurology* 10:309–325.
Mesulam, M.-M., Mufson, E.J., Levey, A.I., and Wainer, B.H. (1983): Cholinergic innervation of cortex by the basal forebrain: Cytochemistry and cortical connections of the septal area, diagonal band nu-

clei, nucleus basalis (substantia innominata), and hypothalamus in the rhesus monkey. *J. Comp. Neurol.*, 214:170–197.
Mesulam, M.-M., Van Hoesen, G.W., Pandya, D.N., and Geschwind, N. (1977): Limbic and sensory connections of the inferior parietal lobule (area PG) in the rhesus monkey: A study with a new method for HRP histochemistry. *Brain Res.*, 136:393–414.
Mettler, F.A. (1944): Physiologic effects of bilateral simultaneous frontal lesions. *J. Comp. Neurol.*, 81:105–136.
Mettler, F.A. (1947a): Extracortical connections of the primate frontal cerebral cortex: I. Thalamo-cortical connections. *J. Comp. Neurol.*, 86:95–118.
Mettler, F.A. (1947b): Extracortical connections of the primate frontal cerebral cortex: II. Cortico-fugal connections. *J. Comp. Neurol.*, 86:119–166.
Mettler, F.A., editor (1949): *Selective Partial Ablation of the Frontal Cortex.* Hoeber, New York.
Mettler, F.A. and Mettler, C.C. (1942): The effects of striatal injury. *Brain*, 65:242–255.
Meyer, A. (1974): The frontal lobe syndrome, the aphasias and related conditions: A contribution to the history of cortical localization. *Brain*, 97:565–600.
Meyer, A., Beck, E., and McLardy, T. (1947): Prefrontal leucotomy: A neuroanatomical report. *Brain*, 70:18–49.
Meyer, A. and McLardy, T. (1948): Posterior cuts in prefrontal leucotomy: A clinico-pathological study. *J. Ment. Sci.*, 94:555–564.
Meyer, D.R. (1972): Some features of the dorsolateral frontal and inferotemporal syndromes in monkeys. *Acta Neurobiol. Exp.*, 32:235–260.
Meyer, D.R. and Harlow, H.F. (1952): Effects of multiple variables on delayed response performance by monkeys. *J. Genet. Psychol.*, 81:53–61.
Meyer, D.R., Harlow, H.F., and Settlage, P.H. (1951): A survey of delayed response performance by normal and brain-damaged monkeys. *J. Comp. Physiol. Psychol.*, 44:17–25.
Meyer, D.R., Hughes, H.C., Buchholz, D.J., Dalhouse, A.D., Enloe, L.J., and Meyer, P.M. (1976): Effects of successive unilateral ablations of principalis cortex upon performances of delayed alternation and delayed response by monkeys. *Brain Res.*, 108:397–412.
Meyer, M. (1949): Study of efferent connexions of the frontal lobe in the human brain after leucotomy. *Brain*, 72:265–296.
Meyerson, L.R., Wennogle, L.P., Abel, M.S., Coupet, J., Lippa, A.S., Rauh, C.E., and Beer, B. (1982): Human brain receptor alterations in suicide victims. *Pharmacol. Biochem. Behav.*, 17:159–163.
Meynert, T. (1868): Der Bau der Grosshirnrinde und seine örtlichen Verschiedenheiten. *Vierteljahrschift Psychiatr.*, 2:88–113.
Mialet, J.P. and Pichot, P. (1981): Eye-tracking patterns in schizophrenia. *Arch. Gen. Psychiatry*, 38:183–186.
Middleton, F.A. and Strick, P.L. (1994): Anatomical evidence for cerebellar and basal ganglia involvement in higher cognitive function. *Science*, 266:458–461.
Mikami, A., Ito, S., and Kubota, K. (1982): Visual response properties of dorsolateral prefrontal neurons during visual fixation task. *J. Neurophysiol.*, 47:593–605.
Mikeladze, A.L. and Kiknadze, G.I. (1966): Study of efferent cortical connections of the frontal lobes in the cat. *Bull. Acad. Sci. Georgian SSR*, 42:737–742.
Miles, R.C. (1964): Learning by squirrel monkeys with frontal lesions. In: *The Frontal Granular Cortex and Behavior*, edited by J.M. Warren and K. Akert, pp. 149–167. McGraw-Hill, New York.
Miles, R.C. and Blomquist, A. (1960): Frontal lesions and behavioral deficits in monkey. *J. Neurophysiol.*, 23:471–484.
Miller, E. (1984): Verbal fluency as a function of a measure of verbal intelligence and in relation to different types of cerebral pathology. *Brit. J. Clin. Psychol.*, 23:53–57.
Miller, E.A., Goldman, P.S., and Rosvold, H.E. (1973): Delayed recovery of function following orbital prefrontal lesions in infant monkeys. *Science*, 182:304–306.
Miller, E.K., Erickson, C.A., and Desimone, R. (1996): Neural mechanisms of visual working memory in the prefrontal cortex of the macaque. *J. Neuroscience*, 16:5154–5167.
Miller, M.H. (1976a): Dorsolateral frontal lobe lesions and behavior in the macaque: Dissociation of threat and aggression. *Physiol. Behav.*, 17:209–213.
Miller, M.H. (1976b): Behavioral effects of amphetamine in a group of rhesus monkeys with lesions of dorsolateral frontal cortex. *Psychopharmacologia*, 47:71–74.
Miller, M.H. and Orbach, J. (1972): Retention of spatial alternation following frontal lobe resections in stump-tailed macaques. *Neuropsychologia*, 10:291–298.

Miller, P.H. and Weiss, M.G. (1981): Children's attention allocation, understanding of attention, and performance on the Incidental Learning Task. *Child Development*, 52:1183–1190.

Miller, P.H. and Weiss, M.G. (1982): Children's and adults' knowledge about what variables affect selective attention. *Child Development*, 53:543–549.

Milner, A.D., Foreman, N.P., and Goodale, M.A. (1978): Go-left go-right discrimination performance and distractibility following lesions of prefrontal cortex or superior colliculus in stumptail macaques. *Neuropsychologia*, 16:381–390.

Milner, B. (1963): Effects of different brain lesions on card sorting. *Arch. Neurol.*, 9:90–100.

Milner, B. (1964): Some effects of frontal lobectomy in man. In: *The Frontal Granular Cortex and Behavior*, edited by J.M. Warren and K. Akert, pp. 313–334. McGraw-Hill, New York.

Milner, B. (1971): Interhemispheric differences in the localization of psychological processes in man. *Br. Med. Bull.*, 27:272–277.

Milner, B. (1982): Some cognitive effects of frontal-lobe lesions in man. *Phil. Trans. R. Soc. Lond. B*, 298:211–226.

Milner, B. and Petrides, M. (1984): Behavioural effects of frontal-lobe lesions in man. *Trends in Neurosciences*, 7:403–407.

Milner, B., Petrides, M., and Smith, M.L. (1985): Frontal lobes and the temporal organization of memory. *Human Neurobiology*, 4:137–142.

Milner, B. and Teuber, H.-L. (1968): Alteration of perception and memory in man: Reflections on methods. In: *Analysis of Behavioral Change*, edited by L. Weiskrantz, pp. 268–375. Harper & Row, New York.

Mishkin, M. (1957): Effects of small frontal lesions on delayed alternation in monkeys. *J. Neurophysiol.*, 20:615–622.

Mishkin, M. (1964): Perseveration of central sets after frontal lesions in monkeys. In: *The Frontal Granular Cortex and Behavior*, edited by J.M. Warren and K. Akert, pp. 219–241. McGraw-Hill, New York.

Mishkin, M. and Manning, F.J. (1978): Nonspatial memory after selective prefrontal lesions in monkeys. *Brain Res.*, 143:313–323.

Mishkin, M., Pohl, W., and Rosenkilde, C.E. (1977): Kinesthetic discrimination after prefrontal lesions in monkeys. *Brain Res.*, 130:163–168.

Mishkin, M. and Pribram, K.H. (1954): Visual discrimination performance following partial ablations of the temporal lobe: I. Ventral vs. lateral. *J. Comp. Physiol. Psychol.*, 47:14–20.

Mishkin, M. and Pribram, K.H. (1955): Analysis of the effects of frontal lesions in monkeys: I. Variations of delayed alternation. *J. Comp. Physiol. Psychol.*, 48:492–495.

Mishkin, M. and Pribram, K.H. (1956): Analysis of the effects of frontal lesions in the monkey: II. Variations of delayed response. *J. Comp. Physiol. Psychol.*, 49:36–40.

Mishkin, M., Rosvold, H.E., and Pribram, K.H. (1953): Effects of Nembutal in baboons with frontal lesions. *J. Neurophysiol.*, 16:155–159.

Mishkin, M., Vest, B., Waxler, M., and Rosvold, H.E. (1969): A re-examination of the effects of frontal lesions on object alternation. *Neuropsychologia*, 7:357–363.

Mishkin, M. and Weiskrantz, L. (1958): Effects of delaying reward on visual-discrimination performance in monkeys with frontal lesions. *J. Comp. Physiol. Psychol.*, 51:276–281.

Mita, T., Hanada, S., Nishino, N., Kuno, T., Nakai, H., Yamadori, T., Mizoi, Y., and Tanaka, C. (1986): Decreased serotonin S2 and increased dopamine D2 receptors in chronic schizophrenics. *Biol. Psychiat.*, 21:1407–1414.

Mitchell, D.B. (1989): How many memory systems? Evidence from aging. *J. Exp. Psychol.*, 15:31–49.

Mitchell, J.F. (1963): The spontaneous and evoked release of acetylcholine from the cerebral cortex. *J. Physiol. (London)*, 165:98–116.

Miyakawa, T., Sumiyoshi, S., Deshimaru, M., Suzuki, T., Tomonari, H., Yasuoka, F., and Tatetsu, S. (1972): Electron microscopic study on schizophrenia. *Acta Neuropath.*, 20:67–77.

Mogensen, J. and Divac, I. (1982): The prefrontal 'cortex' in the pigeon. Behavioral evidence. *Brain Behav. Evol.*, 21:60–66.

Mogensen, J. and Holm, S. (1994): The prefrontal cortex and variants of sequential behaviour: indications of functional differentiation between subdivisions of the rat's prefrontal cortex. *Behav. Brain Res.*, 63:89–100.

Moghaddam, B. (1993): Stress preferentially increases extraneuronal levels of excitatory amino acids in the prefrontal cortex: comparison to hippocampus and basal ganglia. *J. Neurochem.*, 60:1650–1657.

Mohler, C.W., Goldberg, M.E., and Wurtz, R.H. (1973): Visual receptive fields of frontal eye field neurons. *Brain Res.*, 61:385–389.

Monakow, C.V. (1895): Experimentelle und pathologisch-anatomische Untersuchungen über die Haubenregion, den Sehhügel und die Regio subthalamica nebst Beitragen zur Kenntniss früh erworbener Gross-und Kleinhirndefecte. *Arch. Psychiatr. Nervenkr.*, 27:1–128, 386–397.

Monakow, C.V (1904): Über den gegenwartigen Stand der Frage nach der Lokalisation im Grosshirn: VII. Frontale Rindenfelder. *Ergeb. Physiol.*, 3:100–122.

Moniz, E. (1936): *Tentatives Operatoires dans de Traitement de Certaines Psychoses*. Masson, Paris.

Mora, F. and Ferrer, J.M.R. (1986): Neurotransmitters, pathways and circuits as the neural substrates of self-stimulation of the prefrontal cortex: Facts and speculations. *Behavioral Brain Res.*, 22:127–140.

Mora, F. and Myers, R.D. (1977): Brain self-stimulation: Direct evidence for the involvement of dopamine in the prefrontal cortex. *Science*, 197:1387–1389.

Mora, F., Phillips, A.G., Koolhaas, J.M., and Rolls, E.T. (1976a): Prefrontal cortex and neostriatum self-stimulation in the rat: Differential effects produced by apomorphine. *Brain Res. Bull.*, 1:421–424.

Mora, F., Rolls, E.T., Burton, M.J., and Shaw, S.G. (1976b): Effects of dopamine-receptor blockade on self-stimulation in the monkey. *Pharmacol. Biochem. Behav.*, 4:211–216.

Mora, F., Sweeney, K.F., Rolls, E.T., and Sanguinetti, A.M. (1976c): Spontaneous firing rate of neurones in the prefrontal cortex of the rat: Evidence for a dopaminergic inhibition. *Brain Res.*, 116:516–522.

Morecraft, R.J., Geula, C., and Mesulam, M.-M. (1992): Cytoarchitecture and neural afferents of orbitofrontal cortex in the brain of the monkey. *J. Comp. Neurol.*, 323:341–358.

Morecraft, R.J. and Van Hoesen, G.W. (1993): Frontal granular cortex input to the cingulate (M3), supplementary (M2) and primary (M1) motor cortices in the rhesus monkey. *J. Comp. Neurol.*, 337:669–689.

Morgan, M.A., Romanski, L.M., and Le Doux, J.E. (1993): Extinction of emotional learning: contribution of medial prefrontal cortex. *Neurosci. Lett.*, 163:109–113.

Morris, R.G., Ahmed, S., Syed, G.M., and Toone, B.K. (1993): Neural correlates of planning ability: Frontal lobe activation during the Tower of London Test. *Neuropsychologia*, 31:1367–1378.

Morrison, J.H. and Magistretti, P.J. (1983): Monoamines and peptides in cerebral cortex. Contrasting principles of cortical organization. *Trends in NeuroSciences*, 6:146–151.

Morrison, J.H., Molliver, M.E., and Grzanna, R. (1979): Noradrenergic innervation of cerebral cortex: Widespread effects of local cortical lesions. *Science*, 205:313–316.

Moscovitch, M. (1982): A neuropsychological approach to perception and memory in normal and pathological aging. In: *Aging and Cognitive Processes*, edited by F.I.M. Craik and S. Trehub, pp. 55–78. Plenum, New York.

Moscovitch, M. (1992): Memory and working-with-memory: A component process model based on modules and central systems. *J. Cognit. Neurosci.*, 4:257–267.

Moscovitch, M. and Winocur, G. (1995): Frontal lobes, memory, and aging. In: *Structure and Functions of the Human Prefrontal Cortex*, edited by J. Grafman, K.J. Holyoak, and F. Boller, pp. 119–150. New York Academy of Sciences, New York.

Moseley, J.I., Ojemann, G.A., and Ward, A.A. (1972): Unit activity during focal cortical hypothermia in the normal cortex. *Exp. Neurol.*, 37:152–163.

Moss, M.B., Rosene, D.L., and Peters, A. (1988): Effects of aging on visual recognition memory in the rhesus monkey. *Neurobiol. Aging*, 9:495–502.

Mountcastle, V.B. (1957): Modality and topographic properties of single neurons of cat's somatic sensory cortex. *J. Neurophysiol.*, 20:408–434.

Mrzljak, L., Uylings, H.B.M., Kostovic, I., and Van Eden, C.G. (1988): Prenatal development of neurons in the human prefrontal cortex: I. A qualitative Golgi study. *J. Comp. Neurol.*, 271:355–386.

Mrzljak, L., Uylings, H.B.M., Van Eden, C.G., and Judás, M. (1990): Neuronal development in human prefrontal cortex in prenatal and postnatal stages. In: *The Prefrontal Cortex: Its Structure, Function and Pathology*, edited by H.B.M. Uylings, C.G. Van Eden, J.P.C. De Bruin, M.A. Corner, and M.G.P. Feenstra, pp. 185. Elsevier, Amsterdam.

Muakkassa, K.F. and Strick, P.L. (1979): Frontal lobe inputs to primate motor cortex: evidence for four somatotopically organized 'premotor' areas. *Brain Res.*, 177:176–182.

Munk, H. (1882): Über die Stirnlappen des Grosshirns. *S. B. Preuss. Akad. Wiss.*, 36:753–789.

Munk, H. (1890): *Über die Funktionen der Grosshirnrinde*. Hirschwald, Berlin.

Müri, R.M., Iba-Zizen, M.T., Derosier, C., Cabanis, E.A., and Pierrot-Deseilligny, C. (1996): Location of the human posterior eye field with functional magnetic resonance imaging. *J. Neurol. Neurosurg. Psychiat.*, 60:445–448.

Mushiake, H., Inase, M., and Tanji, J. (1991): Neuronal activity in the primate premotor, supplementary, and precentral motor cortex during visually guided and internally determined sequential movements. *J. Neurophysiol.*, 66:705–718.

Musil, S.Y. and Olson, C.R. (1991): Cortical areas in the medial frontal lobe of the cat delineated by qualitative analysis of thalamic afferents. *J. Comp. Neurol.*, 308:457–466.

Myers, R.E. (1967): Cerebral connectionism and brain function. In: *Brain Mechanisms Underlying Speech and Language*, edited by C.H. Millikan and F.L. Darley, pp. 61–72. Grune & Stratton, New York.

Myers, R.E. (1972): Role of prefrontal and anterior temporal cortex in social behavior and affect in monkeys. *Acta Neurobiol. Exp.*, 32:567–579.

Myers, R.E. (1975): Neurology of social behavior and effect in primates: A study of prefrontal and anterior temporal cortex. In: *Cerebral Localization*, edited by K.J. Zuelch, O. Creutzfeldt, and G.C. Galbraith, pp. 161–170. Springer, New York.

Myers, R.E., Swett, C., and Miller, M. (1973): Loss of social group affinity following prefrontal lesions in free-ranging macaques. *Brain Res.*, 64:257–269.

Narikashvili, S.P., Timchenko, A.S., and Kadzhaia, D.V. (1970): Responses in different regions of associative cortex of cat. *Neirofiziologiia*, 2:126–139.

Narkiewicz, O. (1972): Frontoclaustral interrelations in cats and dogs. *Acta Neurobiol. Exp.*, 32:141–150.

Narkiewicz, O. and Brutkowski, S. (1967): The organization of projections from the thalamic mediodorsal nucleus to the prefrontal cortex of the dog. *J. Comp. Neurol.*, 129:361–374.

Nasrallah, H.A., Kuperman, S., Jacoby, C.G., McCalley-Whitters, M., and Hamra, B. (1983): Clinical correlates of sulcal widening in chronic schizophrenia. *Psychiatry Res.*, 10:237–242.

Nauta, W.J.H. (1964): Some efferent connections of the prefrontal cortex in the monkey. In: *The Frontal Granular Cortex and Behavior*, edited by J.M. Warren and K. Akert, pp. 397–407. McGraw-Hill, New York.

Nauta, W.J.H. (1971): The problem of the frontal lobe—A reinterpretation. *J. Psychiat. Res.*, 8:167–187.

Nauta, W.J.H. (1972): Neural associations of the frontal cortex. *Acta Neurobiol. Exp.*, 32:125–140.

Nauta, W.J.H. and Karten, H.J. (1970): A general profile of the vertebrate brain, with sidelights on the ancestry of cerebral cortex. In: *The Neurosciences: Second Study Program*, edited by F.O. Schmitt, pp. 7–26. Rockefeller University Press, New York.

Nauta, W.J.H. and Whitlock, D.G. (1954): An anatomical analysis of the nonspecific thalamic projection system. In: *Brain Mechanisms and Consciousness*, edited by J.F.C. Delafresnaye, pp. 81–116. Blackwell, Oxford.

Neafsey, E.J. (1990): Prefrontal cortical control of the autonomic nervous system: anatomical and physiological observations. In: *The Prefrontal Cortex: Its Structure, Function and Pathology*, edited by H.B.M. Uylings, C.G. Van Eden, J.P.C. De Bruin, M.A. Corner, and M.G.P. Feenstra, pp. 147–166. Elsevier, Amsterdam.

Neary, D. (1995): Neuropsychological aspects of frontotemporal degeneration. In: *Structure and Functions of the Human Prefrontal Cortex*, edited by J. Grafman, K.J. Holyoak, and F. Boller, pp. 15–22. New York Academy of Sciences, New York.

Neary, D. and Snowden, J.S. (1991): Dementia of the frontal lobe type. In: *Frontal Lobe Function and Dysfunction*, edited by H.S. Levin, H.M. Eisenberg, and A.L. Benton, pp. 304–317. Oxford University Press, New York.

Neary, D., Snowden, J.S., Northen, B., and Goulding, P. (1988): Dementia of frontal lobe type. *J. Neurol. Neurosurg. Psychiat.*, 51:353–361.

Neisser, U. (1976): *Cognition and Reality: Principles and Implications of Cognitive Psychology*. Freeman, San Francisco.

Nelson, C.N. and Bignall, K.E. (1973): Interactions of sensory and nonspecific thalamic inputs to cortical polysensory units in the squirrel monkey. *Exp. Neurol.*, 40:189–206.

Nelson, H.E. (1976): A modified card sorting test sensitive to frontal lobe defects. *Cortex*, 12:313–324.

Newman, J.D. and Lindsley, D.F. (1976): Single unit analysis of auditory processing in squirrel monkey frontal cortex. *Exp. Brain Res.*, 25:169–181.

Nielsen, J.M. and Jacobs, L.L. (1951): Bilateral lesions of the anterior cingulate gyri: Report of case. *Bull. L. A. Neurol. Soc.*, 16:231–234.

Niki, H. (1974a): Differential activity of prefrontal units during right and left delayed response trials. *Brain Res.*, 70:346–349.

Niki, H. (1974b): Prefrontal unit activity during delayed alternation in the monkey: I. Relation to direction of response. *Brain Res.*, 68:185–196.

Niki, H. (1974c): Prefrontal unit activity during delayed alternation in the monkey. II. Relation to absolute versus relative direction of response. *Brain Res.*, 68:197–204.
Niki, H. (1975): Differential activity of prefrontal units during right and left delayed response trials. In: *Symposia of the Fifth Congress of the International Primatological Society*, edited by S. Kondo, M. Kawai, A. Ehara, and S. Kawamura, pp. 475–486. Japan Science Press, Tokyo.
Niki, H., Sakai, M., and Kubota, K. (1972): Delayed alternation performance and unit activity of the caudate head and medial orbitofrontal gyrus in the monkey. *Brain Res.*, 38:343–353.
Niki, H. and Watanabe, M. (1976a): Cingulate unit activity and delayed response. *Brain Res.*, 110:381–386.
Niki, H. and Watanabe, M. (1976b): Prefrontal unit activity and delayed response: relation to cue location versus direction of response. *Brain Res.*, 105:79–88.
Niki, H. and Watanabe, M. (1979): Prefrontal and cingulate unit activity during timing behavior in the monkey. *Brain Res.*, 171:213–224.
Nishino, H., Ono, T., Sasaki, K., Fukuda, M., and Muramoto, K-I. (1984): Caudate unit activity during operant feeding behavior in monkeys and modulation by cooling prefrontal cortex. *Behav. Brain Res.*, 11:21–33.
Nishizawa, Y.O., Olsen, T.S., Larsen, B., and Lassen, N.A. (1982): Left-right cortical asymmetries of regional cerebral blood flow during listening to words. *J. Neurophysiol.*, 48:458–466.
Nissen, H.W., Carpenter, C.R., and Coweles, J.T. (1936): Stimulus versus response-differentiation in delayed reactions of chimpanzees. *J. Genet. Psychol.*, 48:112–136.
Nonneman, A.J. and Corwin, J.V. (1981): Differential effects of prefrontal cortex ablation in neonatal, juvenile, and young adult rats. *J. Comp. and Physiol. Psychol.*, 95:588–602.
Nonneman, A.J. and Kolb, B. (1979): Functional recovery after serial ablation of prefrontal cortex in the rat. *Physiology & Behavior*, 22:895–901.
Nonneman, A.J. and Kolb, B.E. (1974): Lesions of hippocampus or prefrontal cortex alter species-typical behaviors in the cat. *Behav. Biol.*, 12:41–54.
Nonneman, A.J., Voigt, J., and Kolb, B.E. (1974): Comparisons of behavioral effects of hippocampal and prefrontal cortex lesions in the rat. *J. Comp. Physiol. Psychol.*, 87:249–260.
Nordahl, T.E., Benkelfat, C., Semple, W.E., Gross, M., King, A.C., and Cohen, R.M. (1989): Cerebral glucose metabolic rates in obsessive compulsive disorder. *Neuropsychopharm.*, 2:23–28.
Nordberg, A. and Winblad, B. (1986): Reduced number of [^{3}H]nicotine and [^{3}H]acetylcholine binding sites in the frontal cortex of Alzheimer brains. *Neurosci. Lett.*, 72:115–119.
Norman, D.A. and Shallice, T. (1986): Attention to action. In: *Consciousness and Self-Regulation*, edited by R.J. Davidson, G.E. Schwartz, and D. Shapiro, pp. 1–18. Plenum Press, New York.
Nuechterlein, K.H. and Dawson, M.E. (1984): Information processing and attentional functioning in the developmental course of schizophrenic disorders. *Schizophrenia Bulletin*, 10:160–203.
Numan, R. and Lubar, J.F. (1974): Role of the proreal gyrus and septal area in response modulation in the cat. *Neuropsychologia*, 12:219–234.
Obrist, W.D., Thompson, H.K., Wang, H.S., and Wilkinson, W.D. (1975): Regional cerebral blood flow estimated by 133-xenon inhalation. *Stroke*, 6:245–256.
Oeth, K.M. and Lewis, D.A. (1990): Cholecystokinin innervation of monkey prefrontal cortex: An immunohistochemical study. *J. Comp. Neurol.*, 301:123–137.
Oeth, K.M. and Lewis, D.A. (1993): Postnatal development of the cholecystokinin innervation of monkey prefrontal cortex. *J. Comp. Neurol.*, 336:400–418.
Ohta, M. and Oomura, Y. (1979a): Monosynaptic facilitatory pathway from the hypothalamic ventromedial nucleus to the frontal cortex in the rat. *Brain Res. Bull.*, 4:223–229.
Ohta, M. and Oomura, Y. (1979b): Inhibitory pathway from the frontal cortex to the hypothalamic ventromedial nucleus in the rat. *Brain Res. Bull.*, 4:231–238.
Oishi, T. and Kubota, K. (1990): Disinhibition in the monkey prefrontal cortex, by injecting bicuculline, induces forelimb movements learned in a GO/NO-GO task. *Neuroscience Res.*, 8:202–209.
Ojemann, G.A. (1978): Organization of short-term verbal memory in language areas of human cortex: Evidence from electrical stimulation. *Brain and Language*, 5:331–340.
Okano, K. and Tanji, J. (1987): Neuronal activities in the primate motor fields of the agranular frontal cortex preceding visually triggered and self-paced movement. *Exp. Brain Res.*, 66:155–166.
Oldendorf, W.H. (1984): The use and promise of nuclear magnetic resonance imaging in epilepsy. *Epilepsia*, 25:S105–S117.
Olds, J. and Milner, P. (1954): Positive reinforcement produced by electrical stimulation of the septal area and other regions of the rat brain. *J. Comp. Physiol. Psychol.*, 47:419–427.

Olszewski, J. (1952): *The Thalamus of the Macaca Mulatta: An Atlas for Use with the Stereotaxic Instrument.* Karger, Basel.
Onali, P., Olianas, M.C., and Gessa, G.L. (1985): Characterization of dopamine receptors mediating inhibition of adenylate cyclase activity in rat striatum. *Mol. Pharmacol.*, 28:138–145.
Ono, T., Nishino, H., Fukuda, M., Sasaki, K., and Nishijo, H. (1984): Single neuron activity in dorsolateral prefrontal cortex of monkey during operant behavior sustained by food reward. *Brain Res.*, 311:323–332.
Oomura, Y., Ono, T., Ooyama, H., and Wayner, M.J. (1969): Glucose and osmosensitive neurones of the rat hypothalamus. *Nature*, 222:282–284.
Orbach, J. and Fischer, G.F. (1959): Bilateral resection of frontal granular cortex. *Arch. Neurol.*, 1:78–86.
Orbach, J., Milner, B., and Rasmussen, T. (1960): Learning and retention in monkeys after amygdala-hippocampus resection. *Arch. Neurol.*, 3:230–251.
Orgogozo, J.M. and Larsen, B. (1979): Activation of the supplementary motor area during voluntary movement in man suggests it works as a supra-motor area. *Science*, 206:847–850.
Orzhekhovskaia, N.S. (1975): Comparative study of formation of the frontal cortex of the brain of monkeys and man in ontogenesis. *Arkh. Anat. Gistol. Embriol.*, 68:43–49.
Orzhekhovskaia, N.S. (1977): Comparison of the field formation in the frontal area during prenatal period in macaca *(Macacus rhesus, S. Macaca mulatta)* and man. *Arkh. Anat. Gistol. Embriol.*, 72:32–38.
Oscar-Berman, M. (1975): The effects of dorsolateral-frontal and ventrolateral-orbitofrontal lesions on spatial discrimination learning and delayed response in two modalities. *Neuropsychologia*, 13:237–246.
Oscar-Berman, M. (1978): The effects of dorsolateral-frontal and ventrolateral-orbitofrontal lesions on nonspatial test performance. *Neuropsychologia*, 16:259–267.
Oscar-Berman, M., McNamara, P., and Freedman, M. (1991): Delayed-response tasks: Parallels between experimental ablation studies and findings in patients with frontal lesions. In: *Frontal Lobe Function and Dysfunction*, edited by H.S. Levin, H.M. Eisenberg, and A.L. Benton, pp. 230–255. Oxford University Press, New York.
Otto, T. and Eichenbaum, H. (1992): Complementary roles of the orbital prefrontal cortex and the perirhinal-entorhinal cortices in an odor-guided delayed-nonmatching-to-sample task. *Behav. Neuroscience*, 106:762–775.
Owen, A.M., Evans, A.C., and Petrides, M. (1996): Evidence for a two-stage model of spatial working memory processing within the lateral frontal cortex: A positron emission tomography study. *Cerebral Cortex*, 6:31–38.
Oxenstierna, G., Bergstrand, G., Bjerkenstedt, L., Sedvall, G., and Wik, G. (1984): Evidence of disturbed CSF circulation and brain atrophy in cases of schizophrenic psychosis. *Br. J. Psychiatry*, 144:654–661.
Pandya, D.N., Dye, P., and Butters, N. (1971): Efferent cortico-cortical projections of the prefrontal cortex in the rhesus monkey. *Brain Res.*, 31:35–46.
Pandya, D.N., Hallett, M., and Mukherjee, S.K. (1969): Intra- and interhemispheric connections of the neocortical auditory system in the rhesus monkey. *Brain Res.*, 14:49–65.
Pandya, D.N. and Kuypers, H.G.J.M. (1969): Cortico-cortical connections in the rhesus monkey. *Brain Res.*, 13:13–36.
Pandya, D.N. and Seltzer, B. (1982): Intrinsic connections and architectonics of posterior parietal cortex in the rhesus monkey. *J. Comp. Neurol.*, 204:196–210.
Pandya, D.N. and Vignolo, L.A. (1971): Intra- and interhemispheric projections of the precentral, premotor and arcuate areas in the rhesus monkey. *Brain Res.*, 26:217–233.
Pandya, D.N. and Yeterian, E.H. (1985): Architecture and connections of cortical association areas. In: *Cerebral Cortex, Vol. 4*, edited by A. Peters and E.G. Jones, pp. 3–61. Plenum Press, New York.
Pandya, D.N. and Yeterian, E.H. (1990a): Architecture and connections of cerebral cortex: implications for brain evolution and function. In: *Neurobiology of Higher Cognitive Function*, edited by A.B. Scheibel and A.F. Wechsler, pp. 53–84. Guilford Press, New York.
Pandya, D.N. and Yeterian, E.H. (1990b): Prefrontal cortex in relation to other cortical areas in rhesus monkey: Architecture and connections. In: *Progress in Brain Research, Vol. 85*, edited by H.B.M. Uylings, C.G. Van Eden, J.P.C. De Bruin, M.A. Corner, and M.G.P. Feenstra, pp. 63–94. Elsevier, Amsterdam.
Pantano, P., Baron, J.-C., Lebrun-Grandié, P., Duquesnoy, N., Bousser, M.-G., and Comar, D. (1984): Regional cerebral blood flow and oxygen consumption in human aging. *Stroke*, 15:635–641.
Papez, J. (1929): *Comparative Neurology.* Crowell, New York.
Pardo, J.V., Fox, P.T., and Raichle, M.E. (1991): Localization of a human system for sustained attention by positron emission tomography. *Nature*, 349:61–64.

Pardo, J.V., Pardo, P.J., Janer, K.W., and Raichle, M.E. (1990): The anterior cingulate cortex mediates processing selection in the Stroop attentional conflict paradigm. *Proc. Natl. Acad. Sci. USA*, 87:256–259.
Pardo, J.V., Pardo, P.J., and Raichle, M.E. (1993): Neural correlates of self-induced dysphoria. *Am. J. Psychiatry*, 150:713–719.
Parent, A., Bouchard, C., and Smith, Y. (1984): The striatopallidal and striatonigral projections: Two distinct fiber systems in primate. *Brain Res.*, 303:385–390.
Parkin, A.J. and Lawrence, A. (1994): A dissociation in the relation between memory tasks and frontal lobe tests in the normal elderly. *Neuropsychologia*, 32:1523–1532.
Parkin, A.J., Walter, B.M., and Hunkin, N.M. (1995): Relationships between normal aging, frontal lobe function, and memory for temporal and spatial information. *Neuropsychology*, 9:304–312.
Partiot, A., Grafman, J., Sadato, N., Flitman, S., and Wild, K. (1996): Brain activation during script event processing. *NeuroReport*, 7:761–766.
Partiot, A., Grafman, J., Sadato, N., Wachs, J., and Hallett, M. (1995): Brain activation during the generation of non-emotional and emotional plans. *NeuroReport*, 6:1269–1272.
Pascual-Leone, A., Grafman, J., and Hallett, M. (1995): Procedural learning and prefrontal cortex. In: *Structure and Functions of the Human Prefrontal Cortex*, edited by J. Grafman, K.J. Holyoak, and F. Boller, pp. 61–70. New York Academy of Sciences, New York.
Passingham, R. (1975): Delayed matching after selective prefrontal lesions in monkeys *(Macaca mulatta)*. *Brain Res.*, 92:89–102.
Passingham, R.E. (1972a): Non-reversal shifts after selective prefrontal ablations in monkeys *(Macaca mulatta)*. *Neuropsychologia*, 10:41–46.
Passingham, R.E. (1972b): Visual discrimination learning after selective prefrontal ablations in monkeys *(Macaca mulatta)*. *Neuropsychologia*, 10:27–39.
Passingham, R.E. (1973): Anatomical differences between the neocortex of man and other primates. *Brain Behav. Evol.*, 7:337–359.
Passingham, R.E. (1978): The functions of prefrontal cortex in the tree shrew *(Tupaia belangeri)*. *Brain Res.*, 145:147–152.
Passingham, R.E. (1981): Broca's area and the origins of human vocal skill. *Philos. Trans. R. Soc. Lond. (Biol.)*, 292:167–175.
Passingham, R.E. (1985a): Memory of monkeys *(Macaca mulatta)* with lesions in prefrontal cortex. *Behav. Neuroscience*, 99:3–21.
Passingham, R.E. (1985b): Prefrontal cortex and the sequencing of movement in monkeys *(Macaca mulatta)*. *Neuropsychologia*, 23:453–462.
Passingham, R.E. and Ettlinger, G. (1972): Tactile discrimination learning after selective prefrontal ablations in monkeys *(Macaca mulatta)*. *Neuropsychologia*, 10:17–26.
Passler, M.A., Isaac, W., and Hynd, G.W. (1985): Neuropsychological development of behavior attributed to frontal lobe functioning in children. *Dev. Neuropsychol.*, 1:349–370.
Paulesu, E., Frith, C.D., and Frackowiak, R.S.J. (1993): The neural correlates of the verbal component of working memory. *Nature*, 362:342–344.
Paus, T., Petrides, M., Evans, A.C., and Meyer, E. (1993): Role of the human anterior cingulate cortex in the control of oculomotor, manual, and speech responses: A positron emission tomography study. *J. Neurophysiol.*, 70:453–469.
Pavlov, I.P. (1949): *Complete Works, Vol. III*. Academy of Science Press, Moscow.
Pei, M.A. and Gaynor, F. (1954): *A Dictionary of Linguistics*. Philosophical Library, New York.
Peinado, J.M., Gómez-Capilla, J.A., and Mora, F. (1984): Cerebral cortex and amino acid neurotransmitters: Higher levels of aspartic acid but not GABA in the frontal cortex of the rat. *Brain Res. Bull.*, 12:625–627.
Peinado, J.M., Gómez-Capilla, J.A., Mora, F., and Osorio, C. (1983): Putative amino acid neurotransmitters and the nucleus dorsomedialis thalamus-prefrontal cortex pathway in the rat. *Brain Res. Bull.*, 10:421–424.
Penfield, W. and Boldrey, E. (1937): Somatic motor and sensory representation in the cerebral cortex of man as studied by electrical stimulation. *Brain*, 60:389–443.
Penfield, W. and Evans, J. (1935): The frontal lobe in man: A clinical study of maximum removals. *Brain*, 68:115–133.
Penfield, W. and Rasmussen, T. (1950): *The Cerebral Cortex of Man*. Macmillan, New York.
Penfield, W. and Welch, K. (1949): Instability of response to stimulation of the sensorimotor cortex of man. *J. Physiol.*, 109:358–365.
Perret, E. (1974): The left frontal lobe of man and the suppression of habitual responses in verbal categorical behavior. *Neuropsychologia*, 12:323–330.

Peters, A., Leahu, D., Moss, M.B., and McNally, K.J. (1994): The effects of aging in area 46 of the frontal cortex of the rhesus monkey. *Cerebral Cortex*, 6:621–635.
Peters, M. and Ploog, D. (1976): Frontal lobe lesions and social behavior in the squirrel monkey *(Saimiri)*: A pilot study. *Acta Biol. Med. Germ.*, 35:1317–1326.
Petersen, S.E., Fox, P.T., Posner, M.I., Mintun, M., and Raichle, M.E. (1989): Positron emission tomographic studies of the processing of single words. *J. Cognit. Neurosci.*, 1:153–170.
Petersen, S.E., Fox, P.T., Snyder, A.Z., and Raichle, M.E. (1990): Activation of extrastriate and frontal cortical areas by visual words and word-like stimuli. *Science*, 249:1041–1044.
Petit, L., Orssaud, C., Tzourio, N., Crivello, F., Berthoz, A., and Mazoyer, B. (1996): Functional anatomy of a prelearned sequence of horizontal saccades in humans. *J. Neurosci.*, 16:3714–3726.
Petrides, M. (1985): Deficits on conditional associative-learning tasks after frontal- and temporal-lobe lesions in man. *Neuropsychologia*, 23:601–614.
Petrides, M. (1986): The effect of periarcuate lesions in the monkey on the performance of symmetrically and asymmetrically reinforced visual and auditory go, no-go tasks. *J. Neurosci.*, 6:2054–2063.
Petrides, M. (1991): Functional specialization within the dorsolateral frontal cortex for serial order memory. *Proc. R. Soc. Lond. B*, 246:299–306.
Petrides, M. (1991): Monitoring of selections of visual stimuli and the primate frontal cortex. *Proc. R. Soc. Lond. B*, 246:293–306.
Petrides, M. (1994): Frontal lobes and working memory: evidence from investigations of the effects of cortical excisions in nonhuman primates. In: *Handbook of Neuropsychology, Vol. 9*, edited by F. Boller and J. Grafman, pp. 59–82. Elsevier, New York.
Petrides, M. (1995): Impairments on nonspatial self-ordered and externally ordered working memory tasks after lesions of the mid-dorsal part of the lateral frontal cortex in the monkey. *J. Neurosci.*, 15:359–375.
Petrides, M., Alivisatos, B., Evans, A.C., and Meyer, E. (1993a): Dissociation of human mid-dorsolateral from posterior dorsolateral frontal cortex in memory processing. *Proc. Natl. Acad. Sci. USA*, 90:873–877.
Petrides, M., Alivisatos, B., Meyer, E., and Evans, A.C. (1993b): Functional activation of the human frontal cortex during the performance of verbal working memory tasks. *Proc. Natl. Acad. Sci. USA*, 90:878–882.
Petrides, M. and Iversen, S.D. (1976): Cross-modal matching and the primate frontal cortex. *Science*, 192:1023–1024.
Petrides, M. and Iversen, S.D. (1978): The effect of selective anterior and posterior association cortex lesions in the monkey on performance of a visual-auditory compound discrimination test. *Neuropsychologia*, 16:527–537.
Petrides, M. and Milner, B. (1982): Deficits on subject-ordered tasks after frontal- and temporal-lobe lesions in man. *Neuropsychologia*, 20:249–262.
Petrides, M. and Pandya, D.N. (1984): Projections to the frontal cortex from the posterior parietal region in the rhesus monkey. *J. Comp. Neurol.*, 228:105–116.
Petrides, M. and Pandya, D.N. (1994): Comparative architectonic analysis of the human and the macaque frontal cortex. In: *Handbook of Neuropsychology*, edited by F. Boller and J. Grafman, pp. 17–58. Elsevier, Amsterdam.
Phelps, M.E., Mazziotta, J.C., and Huang, S.-C. (1982): Study of cerebral function with positron computed tomography. *J. Cerebral Blood Flow and Metabolism*, 2:113–162.
Phillips, A.G. and Fibiger, H.C. (1978): The role of dopamine in maintaining intracranial self-stimulation in the ventral tegmentum, nucleus accumbens, and medial prefrontal cortex. *Canad. J. Psychol.*, 32:58–66.
Phillips, A.G., Mora, F., and Rolls, E.T. (1979): Intracranial self-stimulation in orbitofrontal cortex and caudate nucleus of rhesus monkey: Effects of apomorphine, pimozide, and spiroperidol. *Psychopharmacology*, 62:79–82.
Phillis, J.W. (1968): Acetylcholine release from the cerebral cortex: its role in cortical arousal. *Brain Res.*, 7:378–389.
Piaget, J. (1952): *The Origins of Intelligence in Children*. International Universities Press, New York.
Piaget, J. (1954): *The Construction of Reality in the Child*. Basic Books, New York.
Pierrot-Deseilligny, C., Rivaud, S., Gaymard, B., and Agid, Y. (1991): Cortical control of memory-guided saccades in man. *Exp. Brain Res.*, 83:607–617.
Pigarev, I.N., Rizzolatti, G., and Scandolara, C. (1979): Neurons responding to visual stimuli in the frontal lobe of macaque monkeys. *Neurosci. Lett.*, 12:207–212.
Pines, J.L. (1927): Zur Architektonik des Thalamus Opticus beim Halbaffen (Lemur catta). *J. Psychol. Neurol.*, 33:31–72.

Pinto-Hamuy, T. and Linck, P. (1965): Effect of frontal lesions on performance of sequential tasks by monkeys. *Exp. Neurol.*, 12:96–107.
Pippard, J. (1955): Rostral Leucotomy: A report on 240 cases personally followed up after 1½ to 5 years. *J. Ment. Science*, 101:756–773.
Pirch, J.H., Corbus, M.J., and Rigdon, G.C. (1983): Single-unit and slow potential responses from rat frontal cortex during associative conditioning. *Exp. Neurol.*, 82:118–130.
Pohl, W. (1973): Dissociation of spatial discrimination deficits following frontal and parietal lesions in monkeys. *J. Comp. Physiol. Psychol.*, 82:227–239.
Poliakov, G.I. (1966a): Embryonal and postembryonal development of neurons of the human cerebral cortex. In: *Evolution of the Forebrain*, edited by R. Hassler and H. Stephen, pp. 249–258. Thieme, Stuttgart.
Poliakov, G.I. (1966b): The structural organization of the cortical formations of the frontal lobes and their functional significance. In: *Frontal Lobes and Regulation of Mental Processes*, edited by A.R. Luria and E.D. Homskaya, pp. 38–60. University Press, Moscow.
Porrino, L.J., Crane, A.M., and Goldman-Rakic, P.S. (1981): Direct and indirect pathways from the amygdala to the frontal lobe in rhesus monkeys. *J. Comp. Neurol.*, 198:121–136.
Porrino, L.J. and Goldman-Rakic, P.S. (1982): Brainstem innervation of prefrontal and anterior cingulate cortex in the rhesus monkey revealed by retrograde transport of HRP. *J. Comp. Neurol.*, 205:63–76.
Porteus, S.D. (1950): *The Porteus Maze Test and Intelligence*. Pacific Books, Palo Alto.
Porteus, S.D. (1965): *Porteus Maze Test. Fifty Years' Application*. Pacific Books, Palo Alto.
Posner, M.I. and Dehaene, S. (1994): Attentional networks. *Trends in NeuroSciences*, 17:75–79.
Posner, M.I. and Petersen, S.E. (1990): The attention system of the human brain. *Annu. Rev. Neurosci.*, 13:25–42.
Posner, M.I., Petersen, S.E., Fox, P.T., and Raichle, M.E. (1988): Localization of cognitive operations in the human brain. *Science*, 24:1627–1631.
Posner, M.I. and Raichle, M.E. (1994): *Images of Mind*. Scientific American Library, New York.
Post, R.M., Fink, E., Carpenter, W.T., and Goodwin, F.K. (1975): Cerebrospinal fluid amine metabolites in acute schizophrenia. *Arch. Gen. Psychiatry*, 32:1063–1069.
Powell, T.P.S., Cowan, W.M., and Raisman, G. (1965): The olfactory connections. *J. Anat.*, 99:791–813.
Pragay, E.B., Mirsky, A.F., and Nakamura, R.K. (1987): Attention-related unit activity in the frontal association cortex during a go/no-go visual discrimination task. *Exp. Neurol.*, 96:481–500.
Presty, S.K., Bachevalier, J., Walker, L.C., Struble, R.G., Price, D.L., Mishkin, M., and Cork, L.C. (1987): Age differences in recognition memory of the rhesus monkey *(Macaca mulatta)*. *Neurobiol. Aging*, 8:435–440.
Preuss, T.M. (1995): Do rats have prefrontal cortex? The Rose-Woolsey-Akert program reconsidered. *J. Cognit. Neurosci.*, 7:1–24.
Pribram, K.H. (1950): Some physical and pharmacological factors affecting delayed response performance of baboons following frontal lobotomy. *J. Neurophysiol.*, 13:373–382.
Pribram, K.H. (1955): Lesions of "frontal eye fields" and delayed response of baboons. *J. Neurophysiol.*, 18:105–112.
Pribram, K.H. (1961): A further experimental analysis of the behavioral deficit that follows injury to the primate frontal cortex. *Exp. Neurol.*, 3:432–466.
Pribram, K.H. (1969): The primate frontal cortex. *Neuropsychologia*, 7:259–266.
Pribram, K.H. (1973): The primate frontal cortex—executive of the brain. In: *Psychophysiology of the Frontal Lobes*, edited by K.H. Pribram and A.R. Luria, pp. 293–314. Academic Press, New York.
Pribram, K.H., Ahumada, A., Hartog, J., and Ross, L. (1964): A progress report on the neurological processes disturbed by frontal lesions in primates. In: *The Frontal Granular Cortex and Behavior*, edited by J.M. Warren and K. Akert, pp. 28–55. McGraw-Hill, New York.
Pribram, K.H., Chow, K.L., and Semmes, J. (1953): Limit and organization of the cortical projection from the medial thalamic nucleus in monkey. *J. Comp. Neurol.*, 98:433–448.
Pribram, K.H. and Mishkin, M. (1956): Analysis of the effects of frontal lesions in monkey: III. Object alternation. *J. Comp. Physiol. Psychol.*, 49:41–45.
Pribram, K.H., Mishkin, M., Rosvold, H.E., and Kaplan, S.J. (1952): Effects on delayed-response performance of lesions of dorsolateral and ventromedial frontal cortex of baboons. *J. Comp. Physiol. Psychol.*, 45:565–575.
Pribram, K.H., Plotkin, H.C., Anderson, R.M., and Leong, D. (1977): Information sources in the delayed alternation task for normal and frontal monkeys. *Neuropsychologia*, 15:329–340.

Pribram, K.H. and Tubbs, W.E. (1967): Short-term memory, parsing, and the primate frontal cortex. *Science*, 156:1765–1767.
Pribram, K.H., Wilson, W.A., and Connors, J. (1962): Effects of lesions of the medial forebrain on alternation behavior of rhesus monkeys. *Exp. Neurol.*, 6:36–47.
Price, B.H., Daffner, K.R., Stowe, R.M., and Mesulam, M.M. (1990): The compartmental learning disabilities of early frontal lobe damage. *Brain*, 113:1383–1393.
Price, C.J., Wise, R.J.S., and Frackowiak, R.S.J. (1996): Demonstrating the implicit processing of visually presented words and pseudowords. *Cerebral Cortex*, 6:62–70.
Price, J.L. and Slotnick, B.M. (1983): Dual olfactory representation in the rat thalamus: An anatomical and electrophysiological study. *J. Comp. Neurol.*, 215:63–77.
Ptito, A., Crane, J., Leonard, G., Amsel, R., and Caramanos, Z. (1995): Visual-spatial localization by patients with frontal-lobe lesions invading or sparing area 46. *NeuroReport*, 6:1781–1784.
Pycock, C.J., Carter, C.J., and Kerwin, R.W. (1980): Effect of 6-hydroxydopamine lesions of the medial prefrontal cortex on neurotransmitter systems in subcortical sites in the rat. *J. Neurochem.*, 34:91–99.
Quintana, J. and Fuster, J.M. (1992): Mnemonic and predictive functions of cortical neurons in a memory task. *NeuroReport*, 3:721–724.
Quintana, J. and Fuster, J.M. (1993): Spatial and temporal factors in the role of prefrontal and parietal cortex in visuomotor integration. *Cerebral Cortex*, 3:122–132.
Quintana, J., Fuster, J.M., and Yajeya, J. (1989): Effects of cooling parietal cortex on prefrontal units in delay tasks. *Brain Research*, 503:100–110.
Quintana, J., Yajeya, J., and Fuster, J.M. (1988): Prefrontal representation of stimulus attributes during delay tasks. I. Unit activity in cross-temporal integration of sensory and sensory-motor information. *Brain Research*, 474:211–221.
Radinsky, L.B. (1969): Outlines of canid and felid brain evolution. *Ann. N. Y. Acad. Sci.*, 167:277–288.
Raichle, M.E. (1994): Images of the mind: Studies with modern imaging techniques. *Annu. Rev. Psychol.*, 45:333–356.
Raichle, M.E., Fiez, J.A., Videen, T.O., MacLeod, A.-M.K., Pardo, J.V., Fox, P.T., and Petersen, S.E. (1994): Practice-related changes in human brain functional anatomy during nonmotor learning. *Cerebral Cortex*, 4:8–26.
Raichle, M.E., Grubb, R.L., Gado, M.H., Eichling, J.O., and Ter-Pogossian, M.M. (1976): Correlation between regional cerebral blood flow and oxidative metabolism. *Arch. Neurol.*, 33:523–526.
Raine, A., Buchsbaum, M.S., Stanley, J., Lottenberg, S., Abel, L., and Stoddard, J. (1994): Selective reductions in prefrontal glucose metabolism in murderers. *Biol. Psychiat.*, 36:365–373.
Raine, A., Lencz, T., Reynolds, G.P., Harrison, G., Sheard, C., Medley, I., Reynolds, L.M., and Cooper, J.E. (1992): An evaluation of structural and functional prefrontal deficits in schizophrenia: MRI and neuropsychological measures. *Psychiat. Res. Neuroimaging*, 45:123–137.
Rajkowska, G. and Goldman-Rakic, P.S. (1995): Cytoarchitectonic definition of prefrontal areas in the normal human cortex: II. Variability in locations of areas 9 and 46 and relationship to the Talairach coordinate system. *Cerebral Cortex*, 5:323–337.
Rakic, P. (1974): Mode of cell migration to the superficial layers of fetal monkey neocortex. *J. Comp. Neurol.*, 145:61–84.
Rakic, P. (1976): Prenatal genesis of connections subserving ocular dominance in the rhesus monkey. *Nature*, 261:467–471.
Rakic, P. (1978): Neuronal migration and contact guidance in the primate telencephalon. *Postgraduate Medical Journal*, 54:25–37.
Rakic, P. (1995): A small step for the cell, a giant leap for mankind: A hypothesis of neocortical expansion during evolution. *Trends in NeuroSciences*, 18:383–388.
Rakic, P., Bourgeois, J.P., Eckenhoff, M.F., Zecevic, N., and Goldman-Rakic, P.S. (1986): Concurrent overproduction of synapses in diverse regions of the primate cerebral cortex. *Science*, 232:232–235.
Rakic, P., Bourgeois, J.P., and Goldman-Rakic, P.S. (1994): Synaptic development of the cerebral cortex: implications for learning, memory, and mental illness. In: *The Self-Organizing Brain: From Growth Cones to Functional Networks*, edited by J. van Pelt, M.A. Corner, H.B.M. Uylings, and F.H. Lopes da Silva, pp. 227–243. Elsevier, Amsterdam.
Raleigh, M.J. and Steklis, H.D. (1981): Effects of orbitofrontal and temporal neocortical lesions on the affiliative behavior of vervet monkeys *(Cercopithecus aethiops sabaeus)*. *Exp. Neurol.*, 73:378–389.
Raleigh, M.J., Steklis, H.D., Ervin, F.R., Kling, A.S., and McGuire, M.T. (1979): The effects of orbitofronal lesions on the aggressive behavior of vervet monkeys. *Exp. Neurol.*, 66:158–168.

Ramier, A. and Hécaen, H. (1970): Role respectif des attaintes frontales et de la lateralisation lesionalle dans les deficits de la "fluence verbale." *Rev. Neurol.*, 123:17–22.

Ramier, A.M. and Hécaen, H. (1977): Les déficits au test de "fluence verbale" chez les sujets gauchers avec lésions hémisphériques unilatérales. *Rev. Neurol.*, 133:571–574.

Randrup, A. and Munkvad, I. (1965): Special antagonism of amphetamine-induced abnormal behaviour. Inhibition of stereotyped activity with increase of some normal activities. *Psychopharmacologia*, 7:416–422.

Rapp, P.R. and Amaral, D.G. (1991): Recognition memory deficits in a subpopulation of aged monkeys resemble the effects of medial temporal lobe damage. *Neurobiol. Aging*, 12:481–486.

Rapp, P.R., Rosenberg, R.A., and Gallagher, M. (1987): An evaluation of spatial information processing in aged rats. *Behav. Neuroscience*, 101:3–12.

Ray, J.P. and Price, J.L. (1993): The organization of projections from the mediodorsal nucleus of the thalamus to orbital and medial prefrontal cortex in macaque monkeys. *J. Comp. Neurol.*, 337:1–31.

Rebert, C.S. (1972): Cortical and subcortical slow potentials in the monkey's brain during preparatory intervals. *Electroenceph. Clin. Neurophysiol.*, 33:389–402.

Reep, R. (1984): Relationship between prefrontal and limbic cortex: A comparative anatomical review. *Brain Behav. Evol.*, 25:5–80.

Rees, W.L. (1973): The value and limitations of psychosurgery in the treatment of psychiatric illness. *Psychiat. Neurol. Neurochir.*, 76:323–334.

Reinoso-Suárez, F. and Llamas, R. (1975): Conexiones aferentes a corteza frontal desde tegmento pontomesencefalico (locus coeruleus, rafe, sustancia negra) en la rata. *An. Anat.*, 24:337–350.

Reitan, R.M. (1964): Psychological deficits resulting from cerebral lesions in man. In: *The Frontal Granular Cortex and Behavior*, edited by J.M. Warren and K. Akert, pp. 295–312. McGraw-Hill, New York.

Reivich, M. (1974): Blood flow metabolism couple in brain. In: *Brain Dysfunction in Metabolic Disorders*, edited by F. Plum, pp. 125–140. Raven Press, New York.

Requin, J., Lecas, J.-C., and Vitton, N. (1990): A comparison of preparation-related neuronal activity changes in the prefrontal, premotor, primary motor and posterior parietal areas of the monkey cortex: preliminary results. *Neurosci. Lett.*, 111:151–156.

Reynolds, A.F., Ojemann, G.A., and Ward, A.A. (1975): Intracellular recording during focal hypothermia in cat pericruciate cortex. *Exp. Neurol.*, 46:566–582.

Rezai, K., Andreasen, N.C., Alliger, R., Cohen, G., Swayze V.W., II, and O'Leary, D.S. (1993): The neuropsychology of the prefrontal cortex. *Arch. Neurol.*, 50:636–642.

Richer, F., Décary, A., Lapierre, M.-F., Rouleau, I., Bouvier, G., and Saint-Hilaire, J.-M. (1993): Target detection deficits in frontal lobectomy. *Brain and Cognition*, 21:203–211.

Richer, F. and Lepage, M. (1996): Frontal lesions increase post-target interference in rapid stimulus streams. *Neuropsychologia*, 34:509–514.

Richter, C.P. and Hines, M. (1938): Increased spontaneous activity produced in monkeys by brain lesions. *Brain*, 61:1–16.

Riegele, L. (1931): Die Cytoarchitektonik der Felder der Brocaschen Region. *J. Psychol. Neurol.*, 42:496–514.

Riehle, A. and Requin, J. (1989): Monkey primary motor and premotor cortex: Single-cell activity related to prior information about direction and extent of an intended movement. *J. Neurophysiol.*, 61:534–549.

Rinne, J., Rinne, J.K., Laakso, K., Paljärvi, L., and Rinne, U.K. (1984): Reduction in muscarinic receptor binding in limbic areas of Alzheimer brain. *J. Neurol. Neurosurg. Psychiat.*, 47:651–653.

Rinvik, E. (1968): The corticothalamic projection from the gyrus proreus and the medial wall of the rostral hemisphere in the cat: An experimental study with silver impregnation methods. *Exp. Brain Res.*, 5:129–152.

Riopelle, A.J. and Churukian, G.A. (1958): The effect of varying the intertrial interval in discrimination learning by normal and brain-operated monkeys. *J. Comp. Physiol. Psychol.*, 51:119–125.

Risberg, J. (1980): Regional cerebral blood flow measurements by 133 Xe-inhalation: Methodology and applications in neuropsychology and psychiatry. *Brain and Language*, 9:9–34.

Risberg, J. and Ingvar, D.H. (1973): Patterns of activation in the grey matter of the dominant hemisphere during memorizing and reasoning. *Brain*, 96:737–756.

Risberg, J. and Prohovnik, I. (1983): Cortical processing of visual and tactile stimuli studied by noninvasive rCBF measurements. *Human Neurobiol.*, 2:5–10.

Rispal-Padel, L. (1993): Contribution des efférences cérébelleuses a l'organisation des synergies motrices. *Rev. Neurol. (Paris)*, 149:716–727.

Rizzolatti, G., Gentilucci, M., Camarda, R.M., Gallese, V., Luppino, G., Matelli, M., and Fogassi, L. (1990): Neurons related to reaching-grasping arm movements in the rostral part of area 6 (area 6αβ). *Exp. Brain Res.*, 82:337–350.

Rizzolatti, G., Scandolara, C., Matelli, M., and Gentilucci, M. (1981): Afferent properties of periarcuate neurons in macaque monkeys. II. Visual responses. *Behavioural Brain Res.*, 2:147–163.

Robertson, R.T. and Lynch, G.S. (1971): Orbitofrontal modulation of EEG spindles. *Brain Res.*, 28:562–566.

Robinson, D.A. (1981): Control of eye movements. In: *Handbook of Physiology: Nervous System, Vol. II, Motor Control*, edited by V.B. Brooks, pp. 1275–1320. American Physiological Society, Bethesda.

Robinson, D.A. and Fuchs, A.F. (1969): Eye movements evoked by stimulation of frontal eye fields. *J. Neurophysiol.*, 32:637–648.

Robinson, M.F. (1946): What price lobotomy? *J. Abnorm. Soc. Psychol.*, 41:421–436.

Robinson, R.G. and Benson, D.F. (1981): Depression in aphasic patients: Frequency, severity, and clinical-pathological correlations. *Brain and Language*, 14:282–291.

Robinson, R.G., Kubos, K.L., Starr, L.B., Rao, K., and Price, T.R. (1984): Mood disorders in stroke patients: Importance of location of lesion. *Brain*, 107:81–93.

Robinson, R.G. and Price, T.R. (1982): Post-stroke depressive disorders: A follow-up study of 103 patients. *Stroke*, 13:635–641.

Roland, P., Meyer, E., Shibasahi, T., Yamamoto, Y., and Thompson, C. (1982): Regional cerebral blood flow changes in cortex and basal ganglia during voluntary movements in normal human volunteers. *J. Neurophysiol.*, 48:467–480.

Roland, P.E. (1981): Somatotopical tuning of postcentral gyrus during focal attention in man. A regional cerebral blood flow study. *J. Neurophysiol.*, 46:744–754.

Roland, P.E. (1982): Cortical regulation of selective attention in man. A regional cerebral blood flow study. *J. Neurophysiol.*, 48:1059–1078.

Roland, P.E. (1984a): Metabolic measurements of the working frontal cortex in man. *Trends in Neuro-Sciences*, 7:430–435.

Roland, P.E. (1984b): Organization of motor control by the normal human brain. *Human Neurobiol.*, 2:205–216.

Roland, P.E. (1985): Cortical organization of voluntary behavior in man. *Human Neurobiology*, 4:155–167.

Roland, P.E. and Friberg, L. (1985): Localization of cortical areas activated by thinking. *J. Neurophysiol.*, 53:1219–1243.

Roland, P.E. and Larsen, B. (1976): Focal increase of cerebral blood flow during stereognostic testing in man. *Arch. Neurol.*, 33:551–558.

Roland, P.E., Larsen, B., Lassen, N.A., and Skinhøj, E. (1980a): Supplementary motor area and other cortical areas in organization of voluntary movements in man. *J. Neurophysiol.*, 43:118–136.

Roland, P.E., Vaernet, K., and Lassen, N.A. (1980b): Cortical activations in man during verbal report from visual memory. *Neurosci. Lett.*, 5:478.

Roland, P.E., Skinhøj, E., Lassen, N.A., and Larsen, B. (1980c): Different cortical areas in man in organization of voluntary movements in extrapersonal space. *J. Neurophysiol.*, 43:137–150.

Roland, P.E. and Skinhøj, E. (1981): Extrastriate cortical areas activated during visual discrimination in man. *Brain Res.*, 222:166–171.

Roland, P.E., Skinhøj, E., and Lassen, N.A. (1981): Focal activations of human cerebral cortex during auditory discrimination. *J. Neurophysiol.*, 45:1139–1151.

Rolls, E.T. (1975): *The Brain and Reward*. Pergamon Press, New York.

Rolls, E.T. (1989): Information processing in the taste system of primates. *J. Exp. Biol.*, 146:141–164.

Rolls, E.T. and Cooper, S.J. (1973): Activation of neurones in the prefrontal cortex by brain-stimulation reward in the rat. *Brain Res.*, 60:351–368.

Romo, R. and Schultz, W. (1987): Neuronal activity preceding self-initiated or externally timed arm movement in area 6 of monkey cortex. *Exp. Brain Res.*, 67:656–662.

Rosabal, F. (1967): Cytoarchitecture of the frontal lobe of the squirrel monkey. *J. Comp. Neurol.*, 130:87–108.

Rose, J.E. and Woolsey, C.N. (1948): The orbitofrontal cortex and its connections with the mediodorsal nucleus in rabbit, sheep and cat. *Res. Publ. Assoc. Res. Nerv. Ment. Dis.*, 27:210–232.

Rosen, J., Butters, N., Soeldner, C., and Stein, D. (1975): Effects of one-stage and serial ablations of the middle third of sulcus principalis on delayed alternation in monkeys. *J. Comp. Physiol. Psychol.*, 89:1077–1082.

Rosen, J., Stein, D., and Butters, N. (1971): Recovery of functions after serial ablation of prefrontal cortex in the rhesus monkey. *Science*, 173:353-356.
Rosen, S.C. and Stamm, J.S. (1972): Transcortical polarization: Facilitation of delayed response performance by monkeys. *Exp. Neurol.*, 35:282-289.
Rosene, D.L. and Van Hoesen, G.W. (1977): Hippocampal efferents reach widespread areas of cerebral cortex and amygdala in the rhesus monkey. *Science*, 198:315-317.
Rosenkilde, C.E. (1979): Functional heterogeneity of the prefrontal cortex in the monkey: A review. *Behav. Neural Biol.*, 25:301-345.
Rosenkilde, C.E. (1983): Functions of the prefrontal cortex. *Acta Physiol. Scandinavica*, Suppl. 514:1-58.
Rosenkilde, C.E., Bauer, R.H., and Fuster, J.M. (1981a): Single cell activity in ventral prefrontal cortex of behaving monkeys. *Brain Res.*, 209:375-394.
Rosenkilde, C.E., Rosvold, H.E., and Mishkin, M. (1981b): Time discrimination with positional responses after selective prefrontal lesions in monkeys. *Brain Res.*, 210:129-144.
Rosenkilde, C.E. and Divac, I. (1975): DRL performance following anteromedial cortical ablations in rats. *Brain Res.*, 95:142-146.
Rosenkilde, C.E. and Divac, I. (1976): Time-discrimination performance in cats with lesions in prefrontal cortex and caudate nucleus. *J. Comp. Physiol. Psychol.*, 90:343-352.
Rosenkilde, C.E. and Lawicka, W. (1977): Effects of medial and dorsal prefrontal ablations on a go left-go right time discrimination task in dogs. *Acta Neurobiol. Exp.*, 37:209-221.
Rosenthal, R.H. and Allen, T.W. (1978): An examination of attention, arousal, and learning dysfunctions of hyperkinetic children. *Psychol. Bull.*, 85:689-715.
Rosvold, H.E. (1968): The prefrontal cortex and caudate nucleus. In: *Mind as a Tissue*, edited by C. Rupp, pp. 21-38. Harper and Row, New York.
Rosvold, H.E. (1972): The frontal lobe system: Cortical-subcortical interrelationships. *Acta Neurobiol. Exp.*, 32:439-460.
Rosvold, H.E. and Delgado, J.M.R. (1956): The effect on delayed-alternation test performance of stimulating or destroying electrically structures within the frontal lobes of the monkey's brain. *J. Comp. Physiol. Psychol.*, 49:365-372.
Rosvold, H.E. and Mishkin, M. (1961): Non-sensory effects of frontal lesions on discrimination learning and performance. In: *Brain Mechanisms and Learning*, edited by J.F. Delafresnaye, pp. 555-576. Blackwell, Oxford.
Rosvold, H.E. and Szwarcbart, M.K. (1964): Neural structures involved in delayed-response performance. In: *The Frontal Granular Cortex and Behavior*, edited by J.M. Warren and K. Akert, pp. 1-15. McGraw-Hill, New York.
Rosvold, H.E., Szwarcbart, M.K., Mirsky, A.F., and Mishkin, M. (1961): The effect of frontal-lobe damage on delayed response performance in chimpanzees. *J. Comp. Physiol. Psychol.*, 54:368-374.
Routtenberg, A. (1971): Forebrain pathways of reward in *Rattus norvegicus*. *J. Comp. Physiol. Psychol.*, 75:269-276.
Routtenberg, A. and Sloan, M. (1972): Self-stimulation in the frontal cortex of *Rattus norvegicus*. *Behav. Biol.*, 7:567-572.
Roy, C.S. and Sherrington, C.S. (1890): On the regulation of the blood-supply of the brain. *J. Physiol.*, 11:85-108.
Ruberg, M., Ploska, A., Javoy-Agid, F., and Agid, Y. (1982): Muscarinic binding and choline acetyltransferase activity in Parkinsonian subjects with reference to dementia. *Brain Res.*, 232:129-139.
Ruch, T.C. and Shenkin, H.A. (1943): The relation of area 13 on the orbital surface of the frontal lobes to hyperactivity and hyperphagia in monkeys. *J. Neurophysiol.*, 6:349-360.
Rumbaugh, D.M. (1968): The learning and sensory capacities of the squirrel monkey in phylogenetic perspective. In: *The Squirrel Monkey*, edited by L.A. Rosenblum and R.W. Cooper, pp. 255-317. Academic Press, New York.
Rumelhart, D.E., Hinton, G.E., and Williams, R.J. (1986): Learning representations by back-propagating errors. *Nature*, 323:533-536.
Rylander, G. (1939): *Personality Changes After Operations on the Frontal Lobes*. Oxford University Press, London.
Sachs, E., Brendler, S.J., and Fulton, J.F. (1949): The orbital gyri. *Brain*, 72:227-240.
Sakagami, M. and Niki, H. (1994): Encoding of behavioral significance of visual stimuli by primate prefrontal neurons: Relation to relevant task conditions. *Exp. Brain Res.*, 97:423-436.
Sakai, M. (1974): Prefrontal unit activity during visually guided lever pressing reaction in the monkey. *Brain Res.*, 81:297-309.

Sakai, M. (1985): Dendritic bundles formed by layer VI pyramidal cells in the monkey frontal association cortex. *Exp. Brain Res.*, 58:609–612.
Sakurai, Y. and Sugimoto, S. (1985): Effects of lesions of prefrontal cortex and dorsomedial thalamus on delayed go/no-go alternation in rats. *Behav. Brain Res.*, 17:213–219.
Sakurai, Y. and Sugimoto, S. (1986): Multiple unit activity of prefrontal cortex and dorsomedial thalamus during delayed go/no-go alternation in the rat. *Behav. Brain Res.*, 20:295–301.
Sandrew, B.B., Stamm, J.S., and Rosen, S.C. (1977): Steady potential shifts and facilitated learning of delayed response in monkeys. *Exp. Neurol.*, 55:43–55.
Sanides, F. (1964): The cyto-myeloarchitecture of the human frontal lobe and its relation to phylogenetic differentiation of the cerebral cortex. *J. Hirnforsch.*, 6:269–282.
Sanides, F. (1970): Functional architecture of motor and sensory cortices in primates in the light of a new concept of neocortex evolution. In: *The Primate Brain*, edited by C.R. Noback and W. Montagna, pp. 137–208. Appleton-Century-Crofts, New York.
Santiago, M., Machado, A., and Cano, J. (1993): In vivo release of dopamine from rat striatum, substantia nigra and prefrontal cortex: Differential modulation by baclofen. *Br. J. Pharmacol.*, 109:814–818.
Sanz, B., Exposito, I., and Mora, F. (1993): Effects of neurotensin on the release of glutamic acid in the prefrontal cortex and striatum of the rat. *NeuroReport*, 4:1194–1196.
Sara, S.J. and Hervé-Minvielle, A. (1995): Inhibitory influence of frontal cortex on locus coeruleus neurons. *Proc. Natl. Acad. Sci. USA*, 92:6032–6036.
Sasaki, K. and Gemba, H. (1982): Development and change of cortical field potentials during learning processes of visually initiated hand movements in the monkey. *Exp. Brain Res.*, 48:429–437.
Sasaki, K. and Gemba, H. (1986): Electrical activity in the prefrontal cortex specific to no-go reaction of conditioned hand movement with colour discrimination in the monkey. *Exp. Brain Res.*, 64:603–606.
Sato, M. (1971): Prefrontal cortex and emotional behaviors. *Folia Psychiatr. Neurol. Jap.*, 25:69–78.
Sato, M., Onishi, J., and Otsuki, S. (1971): Integrating functions of the prefrontal cortex on emotional behaviors. *Folia Psychiatr. Neurol. Jap.*, 25:283–293.
Satterfield, J.H., Cantwell, D.P., and Satterfield, B.T. (1974): Pathophysiology of the hyperactive child syndrome. *Arch. Gen. Psychiatry*, 31:839–844.
Sauerland, E.K., Knauss, T., Nakamura, Y., and Clemente, C.D. (1967): Inhibition of monosynaptic and polysynaptic reflexes and muscle tone by electrical stimulation of the cerebral cortex. *Exp. Neurol.*, 17:159–171.
Savasta, M., Dubois, A., and Scatton, B. (1986): Autoradiographic localization of D1 dopamine receptors in the rat brain with [3H]SCH23390. *Brain Res.*, 375:291–301.
Sawaguchi, T. and Matsumura, M. (1985): Laminar distributions of neurons sensitive to acetylcholine, noradrenaline and dopamine in the dorsolateral prefrontal cortex of the monkey. *Neuroscience Res.*, 2:255–273.
Sawaguchi, T., Matsumura, M., and Kubota, K. (1986): Dopamine modulates neuronal activities related to motor performance in the monkey prefrontal cortex. *Brain Res.*, 371:404–408.
Sawaguchi, T., Matsumura, M., and Kubota, K. (1988): Delayed response deficit in monkeys by locally disturbed prefrontal neuronal activity by bicuculline. *Behav. Brain Res.*, 31:193–198.
Sawaguchi, T., Matsumura, M., and Kubota, K. (1989): Depth distribution of neuronal activity related to a visual reaction time task in the monkey prefrontal cortex. *J. Neurophysiol.*, 61:435–446.
Scatton, B., Worms, P., Lloyd, K.G., and Bartholini, G. (1982): Cortical modulation of striatal function. *Brain Res.*, 232:331–343.
Schadé, J.P. and Van Groenigen, W.B. (1961): Structural organization of the human cerebral cortex. *Acta Anat.*, 47:74–111.
Schank, R.C. (1982): *Dynamic Memory*. Cambridge University Press, Cambridge, Massachusetts.
Schank, R.C. and Abelson, R. (1977): *Scripts, Plans, Goals, and Understanding*. Erlbaum, Hillsdale, NJ.
Schechter, P.B. and Murphy, E.H. (1975): Response characteristics of single cells in squirrel monkey frontal cortex. *Brain Res.*, 96:66–70.
Scheibel, A.B., Paul, L.A., Fried, I., Forsythe, A.B., Tomiyasu, U., Wechsler, A., Kao, A., and Slotnick, J. (1985): Dendritic organization of the anterior speech area. *Exp. Neurol.*, 87:109–117.
Scheibel, M.E., Lindsay, R.D., Tomiyasu, U., and Scheibel, A.B. (1975): Progressive dendritic changes in aging human cortex. *Exp. Neurol.*, 47:392–403.
Scheibel, M.E. and Scheibel, A.B. (1967): Structural organization of nonspecific thalamic nuclei and their projection toward cortex. *Brain Res.*, 6:60–94.

Scheibel, M.E. and Scheibel, A.B. (1970): Elementary processes in selected thalamic and cortical subsystems—the structural substrates. In: *The Neurosciences: Second Study Program*, edited by F.O. Schmitt and F.G. Worden, pp. 443–457. Rockefeller University Press, New York.
Schell, G.R. and Strick, P.L. (1984): The origin of thalamic inputs to the arcuate premotor and supplementary motor areas. *J. Neuroscience*, 4:539–560.
Schiff, M. (1875): Untersuchungen über die motorischen Funktionen des Grosshirns. *Arch. Exp. Pathol. Pharmakol.*, 3:171–179.
Schiller, P.H. and Sandell, J.H. (1983): Interactions between visually and electrically elicited saccades before and after superior colliculus and frontal eye field ablations in the rhesus monkey. *Exp. Brain Res.*, 49:381–392.
Schiller, P.H., True, S.D., and Conway, J.L. (1979): Paired stimulation of the frontal eye fields and the superior colliculus of the rhesus monkey. *Brain Res.*, 179:162–164.
Schiller, P.H., True, S.D., and Conway, J.L. (1980): Deficits in eye movements following frontal eyefield and superior colliculus ablations. *J. Neurophysiol.*, 44:1175–1189.
Schlag, J. and Schlag-Rey, M. (1970): Induction of oculomotor responses by electrical stimulation of the prefrontal cortex in the cat. *Brain Res.*, 22:1–13.
Schlag, J. and Schlag-Rey, M. (1987): Evidence for a supplementary eye field. *J. Neurophysiol.*, 57:179–200.
Schlag-Rey, M. and Lindsley, D.B. (1970): Effect of prefrontal lesions on trained anticipatory visual attending in cats. *Physiol. Behav.*, 5:1033–1041.
Schoenbaum, G. and Eichenbaum, H. (1995a): Information coding in the rodent prefrontal cortex. I. Single-neuron activity in orbitofrontal cortex compared with that in pyriform cortex. *J. Neurophysiol.*, 74:733–750.
Schoenbaum, G. and Eichenbaum, H. (1995b): Information coding in the rodent prefrontal cortex. II. Ensemble activity in orbitofrontal cortex. *J. Neurophysiol.*, 74:751–762.
Schulman, S. (1964): Impaired delayed response from thalamic lesions. *Arch. Neurol.*, 11:477–499.
Schwartz, M.L., Dekker, J.J., and Goldman-Rakic, P.S. (1991): Dual mode of corticothalamic synaptic termination in the mediodorsal nucleus of the rhesus monkey. *J. Comp. Neurol.*, 309:289–304.
Schwartz, M.L. and Goldman-Rakic, P.S. (1984): Callosal and intrahemispheric connectivity of the prefrontal association cortex in rhesus monkey: Relation between intraparietal and principal sulcal cortex. *J. Comp. Neurol.*, 226:403–420.
Schwartz, M.L. and Goldman-Rakic, P.S. (1991): Prenatal specification of callosal connections in rhesus monkey. *J. Comp. Neurol.*, 307:144–162.
Schwartz, M.L. and Meinecke, D.L. (1992): Early expression of GABA-containing neurons in the prefrontal and visual cortices of rhesus monkeys. *Cerebral Cortex*, 2:16–37.
Scollo-Lavizzari, G. (1964): Anatomische und physiologische Beobachtungen über das frontale Augenfeld der Katze. *Helv. Physiol. Pharmacol. Acta.*, 22:C42–C43.
Scollo-Lavizzari, G. and Akert, K. (1963): Cortical area 8 and its thalamic projection in *Macaca mulatta*. *J. Comp. Neurol.*, 121:259–270.
Scott, T.R., Yaxley, S., Sienkiewicz, Z.J., and Rolls, E.T. (1986): Gustatory responses in the nucleus tractus solitarius of the alert cynomolgus monkey. *J. Neurophysiology*, 55:182–200.
Seamans, J.K., Floresco, S.B., and Phillips, A.G. (1995): Functional differences between the prelimbic and anterior cingulate regions of the rat prefrontal cortex. *Behav. Neuroscience*, 109:1063–1073.
Seeman, P. (1992): Dopamine receptor sequences: Therapeutic levels of neuroleptics occupy D_2 receptors, clozapine occupies D_4D. *Neuropsychopharm.*, 7:261–284.
Seeman, P., Chau-Wong, M., Tedesco, J., and Wong, K. (1975): Brain receptors for antipsychotic drugs and dopamine: Direct binding assays. *Proc. Natl. Acad. Sci. USA*, 72:4376–4380.
Seeman, P., Guan, H.-C., and Van Tol, H.H.M. (1993): Dopamine D4 receptors elevated in schizophrenia. *Nature*, 365:441–445.
Seeman, P., Lee, T., Chau-Wong, M., and Wong, K. (1976): Antipsychotic drug doses and neuroleptic/dopamine receptors. *Nature*, 261:717–719.
Segundo, J.P., Naquet, R., and Buser, P. (1955): Effects of cortical stimulation on electro-cortical activity in monkeys. *J. Neurophysiol.*, 18:236–245.
Seil, F.J., Kelly, J.M., and Leiman, A.L. (1974): Anatomical organization of cerebral neocortex in tissue culture. *Exp. Neurol.*, 45:435–450.
Seitz, R.J., Roland, P.E., Bohm, C., Greitz, T., and Stone-Elander, S. (1990): Motor learning in man: A positron emission tomographic study. *NeuroReport*, 1:57–66.

Selemon, L.D. and Goldman-Rakic, P.S. (1985): Longitudinal topography and interdigitation of corticostriatal projections in the rhesus monkey. *J. Neuroscience*, 5:776–794.
Seltzer, B. and Pandya, D.N. (1984): Further observations on parieto-temporal connections in the rhesus monkey. *Exp. Brain Res.*, 55:301–312.
Seltzer, B. and Pandya, D.N. (1989): Frontal lobe connections of the superior temporal sulcus in the rhesus monkey. *J. Comp. Neurol.*, 281:97–113.
Semmes, J., Mishkin, M., and Deuel, R.K. (1969): Somesthetic discrimination learning after partial nonsensorimotor lesions in monkeys. *Cortex*, 5:331–350.
Semmes, J., Weinstein, S., Ghent, L., and Teuber, H-L. (1963): Correlates of impaired orientation in personal and extrapersonal space. *Brain*, 86:747–772.
Settlage, P., Butler, R., and Odoi, H. (1956): Perseverative interference in monkeys following bilateral removal of the prefrontal areas. *J. Genet. Psychol.*, 54:255–262.
Settlage, P.H., Zable, M., and Harlow, H.F. (1948): Problem solution by monkeys following bilateral removal of the prefrontal areas: VI. Performance on tests requiring contradictory reactions to similar and to identical stimuli. *J. Exp. Psychol.*, 38:50–65.
Shacter, D. and Schuckman, H. (1967): Effect of localized cortical cooling on delayed-response performance in the monkey. *J. Comp. Physiol. Psychol.*, 63:477–479.
Shallice, T. (1982): Specific impairments of planning. *Phil. Trans. R. Soc. Lond. B*, 298:199–209.
Shallice, T. (1988): *From Neuropsychology to Mental Structure*. Cambridge University Press, New York.
Shallice, T. and Burgess, P. (1991): Higher-order cognitive impairments and frontal lobe lesions in man. In: *Frontal Lobe Function and Dysfunction*, edited by H.S. Levin, H.M. Eisenberg, and A.L. Benton, pp. 125–138. Oxford University Press, New York.
Shallice, T., Fletcher, P., Frith, C.D., Grasby, P., Frackowiak, R.S.J., and Dolan, R.J. (1994): Brain regions associated with acquisition and retrieval of verbal episodic memory. *Nature*, 368:633–635.
Shaw, T.G., Mortel, K.F., Meyer, J.S., Rogers, R.L., Hardenberg, J., and Cutaia, M.M. (1984): Cerebral blood flow changes in benign aging and cerebrovascular disease. *Neurology*, 34:855–862.
Sheppard, G., Gruzelier, J., Manchanda, R., Hirsch, S.R., Wise, R., Frackowiak, R., and Jones, T. (1983): 15O positron emission tomographic scanning in predominantly never-treated acute schizophrenic patients. *Lancet*, 2:1448–1452.
Shimamura, A.P., Gershberg, F.B., Jurica, P.J., Mangels, J.A., and Knight, R.T. (1992): Intact implicit memory in patients with frontal lobe lesions. *Neuropsychologia*, 30:931–937.
Shimamura, A.P., Janowsky, J.S., and Squire, L.R. (1990): Memory for the temporal order of events in patients with frontal lobe lesions and amnesic patients. *Neuropsychologia*, 28:803–813.
Shimamura, A.P., Janowsky, J.S., and Squire, L.R. (1991): What is the role of frontal lobe damage in memory disorders? In: *Frontal Lobe Function and Dysfunction*, edited by H.S. Levin, H.M. Eisenberg, and A.L. Benton, pp. 174–195. Oxford University Press, New York.
Shindy, W.W., Posley, K.A., and Fuster, J.M. (1994): Reversible deficit in haptic delay tasks from cooling prefrontal cortex. *Cerebral Cortex*, 4:443–450.
Shustin, N.A. (1959): *Physiology of Frontal Lobes: An Experimental Investigation*. Medgiz, Leningrad.
Shute, C.C.D. and Lewis, P.R. (1963): Cholinesterase-containing systems of the brain of the rat. *Nature*, 199:1160–1164.
Sidman, R.L. (1974): Cell-cell recognition in the developing mammalian central nervous sytem. In: *The Neurosciences: Third Study Program*, edited by F.O. Schmitt and F.G. Worden, pp. 743–758. MIT Press, Cambridge.
Sidman, R.L. and Rakic, P. (1973): Neuronal migration, with special reference to developing human brain: A review. *Brain Res.*, 62:1–35.
Siegel, A., Edinger, H., and Koo, A. (1977): Suppression of attack behavior in the cat by the prefrontal cortex: Role of the mediodorsal thalamic nucleus. *Brain Res.*, 127:185–190.
Siegel, A., Edinger, H., and Lowenthal, H. (1974): Effects of electrical stimulation of the medial aspect of the prefrontal cortex upon attack behavior in cats. *Brain Res.*, 66:467–479.
Siegel, J. and Wang, R.Y. (1974): Electroencephalographic, behavioral, and single-unit effects produced by stimulation of forebrain inhibitory structures in cats. *Exp. Neurol.*, 42:28–50.
Siegert, R.J. and Warrington, E.K. (1996): Spared retrograde memory with anterograde amnesia and widespread cognitive deficits. *Cortex*, 32:177–185.
Sierra-Paredes, G. and Fuster, J.M. (1993): Auditory-visual association task impaired by cooling prefrontal cortex. *Soc. Neurosci. Abstracts*, 19:801.
Simon, H. (1981): Neurones dopaminergiques A10 et systeme frontal. *J. Physiol. (Paris)*, 77:81–95.

Simon, H., Scatton, B., and Le Moal, M. (1980): Dopaminergic A10 neurones are involved in cognitive functions. *Nature*, 286:150–151.

Simon, H., Stinus, L., Tassin, J.P., Lavielle, S., Blanc, G., Thierry, A.M., Glowinski, J., and Lemoal, M. (1979): Is the dopaminergic mesocorticolimbic system necessary for intracranial self-stimulation? *Behavioral and Neural Biology*, 27:125–145.

Singh, J. and Knight, R.T. (1990): Frontal lobe contribution to voluntary movements in humans. *Brain Res.*, 531:45–54.

Singh, S.D. (1976): Sociometric analysis of the effects of the bilateral lesions of frontal cortex on the social behavior of rhesus monkeys. *Indian J. Psychol.*, 51:144–160.

Sirigu, A., Zalla, T., Pillon, B., Grafman, J., Dubois, B., and Agid, Y. (1995): Planning and script analysis following prefrontal lobe lesions. In: *Structure and Functions of the Human Prefrontal Cortex*, edited by J. Grafman, K.J. Holyoak, and F. Boller, pp. 277–288. New York Academy of Sciences, New York.

Siwek, D.F. and Pandya, D.N. (1991): Prefrontal projections to the mediodorsal nucleus of the thalamus in the rhesus monkey. *J. Comp. Neurol.*, 312:509–524.

Skeen, L.C. and Masterton, R.B. (1976): Origins of anthropoid intelligence: III. Role of prefrontal system in delayed-alternation and spatial-reversal learning in a prosimian *(Galago senegalensis)*. *Brain Behav. Evol.*, 13:179–195.

Skeen, L.C. and Masterton, R.B. (1982): Origins of anthropoid intelligence IV. Role of prefrontal system in delayed alternation and spatial reversal learning in a conservative eutherian *(Paraechinus hypomelas)*. *Brain Behav. Evol.*, 21:185–198.

Skinner, J.E. (1971a): Abolition of a conditioned, surface-negative, cortical potential during cryogenic blockade of nonspecific thalamo-cortical system. *Electroencephalogr. Clin. Neurophysiol.*, 31:197–209.

Skinner, J.E. (1971b): Abolition of several forms of cortical synchronization during blockade in the inferior thalamic peduncle. *Electroencephalogr. Clin. Neurophysiol.*, 31:211–221.

Skinner, J.E. and Lindsley, D.B. (1967): Electrophysiological and behavioral effects of blockade of the nonspecific thalamocortical system. *Brain Res.*, 6:95–118.

Skinner, J.E. and Lindsley, D.B. (1971): Enhancement of visual and auditory evoked potentials during blockade of the nonspecific thalamo-cortical system. *Electroencephalogr. Clin. Neurophysiol.*, 31:1–6.

Skinner, J.E. and Lindsley, D.B. (1973): The nonspecific mediothalamic-frontocortical system: Its influence on electrocortical activity and behavior. In: *Psychophysiology of the Frontal Lobes*, edited by K.H. Pribram and A.R. Luria, pp. 185–234. Academic Press, New York.

Skinner, J.E. and Yingling, C.D. (1976): Regulation of slow potential shifts in nucleus reticularis thalami by the mesencephalic reticular formation and the frontal granular cortex. *Electroencephalogr. Clin. Neurophysiol.*, 40:288–296.

Smiley, J.F. and Goldman-Rakic, P.S. (1993): Heterogeneous targets of dopamine synapses in monkey prefrontal cortex demonstrated by serial section electron microscopy: A laminar analysis using the silver-enhanced diaminobenzidine sulfide (SEDS) immunolabeling technique. *Cerebral Cortex*, 3:223–238.

Smith, A. (1966): Intellectual functions in patients with lateralized frontal tumours. *J. Neurol. Neurosurg. Psychiat.*, 29:52–59.

Smith, C.B. (1984): Aging and changes in cerebral energy metabolism. *Trends in NeuroSciences*, 7:203–208.

Smith, E.E., Jonides, J., and Koeppe, R.A. (1996): Dissociating verbal and spatial working memory using PET. *Cerebral Cortex*, 6:11–20.

Smith, E.E., Jonides, J., Koeppe, R.A., Awh, E., Schumacher, E.H., and Minoshima, S. (1995): Spatial versus object working memory: PET investigations. *J. Cognit. Neurosci.*, 7:337–356.

Smith, K.U. (1942): Hyperactivity in the cat after ablation of the frontal lobes and its relation to visually controlled aspects of behavior. *Psychol. Bull.*, 39:493.

Smith, W.K. (1938): The representation of respiratory movements in the cerebral cortex. *J. Neurophysiol.*, 1:55–68.

Smith, W.K. (1945): The functional significance of the rostral cingular cortex as revealed by its responses to electrical excitation. *J. Neurophysiol.*, 8:241–255.

Smith, W.K. (1949): The frontal eye field. In: *The Precentral Motor Cortex*, edited by P.C. Bucy, pp. 307–342. University of Illinois Press, Urbana.

Sokoloff, L., Mangold, R., Wechsler, R.L., Kennedy, C., and Kety, S.S. (1955): The effect of mental arithmetic on cerebral circulation and metabolism. *J. Clinical Investigation*, 34:1101–1108.

Soltysik, S. and Jaworska, K. (1967): Prefrontal cortex and fear-motivated behaviour. *Acta Biol. Exp.*, 27:429–448.

Somjen, G.G. (1973): Electrogenesis of sustained potentials. *Progr. Neurobiol.*, 1:199–237.

Spaet, T. and Harlow, H.F. (1943): Problem solution by monkeys following bilateral removal of the prefrontal areas: II. Delayed reaction problems involving use of the matching-from-sample method. *J. Exp. Psychol.*, 32:424–434.

Speckmann, E.J., Caspers, H., and Janzen, R.W. (1972): Relations between cortical DC shifts and membrane potential changes of cortical neurons associated with seizure activity. In: *Synchronization of EEG Activities in Epilepsies*, edited by H. Petsche and M.A.B. Brazier, pp. 93–111. Springer, New York.

Spinelli, D.N. and Pribram, K.H. (1967): Changes in visual recovery functions and unit activity produced by frontal and temporal cortex stimulation. *Electroencephalogr. Clin. Neurophysiol.*, 22:143–149.

Squire, L.R. (1986): Mechanisms of Memory. *Science*, 232:1612–1619.

Squire, L.R., Ojemann, J.G., Miezin, F.M., Petersen, S.E., Videen, T.O., and Raichle, M.E. (1992): Activation of the hippocampus in normal humans: A functional anatomical study of memory. *Proc. Natl. Acad. Sci. USA*, 89:1837–1841.

Stamm, J.S. (1961): Electrical stimulation of frontal cortex in monkeys during learning of an alternation task. *J. Neurophysiol.*, 24:414–426.

Stamm, J.S. (1963): Function of prefrontal cortex in timing behavior of monkeys. *Exp. Neurol.*, 7:87–97.

Stamm, J.S. (1964): Retardation and facilitation in learning by stimulation of frontal cortex in monkeys. In: *The Frontal Granular Cortex and Behavior*, edited by J.M. Warren and K. Akert, pp. 102–125. McGraw-Hill, New York.

Stamm, J.S. (1969): Electrical stimulation of monkeys' prefrontal cortex during delayed-response performance. *J. Comp. Physiol. Psychol.*, 67:535–546.

Stamm, J.S. (1970): Dorsolateral frontal ablations and response processes in monkeys. *J. Comp. Physiol. Psychol.*, 70:437–447.

Stamm, J.S. (1973): Functional dissociation between the inferior and arcuate segments of dorsolateral prefrontal cortex in the monkey. *Neuropsychologia*, 11:181–190.

Stamm, J.S., Gadotti, A., and Rosen, S.C. (1975): Interhemispheric functional differences in prefrontal cortex of monkeys. *J. Neurobiol.*, 6:39–49.

Stamm, J.S. and Kreder, S.V. (1979): Minimal brain dysfunction: Psychological and neurophysiological disorders in hyperkinetic children. In: *Handbook of Behavioral Neurobiology, Volume 2: Neuropsychology*, edited by M.S. Gazzaniga, pp. 119–150. Plenum Press, New York.

Stamm, J.S. and Rosen, S.C. (1969): Electrical stimulation and steady potential shifts in prefrontal cortex during delayed response performance by monkeys. *Acta Biol. Exp. (Warsaw)*, 29:385–399.

Stamm, J.S. and Rosen, S.C. (1973): The locus and crucial time of implication of prefrontal cortex in the delayed response task. In: *Psychophysiology of the Frontal Lobes*, edited by K.H. Pribram and A.R. Luria, pp. 139–153. Academic Press, New York.

Stamm, J.S. and Rosen, S.C. (1975): Dissociations within prefrontal cortex between intratrial cuedirectional and mnemonic processes in delayed response. In: *Symposia of the Fifth Congress of the International Primatological Society*, edited by S. Kondo, M. Kawai, A. Ehara, and S. Kawamura, pp. 459–474. Japan Science Press, Tokyo.

Stamm, J.S. and Weber-Levine, M.L. (1971): Delayed alternation impairments following selective prefrontal cortical ablations in monkeys. *Exp. Neurol.*, 33:263–278.

Stanley, M., Virgilio, J., and Gershon, S. (1982): Tritiated imipramine binding sites are decreased in the frontal cortex of suicides. *Science*, 216:1337–1339.

Stanley, W.C. and Jaynes, J. (1949): The function of the frontal cortex. *Psychol. Rev.*, 56:18–32.

Starkstein, S.E. and Robinson, R.G. (1989): Affective disorders and cerebral vascular disease. *Brit. J. Psychiat.*, 154:170–182.

Starkstein, S.E. and Robinson, R.G. (1991): The role of the frontal lobes in affective disorder following stroke. In: *Frontal Lobe Function and Dysfunction*, edited by H.S. Levin, H.M. Eisenberg, and A.L. Benton, pp. 288–303. Oxford University Press, New York.

Starzl, T.E. and Magoun, H.W. (1951): Organization of the diffuse thalamic projection system. *J. Neurophysiol.*, 14:133–146.

Starzl, T.E. and Whitlock, D.G. (1952): Diffuse thalamic projection system in monkey. *J. Neurophysiol.*, 15:449–468.

Stein, D.G. and Firl, A.C. (1976): Brain damage and reorganization of function in old age. *Exp. Neurol.*, 52:157–167.
Stepien, I. (1972): The magnet reaction, a symptom of prefrontal ablation. *Acta Biol. Exp.*, 34:145–160.
Stepien, I. and Stamm, J.S. (1970a): Impairments on locomotor task involving spatial opposition between cue and reward in frontally ablated monkeys. *Acta Neurobiol. Exp.*, 30:1–12.
Stepien, I. and Stamm, J.S. (1970b): Locomotor delayed response in frontally ablated monkeys. *Acta Neurobiol. Exp.*, 30:13–18.
Stepien, I. and Stepien, L. (1965): The effects of bilateral lesions in precruciate cortex on simple locomotor conditioned response in dogs. *Acta Biol. Exp.*, 25:387–394.
Stepien, I., Stepien, L., and Kreiner, J. (1963): The effects of total and partial ablation of the premotor cortex on the instrumental conditioned reflexes in dogs. *Acta Biol. Exp. (Warsaw)*, 23:45–59.
Sterman, M.B. and Fairchild, M.D. (1966): Modification of locomotor performance by reticular formation and basal forebrain stimulation in the cat: Evidence for reciprocal systems. *Brain Res.*, 2:205–217.
Stevens, J.E. (1973): An anatomy of schizophrenia? *Arch. Gen. Psychiatry*, 29:177–189.
Stinus, L., Gaffori, O., Simon, H., and Le Moal, M. (1978): Disappearance of hoarding and disorganization of eating behavior after ventral mesencephalic tegmentum lesions in rats. *J. Comp. Physiol. Psychol.*, 92:289–296.
Stockert, T.R., von and Bader, L. (1976): Some relations of grammar and lexicon in aphasia. *Cortex*, 12:49–60.
Streb, J.M. and Smith, K. (1955): Frontal lobotomy and the elimination of conditioned anxiety in the rat. *J. Comp. Physiol. Psychol.*, 48:126–129.
Stuss, D.T. (1991): Interference effects on memory functions in postleukotomy patients: An attentional perspective. In: *Frontal Lobe Function and Dysfunction*, edited by H.S. Levin, H.M. Eisenberg, and A.L. Benton, pp. 157–172. Oxford University Press, New York.
Stuss, D.T. (1992): Biological and psychological development of executive functions. *Brain and Cognition*, 20:8–23.
Stuss, D.T., Alexander, M.P., Palumbo, C.L., Buckle, L., Sayer, L., and Pogue, J. (1994a): Organizational strategies of patients with unilateral or bilateral frontal lobe injury in word list learning tasks. *Neuropsychology*, 8:355–373.
Stuss, D.T., Eskes, G.A., and Foster, J.K. (1994b): Experimental neuropsychological studies of frontal lobe functions. In: *Handbook of Neuropsychology*, edited by F. Boller and J. Grafman, pp. 149–185. Elsevier, Amsterdam.
Stuss, D.T. and Benson, D.F. (1986): *The Frontal Lobes*. Raven Press, New York.
Stuss, D.T. and Gow, C.A. (1992): "Frontal dysfunction" after traumatic brain injury. *Neuropsychiatry, Neuropsychology, and Behavioral Neurology*, 5:272–282.
Stuss, D.T., Kaplan, E.F., Benson, D.F., Weir, W.S., Chiulli, S., and Sarazin, F.F. (1982): Evidence for the involvement of orbitofrontal cortex in memory functions: An interference effect. *J. Comp. Physiol. Psychol.*, 96:913–925.
Stuss, D.T., Shallice, T., Alexander, M.P., and Picton, T.W. (1995): A multidisciplinary approach to anterior attentional functions. In: *Structure and Functions of the Human Prefrontal Cortex*, edited by J. Grafman, K.J. Holyoak, F. Boller, pp. 191–211. New York Academy of Sciences, New York.
Sugar, O., French, J.D., and Chusid, J.G. (1948): Corticocortical connections of the superior surface of the temporal operculum in the monkey *(Macaca mulatta)*. *J. Neurophysiol.*, 11:175–184.
Sugar, O., Petr, R., Amador, L.V., and Griponissiotis, B. (1950): Cortico-cortical connections of the cortex buried in the intraparietal and principal sulci of the monkey *(Macaca mulatta)*. *J. Neuropath. Exp. Neurol.*, 9:430–437.
Sutherland, R.J., Kolb, B., Whishaw, I.Q., and Becker, J.B. (1982): Cortical noradrenaline depletion eliminates sparing of spatial learning after neonatal frontal cortex damage in the rat. *Neurosci. Lett.*, 32:125–130.
Suzuki, H. and Azuma, M. (1977): Prefrontal neuronal activity during gazing at a light spot in the monkey. *Brain Res.*, 126:497–508.
Suzuki, H. and Azuma, M. (1983): Topographic studies on visual neurons in the dorsolateral prefrontal cortex of the monkey. *Exp. Brain Res.*, 53:47–58.
Suzuki, H., Azuma, M., and Yumiya, H. (1979): Stimulus and behavioral factors contributing to the activation of monkey prefrontal neurons during gazing. *Jpn. J. Physiol.*, 29:471–489.
Swartz, B.E., Halgren, E., Fuster, J.M, Simpkins, F., Gee, M., and Mandelkern, M. (1995): Cortical metabolic activation in humans during a visual memory task. *Cerebral Cortex*, 3:205–214.

Swartz, B.E., Halgren, E., Simpkins, F., Fuster, J.M., Mandelkern, M., Kristadumkorn, T., Gee, M., Brown, C., Ropchan, J.R., and Blahd, W.H. (1994): An 18FDG-PET study of cortical activation during a short-term visual memory task in humans. *NeuroReport*, 5:925–928.
Swedo, S.E., Schapiro, M.B., Grady, C.L., Cheslow, D.L., Leonard, H.L., Kumar, A., Friedland, R., Rapoport, S.I., and Rapoport, J.L. (1989): Cerebral glucose metabolism in childhood-onset obsessive-compulsive disorder. *Arch. Gen. Psychiatry*, 46:518–523.
Sweeney, J.A., Mintun, M.A., Kwee, S., Wiseman, M.B., Brown, D.L., Rosenberg, D.R., and Carl, J.R. (1996): Positron emission tomography study of voluntary saccadic eye movements and spatial working memory. *J. Neurophysiol.*, 75:454–468.
Sychowa, B., Stepien, L., and Stepien, I. (1968): Degeneration in the thalamus following medial frontal lesions in the dog. *Acta Biol. Exp. (Warsaw)*, 28:383–399.
Taber, M.T. and Fibiger, H.C. (1995): Electrical stimulation of the prefrontal cortex increases dopamine release in the nucleus accumbens of the rat: Modulation by metabotropic glutamate receptors. *J. Neurosci.*, 15:3896–3904.
Takeuchi, Y. and Sano, Y. (1983): Immunohistochemical demonstration of serotonin nerve fibers in the neocortex of the monkey (Macaca fuscata). *Anat. Embryol.*, 166:155–168.
Tanabe, T., Yarita, H., Iino, M., Ooshima, Y., and Takagi, S.F. (1974): An olfactory area in the prefrontal lobe. *Brain Res.*, 80:127–130.
Tanabe, T., Yarita, H., Iino, M., Ooshima, Y., and Takagi, S.F. (1975a): An olfactory projection area in orbitofrontal cortex of the monkey. *J. Neurophysiol.*, 38:1269–1283.
Tanabe, T., Iino, M., and Takagi, S.F. (1975b): Discrimination of odors in olfactory bulb, pyriform-amygdaloid areas, and orbitofrontal cortex of the monkey. *J. Neurophysiol.*, 38:1284–1296.
Tanaka, D. (1973): Effects of selective prefrontal decortication on escape behavior in the monkey. *Brain Res.*, 53:161–173.
Tanaka, D. (1974): Sparing of an escape response following serial prefrontal decortication in the monkey. *Brain Res.*, 65:195–201.
Tanaka, D. (1976): Thalamic projections of the dorsomedial prefrontal cortex in the rhesus monkey (Macaca mulatta). *Brain Res.*, 110:21–38.
Tanaka, D. (1977): Projections from orbitofrontal cortex to mediodorsal thalamic nucleus in the dog. *Brain Res.*, 131:356–361.
Tanaka, D. and Goldman, P.S. (1976): Silver degeneration and autoradiographic evidence for a projection from the principal sulcus to the septum in the rhesus monkey. *Brain Res.*, 103:535–540.
Tanibuchi, I. (1992): Electrophysiological and anatomical studies on thalamic mediodorsal nucleus projections onto the prefrontal cortex in the cat. *Brain Res.*, 580:137–146.
Tanji, J. (1994): The supplementary motor area in the cerebral cortex. *Neuroscience Res.*, 19:251–268.
Tassin, J.P., Bockaert, J., Blanc, G., Stinus, L., Thierry, A.M., Lavielle, S., Prémont, J., and Glowinski, J. (1978): Topographical distribution of dopaminergic innervation and dopaminergic receptors of the anterior cerebral cortex of the rat. *Brain Res.*, 154:241–251.
Tassin, J.P., Velley, L., Stinus, L., Blanc, G., Glowinski, J., and Thierry, A.M. (1975): Development of cortical and nigro-neostriatal dopaminergic systems after destruction of central noradrenergic neurones in foetal or neonatal rats. *Brain Res.*, 83:93–106.
Taylor, A.E., Saint-Cyr, J.A., and Lang, A.E. (1986): Frontal lobe dysfunction in Parkinson's disease. *Brain*, 109:845–883.
Taylor, M.A. and Abrams, R. (1984): Cognitive impairment in schizophrenia. *Am. J. Psychiatry*, 141:196–201.
Taylor, S.F., Kornblum, S., Minoshima, S., Oliver, L.M., and Koeppe, R.A. (1994): Changes in medial cortical blood flow with a stimulus-response compatibility task. *Neuropsychologia*, 32:249–255.
Tecce, J.J. and Scheff, N.M. (1969): Attention reduction and suppressed direct-current potentials in the human brain. *Science*, 164:331–333.
Tehovnik, E.J. (1995): The dorsomedial frontal cortex: Eye and forelimb fields. *Behav. Brain Res.*, 67:147–163.
Teitelbaum, P.A. (1964): A comparison of effects of orbitofrontal and hippocampal lesions upon discrimination learning and reversal in the cat. *Exp. Neurol.*, 9:452–462.
Terreberry, R.R. and Neafsey, E.J. (1983): Rat medial frontal cortex: a visceral motor region with a direct projection to the solitary nucleus. *Brain Res.*, 278:245–249.
Terry, R.D., DeTeresa, R., and Hansen, L.A. (1987): Neocortical cell counts in normal human adult aging. *Ann. Neurol.*, 21:530–539.
Teuber, H.-L. (1955): Physiological psychology. *Annu. Rev. Psychol.*, 6:267–296.

Teuber, H.-L. (1964): The riddle of frontal lobe function in man. In: *The Frontal Granular Cortex and Behavior*, edited by J.M. Warren and K. Akert, pp. 410–477. McGraw-Hill, New York.
Teuber, H.-L. (1966): The frontal lobes and their functions: Further observations on rodents, carnivores, subhuman primates, and man. *Int. J. Neurol.*, 5:282–300.
Teuber, H.-L. (1972): Unity and diversity of frontal lobe functions. *Acta Neurobiol. Exp.*, 32:625–656.
Teuber, H.-L., Battersby, W.S., and Bender, M.B. (1949): Changes in visual searching performance following cerebral lesions. *Am. J. Physiol.*, 159:592.
Thaler, D., Chen, Y.-C., Nixon, P.D., Stern, C.E., and Passingham, R.E. (1995): The functions of the medial premotor cortex. I. Simple learned movements. *Exp. Brain Res.*, 102:445–460.
Thierry, A.-M., Godbout, R., Mantz, J., and Glowinski, J. (1990): Influence of the ascending monoaminergic systems on the activity of the rat prefrontal cortex. In: *The Prefrontal Cortex: Its Structure, Function and Pathology*, edited by H.B.M. Uylings, C.G. Van Eden, J.P.C. De Bruin, M.A. Corner, and M.G.P. Feenstra, pp. 357–365. Elsevier, Amsterdam.
Thierry, A.M., Blanc, G., Sobel, A., Stinus, L., and Glowinski, J. (1973a): Dopaminergic terminals in the rat cortex. *Science*, 182:499–501.
Thierry, A.M., Stinus, L., Blanc, G., and Glowinski, J.R. (1973b): Some evidence for the existence of dopaminergic neurons in the rat cortex. *Brain Res.*, 50:230–234.
Thierry, A.M., Tassin, J.P., Blanc, G., and Glowinski, J. (1976): Selective activation of the mesocortical DA system by stress. *Nature*, 263:242–244.
Thorpe, S.J., Rolls, E.T., and Maddison, S. (1983): The orbitofrontal cortex: Neuronal activity in the behaving monkey. *Exp. Brain Res.*, 49:93–115.
Tinklepaugh, O.L. (1932): Multiple delayed reaction with chimpanzees and monkeys. *J. Comp. Psychol.*, 13:207–243.
Tipper, S.P., Bourque, T.A., Anderson, S.H., and Brehaut, J.C. (1989): Mechanisms of attention: A developmental study. *J. Exp. Child Psychol.*, 48:353–378.
Tobias, T.J. (1975): Afferents to prefrontal cortex from the thalamic mediodorsal nucleus in the rhesus monkey. *Brain Res.*, 83:191–212.
Tow, P.M. (1955): *Personality Changes Following Frontal Leucotomy: A Clinical and Experimental Study of the Functions of the Frontal Lobes in Man*. Oxford University Press, London.
Treichler, F.R. (1973): Effects of extensive training on object reversal by frontal monkeys. *Neuropsychologia*, 11:57–65.
Treichler, F.R. (1975): Two-stage frontal lesion influences upon severity of delayed-response deficit. *Behav. Biol.*, 13:35–47.
Treichler, F.R., Hamilton, D.M., and Halay, M.A. (1971): The influence of delay interval on severity of the spatial alternation deficit in frontal monkeys. *Cortex*, 7:143–151.
Trendelenburg, W. (1911): Untersuchungen über reizlose vorübergehende Ausschaltung am Zentralnervensystem: III. Die Extremitätenregion der Grosshirnrinde. *Pfluegers Arch. Gesamte Physiol.*, 137:515–544.
Trojanowski, J.Q. and Jacobson, S. (1974): Medial pulvinar afferents to frontal eye fields in rhesus monkey demonstrated by horseradish peroxidase. *Brain Res.*, 80:395–411.
Trojanowski, J.Q. and Jacobson, S. (1976): Areal and laminar distribution of some pulvinar cortical efferents in rhesus monkey. *J. Comp. Neurol.*, 169:371–391.
Tubbs, W.E. (1969): Primate frontal lesions and the temporal structure of behavior. *Behav. Sci.*, 14:347–356.
Tucker, T.J. and Kling, A. (1967): Differential effects of early and late lesions of frontal granular cortex in the monkey. *Brain Res.*, 5:377–389.
Tulving, E. (1987): Multiple memory systems and consciousness. *Human Neurobiol.*, 6:67–80.
Tulving, E., Kapur, S., Craik, F.I.M., Moscovitch, M., and Houle, S. (1994a): Hemispheric encoding/retrieval asymmetry in episodic memory: Positron emission tomography findings. *Proc. Natl. Acad. Sci. USA*, 91:2016–2020.
Tulving, E., Kapur, S., Markowitsch, H.J., Craik, F.I.M., Habib, R., and Houle, S. (1994b): Neuroanatomical correlates of retrieval in episodic memory: Auditory sentence recognition. *Proc. Natl. Acad. Sci. USA*, 91:2012–2015.
Tyler, R.H. (1969): Disorders of visual scanning with frontal lobe lesions. In: *Modern Neurology*, edited by S. Locke, pp. 381–393. Little, Brown & Co., Boston.
Uemura, E. (1980): Age-related changes in prefrontal cortex of Macaca mulatta: Synaptic density. *Exp. Neurol.*, 69:164–172.
Uemura, E. and Hartmann, H.A. (1978): RNA content and volume of nerve cell bodies in human brain. I. Prefrontal cortex in aging normal and demented patients. *J. Neuropathol. Exp. Neurol.*, 37:487–496.

Uexküll, J.Von (1926): *Theoretical Biology.* Harcourt, Brace & Co., New York.
Ungerleider, L.G., Gaffan, D., and Pelak, V.S. (1989): Projections from inferior temporal cortex to prefrontal cortex via the uncinate fascicle in rhesus monkeys. *Exp. Brain Res.*, 76:473–484.
Ungerstedt, U. (1971): Stereotaxic mapping of the monoamine pathways in the rat brain. *Acta Physiologica Scand. (Suppl.)*, 367:1–122.
Ursin, H., Rosvold, H.E., and Vest, B. (1969): Food preference in brain lesioned monkeys. *Physiol. Behav.*, 4:609–612.
Uylings, H.B.M. and Van Eden, C.G. (1990): Qualitative and quantitative comparison of the prefrontal cortex in rat and in primates, including humans. In: *The Prefrontal Cortex: Its Structure, Function and Pathology*, edited by H.B.M. Uylings, C.G. Van Eden, J.P.C. De Bruin, M.A. Corner, and M.G.P. Feenstra, pp. 31–62. Elsevier, Amsterdam.
Uylings, H.B.M., Van Eden, C.G., De Bruin, J.P.C., Corner, M.A., and Feenstra, M.G.P., editors (1990): *The Prefrontal Cortex: Its Structure, Function and Pathology.* Elsevier, Amsterdam.
Vaadia, E., Benson, D.A., Hienz, R.D., and Goldstein, M.H. (1986): Unit study of monkey frontal cortex: Active localization of auditory and of visual stimuli. *J. Neurophysiol.*, 56:934–952.
Valenstein, E.S. (1990): The prefrontal area and psychosurgery. *Prog. Brain Res.*, 85:257–303.
Van Buren, J.M. and Borke, R.C. (1972): *Variation and Connections of the Human Thalamus.* Springer, Berlin.
Van der Kooy, D., McGinty, J.F., Koda, L.Y., Gerfen, C.R., and Bloom, F.E. (1982): Visceral cortex: A direct connection from prefrontal cortex to the solitary nucleus in rat. *Neurosci. Lett.*, 33:123–127.
Van Eden, C.G. (1985): *Postnatal Development of Rat Prefrontal Cortex.* Rodopi, Amsterdam.
Van Eden, C.G., Hoorneman, E.M.D., Buijs, R.M., Matthussen, M.A.H., Geffard, M., and Uylings, H.B.M. (1987): Immunocytochemical localization of dopamine in the prefrontal cortex of the rat at the light and electron microscopical level. *Neuroscience*, 22:849–862.
Van Essen, D.C. (1985): Functional organization of primate visual cortex. In: *Cerebral Cortex, Vol. 3*, edited by A. Peters and E.G. Jones, pp. 259–329. Plenum Press, New York.
Van Essen, D.C. and Maunsell, J.H.R. (1983): Hierarchical organization and functional streams in the visual cortex. *Trends in NeuroSciences*, 6:370–375.
Van Hoesen, G.W. (1982): The parahippocampal gyrus. *Trends in NeuroSciences*, 5:345–350.
Van Hoesen, G.W., Pandya, D.N., and Butters, N. (1972): Cortical afferents to the entorhinal cortex of the rhesus monkey. *Science*, 175:1471–1473.
Van Hoesen, G.W., Pandya, D.N., and Butters, N. (1975): Some connections of the entorhinal (area 28) and perirhinal (area 35) cortices of the rhesus monkey: II. Frontal lobe afferents. *Brain Res.*, 95:25–38.
Van Kammen, D.P., Van Kammen, W.B., Mann, L.S., Seppala, T., and Linnoila, M. (1986): Dopamine metabolism in the cerebrospinal fluid of drug-free schizophrenic patients with and without cortical atrophy. *Arch. Gen. Psychiatry*, 43:978–983.
Velasco, M. and Lindsley, D.B. (1965): Role of orbital cortex in regulation of thalamocortical electrical activity. *Science*, 149:1375–1377.
Velasco, M., Skinner, J.E., Asaro, K.D., and Lindsley, D.B. (1968): Thalamo-cortical systems regulating spindle bursts and recruiting responses: I. Effect of cortical ablations. *Electroencephalogr. Clin. Neurophysiol.*, 25:463–470.
Vendrell, P., Junqué, C., Pujol, J., Jurado, M.A., Molet, J., and Grafman, J. (1995): The role of prefrontal regions in the Stroop task. *Neuropsychologia*, 33:341–352.
Verberne, A.J.M., Lewis, S.J., Worland, P.J., Beart, P.M., Jarrott, B., Christie, M.J., and Louis, W.J. (1987): Medial prefrontal cortical lesions modulate baroreflex sensitivity in the rat. *Brain Res.*, 426:243–249.
Verfaellie, M. and Heilman, K.M. (1987): Response preparation and response inhibition after lesions of the medial frontal lobe. *Arch. Neurol.*, 44:1265–1271.
Verin, M., Partiot, A., Pillon, B., Malapani, C., Agid, Y., and Dubois, B. (1993): Delayed response tasks and prefrontal lesions in man—evidence for self generated patterns of behaviour with poor environmental modulation. *Neuropsychologia*, 31:1379–1396.
Verma, A. and Moghaddam, B. (1996): NMDA receptor antagonists impair prefrontal cortex function as assessed via spatial delayed alternation performance in rats: Modulation by dopamine. *J. Neurosci.*, 16:373–379.
Vicedomini, J.P., Corwin, J.V., and Nonneman, A.J. (1982): Role of residual anterior neocortex in recovery from neonatal prefrontal lesions in the rat. *Physiol. Behav.*, 28:797–806.
Vidor, M. (1951): Personality changes following prefrontal leucotomy as reflected by the Minnesota Multiphasic Personality Inventory and the results of psychometric testing. *J. Ment. Sci.*, 97:159–173.

Villablanca, J.R., Marcus, R.J., and Olmstead, C.E. (1976a): Effects of caudate nuclei or frontal cortical ablations in cats: I. Neurology and gross behavior. *Exp. Neurol.*, 52:389–420.

Villablanca, J.R., Marcus, R.J., and Olmstead, C.E. (1976b): Effects of caudate nuclei or frontal cortex ablations in cats: II. Sleep-wakefulness, EEG, and motor activity. *Exp. Neurol.*, 53:31–50.

Villablanca, J.R., Olmstead, C.E., and De Andrés, I. (1978): Effects of caudate nuclei or frontal cortical ablations in kittens: responsiveness to auditory stimuli and comparisons with adult-operated littermates. *Exp. Neurol.*, 61:635–649.

Vogt, C. and Vogt, O. (1919): Allgemeine Ergebnisse unserer Hirnforschung. *J. Psychol. Neurol.*, 25: 279–462.

Vogt, M. (1954): The concentration of sympathin in different parts of the central nervous system under normal conditions and after the administration of drugs. *J. Physiol. (London)*, 123:451–481.

Vogt, O. (1906): Über strukturelle Hirnzentra, mit besonderer Berücksichtigung der strukturellen Felder des Cortex pallii. *Anat. Anz.*, 20:74–114.

Voigt, T. and De Lima, A.D. (1991): Serotoninergic innervation of the ferret cerebral cortex. I. Adult pattern. *J. Comp. Neurol.*, 314:403–414.

Von der Malsburg, C. (1985): Nervous structures with dynamical links. *Ber. Bunsenges. Phys. Chem.*, 89:703–710.

Voneida, T.J. and Royce, G.J. (1974): Ipsilateral connections of the gyrus proreus in the cat. *Brain Res.*, 76:393–400.

Voneida, T.J. and Trevarthen, C.B. (1969): An experimental study of transcallosal connections between the proreus gyri of the cat. *Brain Res.*, 12:384–395.

Wade, M. (1947): The effect of sedatives upon delayed response in monkeys following removal of the prefrontal lobes. *J. Neurophysiol.*, 10:57–61.

Wade, M. (1952): Behavioral effects of prefrontal lobectomy, lobotomy, and circumsection in the monkey *(Macaca mulatta). J. Comp. Neurol.*, 96:179–207.

Wagman, I.H., Krieger, H.P., Papatheodorou, C.A., and Bender, M.B. (1961): Eye movements elicited by surface and depth stimulation of the frontal lobe of *Macaca mulatta. J. Comp. Neurol.*, 117:179–188.

Wagman, I.H. and Mehler, W.R. (1972): Physiology and anatomy of the cortico-oculomotor mechanism. *Prog. Brain Res.*, 37:619–635.

Walker, A.E. (1936): An experimental study of the thalamocortical projection of the macaque monkey. *J. Comp. Neurol.*, 64:1–39.

Walker, A.E. (1938): *The Primate Thalamus.* University of Chicago Press, Chicago.

Walker, A.E. (1940a): A cytoarchitectural study of the prefrontal area of the macaque monkey. *J. Comp. Neurol.*, 73:59–86.

Walker, A.E. (1940b): The medial thalamic nucleus: A comparative anatomical, physiological and clinical study. *J. Comp. Neurol.*, 73:87–115.

Walker, E. (1939): The thalamus of the chimpanzee: IV. Thalamic projections to the cerebral cortex. *J. Anat.*, 73:37–93.

Wall, P.D., Glees, P., and Fulton, J.F. (1951): Corticofugal connexions of posterior orbital surface in Rhesus monkey. *Brain*, 74:66–71.

Wallesch, C.W., Kornhuber, H.H., Kollner, C., Haas, H.C., and Hufnagl, J.M. (1983): Language and cognitive deficits resulting from medial and dorsolateral frontal lobe lesions. *Arch. Psychiatr. Nervenkr.*, 233:279–296.

Walsh, K.W. (1978): *Neuropsychology: A Clinical Approach.* Churchill Livingstone, Edinburgh.

Walter, W.G. (1964a): Slow potential waves in the human brain associated with expectancy, attention and decision. *Arch. Psychiatr. Nervenkr.*, 206:309–322.

Walter, W.G. (1964b): The convergence and interaction of visual, auditory and tactile responses in human nonspecific cortex. *Ann. N. Y. Acad. Sci.*, 112:320–361.

Walter, W.G. (1967): Slow potential changes in the human brain associated with expectancy, decision and intention. *Electroencephalogr. Clin. Neurophysiol. (Suppl.)*, 26:123–130.

Walter, W.G. (1973): Human frontal lobe function in sensory-motor association. In: *Psychophysiology of the Frontal Lobes*, edited by K.H. Pribram and A.R. Luria, pp. 109–122. Academic Press, New York.

Walter, W.G., Cooper, R., Aldrige, V.J., McCallum, W.C., and Winter, A.L. (1964): Contingent negative variation: An electric sign of sensori-motor association and expectancy in the human brain. *Nature*, 203:380–384.

Ward, A.A., Peden, J.K., and Sugar, O.J. (1946): Cortico-cortical connections in the monkey with special reference to area 6. *J. Neurophysiol.*, 9:453–461.

Warren, J.M. (1960): The effect of orbitofrontal cortical lesions on social interactions among cats. *Am. Psychol.*, 15:473–474.
Warren, J.M. (1964): The behavior of carnivores and primates with lesions in the prefrontal cortex. In: *The Frontal Granular Cortex and Behavior*, edited by J.M. Warren and K. Akert, pp. 168–191. McGraw-Hill, New York.
Warren, J.M. (1972): Evolution, behavior and the prefrontal cortex. *Acta Neurobiol. Exp.*, 32:581–593.
Warren, J.M. and Akert, K. (1964): *The Frontal Granular Cortex and Behavior*. McGraw-Hill, New York.
Warren, J.M., Cornwell, P.R., and Warren, H.B. (1969a): Unilateral frontal lesions and learning by rhesus monkeys. *J. Comp. Physiol. Psychol.*, 69:498–505.
Warren, J.M., Coutant, L.W., and Cornwell, P.R. (1969b): Cortical lesions and response inhibition in cats. *Neuropsychologia*, 7:245–257.
Warren, J.M. and Harlow, H.F. (1952a): Discrimination learning by normal and brain-operated monkeys. *J. Genet. Psychol.*, 81:45–52.
Warren, J.M. and Harlow, H.F. (1952b): Learned discrimination performance by monkeys after prolonged postoperative recovery from large cortical lesions. *J. Comp. Physiol. Psychol.*, 45:119–126.
Warren, J.M. and Nonneman, A.J. (1976): The search for cerebral dominance in monkeys. *Ann. N. Y. Acad. Sci.*, 280:732–744.
Warren, J.M., Warren, H., and Akert, K. (1962): Orbitofrontal cortical lesions and learning in cats. *J. Comp. Neurol.*, 118:17–41.
Warren, J.M., Warren, H.B., and Akert, K. (1972): The behavior of chronic cats with lesions in the frontal association cortex. *Acta Neurobiol. Exp.*, 32:361–392.
Waszak, M., Schlag, J.D., and Feeney, D.M. (1970): Thalamic incremental responses to prefrontal cortical stimulation in the cat. *Brain Res.*, 21:105–113.
Watanabe, M. (1981): Prefrontal unit activity during delayed conditional discriminations in the monkey. *Brain Res.*, 225:51–65.
Watanabe, M. (1986a): Prefrontal unit activity during delayed conditional go/no-go discrimination in the monkey. I. Relation to the stimulus. *Brain Res.*, 382:1–14.
Watanabe, M. (1986b): Prefrontal unit activity during delayed conditional go/no-go discrimination in the monkey. II. Relation to go and no-go responses. *Brain Res.*, 382:15–27.
Watanabe, M. (1990): Prefrontal unit activity during associative learning in the monkey. *Exp. Brain Res.*, 80:296–309.
Watanabe, M. (1992): Frontal units of the monkey coding the associative significance of visual and auditory stimuli. *Exp. Brain Res.*, 89:233–247.
Watanabe, M. (1996): Reward expectancy in primate prefrontal neurons. *Nature*, 382:629–632.
Watanabe-Sawaguchi, K., Kubota, K., and Arikuni, T. (1991): Cytoarchitecture and intrafrontal connections of the frontal cortex of the brain of the Hamadryas baboon *(Papio hamadryas)*. *J. Comp. Neurol.*, 311:108–133.
Waterhouse, I.K. (1957): Effects of prefrontal lobotomy on conditioned fear and food responses in monkeys. *J. Comp. Physiol. Psychol.*, 50:81–88.
Watson, R.T., Miller, B.D., and Heilman, K.M. (1978): Nonsensory neglect. *Ann. Neurol.*, 3:505–508.
Webster, K.E. (1965): The cortico-striatal projection in the cat. *J. Anat.*, 99:329–337.
Webster, M.J., Bachevalier, J., and Ungerleider, L.G. (1994): Connections of inferior temporal areas TEO and TE with parietal and frontal cortex in macaque monkeys. *Cerebral Cortex*, 5:470–483.
Wegener, J.G. and Stamm, J.S. (1966): Behavior flexibility and the frontal lobes. *Cortex*, 2:188–201.
Weinberger, D.R., Berman, K.F., and Zec, R.F. (1986): Physiologic dysfunction of dorsolateral prefrontal cortex in schizophrenia. *Arch. Gen. Psychiatry*, 43:114–124.
Weinberger, D.R., Torrey, E.F., Neophytides, A.N., and Wyatt, R.J. (1979): Lateral cerebral ventricular enlargement in chronic schizophrenia. *Arch. Gen. Psychiatry*, 36:735–739.
Weinberger, D.R., Wagner, R.L., and Wyatt, R.J. (1983): Neuro-pathological studies of schizophrenia: A selective review. *Schizophrenia Bull.*, 9:193–212.
Weinberger, N.M., Velasco, M., and Lindsley, D.B. (1965): Effects of lesions upon thalamically induced electrocortical desynchronization and recruiting. *Electroencephalogr. Clin. Neurophysiol.*, 18:369–377.
Weiskrantz, L., Gross, C.G., and Baltzer, V. (1965): The beneficial effects of meprobamate on delayed response performance in the frontal monkey. *Q. J. Exp. Psychol.*, 17:118–124.
Weiskrantz, L., Mihailovic, L.J., and Gross, C.G. (1962): Effects of stimulation of frontal cortex and hippocampus on behaviour in the monkey. *Brain*, 85:487–504.

Weiskrantz, L. and Mingay, R. (1967): Patterns of selections by monkeys with lesions of the cerebral cortex. *Nature*, 213:573–574.
Weiskrantz, L. and Mishkin, M. (1958): Effects of temporal and frontal cortical lesions on auditory discrimination in monkeys. *Brain*, 81:406–414.
Weizsäcker, V. von (1950): *Der Gestaltkreis*. Thieme, Stuttgart.
Welch, K. and Stuteville, P. (1958): Experimental production of unilateral neglect in monkeys. *Brain*, 81:341–347.
Welker, W.I. and Campos, G.B. (1963): Physiological significance of sulci in somatic sensory cerebral cortex in mammals of the family *Procyonidae*. *J. Comp. Neurol.*, 120:19–36.
Welker, W.I. and Seidenstein, S. (1959): Somatic sensory representations in the cerebral cortex of the racoon. *J. Comp. Neurol.*, 111:469–499.
Welsh, M.C. and Pennington, B.F. (1988): Assessing frontal lobe functioning in children: Views from developmental psychology. *Dev. Neuropsychol.*, 4:199–230.
Welsh, M.C., Pennington, B.F., and Groisser, D.B. (1991): A normative-developmental study of executive function: A window on prefrontal function in children. *Dev. Neuropsychol.*, 7:131–149.
Wernicke, C. (1906): *Grundriss der Psychiatrie*. Thieme, Leipzig.
Wertheimer, M. (1967): Laws of organization in perceptual forms. In: *A Source Book of Gestalt Psychology*, edited by W.D. Ellis, pp. 71–88. Humanities Press, New York.
West, R.L. (1996): An application of prefrontal cortex function theory to cognitive aging. *Psychol. Bull.*, 120:272–292.
Westbrook, G.L. and Jahr, C.E. (1989): Glutamate receptors in excitatory neurotransmission. *Seminars in the Neurosciences*, 1:103–114.
Whitlock, D.G. and Nauta, W.J.H. (1956): Subcortical projections from the temporal neocortex in the *Macaca mulatta*. *J. Comp. Neurol.*, 106:183–212.
Wiesendanger, M. (1981): Organization of secondary motor areas of cerebral cortex. In: *Handbook of physiology*, edited by S.R. Geiger, pp. 1121–1147. American Physiological Society, Bethesda.
Wikmark, R.G.E., Divac, I., and Weiss, R. (1973): Retention of spatial alternation in rats with lesions in the frontal lobes. *Brain Behav. Evol.*, 8:329–339.
Wilcox, R.E. and Gonzales, R.A. (1995): Introduction to neurotransmitters, receptors, signal transduction, and second messengers. In: *The American Psychiatric Press Textbook of Psychopharmacology*, edited by A.F. Schatzberg and C.B. Nemeroff, pp. 3–29. American Psychiatric Press, Washington, DC.
Wilkins, A.J., Shallice, T., and McCarthy, R. (1987): Frontal lesions and sustained attention. *Neuropsychologia*, 25:359–365.
Williams, G.V. and Goldman-Rakic, P.S. (1995): Modulation of memory fields by dopamine D1 receptors in prefrontal cortex. *Nature*, 376:572–575.
Wilson, F.A.W., Scalaidhe, S.P.O., and Goldman-Rakic, P.S. (1993): Dissociation of object and spatial processing domains in primate prefrontal cortex. *Science*, 260:1955–1958.
Winblad, B., Adolfsson, R., Carlsson, A., and Gottfries, C.-G. (1982): Biogenic amines in brains of patients with Alzheimer's disease. In: *Alzheimer's Disease: A Report of Progress*, edited by S. Corkin, K.L. Davis, J.H. Growdon, E. Usdin, and R.J. Wurtman, pp. 25–33. Raven Press, New York.
Windle, W.F., Fish, M.W., and O'Donnell, J.E. (1934): Myelogeny of the cat as related to development of fiber tracts and prenatal behavior patterns. *J. Comp. Neurol.*, 59:139–165.
Winocur, G. (1991): Functional dissociation of the hippocampus and prefrontal cortex in learning and memory. *Psychobiol.*, 19:11–20.
Winocur, G. (1992): A comparison of normal old rats and young adult rats with lesions to the hippocampus or prefrontal cortex on a test of matching-to-sample. *Neuropsychologia*, 30:769–781.
Winocur, G. and Moscovitch, M. (1990a): Hippocampal and prefrontal cortex contributions to learning and memory: Analysis of lesion and aging effects on maze learning in rats. *Behav. Neuroscience*, 104:544–551.
Winocur, G. and Moscovitch, M. (1990b): A comparison of cognitive function in community-dwelling and institutionalized old people of normal intelligence. *Canad. J. Psychol.*, 44:435–444.
Winocur, G., Moscovitch, M., and Freedman, J. (1987): An investigation of cognitive function in relation to psychosocial variables in institutionalized old people. *Canad. J. Psychol.*, 41:257–269.
Wise, R., Chollet, F., Hadar, U., Friston, K., Hoffner, E., and Frackowiak, R. (1991): Distribution of cortical neural networks involved in word comprehension and word retrieval. *Brain*, 114:1803–1817.
Wolf-Jurewicz, K. (1982): The role of the medial prefrontal cortex in food intake in dogs. *Acta Physiol. Pol.*, 33:393–401.

Wolff, J.R. (1978): Ontogenetic aspects of cortical architecture: Lamination. In: *Architectonics of the Cerebral Cortex*, edited by M.A.B. Brazier and H. Petsche, pp. 159–173. Raven Press, New York.
Wolkin, A., Jaeger, J., Brodie, J.D., Wolf, A.P., Fowler, J., Rotrosen, J., Gómez-Mont, F., and Cancro, R. (1985): Persistence of cerebral metbolic abnormalities in chronic schizophrenia as determined by positron emission tomography. *Am. J. Psychiatry*, 142:564–571.
Wolpert, D.M., Ghahramani, Z., and Jordan, M.I. (1995): An internal model for sensorimotor integration. *Science*, 269:1880–1882.
Wong, D.F., Wagner, H.N., Tune, L.E., Dannals, R.F., Pearlson, G.D., Links, J.M., Tamminga, C.A., Broussolle, E.P., Ravert, H.T., and Wilson, A.A. (1986): Positron emission tomography reveals elevated D2 dopamine receptors in drug-naive schizophrenics. *Science*, 234:1558–1563.
Woolf, N.J., Eckenstein, F., and Butcher, L.L. (1984): Cholinergic systems in the rat brain: I. Projections to the limbic telencephalon. *Brain Res. Bull.*, 13:751–784.
Woolsey, C.N. (1959): Some observations on brain fissuration in relation to cortical localization of function. In: *Structure and Function of the Cerebral Cortex*, edited by D.B. Tower and J.P. Shadé, pp. 64–68. Elsevier, Amsterdam.
Woolsey, C.N., Settlage, P.H., Meyer, D.R., Sencer, W., Hamuy, T.P., and Travis, A.M. (1952): Patterns of localization in precentral and "supplementary" motor areas and their relation to the concept of a premotor area. *Res. Publ. Ass. Nerv. Ment. Dis.*, 30:238–262.
Wundt, W. (1910): *Principles of Physiological Psychology*. Swan Sonnenschein, London.
Wurtz, R.H. and Mohler, C.W. (1976): Enhancement of visual responses in monkey striate cortex and frontal eye fields. *J. Neurophysiol.*, 39:766–772.
Yajeya, J., Quintana, J., and Fuster, J.M. (1988): Prefrontal representation of stimulus attributes during delay tasks. II. The role of behavioral significance. *Brain Res.*, 474:222–230.
Yakovlev, P.I. and Lecours, A.R. (1967): The myelogenetic cycles of regional maturation of the brain. In: *Regional Development of the Brain in Early Life*, edited by A. Minkowski, pp. 3–70. Blackwell, Oxford.
Yamaguchi, S. and Knight, R.T. (1990): Gating of somatosensory input by human prefrontal cortex. *Brain Res.*, 521:281–288.
Yamaguchi, S. and Myers, R.E. (1973): Prefrontal lobe functions and the neocortical commissures in monkeys. *Exp. Brain Res.*, 18:119–130.
Yamatani, K., Ono, T., Nishijo, H., and Takaku, A. (1990): Activity and distribution of learning-related neurons in monkey *(Macaca fuscata)* prefrontal cortex. *Behav. Neuroscience*, 104:503–531.
Yang, C.R., Seamans, J.K., and Gorelova, N. (1996): Electrophysiological and morphological properties of layers V–VI principal pyramidal cells in rat prefrontal cortex in vitro. *J. Neurosci.*, 16:1904–1921.
Yeterian, E.H. and Pandya, D.N. (1991): Prefrontostriatal connections in relation to cortical architectonic organization in rhesus monkeys. *J. Comp. Neurol.*, 312:43–67.
Yingling, C.D. and Skinner, J.E. (1975): Regulation of unit activity in nucleus reticularis thalami by the mesencephalic reticular formation and the frontal granular cortex. *Clin. Neurophysiol.*, 39:635–642.
Zangwill, O.L. (1966): Psychological deficits associated with frontal lobe lesions. *Int. J. Neurol.*, 5:395–402.
Zatorre, R.J., Evans, A.C., and Meyer, E. (1994): Neural mechanisms underlying melodic perception and memory for pitch. *J. Neurosci.*, 14:1908–1919.
Zatorre, R.J., Evans, A.C., Meyer, E., and Gjedde, A. (1992a): Lateralization of phonetic and pitch discrimination in speech processing. *Science*, 256:846–849.
Zatorre, R.J., Jones-Gotman, M., Evans, A.C., and Meyer, E. (1992b): Functional localization and lateralization of human olfactory cortex. *Nature*, 360:339–340.
Zernicki, B. (1972): Orienting response hypernormality in frontal cats. *Acta Neurobiol. Exp.*, 32:431–438.
Zhou, Y.-d. and Fuster, J.M. (1996): Mnemonic neuronal activity in somatosensory cortex. *Proc. Natl. Acad. Sci. USA*, 93:10533–10537.
Zielinski, K. (1972): Effects of prefrontal lesions on avoidance and escape reflexes. *Acta Neurobiol. Exp.*, 32:393–415.
Zielinski, K. (1974): Changes in avoidance response latencies after prefrontal lesions in cats: Group versus individual data. *Acta Neurobiol. Exp.*, 34:477–490.
Zielinski, K. and Czarkowska, J. (1973): Go-no go avoidance reflex differentation and its retention after prefrontal lesions in cats. *Acta Neurobiol. Exp.*, 33:467–490.

Zilles, K., Schröder, H., Schröder, U., Horvath, E., Werner, L., Luiten, P.G.M., Maelicke, A., and Strosberg, A.D. (1989): Distribution of cholinergic receptors in the rat and human neocortex. In: *Central Cholinergic Synaptic Transmission*, edited by M. Frotscher and U. Misgeld, pp. 225–228. Birkhäuser Verlag, Basel.

Zipser, D., Kehoe, B., Littlewort, G., and Fuster, J. (1993): A spiking network model of short-term active memory. *J. Neurosci.*, 13:3406–3420.

Zurif, E.G. and Caramazza, A. (1976): Psycholinguistic structures in aphasia: Studies in syntax and semantics. In: *Studies in Neurolinguistics (Vol. 1)*, edited by H. Whitaker and H.A. Whitaker, pp. 261–292. Academic Press, New York.

索　引

A

A-not-B task, 225 ／A-not-B 課題
Ablation, effects on animal behavior, 83-114 ／破壊，動物の行動への影響
　　aggressiveness, 108-114 ／攻撃性
　　anatomical factors, 97-101 ／解剖学的要因
　　attention and motility, 87-92 ／注意と運動性
　　delay tasks, 92-96 ／遅延課題
　　eating behavior, 110-111 ／摂食行動
　　inhibitory control, 91-92, 107-108 ／抑制性制御
　　instinctual and emotional behavior, 108-114 ／本能的，情動的行動
　　motor memory, 96-97 ／運動記憶
　　sensory discrimination, 84-87 ／感覚的弁別
　　sensory factors, 104-105 ／感覚的要因
　　short-term active memory, 105-107 ／短期活動記憶
　　social behavior, 108-114 ／社会的行動
　　spatial factors, 103-104 ／空間的要因
　　temporal factors, 101-103 ／時間的要因
Acetylcholine, 70-71 ／アセチルコリン
　　age-related decrease, 78-79 ／加齢にともなう減少
　　synaptic processes, 55 ／シナプスでの処理過程
Acetylcholinesterase, 70 ／アセチルコリンエステラーゼ
Action ／動作
　　cortical domains, 271-274 ／皮質ドメイン
　　cortical hierarchies for, 179-180, 268-271 ／～の皮質階層
　　frontal cortex initiation and execution, 276-283 ／前頭皮質での開始と実行
　　　　attention and intention, 276-278 ／注意と意図
　　　　decision making, 278-279 ／意思決定
　　　　hierarchical processing, 279-281 ／階層的処理過程
　　motor memory and, 271-275 ／運動記憶と
　　schemas, 213, 275-276, 289-290, 293-295, 306, 313 ／図式
Action potential, 53 ／活動電位
ADD; see Attention-deficit disorder ／ADD; 注意欠陥障害参照

Affect, prefrontal disorders and, 213-217 ／情動，前頭前野障害と
Afferents to prefrontal cortex, 23-34 ／前頭前皮質への求心性線維
Age ／年齢
 behavior in prefrontal involution, 122-126 ／前頭前野退縮における行動
 cell degeneration and, 48 ／細胞変性と
 decreased neurotransmitters, 78-79 ／減少した神経伝達物質
 development of prefrontal functions, 122-125, 222-230 ／前頭前野機能の発達
Aggressiveness, prefrontal lesions and, 108-114, 183-184 ／攻撃性，前頭前野損傷と
Alertness loss, 191 ／覚識の低下
Alzheimer's disease, 230 ／アルツハイマー病
 cholinergic system dysfunction, 69-72 ／コリン系機能障害
 frontal atrophy, 50 ／前頭葉の萎縮
 neuroimaging studies, 262-263 ／ニューロイメージング研究
 neurotransmitter deficits, 79 ／神経伝達物質の不足
Amino acids in neurotransmission, 72-74 ／神経伝達におけるアミノ酸
Amphetamine, 67, 119 ／アンフェタミン
Amygdala ／扁桃体
 connections, 24-26, 27-28, 35-37 ／結合
 emotional behavior, 112, 183, 281 ／情動的行動
 neuroimaging, 262 ／ニューロイメージング
Amyloid beta protein, 50 ／アミロイド β 蛋白
Animal behavior, 82-128 ／動物の行動
Animal behavior (contd.) ／動物の行動（続き）
 development and involution, 122-126 ／発達と退縮
 effects of ablation, 83-114 ／破壊の影響
  anatomical factors, 97-101 ／解剖学的要因
  attention and motility, 87-92 ／注意と運動性
  delay tasks, 92-96 ／遅延課題
  inhibitory control, 107-108 ／抑制性制御
  instinctual and emotional behavior, 108-114 ／本能的，情動的行動
  motor memory, 96-97 ／運動記憶
  sensory discrimination, 84-87 ／感覚的弁別
  sensory factors, 104-105 ／感覚的要因
  short-term active memory, 105-107 ／短期活動記憶
  spatial factors, 103-104 ／空間的要因
  temporal factors, 101-103 ／時間的要因

reversible lesions, 114-122 ／可逆性損傷
Anterior attentional system, 241-242 ／前方注意システム
Antriebschwache, 191 ／ Antriebschwache
Apathy ／アパシー
    frontal lobe injury, 213-214, 218 ／前頭葉傷害
    medial/cingulate prefrontal syndrome, 221-222 ／内側／帯状回前頭前野症候群
Aphasia, 210-212, 220, 230 ／失語症
Apomorphine, 64 ／アポモルヒネ
Appetite, prefrontal lesions and, 109-111 ／食欲，前頭前野損傷と
Area8（frontal eye field）／8野（前頭眼野）
    afferents, 32 ／求心性線維
    efferents, 41-42 ／遠心性線維
    eye movements, 136-140 ／眼球運動
    involvement in sensorial attention, 133-134 ／感覚注意への関与
    prefrontal lesions and, 87 ／前頭前野損傷と
    projections from mediodorsal nucleus, 25 ／背内側核からの投射
Area 9, 25 ／9野
Area 13, 30 ／13野
Area orbitalis, 25 ／眼窩野
Arousal ／覚醒
    delay activation and, 161 ／遅延発火と
    low, 191 ／低
Aspartic acid, 74 ／アスパラギン酸
Associative role of prefrontal cortex, 23, 32 ／前頭前皮質の連合的役割
Atrophy of frontal lobe, 50, 229 ／前頭葉の萎縮
Attention ／注意
    area 8 and, 134 ／8野と
    development and involution, 222-230 ／発達と退縮
    dorsolateral prefrontal syndrome, 218-220 ／背外側前頭前野症候群
    effects of ablation on animal behavior, 87-92 ／動物の行動への破壊の影響
    frontal cortex initiation and execution of action, 276-277 ／前頭皮質での動作の開始と実行
    internal interference, 201-202 ／内的干渉
    involution, 226-229 ／退縮
    neuroimaging studies, 240-242 ／ニューロイメージング研究
    oculomotor component, 152 ／眼球運動の成分

orbital prefrontal syndrome, 220-221／眼窩部前頭前野症候群
　prefrontal disorders, 191-195／前頭前野障害
Attention-deficit disorder, 221, 224／注意欠陥障害
Aubert tasks, 194／Aubert 課題
Auditory click, potentials evoked by, 132, 143／聴覚クリック，〜による誘発電位
Auditory memory, 243／聴覚記憶
Automatic control, prefrontal cortex involvement, 182-184／自律制御，前頭前皮質の関与

B

Baillarger-Dareste Law, 10／Baillarger-Dareste の法則
Basal forebrain cholinergic system, 70／前脳基底部コリン作動系
Basal ganglia／基底核
　Contention Scheduling System, 306／競合的スケジューリングシステム
　efferents from frontal cortex, 35, 38-39, 48, 279-281／前頭皮質からの遠心性線維
Behavior／行動
　effects of frontal ablation in animals, 83-114／動物における前頭葉破壊の影響
　　anatomical factors, 97-101／解剖学的要因
　　attention and motility, 87-92／注意と運動性
　　delay tasks, 92-96／遅延課題
　　inhibitory control, 107-108／抑制性制御
　　instinctual and emotional behavior, 108-114／本能的，情動的行動
　　motor memory, 96-97／運動記憶
　　sensory discrimination, 84-87／感覚の弁別
　　sensory factors, 104-105／感覚的要因
　　short-term active memory, 105-107／短期活動記憶
　　spatial factors, 103-104／空間的要因
　　temporal factors, 101-103／時間的要因
　prefrontal disorders, 206-210／前頭前野障害
　sensory-motor integration, 141-181／感覚運動統合
　　cue-related activity, 149-152／手がかり関連活動
　　delay-related activity, 157-169／遅延関連活動
　　field potentials, 142-148／電場電位
　　functional mechanisms, 172-180／機能的メカニズム
　　response-related activity, 153-157／反応関連活動
　　reward-related activity, 170／報酬関連活動

single-unit activity, 148-180／単一神経細胞活動
　　　topographic distribution of cell types, 170-171／細胞型の局在
　　temporal organization, 266-322／時間的統合
　　　active short-term memory, 293-297／活動的短期記憶
　　　cognitive functions of prefrontal cortex, 3-6／前頭前皮質の認知機能
　　　cognitive models of prefrontal function, 306-309／前頭前野機能の認知モデル
　　　dopamine role, 65／ドーパミンの役割
　　　frontal cortex in initiation and execution of action, 276-283／動作の開始と実行における前頭皮質
　　　inhibitory control, 300-304／抑制性制御
　　　motor attention, 297-300／運動注意
　　　network models of prefrontal function, 310-318／前頭前野機能のネットワークモデル
　　　neurobiology of frontal lobe, 268-275／前頭葉の神経生物学
　　　perception-action cycle, 283-293／知覚動作サイクル
　　　supplementary motor area, 139／補足運動野
Bereitschafts potential, 144-146; see also Readiness potential／Bereitschafts potential；準備電位も参照
Broca's aphasia, 210／ブローカの失語症
Broca's speech area, 21, 253／ブローカの言語野
Brodmann's cytoarchitectonic map of human cortex, 15, 17, 271-272／ブロードマンのヒト皮質の細胞構築学的地図

C

Calbindin, 74／カルビンディン
Calcium-binding proteins, 74／カルシウム結合蛋白質
Calcium channels, 53／カルシウムチャンネル
Calretinin, 74／カルレチニン
Cat, 18／ネコ
　　cortical connectivity, 32／皮質結合
　　motor function, 136-137／運動機能
　　phylogeny and comparative anatomy, 10, 14／系統発生学および比較解剖学
　　sensory information, 135／感覚情報
Cataplexy, 222／カタプレキシー
Catecholamines, 54-70, 75-79／カテコラミン

Caudate nucleus ／尾状核
　　prefrontal efferent projections, 38-39, 48 ／前頭前野の遠心性投射
　　visual discrimination task, 176 ／視覚弁別課題
CBF; see Cerebral blood flow ／ CBF ；脳血流参照
Cell ／細胞
　　age-related degeneration, 48 ／加齢による変性
　　migration, 42 ／遊走
Central set inhibition, 91 ／中心セット抑制
Cerebellum ／小脳
　　prefrontal efferent projections, 39 ／前頭前野の遠心性投射
　　preparatory set, 299 ／準備セット
Cerebral blood flow, 234-265 ／脳血流
　　age-dependent decline, 78-79 ／年齢依存性の減少
　　prefrontal activation in cognition, 238-256 ／認知における前頭前野の賦活
　　　　attention and perception, 240-242 ／注意と知覚
　　　　language, 252-256 ／言語
　　　　motor set and control, 247-252 ／運動セットとコントロール
　　　　working memory, 242-247 ／作働記憶
　　prefrontal activation in mental disorders, 256-263 ／精神障害における前頭前野の賦活
Cerebral blood flow (contd.) ／脳血流（続き）
　　　　dementia, 262-263 ／認知症
　　　　depression, 260-262 ／うつ病
　　　　obsessive-compulsive disorder, 259-260 ／強迫性障害
　　　　schizophrenia, 256-259 ／統合失調症
Cerebral glucose metabolism, 78 ／脳ブドウ糖代謝
Chemical neuronography, 130 ／化学的神経描画法
Chemical neurotransmission; see Neurotransmission ／化学的神経伝達；神経伝達参照
Cholecystokinin, 75 ／コレシストキニン
Choline-acetyltransferase, 70 ／コリン−アセチルコリントランスフェラーゼ
Cholinergic synapse, 55 ／コリン作動性シナプス
Cholinergic system, 69-72 ／コリン作動系
Cholinoreceptive neurons, 70-71 ／コリン受容神経細胞
Cingulate cortex ／帯状回皮質
　　anterior attentional system, 241-242, 255 ／前方注意システム

efferents from prefrontal cortex, 35 ／前頭前皮質からの遠心性線維
medial/cingulate syndrome, 221-222 ／内側／帯状回症候群
schizophrenia, 259 ／統合失調症
Clozapine, dopamine receptors and, 68 ／クロザピン，ドーパミン受容体と
CNV; see Contingent negative variation ／ CNV；随伴陰性変動参照
Cognition ／認知
    cerebral blood flow studies, 238-256 ／脳血流研究
        attention and perception, 240-242 ／注意と知覚
        language, 252-256 ／言語
        motor set and control, 247-252 ／運動セットと制御
        working memory, 242-247 ／作働記憶
    prefrontal dopamine receptors, 64-66 ／前頭前野ドーパミン受容体
Cognitive models of prefrontal function, 306-309 ／前頭前野機能の認知モデル
Cohen's model of Stroop task, 315 ／ストループ課題の Cohen のモデル
Comparative anatomy, 8-13 ／比較解剖学
Concreteness in time domain, 208 ／時間ドメインにおける具象化
Conditioned inhibition, 89-90 ／条件づけ抑制
Connectivity of frontal lobe, 22-42 ／前頭葉の相互連絡
    afferents, 23-34 ／求心性線維
    corticocortical electrophysiology, 174-179 ／皮質間電気生理学
    efferents, 34-42 ／遠心性線維
    frontal hierarchies and subcortical connective loops, 279-280 ／前頭葉階層および皮質下結合ループ
Contention Scheduling System, 306 ／競合的スケジューリングシステム
Context memory, 316 ／文脈記憶
Contingent negative variation, 142-148, 181, 298 ／随伴陰性変動
Cooling of prefrontal cortex, 114-122 ／前頭前皮質の冷却
    delay tasks, 115-122, 174-176 ／遅延課題
    inferotemporal cortex units, 174-179 ／下側頭皮質ユニット
    mediodorsal nucleus units, 174-176 ／背内側核ユニット
    reentry hypothesis, 296 ／再帰性仮説
Corollary-discharge theory, 140, 194, 284 ／コロラリー放電理論
Cortex ／皮質
    age-dependent decline of blood flow, 78-79 ／年齢依存性の血流量の減少
    areas damaged with resultant speech disorder, 210-211 ／損傷された領域と結果的

な言語障害
  Brodmann's cytoarchitectonic map, 15, 17, 271-272／ブロードマンの細胞構築学的地図
  cell migration, 42／細胞遊走
  frontal action domains and motor memory, 271-275／前頭葉動作ドメインおよび運動記憶
  hierarchies for perception and action, 268-271／知覚と動作のための階層
  myelination, 45-48／髄鞘化
  perception-action cycle, 283-293／知覚動作サイクル
    cortical anatomy, 285／皮質解剖学
    cortical physiology, 287-289／皮質生理学
    cross-temporal contingency, 289-292／時間を超えた随伴性
    delay tasks, 292-293／遅延課題
Corticocortical connectivity, 28-34, 37-40, 174-179／皮質間相互連絡
Criminal sociopathy, 221／犯罪性社会病質
Cross-temporal contingency, 6, 101-103／時間を超えた随伴性
  delay firing and, 159-161／遅延発火と
  perception-action cycle, 289-291／知覚動作サイクル
Cross-temporal integration／時間を超えた統合
  behavioral single-unit research, 148-149／行動単一神経細胞研究
  electrophysiologic approaches, 172-182／電気生理学的アプローチ
Cue-coupled delay-activated cells, 164／手がかり関連遅延賦活型細胞
Cue-related activity, 149-153／手がかり関連活動
Cue-response association, 157／手がかり反応連合
Curare, 70／クラーレ
Cytoarchitecture, 13-22／細胞構築
  Brodmann's cytoarchitectonic map of human cortex, 15, 17, 271-272／ブロードマンのヒト皮質の細胞構築学的地図
  morphological development, 42-50／形態学的発達
  primate, 20-21／霊長類

D

Decision making, 278-279／意思決定
Dehaene and Changeux network model of prefrontal function, 314-315／Dehaene と Changeux の前頭前野機能ネットワークモデル

Delay activation, 157-169 ／遅延賦活
Delay-inhibited cells, 165-169 ／遅延抑制細胞
Delay-related activity, 157-169 ／遅延関連活動
    motor-set cells, 165-169 ／運動セット細胞
    short-term memory cells, 162-165 ／短期記憶細胞
Delay tasks ／遅延課題
    cellular phenomena during delay period, 157-169, 180-181, 186 ／遅延期間の細胞現象
    contingent negative variation, 146-147 ／随伴陰性変動
    cross-temporal contingency, 101-103 ／時間を超えた随伴性
    development of ability to perform, 224-225 ／遂行能力の発達
    effects of ablation on animal behavior, 92-96 ／動物の行動への破壊の影響
    impairment in frontal patient, 197-200 ／前頭葉損傷患者の障害
    perception-action cycle, 292, 300-301 ／知覚動作サイクル
    response-related activity, 153-157 ／反応関連活動
    ventral(orbital)cortex, 107-108 ／腹側（眼窩部）皮質
Delayed alternation, 93 ／遅延変換
    cue-specific firing, 164 ／手がかり特異的発火
    internal interference, 303 ／内的干渉
    sensory-motor integration, 154-156 ／感覚運動統合
Delayed matching-to-sample cellular activity, 156-157, 164-169, 172-179 ／遅延標本照合細胞活動
    effects of cortical cooling, 117-118, 176-179 ／皮質冷却の影響
    frontal ablation and, 96, 105 ／前頭葉破壊と
    impairment in frontal patient, 197 ／前頭葉損傷患者の障害
    positron emission tomography study, 243-247 ／陽電子放出断層撮影法研究
    sensory-motor integration, 156 ／感覚運動統合
Delayed response ／遅延反応
    animal neuropsychology, 92-96 ／動物神経心理学
    cooling studies, 176 ／冷却研究
    cue-related activity, 153 ／手がかり関連活動
    cue-specific firing, 164 ／手がかり特異的発火
    deficit, 92-96 ／欠損
    effects of cortical cooling, 117-118 ／皮質冷却の影響
    single-unit activity in prefrontal cortex, 148-176 ／前頭前皮質での単一神経細胞活動
Dementia, 72, 262-263 ／認知症
Dendrites ／樹状突起

arborization, 44／分枝
neuronal involution, 48／神経細胞退縮
Depression, 215-216, 260-262／うつ病
Development／発達
  chemical, 75-76／化学的
  morphological, 42-50／形態学的
  psychological, 122-126, 222-227／心理学的
Discrimination reversal, 85-86／弁別逆転
Dissociation,double, 100／解離，二重
Distractibility, 89, 192／転導性
Dog, 10, 14, 18／イヌ
Dopamine, 59-67／ドーパミン
  age-related decrease, 75-79／加齢にともなう減少
  synaptic processes, 55／シナプスでの処理過程
Dopamine receptors, 61-63, 68／ドーパミン受容体
Dopaminergic synapse, 55／ドーパミン作動性シナプス
Dorsolateral prefrontal syndrome, 218-220／背外側前頭前野症候群
Double dissociation, 100／二重解離
Drive, 276-278／欲動
Drive inhibition, 91-92／欲動抑制
Dysexecutive syndrome, 207, 220／実行機能障害症候群

E

Eating behavior, prefrontal lesions and, 110-111, 183／摂食行動，前頭前野損傷と
Efferents from prefrontal cortex, 34-42／前頭前皮質からの遠心性線維
Electrical stimulation／電気刺激
  eye movements, 137-139／眼球運動
  to induce reversible cortical lesion, 115／可逆性の皮質損傷を誘発するための
Electrophysiologic studies, 129-187／電気生理学的研究
  integrative sensory-motor function, 141-181／統合された感覚運動機能
    cue-related activity, 149-152／手がかり関連活動
    delay-related activity, 157-170／遅延関連活動
    field potentials, 142-148／電場電位
    functional mechanisms, 172-180／機能的メカニズム
    response-related activity, 153-157／反応関連活動

  reward-related activity, 170／報酬関連活動
  single-unit activity, 148-180／単一神経細胞活動
  topographic distribution of cell types, 170-171／細胞型の局在
 motor function, 135-141／運動機能
 sensory function, 130-135／感覚機能
 visceral and emotional function, 182-184／内臓および情動的機能
Embedding field theory, 312／Embedding field theory
Emotion, 213-217／情動
Emotional behavior, 182-184／情動的行動
 effects of ablation on animal behavior, 108-114／動物の行動への破壊の影響
 frontal cortex initiation and execution of action, 281-283／前頭皮質による動作の開始と実行
 prefrontal disorders, 216-217／前頭前野障害
Entorhinal cortex, 36／嗅内野皮質
Euphoria, 216, 221／多幸症
Evoked responses, 130-131／誘発反応
 frontal region, 142-144／前頭領域
 visual stimuli on prefrontal, premotor and motor cortex, 145-146／前頭前皮質, 運動前皮質, および運動皮質への視覚刺激
Evolutionary development, 8-13／進化的発達
Exclusionary attention, 224, 277／排除的注意
Executive function, 203, 207-208, 277／実行機能
Expectancy wave, 298／予期波
Eye, supplementary motor area, 137／眼, 補足運動野
Eye movements, 135-140, 192／眼球運動

F

Feedback in perception-action cycle, 289／知覚動作サイクルでのフィードバック
Field potentials, 142-148／電場電位
Foresight deficit, 202-205／先見性の欠落
Frontal ablation, effects on animal behavior, 83-114／前頭葉破壊, 動物の行動への影響
 anatomical factors, 97-101／解剖学的要因
 attention and motility, 87-92／注意と運動性

delay tasks, 92-96／遅延課題
　　inhibitory control, 107-108／抑制性制御
　　instinctual and emotional behavior, 108-114／本能的，情動的行動
　　motor memory, 96-97／運動記憶
　　sensory discrimination, 84-87／感覚的弁別
　　sensory factors, 104-105／感覚的要因
　　short-term active memory, 105-107／短期活動記憶
　　spatial factors, 103-104／空間的要因
　　temporal factors, 101-103／時間的要因
Frontal action domains and motor memory, 271-275／前頭葉の動作ドメインと運動記憶
Frontal cortex, 1／前頭皮質
　　acquisition of motor memory, 250／運動記憶の獲得
　　complex actions, 273／複雑な動作
　　fiber projections from sensory association areas, 31／感覚連合領域からの線維投射
　　initiation and execution of action, 276-283／動作の開始と実行
　　　　attention and intention, 276-277／注意と意図
　　　　decision making, 278-279／意思決定
　　　　emotional behavior, 281-283／情動的行動
　　　　hierarchical processing, 279-281／階層的処理過程
　　perception-action cycle, 283-293／知覚動作サイクル
　　　　cortical anatomy, 285／皮質解剖学
　　　　cortical physiology, 287-289／皮質生理学
　　　　cross-temporal contingency, 289-291／時間を超えた随伴性
　　　　delay tasks, 292-293／遅延課題
Frontal eye field（Area 8）／前頭眼野（8野）
　　afferents, 32／求心性線維
　　disorders of ocular motility, 88／眼球運動性の障害
　　efferent projections of, 42／〜の遠心性投射
　　eye movements, 135-140／眼球運動
　　involvement in sensorial attention, 133-134／感覚注意における関与
　　projections from mediodorsal nucleus, 25／背内側核からの投射
Frontal granular cortex, 1／前頭顆粒皮質
Frontal hieralchy, 268-271／前頭葉の階層
Frontal leukotomy; see Psychosurgery／前頭葉白質切截術；精神外科参照
Frontal lobe／前頭葉

atrophy, 50, 229／萎縮
　　connectivity, 22-42／相互連絡
　　　　afferents, 23-34／求心性線維
　　　　coticocortical connections, 28-34, 37-39, 174-179／皮質間結合
　　　　efferents, 34-42／遠心性線維
　　　　frontal hierarchies and subcortical connective loops, 279-280／前頭葉階層と皮質下結合ループ
　　executive functions, 276／実行機能
　　models of prefrontal function, 304-318／前頭前野機能モデル
　　　　cognitive, 306-309／認知機能
　　　　network, 310-318／ネットワーク
　　neurobiology, 268-275／神経生物学
　　　　cortical hierarchies for perception and action, 268-271／知覚と動作のための皮質階層
　　　　frontal action domains and motor memory, 271-275／前頭葉の動作ドメインと運動記憶
Frontal lobotomy; see Psychosurgery／前頭葉ロボトミー；精神外科参照
Frontotemporal dementia, 229／前頭側頭型認知症

G

GABA; see Gamma-aminobutyric acid／GABA；ガンマアミノ酪酸参照
GABAergic synapse, 55／GABA作動性シナプス
GAD; see Glutamic acid decarboxylase／GAD；グルタミン酸デカルボキシラーゼ参照
Gage, Phineas, 188-189／Gage, Phineas
Gamma-aminobutyric acid, 55, 72-74／ガンマアミノ酪酸
Gaze control disorder, 192／注視制御障害
Gestalt concepts, 292-293／ゲシュタルトの概念
Gestalt cycle, 283／ゲシュタルトサイクル
Globus pallidus, 39／淡蒼球
Glucose metabolism, 244／ブドウ糖代謝
Glutamate, 55／グルタミン酸塩
Glutamic acid, 74／グルタミン酸
Glutamic acid decaboxylase, 73／グルタミン酸脱炭酸酵素

Glutaminergic synapse, 55 ／グルタミン作動性シナプス
Glycine, 74 ／グリシン
Goal neglect, 206 ／ゴール無視
Golgi type II cells, 21 ／ゴルジ II 型細胞
Granule cells, 21, 73 ／顆粒細胞
Grossberg's avalanche model, 312 ／ Grossberg の avalanche model
Gustatory inputs, 30 ／味覚入力
Gustatory units, 131 ／味覚ユニット
Gyrus proreus, 18 ／ proreus 回

H

Haloperidol, 66 ／ハロペリドール
Hemispheric encoding/retrieval asymmetry, 255 ／脳半球の記銘／再生非対称
Hierarchical motor activation of frontal cortex, 247-250 ／前頭皮質の階層的運動活性化
Hierarchical processing, 279-281, 285-290 ／階層的処理過程
Hippocampus ／海馬
    afferent to prefrontal cortex, 27-28 ／前頭前皮質への求心性線維
    efferents from prefrontal cortex, 35-37 ／前頭前皮質からの遠心性線維
Hippocampus(contd.)／海馬（続き）
    neocortical development, 9 ／新皮質の発達
Hodology, 9 ／線維連絡
5-Hydroxytryptamine, 55, 69-70 ／ 5-ヒドロキシトリプタミン
Hyperactivity ／活動性亢進
    effects of ablation on animal behavior, 87-92 ／動物の行動への破壊の影響
    orbital prefrontal syndrome, 220-221 ／眼窩前頭前野症候群
Hyperfrontality, 239-240 ／ハイパーフロンタリティ
Hyperkinesia, 195-196 ／多動
Hyperphagia, 183 ／過食
Hypofrontality in schizophrenia, 256-258 ／統合失調症での前頭葉活動性低下
Hypokinesia, 195 ／寡動
Hypothalamus ／視床下部
    afferents to prefrontal cortex, 27-28 ／前頭前皮質への求心性線維
    efferents from prefrontal cortex, 35 ／前頭前皮質からの遠心性線維

emotional behavior, 281 ／情動的行動
endocrine and automatic effects from prefrontal cortex stimulation, 183 ／前頭前皮質刺激からの内分泌的および自律神経的影響
Hypothermia to induce reversible cortical lesion, 114-122 ／可逆性の皮質損傷を誘発するための低体温

I

ICSS; see Intracranial self-stimulation ／ICSS；頭蓋内自己刺激参照
Inferotemporal area 27-28 ／下側頭領域
Inferotemporal cooling, 174-179, 296 ／下側頭葉冷却
Inferotemporal cortex units, 174-179 ／下側頭皮質ユニット
Inhibitory control, 7 ／抑制性制御
    effects of ablation on animal behavior, 107-108 ／動物の行動への破壊の影響
    neurophysiology, 135-141 ／神経生理学
    prefrontal cortex in temporal integration, 300-304 ／時間的統合における前頭前皮質
Initiation and execution of action, 276-283 ／動作の開始と実行
Inner antecedent synthesis, 213 ／先行する内的生成
Instinctual behavior, effects of ablation on animal behavior, 108-114 ／本能的行動，動物の行動への破壊の影響
Integrative sensory-motor function, 141-181 ／統合された感覚運動機能
    cue-related activity, 149-152 ／手がかり関連活動
    delay-related activity, 157-170 ／遅延関連活動
    field potentials, 142-148 ／電場電位
    functional mechanisms, 172-180 ／機能的メカニズム
    response-related activity, 153-157 ／反応関連活動
    reward-related activity, 170 ／報酬関連活動
    single-unit activity, 148-180 ／単一神経細胞活動
    topographic distribution of cell types, 170-171 ／細胞型の局在
Intelligence, prefrontal disorders and, 205-206 ／知能，前頭前野障害と
Intensive attention, 218-219 ／注意の集中
Intention, 276-277 ／意図
Interference, 4, 86-91, 107-108, 117-119, 300-304 ／干渉
    delayed alternation, 303 ／遅延変換
    prefrontal disorders, 193, 199-202, 205, 218-219, 224-225, 230 ／前頭前野障害

temporal integration, 209 ／時間的統合
Intracranial self-stimulation, 65-66 ／頭蓋内自己刺激
Intraproreal fissure, 11
Involution ／退縮
　　animal behavior, 122-126 ／動物の行動
　　chemical, 76, 78-79 ／化学的
　　human neurophysiology, 226-230 ／ヒト神経生理学
　　monoaminergic system, 75-79 ／モノアミン作動系
　　morphological, 48 ／形態学的
Isocortex, 13 ／等皮質

K

Kinesthetic factors in memory tasks, 105, 115, 148 ／記憶課題の運動感覚性要因

L

Lamination, 42 ／層構造化
Language ／言語
　　dorsolateral prefrontal syndrome, 219 ／背外側前頭前野症候群
　　neuroimaging studies, 252-256 ／ニューロイメージング研究
　　perception-action cycle, 289 ／知覚動作サイクル
　　prefrontal disorders, 210-213 ／前頭前野障害
Lateral inhibition, 303 ／側方抑制
Law of Baillarger-Dareste, 10 ／ Baillarger-Dareste の法則
Learning, memory cells and, 157-161 ／学習，記憶細胞と
Lebadea principle of prefrontal function, 303 ／前頭前野機能のレヴァデアの原理
Leukotomy, frontal; see Psychosurgery ／白質切截術，前頭葉；精神外科参照
Limbic system ／辺縁系
　　afferent inputs, 27-28 ／求心性入力
　　prefrontal projections to, 35-36 ／～への前頭前野の投射
Lobotomy, frontal; see Psychosurgery ／ロボトミー，前頭葉；精神外科参照
Local reverberating circuitry, 174 ／局所的反響回路
Long-term potentiation, 160 ／長期増強

M

Magnet reaction, 92 ／磁性反応

Magnetic resonance imaging, 234-236 ／磁気共鳴撮像法
 language studies, 252-256 ／言語研究
 working memory studies, 244-248 ／作働記憶研究

Mania,orbital prefrontal syndrome versus, 221 ／躁病，眼窩部前頭前野症候群に対して

Medial/cingulate prefrontal syndrome, 221-222 ／内側／帯状回前頭前野症候群

Medial premotor cortex, 39-41 ／内側運動前皮質

Mediodorsal nucleus of thalamus, 2 ／視床の背内側核
 anatomic relationship with prefrontal cortex, 12 ／前頭前皮質との解剖学的関係
 efferents from prefrontal cortex, 35 ／前頭前皮質からの遠心性線維
 emotional behavior, 281 ／情動的行動
 pars magnocellularis, 24, 25 ／大細胞部
 pars paralamellaris, 12, 24, 25 ／小細胞部
 rat, 19 ／ラット
 subcortical afferents, 23-34 ／皮質下求心性線維
 units in delayed response, 174-176 ／遅延反応でのユニット

Memory ／記憶
 action and, 271-275 ／動作と
 auditory, 243 ／聴覚的
 context, 316 ／文脈
 effects of ablation on animal behavior, 92-108 ／動物の行動への破壊の影響
  anatomical factors, 97-101 ／解剖学的要因
  delay tasks, 92-97 ／遅延課題
  inhibitory control, 107-108 ／抑制性制御
  motor memory, 96 ／運動記憶
  sensory factors, 104-105 ／感覚的要因
  short-term active memory, 105-107 ／短期活動記憶
  spatial factors, 103-104 ／空間的要因
  temporal factors, 101-103 ／時間的要因
 emotional, 283 ／情動的
 formation of, 269 ／〜の形成
 frontal action domains and, 271-275 ／前頭葉動作ドメインと
 metamemory, 197 ／メタ記憶
 motor ／運動

        acquisition of, 250／～の獲得
        effects of ablation on animal behavior, 97／動物の行動への破壊の影響
        frontal action domains and, 271-275／前頭葉動作ドメインと
        neuroimaging studies, 247-252／ニューロイメージング研究
        phyletic, 97, 272／系統発生学的
    networks, 269-270, 295-296／ネットワーク
    N-methyl-D-asparate role, 74／N-methyl-D-asparateの役割
    prefrontal disorders, 196-202／前頭前野障害
    short-term or working, 5／短期もしくは作働
        cerebral blood flow studies, 242-247／脳血流研究
        dorsolateral prefrontal syndrome, 220／背外側前頭前野症候群
        effects of ablation on animal behavior, 105-107／動物の行動への破壊の影響
        impairment in frontal patient, 197／前頭葉患者での障害
        local reverberating circuitry, 174／局所的反響回路
        temporal organization of behavior, 293-296／行動の時間的統合
        Wisconsin Card Sorting Test, 199-201／ウィスコンシンカード分類検査
Memory cells, 157-170／記憶細胞
Memory cells（contd.）／記憶細胞（続き）
    motor set cells, 165-169／運動セット細胞
    short-term, 162-165／短期
    temporal integration, 295／時間的統合
    topographic distribution, 170-172／局在
Mental disorders／精神障害
    Alzheimer's disease, 230／アルツハイマー病
        cholinergic system dysfunction, 69-72／コリン作動系機能障害
        frontal atrophy, 50／前頭葉萎縮
        neurotransmitter deficits, 79／神経伝達物質の不足
    cerebral blood flow studies, 256-263／脳血流研究
        dementia, 262-263／認知症
        depression, 260-262／うつ病
        obsessive-compulsive disorder, 259-260／強迫性障害
        schizophrenia, 256-259／統合失調症
    depression, 215／うつ病
    schizophrenia／統合失調症
        cerebral blood flow studies, 256-259／脳血流研究
        gamma-aminobutyric acid and, 73／ガンマアミノ酪酸と
        malfunction of dopamine mechanisms, 67-69／ドーパミン機構の機能不全

Mesencephalon／中脳
    afferents to prefrontal cortex, 27-28／前頭前皮質への求心性線維
    efferents from prefrontal cortex, 35／前頭前皮質からの遠心性線維
Mesocortical dopaminergic system, 59／中脳皮質ドーパミン作動系
Mesolimbic dopaminergic system, 67／中脳辺縁系ドーパミン作動系
Mesoprefrontal dopaminergic system, 68／中脳前頭前野ドーパミン作動系
Mesostriatal dopaminergic system, 59／中脳線条体ドーパミン作動系
Metamemory, 197／メタ記憶
Microgenesis of action, 226／動作の微小形成
Monkey／サル
    catecholamine innervation, 63／カテコラミンの神経刺激
    cortical apparatus for sensory processing, 28, 29／感覚処理のための皮質装置
    cortical dopaminergic system, 59-60, 62／皮質ドーパミン作動系
    corticocortical connectivity, 28-34, 37-40, 174-179／皮質間結合
    cytoarchitectural maps, 18, 20／細胞構築学的地図
    delayed-response task, 93-96／遅延反応課題
    noradrenergic pathway, 56-57, 58／ノルアドレナリン作動性経路
    phylogeny and comparative anatomy, 12, 14／系統発生学と比較解剖学
    prefrontal-caudate fiber terminals, 37／前頭前野尾状核線維終末
    projections from mediodorsal nucleus, 25／背内側核からの投射
Monoamine systems, 56-57, 75-79／モノアミン系
Moria, 216／モリア
Motor attention／運動注意
    development of, 224／〜の発達
    prefrontal disorders, 193, 205／前頭前野障害
    prefrontal activation, 250-251／前頭前野の賦活
    temporal integration, 297-300／時間的統合
Motor-coupled memory cells, 295／運動関連記憶細胞
Motor function／運動機能
    dopamine role, 64／ドーパミンの役割
    effects of ablation on animal behavior, 87-92／動物の行動への破壊の影響
    motor-coupled cells, 166-169／運動関連細胞
    neurophysiology, 135-141, 179-180／神経生理学
    prefrontal disorders, 195-196／前頭前野障害
    prefrontal efferent projections, 39, 40-41／前頭前野の遠心性投射
Motor memory／運動記憶

effects of ablation on animal behavior, 97／動物の行動への破壊の影響
　　frontal action domains and, 271-275／前頭葉動作ドメインと
　　neuroimaging studies, 247-252／ニューロイメージング研究
Motor-set cells, 165-169／運動セット細胞
MRI; see Magnetic resonance imaging／MRI；磁気共鳴撮像法参照
Muscarinic receptors, 70／ムスカリン受容体
Myelin, cortical, 15／髄鞘, 皮質の
Myelination of cortical areas, 45-46, 47／皮質領域の髄鞘化

N

N-methyl-D-asparate, 75／N-methyl-D-asparate
Neocortex／新皮質
　　acetylcholine in, 71／～のアセチルコリン
　　age-dependent decline in cortical blood flow, 78, 79／皮質血流量の年齢依存性の減少
　　evolutionary neocorticalization, 9／進化による新皮質化
　　gamma-aminobutyric acid-immunoreactive neurons, 73／ガンマアミノ酪酸免疫反応型神経細胞
Network memory, 269-270／ネットワーク記憶
Network models of prefrontal function, 310-318／前頭前野機能のネットワークモデル
Neural correlates of regional cerebral blood flow, 235／局所的脳血流の神経基盤
Neural pathways used in delay tasks, 100-101, 300-301／遅延課題で使用される神経経路
Neurobiology of frontal lobe, 268-275／前頭葉の神経生物学
Neurofibrillary tangles, 50／神経原線維変化
Neuroimaging, 234-265／ニューロイメージング
　　methodological problems, 235-238／方法論的問題
　　prefrontal activation in cognition, 238-256／認知における前頭前野の賦活
　　　　attention and perception, 240-242／注意と知覚
　　　　language, 252-256／言語
　　　　motor set and control, 247-252／運動セットとコントロール
　　　　working memory, 242-247／作働記憶
　　prefrontal activation in mental disorders, 256-263／精神障害での前頭前野の賦活
　　　　dementia, 262-263／認知症
　　　　depression, 260-262／うつ病

  obsessive-compulsive disorder, 259-260／強迫性障害
  schizophrenia, 256-259／統合失調症
Neuroleptic drugs, 67／神経遮断薬
Neuron／神経細胞
  memory cells, 157-170／記憶細胞
   motor-set cells, 165-169／運動セット細胞
   short-term, 162-165／短期
  prenatal development, 42, 43／出生前の発達
  topographic distribution of cell types, 170-171／細胞型の局在
Neuronal involution, 50／神経退縮
Neuropeptides, 75／神経ペプチド
Neurophysiology, 129-187／神経生理学
  integrative sensory-motor function, 141-181／統合された感覚運動機能
   cue-related activity, 149-152／手がかり関連活動
   delay-related activity, 157-170／遅延関連活動
   field potentials, 142-148／電場電位
   functional mechanisms, 172-180／機能的メカニズム
   response-related activity, 153-157／反応関連活動
   reward-related activity, 170／報酬関連活動
   single-unit activity, 148-180／単一神経細胞活動
   topographic distribution of cell types, 170-171／細胞型の局在
  motor function, 135-141／運動機能
  sensory function, 130-135／感覚機能
  visceral and emotional function, 182-184／内臓的および情動的機能
Neuropsychology, 188-233／神経心理学
  animal, 82-128; see also Animal behavior／動物；動物の行動も参照
   development and involution, 122-126／発達と退縮
   effects of frontal ablation, 83-114／前頭葉破壊の影響
   reversible lesions, 114-122／可逆的損傷
  development and involution, 222-230／発達と退縮
  interdependence of cognitive functions, 237／認知機能の相互依存
  prefrontal disorders, 191-217／前頭前野症候群
   affect and emotion, 213-217／感情と情動
   attention and perception, 191-195／注意と知覚
   intelligence, 205-206／知能
   language, 210-213／言語

  memory, 196-202／記憶
  motility, 195-196／運動性
  planning, 202-205／プランニング
  temporal integration, 206-210／時間的統合
 prefrontal syndromes, 217-222／前頭前野症候群
  dorsolateral, 218-220／背外側
  medial/cingulate, 221-222／内側／帯状回
  orbital, 220-221／眼窩部
Neurotransmission, 53-81／神経伝達
Neurotransmission（contd.）／神経伝達（続き）
 chemical development and involution, 75-79／化学的発達と退縮
 transmitters in prefrontal cortex, 56-75／前頭前皮質での伝達物質
  acetylcholine, 70-71／アセチルコリン
  amino acids, 72-74／アミノ酸
  dopamine, 59-67／ドーパミン
  neuropeptides, 75／ニューロペプチド
  norepinephrine, 56-59／ノルエピネフリン
  serotonin, 69-70／セロトニン
Neurotransmitters, 56-75／神経伝達物質
 acetylcholine, 70-71／アセチルコリン
 amino acids, 72-74／アミノ酸
 dopamine, 59-67／ドーパミン
 functional sparing and recovery after prefrontal ablation, 125／前頭前野破壊後の機能的保持および回復
 neuropeptides, 75／ニューロペプチド
 norepinephrine, 56-59／ノルエピネフリン
 serotonin, 69-70／セロトニン
Neurovascular coupling, 235／神経血管カップリング
Nicotine, 70／ニコチン
NMDA; see N-methyl-D-asparate／NMDA；N-methyl-D-asparate 参照
Noradrenergic synapse, 55／ノルアドレナリン作動性シナプス
Norepinephrine, 56-59／ノルエピネフリン
 age-related decrease, 75-79／加齢による減少
 overlap with dopamine, 61, 63／ドーパミンとの重複
 synaptic processes, 55／シナプスでの処理過程
Norman and Shallice model of frontal function, 306-307／Norman と Shallice の

前頭葉機能モデル
Novelty, 4, 86, 207, 253, 255, 274-275, 279-281, 286, 289-291 ／新奇性

O
Obsessive-compulsive disorder, 259-260 ／強迫性障害
Ocular motility, 271 ／眼球運動性
Oculomotor delayed response task, 162 ／眼球運動遅延反応課題
Olfactory inputs, 30 ／嗅覚入力
Olfactory units, 133 ／嗅覚ユニット
Orbital prefrontal syndrome, 220-221 ／眼窩部前頭前野症候群
Orbitofrontal cortex, 2 ／眼窩前頭皮質
　　effects of stimulation, 182 ／刺激の影響
　　lesion of, 216 ／〜の損傷
　　olfactory and gustatory inputs, 30 ／嗅覚および味覚入力
　　olfactory units, 131 ／嗅覚ユニット
　　taste units, 131 ／味覚ユニット
Orbitothalamic system, 134 ／眼窩視床系
Orienting reactions, 89 ／定位反応
Oscillations (electrical), 174
Outer strip of Baillarger, 21 ／ Baillargerの外側帯

P
Pain, 183 ／痛み
Paralimbic cortex, 281 ／傍辺縁系皮質
Parallel distributed processing models, 310-311 ／並列分散処理モデル
Parkinson's disease, 71-72 ／パーキンソン病
Parvalbumin, 74 ／ Parvalbumin
Perception ／知覚
　　cortical hierarchies for, 268-271 ／〜の皮質階層
　　neuroimaging studies, 240-242 ／ニューロイメージング研究
　　prefrontal disorders, 191-195 ／前頭前野障害
Perception-action cycle, 283-293 ／知覚動作サイクル
　　cortical anatomy, 284 ／皮質解剖学

cortical physiology, 287-289／皮質生理学
　　cross-temporal contingency, 289-292／時間を超えた随伴性
　　delay tasks, 292-293／遅延課題
Performance／実行
　　perception abnormalities, 193／知覚異常
　　relationship to delay activation, 161／遅延活性化との関連性
Persevertion, 90, 196, 219-220, 303／保続
PET; see Positron emission tomography／PET；陽電子放出断層撮影法参照
Phineas Gage case study, 188-189／Phineas Gage 症例研究
Photic flash, potentials evoked by, 132, 143／光刺激，〜による誘発電位
Phyletic motor memory, 97, 272／系統発生的運動記憶
Phylogeny and comparative anatomy, 8-13／系統発生学と比較解剖学
Piaget's developmental concepts, 223-224／Piaget の発達概念
Pick's disease, 229／ピック病
Pimozide, 66／ピモジド
Piriform lobe, 9／梨状葉
Place reversal, 85-86／場所逆転
Planning, 225, 250-252, 297-298／プランニング
Planning defect, 202-205, 220／プランニングの欠如
Pons, efferents from prefrontal cortex, 35／橋，前頭前皮質からの遠心性線維
Positron emission tomography, 234, 237／陽電子放射断層撮影法
　　language studies, 252-256／言語研究
　　motor set studies, 252／運動セット研究
　　working memory studies, 244-248／作働記憶研究
Posterior hierarchy, 269-270／後部階層
Postsynaptic neuron, 53／シナプス後神経細胞
Potential dipole, 147／電位双極子
Prefrontal aphasia, 210-213／前頭前野失語症
Prefrontal cortex／前頭前皮質
　　activation in cognition, 4-5, 238-256／認知における賦活
　　　　attention and perception, 240-242／注意と知覚
　　　　language, 252-256／言語
　　　　motor set and control, 247-252／運動セットとコントロール
　　　　working memory, 242-247／作働記憶
　　activation in mental disorders, 256-263／精神障害での賦活

        dementia, 262-263 ／認知症
        depression, 260-262 ／うつ病
        obsessive-compulsive disorder, 259-260 ／強迫性障害
        schizophrenia, 256-259 ／統合失調症
　　architecture, 13-22 ／構築
　　assosiative role, 23, 32 ／連合的役割
　　connections, 22-42 ／結合
        afferents, 23-34 ／求心性線維
        corticocortical electrophysiology, 174-179 ／皮質間電気生理学
        efferents, 34-42 ／遠心性線維
        frontal hierarchies and subcortical connective loops, 279, 280 ／前頭葉階層と皮質下結合ループ
　　defined, 1, 16-18 ／定義された
　　involution ／退縮
        animal behavior, 122-126 ／動物の行動
        chemical development and, 75-79 ／化学的発達と
        morphological development and, 42-50 ／形態学的発達と
　　neurophysiology, 129-187 ／神経生理学
        integrative sensory-motor function, 141-181; see also Sensory-motor function integration ／統合された感覚運動機能；感覚運動機能統合も参照
        motor function, 135-141 ／運動機能
        sensory function, 130-135 ／感覚機能
        visceral and emotional function, 182-184 ／内臓および情動的機能
　　neurotransmitters in, 56-75 ／～での神経伝達物質
        acetylcholine, 70-71 ／アセチルコリン
        amino acids, 72-74 ／アミノ酸
        dopamine, 59-67 ／ドーパミン
        neuropeptides, 75 ／ニューロペプチド
        norepinephrine, 56-59 ／ノルエピネフリン
        serotonin, 69-70 ／セロトニン
　　phylogeny and comparative anatomy, 8-13 ／系統発生学と比較解剖学
　　prenatal development of neurons, 42, 43 ／神経細胞の出生前の発達
　　synthesizing role, 291 ／統合的役割
　　temporal organization of behavior, 266-322 ／行動の時間的統合
        active short-term memory, 293-296 ／活動短期記憶
        cognitive models of prefrontal function, 306-309 ／前頭前野機能の認知モデル
        frontal cortex in initiation and execution of action, 276-283 ／動作の開始と実行に

　　　　おける前頭皮質
　　　　　　inhibitory control, 300-304 ／抑制性制御
　　　　　　motor attention, 297-300 ／運動注意
　　　　　　network models of prefrontal function, 310-318 ／前頭前野機能のネットワークモデル
　　　　　　neurobiology of frontal lobe, 268-275 ／前頭葉の神経生物学
　　　　　　perception-action cycle, 283-293 ／知覚動作サイクル
　　Prefrontal lesions ／前頭前野損傷
　　　　animal neuropsychology, 82-128 ／動物の神経心理学
　　　　　　anatomical factors, 97-101 ／解剖学的要因
　　Prefrontal lesions（contd.）／前頭前野損傷（続き）
　　　　　　attention and motility, 87-92 ／注意と運動性
　　　　　　delay tasks, 92-97 ／遅延課題
　　　　　　development and involution, 122-126 ／発達と退縮
　　　　　　effects of ablation, 83-114 ／破壊の影響
　　　　　　inhibitory control, 107-108 ／抑制性制御
　　　　　　instinctual and emotional behavior, 108-114 ／本能的および情動的行動
　　　　　　motor memory, 97 ／運動記憶
　　　　　　reversible lesions, 114-122 ／可逆性損傷
　　　　　　sensory discrimination, 83-87 ／感覚的弁別
　　　　　　sensory factors, 104-105 ／感覚的要因
　　　　　　short-term active memory, 105-107 ／短期活動記憶
　　　　　　spatial factors, 103-104 ／空間的要因
　　　　　　temporal factors, 101-103 ／時間的要因
　　　　human neurophysiology, 191-217 ／ヒト神経生理学
　　　　　　affect and emotion, 213-217 ／情動と感情
　　　　　　attention and perception, 191-195 ／注意と知覚
　　　　　　hyperphagia, 183 ／過食
　　　　　　intelligence, 205-206 ／知能
　　　　　　language, 210-213 ／言語
　　　　　　memory, 196-202 ／記憶
　　　　　　motility, 195-196 ／運動性
　　　　　　planning, 202-205 ／プランニング
　　　　　　social behavior, 216-221 ／社会的行動
　　　　　　temporal integration, 206-210 ／時間的統合
　　Prefrontal neopallium, 9 ／前頭前新皮質
　　Prefrontal syndromes, 217-222 ／前頭前野症候群
　　　　dorsolateral, 218-220 ／背外側

medial/cingulate, 221-222 ／内側／帯状回
orbital, 220-221 ／眼窩部
Premotor cortex ／運動前皮質
connections, 38-40 ／結合
field potentials, 145 ／電場電位
language, 210, 253 ／言語
motor function, 139, 169, 179-180, 248-252, 270-275, 279-280 ／運動機能
motor memory, 97 ／運動記憶
Preparation processing, 298-300 ／準備過程
Preparatory set; see Set ／準備セット；セット参照
Presylvian fissure, 11 ／前シルヴィウス裂
Primate ／霊長類
cytoarchitectural maps, 20-22 ／細胞構築学的地図
noradrenergic pathway, 58 ／ノルアドレナリン作動性経路
phylogeny and comparative anatomy, 11-13 ／系統発生学と比較解剖学
Proreal fissure, 11 ／ Proreal 裂
Pseudodepression, 214 ／仮性うつ病
Psychosurgery, 109, 183, 190, 215, 260 ／精神外科学
Pyramids ／錐体
Alzheimer's disease, 50 ／アルツハイマー病
layer Ⅳ, 21 ／第Ⅳ層

R

Radioisotope visualization of blood flow, 234 ／放射性同位元素による血流量の画像化
Rat, 18-19 ／ラット
cortical dopaminergic system, 59-60, 65-66 ／皮質ドーパミン作動系
noradrenergic pathway, 56-57 ／ノルアドレナリン作動性経路
reward-related cells, 170 ／報酬関連細胞
Readiness potential, 144-146, 277, 298 ／準備電位
Reading, 226-227 ／読み
Reentrant circuits, 296 ／再帰性回路
Reentry, 299, 315-318 ／再帰
Reflex arc, 287 ／反射弓

Response inhibition, 91-92／反応抑制
Response-related activity, 153-157／反応関連活動
Reverberation of activity in short-term memory, 174, 315-318／短期記憶における活動の反響
Reversible lesions, 114-122／可逆性損傷
Reward-related activity, 170／報酬関連活動

S
Sanides' developmental concepts, 11-12／Sanides の発達概念
Schema of action, 212, 276, 289-290, 293-295, 306, 314／動作の図式
Schizophrenia／統合失調症
    gamma-aminobutyric acid and, 73／ガンマアミノ酪酸と
    malfunction of dopamine mechanisms, 67-69／ドーパミン機構の機能不全
    regional cerebral blood flow studies, 256-259／局所的脳血流研究
Selective attention, 134, 218-219／選択的注意
    active memory and memory retrieval, 302／活動的記憶と記憶再生
    frontal networks, 277／前頭葉ネットワーク
Self-stimulation studies, 65-66／自己刺激研究
Sensory-coupled memory cells, 295／感覚特異的記憶細胞
Sensory evoked potentials, 130-131／感覚誘発電位
Sensory information／感覚情報
    behavioral single-unit research, 148-180／行動単一神経細胞研究
    effects of ablation on animal behavior, 83-87／動物の行動への破壊の影響
    electrophysiologic studies, 130-135／電気生理学的研究
    neocortical pathways, 28／新皮質経路
    perception-action cycle, 283／知覚動作サイクル
    processing in prefrontal cortex, 130-135／前頭前野での処理過程
    regional cerebral blood flow and, 240-242／局所的脳血流と
    serotonin, 69／セロトニン
Sensory-motor function integration, 141-181／感覚運動機能統合
    cue-related activity, 149-152／手がかり関連活動
    delay-related activity, 157-170／遅延関連活動
    field potentials, 142-148／電場電位
    funcutional mechanisms, 172-180／機能的メカニズム

    response-related activity, 153-157 ／反応関連活動
    reward-related activity, 170 ／報酬関連活動
    single-unit activity, 148-180 ／単一神経細胞活動
    topographic distribution of cell types, 170-171 ／細胞型の局在
Sensory neglect, 191 ／感覚無視
Sensory-specific memory cells, 295 ／感覚特異的記憶細胞
Septum,efferents from prefrontal cortex, 35 ／中隔，前頭前皮質からの遠心性線維
Serotonergic synapse, 55 ／セロトニン作動性シナプス
Serotonin, 69-70 ／セロトニン
    age-related decrease, 75-79 ／加齢による減少
    synaptic processes, 55 ／シナプスでの処理過程
Set, preparatory, 5 ／セット，準備
    development of, 224 ／〜の発達
    prefrontal disorders, 193, 205 ／前頭前野障害
    prefrontal involvement, 251-252 ／前頭前野の関与
    temporal integration, 297-300 ／時間的統合
Sexual behavior, 184 ／性的行動
Short-term memory, 5 ／短期記憶
    development, 224 ／発達
    dorsolateral prefrontal syndrome, 220 ／背外側前頭前野症候群
    effects of abulation on animal behavior, 105-107 ／動物の行動への破壊の影響
    impairment in frontal patient, 197 ／前頭前野損傷患者の障害
    local reverberating circuitry, 174 ／局所的反響回路
    neuroimaging studies, 242-247 ／ニューロイメージング研究
    prefrontal cortex in temporal integration, 293-296 ／時間的統合における前頭前皮質
    Wisconsin Card Sorting Test, 199-201 ／ウィスコンシンカード分類検査
Short-term memory cells, 162-165 ／短期記憶細胞
Single-unit activity, 148-180 ／単一神経細胞活動
Skeletal motility, 271 ／骨格運動性
SMA; see Supplementary motor area ／ SMA ；補足運動野参照
Social behavior ／社会的行動
    prefrontal lesions in animals, 108-114 ／動物での前頭前野損傷
    prefrontal lesions in humans, 216-221 ／ヒトでの前頭前野損傷
Sociopathy, 221 ／社会病質
Somatic markers, 282 ／身体的標識
Somatostatin, 75 ／ソマトスタチン

Spatial factors in delay tasks, 103-104, 164, 198／遅延課題における空間的要因
Spatial resolution in neuroimaging, 236／ニューロイメージングでの空間的解像度
Spearman's Test, 206／Spearman のテスト
Speech／発話
    disorders of, 210-212, 220, 229／〜の障害
    frontal hierarchy for representation and processing, 271／表象と処理のための前頭葉階層
    perception-action cycle, 289／知覚動作サイクル
Spiroperidol, 66／スピロペリドール
Stanford-Binet Test, 206／スタンフォード・ビネー検査
Stellate cells, 73／星状細胞
Stroop task, 242, 315／ストループ課題
Strychnine neuronography, 130／ストリキニーネの神経描画法
Substance P, 75／サブスタンス P
Substantia nigra, 26, 27, 39-42, 59, 66, 136／黒質
Subthalamus／視床腹側部
    afferents to prefrontal cortex, 26-27／前頭前皮質への求心性線維
    efferents from prefrontal cortex, 35／前頭前皮質からの遠心性線維
Sulci, evolutionary development, 10-11／溝，進化的発達
Sulcus principalis／主溝
    chronic prefrontal microelectrode studies, 148-176／慢性前頭葉微小電極研究
    convergence of corticocortical projections, 34／皮質間投射の収束
    delay-activated and delay-inhibited cells in, 170-171／〜の遅延活性化および遅延抑制細胞
    delayed response and delayed alternation, 103-104／遅延反応および遅延変換
Superior temporal sulcus／上側頭溝
    corticocortical prefrontal efferents, 37／皮質間前頭前野遠心性線維
    polymodal sensory convergence in, 28／〜での多様態感覚収束
Supervisory Attentional System, 277, 306／管理的注意システム
Supplementary eye field, 137／補足眼野
Supplementary motor area, 39-40／補足運動野
    aphasia, 210／失語症
    lesions of, 222／〜の損傷
    regional cerebral blood flow in, 248／〜の局所脳血流
Surface-negative potential, 147／表面陰性電位

Synaptogenesis, 42-45 ／シナプス発生
Synthesizing role of prefrontal cortex, 291 ／前頭前皮質の統合的役割

T

Teleokinetic system, 139 ／遠隔運動システム
Temporal area 22, 28 ／側頭 22 野
Temporal gestalt, 274 ／時間的ゲシュタルト
Temporal integration defect, 206-210 ／時間的統合の障害
Temporal organization of behavior, 266-322 ／行動の時間的組織化
 cognitive functions of prefrontal cortex, 3-4 ／前頭前皮質の認知機能
 dopamine role, 64 ／ドーパミンの役割
 effects of ablation on animal behavior, 92-108 ／動物の行動への破壊の影響
  anatomical factors, 97-101 ／解剖学的要因
  delay tasks, 92-97 ／遅延課題
  inhibitory control, 107-108 ／抑制性制御
  motor memory, 97 ／運動記憶
  sensory factors, 104-105 ／感覚的要因
  short-term active memory, 105-107 ／短期活動記憶
  spatial factors, 103-104 ／空間的要因
  temporal factors, 101-103 ／時間的要因
 frontal cortex in initiation and execution of action, 276-283 ／動作の開始と実行における前頭皮質
  attention and intention, 276-277 ／注意と意図
  decision making, 278-279 ／意思決定
  emotional behavior, 281-283 ／情動的行動
  hierarchical processing, 279-281 ／階層的処理過程
 models of prefrontal function, 304-318 ／前頭前野機能のモデル
  cognitive, 306-309 ／認知の
  network, 310-318 ／ネットワーク
 neurobiology of frontal lobe, 268-275 ／前頭葉の神経生物学
 perception-action cycle, 283-293 ／知覚動作サイクル
  cortical anatomy, 285 ／皮質解剖学
  cortical physiology, 287-289 ／皮質生理学
  cross-temporal contingency, 289-291 ／時間を超えた随伴性
  delay tasks, 292-293 ／遅延課題

prefrontal cortex in temporal integration, 293-304／時間的統合における前頭前皮質
    active short-term memory, 293-296／活動短期記憶
    inhibitory control, 300-304／抑制性制御
    motor attention, 297-300／運動注意
  prefrontal disorders, 206-210／前頭前野障害
  supplementary motor area, 139／補足運動野
Temporal resolution in neuroimaging, 236／ニューロイメージングでの時間的分解能
Temporal synthesis of action, 208／動作の時間的統合
Thalamic nuclei projections, 26-27／視床核投射
Thalamic reticular complex, 134／視床網様複合体
Thalamus, emotional behavior and, 281／視床, 情動的行動と
Time; see Temporal／時間；時間的参照
Topographic distribution of cell types, 170-172／細胞型の局在
Tower of London Test, 203-205, 251, 258／ロンドン塔テスト

U
Unilateral cooling, 116／一側の冷却
Unilateral inattention, 191／一側性の不注意

V
Vasoactive intestinal polypeptide, 75／血管作動性腸管ペプチド
Ventral frontal cortex; see Orbitofrontal cortex／腹側前頭皮質；眼窩前頭皮質参照
Ventromedial frontal cortex, emotional memory and, 281-282／腹内側前頭皮質, 情動的記憶と
Verb-generation task, 252, 255-256／動詞産生課題
Verbal fluency, 211-212, 312／言語流暢性
Verbal working memory, 246／言語作働記憶
Vertical formations in cortex, 22／皮質の垂直構造
VIP; see Vasoactive intestinal polypeptide／VIP；血管作動性腸管ペプチド
Visceral function, 182-184／内臓機能
Visual search disorder, 192／視覚探索障害

Visuokinetic units, 157／視覚運動ユニット

W
Wechsler Adult Intelligence Scale, 206／ウェクスラー成人知能尺度
Wisconsin Card Sorting Test, 199-201／ウィスコンシンカード分類検査
    computer network model, 310-314／コンピューターネットワークモデル
    internal interference, 193／内的干渉
    schizophrenia, 257-258／統合失調症
Wisconsin General Test Apparatus, 93
Witzelsucht, 216／諧謔症
Working memory, 5／作働記憶
    dorsolateral prefrontal syndrome, 220／背外側前頭前野症候群
    effects of ablation on animal behavior, 105-107／動物の行動への破壊の影響
    impairment in frontal patient, 197-201／前頭葉損傷患者の障害
    local reverberating circuitry, 174／局所的反響回路
    neuroimaging studies, 242-247／ニューロイメージング研究
    prefrontal cortex in temporal integration, 293-296／時間的統合における前頭前皮質
Wisconsin Card Sorting Test, 199-201／ウィスコンシンカード分類検査
Working memory cells, 162-165／作働記憶細胞
Working memory models of prefrontal function, 308, 309／前頭前野機能の作働記憶モデル
Working-with-memory, 309／記憶と共に働く

Z
Zisper's network model of prefrontal function, 316-318／Zisperの前頭前野機能ネットワークモデル

JCLS 88002-491

© 2006   第 1 版発行 平成 18 年 11 月 15 日

前頭前皮質
前頭葉の解剖学，生理学，神経心理学　　（定価はカバーに表示してあります）

検印省略		監　訳　　福　居　　顯　二
	発行者　　　　服　部　秀　夫
	発行所　　株式会社 新興医学出版社
	〒113-0033　東京都文京区本郷 6 丁目 26 番 8 号
	電話　03 (3816) 2853　　FAX　03 (3816) 2895

印刷　株式会社 藤美社　　　ISBN4-88002-491-0　　　郵便振替　00120-8-191625

- 本書の複製権・翻訳権・譲渡権・公衆送信権（送信可能化権を含む）は株式会社新興医学出版社が所有します。
- JCLS〈(株)日本著作出版権管理システム委託出版物〉
本書の無断複写は著作権法上での例外を除き禁じられています。複写される場合は，その都度事前に(株)日本著作出版権管理システム（電話 03-3817-5670，FAX 03-3815-8199）の許諾を得てください。